“十三五”高等医药院校规划教材

介入放射学

——实用技术与临床应用

主　编　徐　霖　罗　杰　杜恩辅

副主编　李江山　江广斌　王敬忠　杨守俊
章万勇　张晓磷　赵　年

编　委　（以姓氏笔画为序）

王　军　王敬忠　艾志兵　仇俊华
付　锐　刘　瑜　刘　静　刘四斌
刘梅讯　江广斌　许宏伟　杜恩辅
李　涛　李小力　李江山　李春华
杨光远　杨守俊　吴　磊　汪　燕
张　力　张　勇　张卫平　张志威
张晓龙　张晓磷　陈平有　陈光斌
陈海波　罗　杰　罗　超　周选民
郑全增　赵　年　施灵波　夏正超
党书毅　徐　航　徐　霖　徐圣海
徐圣康　黄宽明　曹　政　崔　宁
章万勇　韩　军　鲁军体　廖云忠

華中科技大学出版社
http://www.hustp.com
中国·武汉

内容提要

本书分上、下两篇：上篇介绍介入放射学基础与实用技术，包括介入放射学概论、介入放射学基本技术等；下篇介绍介入放射学临床应用，包括神经系统疾病、头颈部疾病等。

图书在版编目(CIP)数据

介入放射学：实用技术与临床应用/徐霖，罗杰，杜恩辅主编. —武汉：华中科技大学出版社，2017.6
(2021.6 重印)
ISBN 978-7-5680-2313-9

Ⅰ.①介… Ⅱ.①徐… ②罗… ③杜… Ⅲ.①介入性-放射学 Ⅳ.①R81

中国版本图书馆 CIP 数据核字(2016)第 258814 号

介入放射学——实用技术与临床应用 徐 霖 罗 杰 杜恩辅 主编
Jieru Fangshexue——Shiyong Jishu yu Linchuang Yingyong

策划编辑：史燕丽
责任编辑：孙基寿
封面设计：杨玉凡
责任校对：祝 菲
责任监印：周治超

出版发行：华中科技大学出版社（中国·武汉） 电话：(027)81321913
武汉市东湖新技术开发区华工科技园 邮编：430223
录 排：华中科技大学惠友文印中心
印 刷：武汉邮科印务有限公司
开 本：787mm×1092mm 1/16
印 张：23.5
字 数：600 千字
版 次：2021 年 6 月第 1 版第 4 次印刷
定 价：68.00 元

华中出版

序

介入放射学自20世纪80年代在国内兴起以来，在老一辈介入放射专家的大力推动和引领下，经过几十年的临床应用，介入放射学的技术水平已经与国际接轨，并在某些领域处于国际领先地位。临床应用范围日益扩大，在大中型医院甚至部分基层医院已生根开花、蓬勃发展，成为与内科性药物治疗、外科性手术治疗并驾齐驱的重要医疗手段，得到患者和临床医护人员的广泛认可。

近年来有关介入放射学的出版物主要关注临床应用的拓展和深入，而系统性地介绍介入放射学基础知识、基本技术者相对较少，这不利于基层医院和初步从业者的系统培训和提高。因此，由徐霖主任牵头编撰的此书既是对前人工作的总结和借鉴，又是对著者临床实践经验的提炼和升华，其内容有益于对即将从事介入放射工作的医学生和临床医师进行规范化培训，亦可作为介入放射临床工作的重要参考资料。

本书的编撰者主要是湖北省内从事介入放射工作的中青年专家和医学影像教学培训的业务骨干，在业务技术、教学培训、专业管理方面各有建树并具有较为丰富的临床和教学经验。在编排体例上涵盖了基础知识、基本技术、常用技术、相关技术处理和业务管理、不同系统疾病的介入诊疗技术等内容，在重点阐述血管内介入诊疗的基础上，对近年来日趋成熟的非血管介入也做了较为全面的介绍。

华中科技大学同济医学院附属协和医院放射科教授

郑传胜

2017年5月3日于武汉协和医院

前言

介入放射学(interventional radiology)是现代医学最重要的组成部分之一,自20世纪80年代以来,经过数代专业人员的不懈努力,在基本理论、基本技术、设备装备和操作器材等方面均得到长足的发展和充实,广泛的临床应用实践使得介入放射治疗已经在很大程度上替代了传统的药物治疗和手术治疗,在诸多疑难杂症的治疗上极大地拓展了临床诊疗范围,现已成为与内科药物治疗和外科手术治疗并驾齐驱的第三种重要的诊疗手段。

随着介入放射技术的发展成熟和临床应用效能的不断提升,介入放射学不但成为重要的新兴专业学科,也越来越多地受到临床各科的偏爱和患者的广泛接受,越来越多的临床医生和医学影像医生从不同的角度和层面加入治疗领域,介入放射学已经成为现代医学教育和临床医学培训的重要内容之一。因此,有必要让医学影像学专业的学生、相关的临床医师对介入放射学实用技术和临床应用情况有一个深入、全面的了解,以便在参加工作后能利用介入放射实用技术在临床相关部门开展介入放射诊治。根据近10年来介入放射学课程教学和临床培训的实际需要,我们组织相关教师和临床医师,广泛参考国内外专业文献,结合自己在介入放射诊疗领域的工作经验,编写了此书,期望作为医学影像学专业适用性教材使用,并作为临床医师和住院医师培训的选修教材和临床参考资料。

本书分介入放射学基础与实用技术、介入放射学临床应用两篇。本书重点介绍技术方法、综合性介入治疗、常见和复杂疾病的微创性介入治疗,对一般性疾病和介入较少涉及的疾病,只作简短介绍。

本书的作者全部是湖北省医学院校和地市级三甲医院从事医学影像学教学和临床介入放射工作的业务骨干,由于理论水平和实践经验有限,在准确把握介入放射学理论和现代化进程方面难免捉襟见肘、挂一漏万,但为了打造适合于自身教学特点的参考书,不惜张扬从事,在完善自身的教学、培训之余,企望在临床实践中对有关临床学科青年医师培养和成长有所裨益。不足之处,敬请赏读的介入大腕和专业人士予以批评指正。

本书的编撰得到了湖北医药学院、十堰市太和医院有关领导和部门的大力支持,在此一并致谢。

本书承蒙华中科技大学同济医学院附属协和医院放射科郑传胜教授在百忙之中作序,谨此致以深深的谢意!

徐霖　罗杰　杜恩辅

目　录

上篇　介入放射学基础与实用技术

下篇　介入放射学临床应用

上篇

介入放射学基础与实用技术

第一章　介入放射学概论

第一节　介入放射学发展简史

介入放射学是以X线诊断学为基础，对疾病进行进一步诊断和针对性治疗的学科，所以介入放射学的发展与X射线及相关介入技术的发明和应用密切相关。介入放射学发展史上的标志性事件反映了漫长探索过程的每一个明显的进步及治疗理念与技术的创新。

1. 1895年，Röntgen发现X射线并很快应用于医学检查，使人体内部器官结构通过非开放式手术即可显示(图1-1-1)。

2. 1924年，德国的Vererich经皮穿刺将碘化剂的水溶液注入体内进行血管造影，开始了血管造影的临床应用。

3. 1929年，Forssemann首次在自己身上做了经肘部插管进入右心房的造影，证实了经周围静脉穿刺再送导管进入心脏检查的可行性和安全性。

4. 1953年，Sven-Iran Seldinger首创经皮血管穿刺技术，经过改进后的血管穿刺术操作简便、损伤轻微，对心血管检查和选择性动脉造影的发展做出了重要贡献(图1-1-2)。

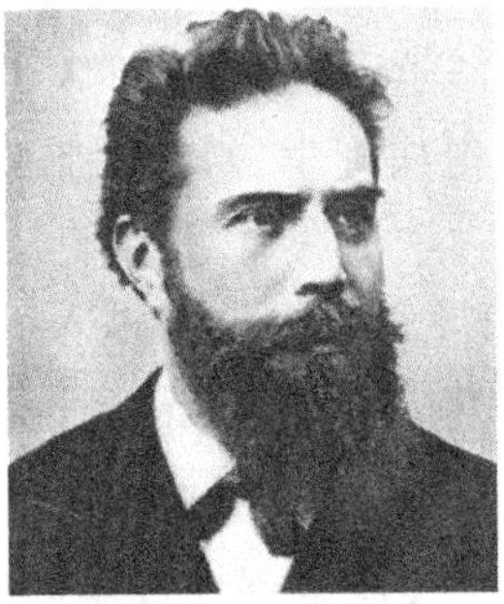

图1-1-1　威廉·伦琴(Wilhelm Röntgen，1845—1923)，德国物理学家，1901年被授予首次诺贝尔物理学奖

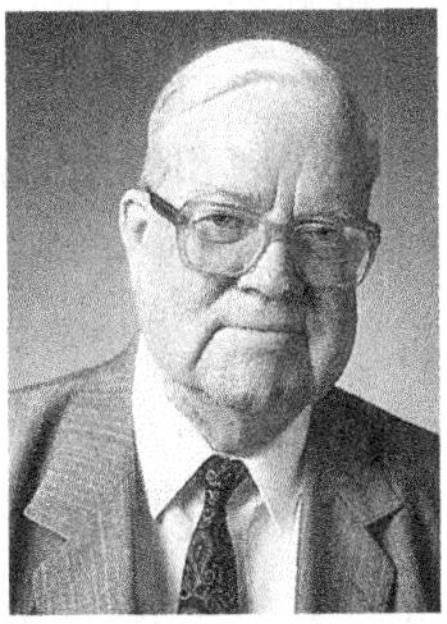

图1-1-2　Sven-Iran Seldinger (1921—1998)

5. 1956年，Oedman与Morino等使用不同弯度的导管进行了选择性插管动脉造影术。

6. 1964年，Dotter和Judkin因在做肢体动脉造影时意外地将导管插过了狭窄的动脉，使狭窄的血管扩张而改善了局部循环，在此基础上共同开发了用于扩张血管狭窄的共轴导管系统。

7. 1964年，Smith报道了木瓜酶注射治疗腰椎间盘突出症。

8. 1969年，Dotter提出血管内支架的构想，1983年开发了热合金记忆支架，1985年Wright和Palmaz开发了不锈钢自扩式支架。

9. 1969年，Kaude首次报道经皮经肝穿刺胆道引流治疗。

10. 1970 年 Christorffersen 报道了直视下细针穿刺活检。

11. 1971 年，Rosch 等报道利用选择性血管造影发现消化道出血并经过动脉内栓塞治疗出血，使动脉内药物灌注和栓塞成为治疗急性出血的有效方法。

12. 1973 年。Gruntzig 研制出多种双腔带囊扩张导管，通过双腔球囊扩张治疗血管狭窄，可达到恢复血流的效果。

13. 1975 年，Hijikata 首创经皮穿刺椎间盘髓核切除术。

14. 1984 年，Galibert 首创经皮穿刺椎体成形术，1990 年后应用于椎体多种疾病的治疗。

15. 1988 年，Richter 等首次成功开展经皮经颈静脉门-腔静脉分流术。

16. 1991 年，Parodi 成功施行内支架隔绝术治疗腹主动脉瘤。

17. 20 世纪 70 年代介入放射技术在国内起步，20 世纪 80 年代后在国内介入先驱的努力下，各大医院迅速开展了基础与临床应用研究，并于 20 世纪 90 年代初进入临床系列。

18. 介入放射技术已经成为国内大中型医院的核心业务技术之一，并已逐步普及到部分条件较好的二级医院。

（徐　霖　罗　杰）

第二节　介入放射学的定义及范畴

【介入放射学的定义】

介入放射学是在医学影像设备监测下，通过穿刺和导管操作技术对疾病进行一系列定性检查和微创治疗的学科。

诊断方面：在医学影像设备的监测下，通过穿刺和导管操纵技术进入组织器官，利用临床诊断学原理和方法，经过造影、抽吸或切割等方法取得病理学、组织细胞学、生理学和生化学、影像学等检查资料，以明确病变性质。

治疗方面：在医学影像设备的监测下，通过穿刺和导管操纵技术进入组织器官，利用临床治疗学原理和方法，经过灌注、栓塞、成形、引流等特殊方法对疾病进行一系列微创治疗。

【介入放射学的范畴】

介入放射学属于微创治疗学范围，与各种内镜下及其他微创性或非创伤性检查相比各有千秋，但更具特色，一般认为在医学影像设备监测下所进行的造影检查和特殊治疗均属于介入放射治疗范畴。治疗范围涉及神经、呼吸、循环、消化、泌尿、生殖、运动诸系统的多种疾病，既可以对内脏疾病进行可靠的诊断和有效治疗，也可以对肢体疾病和部分表浅疾病进行治疗。

【介入放射学的分类】

介入放射学依据监测技术、治疗领域、涉及学科的多少、进入体内的途径和治疗方法的选择等进行分类，有多种分类方法。

1. 按进入体内的途径，介入放射学可分为血管内介入放射学和非血管性介入放射学。

2. 按介入放射学操作方法，介入放射学可分为选择性血管造影术、经导管动脉灌注术、经导管动脉栓塞术、经皮腔内双腔球囊成形术、经皮腔内支架置入术、穿刺技术、引流技术等。

3. 按治疗的领域，介入放射学可分为神经介入放射学、心血管介入放射学和综合性（外周）介入放射学。

4. 按监测设备，介入放射学可分为放射介入技术、CT 介入技术、B 超介入技术和 MRI 介入技术等。

5. 按涉及学科，介入放射学可分为综合性介入放射学、放射性介入放射学和专科性介入放射学（心血管介入放射学和神经介入放射学）。

【介入放射学的优点】

介入放射学的最大特点是定向性好、针对性强和治疗机理独特，并具有较强的综合治疗优势。

1. 创伤轻微：介入手术皮肤切口多小于 5 mm，或者经过生理孔道插入，对身体的损伤极其轻微，短期内即可完全愈合。

2. 可重复性强：在同一穿刺部位可以进行多次相同的介入检查和治疗而不加重局部损伤程度。

3. 见效快：对一些症状严重和病情危急的疾病，介入治疗可以立即控制病情和解除症状、挽救生命。

4. 疗效高：在严格控制适应证的前提下，介入放射可以达到极高的疗效。

5. 并发症少：定向性好和损伤轻微使介入放射治疗的并发症极为少见。

6. 简便易行：仅仅经过穿刺和插管技术即可达到精确诊疗，多数操作可以在较短的时间内完成。

7. 费用低廉：相对于常规治疗的长期性和后续处理的复杂性，可节省绝大部分的医疗费用和缩短治疗周期。

8. 综合性能优越：介入放射学技术既可单独发挥治疗效果，又可与其他治疗方法一起发挥综合效果，与其他临床治疗不会发生冲突，从而使复杂疾病的有效、综合治疗得以快速实现。

【介入放射学的地位】

介入放射学涉及的疾病，既有常规药物治疗和手术治疗可以解决但治疗周期较长的普通疾病，也有在目前的技术水平下药物治疗难以奏效、外科手术难以解决的疑难杂症。随着介入技术的发展和治疗效果的凸现，越来越多疾病因为介入的实施而治愈，临床医生也已习惯于向介入放射寻求新的治疗机遇和更好的治疗效果。介入治疗已经与常规的内科药物治疗和外科手术治疗并列为新兴的第三种临床治疗手段。因此，近年来介入放射学在综合性医院的地位不断上升，成为各医院和医学影像学科最重要的实力标志之一。

（徐　霖　罗　杰）

第三节　介入放射学基本器械

介入放射学操作需要一系列特殊的器械，绝大多数血管内介入技术可以通过基本的介入器械如穿刺针、导管、导丝、导管鞘等完成各种操作，除特殊治疗目的需要特定的介入器械外,介入手术室配备这些基本的介入器材就可以满足一般性的介入性检查和治疗的需要,并可为特殊的介入治疗提供基础准备。

【穿刺针】

穿刺针(needle)为介入放射技术的基础器械,主要作用是建立穿刺通道,将导丝(导管)经体外引入血管腔内,以便进行后续的介入操作。与一般的医疗针头基本结构相似,只是规格和附属结构有所差别和改进。

1. 穿刺针的结构:穿刺针由针管和针座构成。针管为一空心的薄壁金属管,前端为锋利的斜面或平齐的钝头,后者需要与具有锐利斜面的针芯配用;针座与针管相连,并可接注射器的乳头,部分针座带有较宽大的基板以便于握持。

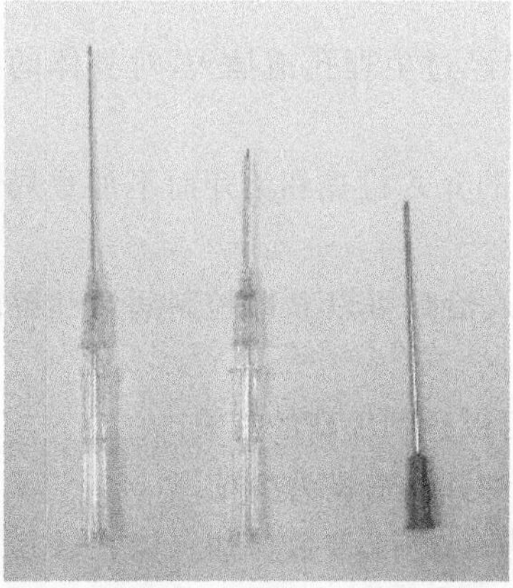

图 1-3-1 穿刺针(股动脉、桡动脉、单针)

2. 穿刺针的类型:简单的穿刺针类似注射器针头,为单壁不锈钢制成的穿刺针管,需搭配金属材质裸露型导丝使用,在穿刺时需要调整穿刺针或导丝时,可以避免后退导丝过程中尖锐的金属斜切面损伤、割断导丝。标准的穿刺针由外套针和针芯组成,外套针一般为塑料材质,前端为较缩细的平口,后端为可接注射器的接口;内芯为实心或有微细空心的金属材质,头端呈尖锐斜面,稍突出于外套针前端。套管性穿刺针穿刺成功后可见少许血液从针芯的针尾缓慢流出,拔除针芯后较柔软的塑料套管前端不会对血管内壁造成损伤,插入导丝时有利于导丝转向进入血管腔,一般搭配较柔软的涂层导丝使用(图 1-3-1)。

3. 穿刺针的型号:通用穿刺针的型号主要指针管外径的粗细,一般以 G(gauge)和数字序号表示,但型号相同的穿刺针,因其制作材料和工艺的差异,针管内径有所不同,应与所用的导丝匹配使用。通用穿刺针一般较短,特殊类型的穿刺针较长,部分针管有尺寸刻度。

4. 穿刺针的操作:血管穿刺时穿刺针的斜面向上,稍用力即可使尖锐的斜面通过软组织进入血管。穿刺时用拇指和食指、中指捏住针座两侧向前进针即可。

【导引钢丝】

导引钢丝简称导丝(guide wire),是介入放射学的关键器械之一,其主要作用如下:①引导和支撑导管鞘通过皮下组织、血管壁等软组织进入血管腔;②辅助较柔软的导管进入血管分支的深处;③引导较粗的导管进入特定的血管分支;④作为导管体部的支撑物,减少导管中段在血管内的弯曲;⑤交换不同类型的导管和其他器材;⑥松解在血管内意外打结或折曲的导管;⑦推送和释放位于导管内被约束或压直的金属弹簧圈和其他固态栓塞物质。

1. 导丝的结构:简单的导丝为有一定韧度和柔软度的金属丝;标准导丝由内芯和外套组成,内芯为数根纤细、集束排列的不锈钢丝,外套由更细的不锈钢丝环绕内芯细密排列绕成弹簧状,内芯前端的焊接点短于外围的钢丝圈,使导丝前段一部分非常柔软,导丝的体部有内芯支撑而保持一定的硬度和弹性。

2. 导丝的规格:导丝的规格主要是指导丝的粗细和长度。导丝粗细一般用英寸(inch)表示,多数在 0.014～0.038 英寸(0.36～0.97 mm),常用导丝为 0.035～0.038 英寸,与常用的穿刺针或5～7 F导管内腔相匹配。导丝长度与其用途相关，短者仅30～40 cm，一般作为血管穿刺时引入导管鞘使用；标准长度为150 cm，为大多数血管内介入操作使用；较长者可达260～300 cm，仅作为不同导管交换时使用，称为交换导丝。

3. 导丝的类型：按导丝表面的工艺处理分为裸露型导丝和涂层导丝，前者表面为抛光的金属丝，后者在金属丝表面覆盖高分子材料构成的光滑薄膜；按导丝内部的工艺处理分为固定芯导丝和活动芯导丝，后者内芯的部分金属丝相对游离并附着于前端的外层，通过转动后端的控制机构可以调整导丝前端的偏转方向与角度；按导丝前段形态可分为直形导丝、J形导丝和U形导丝；按导丝内芯的硬度，可分为普通导丝和超硬支撑导丝（图1-3-2）。

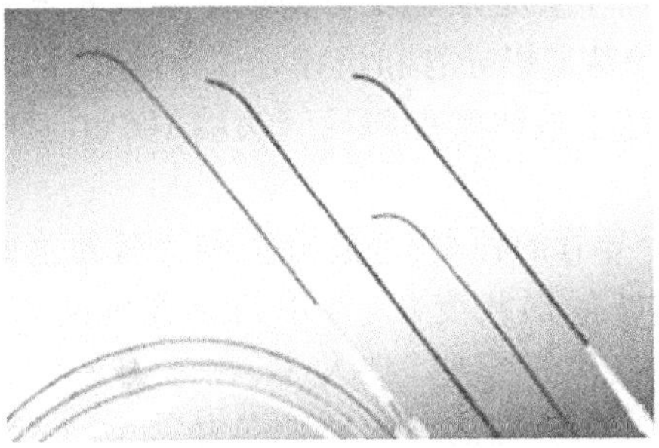

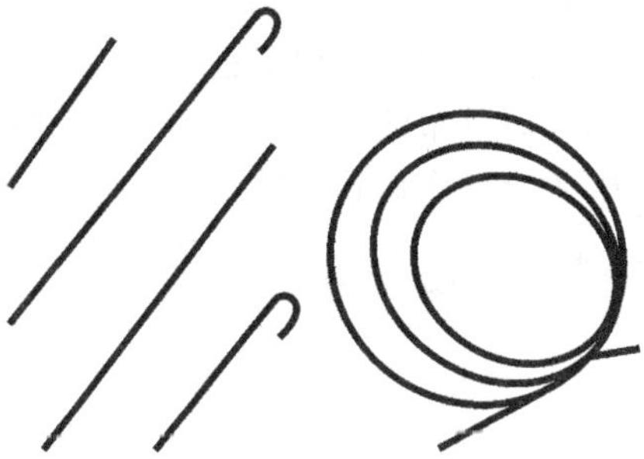

图1-3-2　导丝（各种头端形态）

4. 导丝的选用：导丝的粗细要与所用的穿刺针和导管相适应：既要能顺利地通过导管内腔，又需要避免血液通过导丝和导管内腔之间的间隙溢出。导丝的长度一般应比所用的导管长20～30 cm，便于从导管后方操纵导丝进退或旋转。导丝的软硬要适当，柔软的前端可以避免血管内壁的损伤，又可顺利地进出血管分支。使用过程中发现导丝有折曲、钢丝圈松散、内芯断裂或脱焊、外涂层不完整者，不能使用。

5. 导丝的操作：操作导丝时需要用左手握持导管的尾部，用右手拇指和食、中指的手指握持导丝接近导管的一段施以推拉动作；进入导管（鞘）时必须使用导丝较柔软的前端，避免损伤血管内壁；操作导丝的手法是在导管尾端后5～10 cm范围内向前推进或后撤；需要选择性进入某一导管分支时需要施加一定的旋转动作；导丝进入血管分支或运行过程中应注意阻力、运动轨迹和前端形态的变化，避免损伤血管内壁或小分支；作为支撑导丝或交换导丝时需要在导丝到位后保持位置和方向的固定，再循导丝推进导管；应严格避免导丝进入心脏或脑血管分支深处。

【导管】

导管（catheter）是介入放射学的主要器械，主要作用是通过一系列操作到达目的血管分支，再经导管内腔向血管内注入药物、造影剂和栓塞剂，或输送特殊器材、扩张狭窄管腔或封闭血流。

1. 导管材料：制作导管的主要材料有聚四氟乙烯、聚乙烯、聚氨基甲酸酯和聚氯乙烯等几种。聚乙烯质地软硬适中，形状记忆好，加工工艺简单，是目前制作选择性导管的主要材料。导管管体材料内混有金属成分或编制有微细的金属丝网，便于保持导管强度和介入操作时透视观察其活动状态及形态变化。

2. 导管的结构：造影用导管是具有一定硬度、弹性、扭力和可塑性的中空塑料套管，基本结构可分为管头、管体和尾座三部分。导管头端较柔软，略呈缩细平口，有一定的偏转和弯曲，插管时可以选择性地进入血管分支，并减轻对血管壁的损伤；导管体部粗细均匀，较尖端略柔韧,有利于导管的操纵;导管尾端有便于与注射器或其他导管连接的接口。

3. 导管的规格:导管的规格主要是长度、粗细、内径的差别。粗细是导管的主要规格参数之一,用法制标准 French gauge 表示,导管周长的1/3为多少“F”,1 F相当于直径0.335 mm,常用导管的尺寸为5.0~7.0 F,3 F以下的导管称为微导管;导管长度一般用厘米(cm)标示,常用者长80~105 cm。常用导管的内径一般为0.035~0.038英寸,微导管的内径更细。

4. 导管形状:导管形状的变化主要是指导管前端弯曲的方式和弯曲度的差异。多数成形导管的头端有三个基本的偏曲或弯曲:第一个偏曲主要适应不同血管开口的解剖走向;第二个弯曲对导管头施加一定的支撑;第三个弯曲主要是从相反方向的血管壁对导管前部提供着力点。多数造影导管仅有前端一个端孔,特殊造影导管和治疗导管除端孔外,前段侧壁上有向不同方向分布的多个侧孔,可以更快地注射液体并保障导管头端不产生偏向性射流而产生挥鞭效应损伤血管内膜。

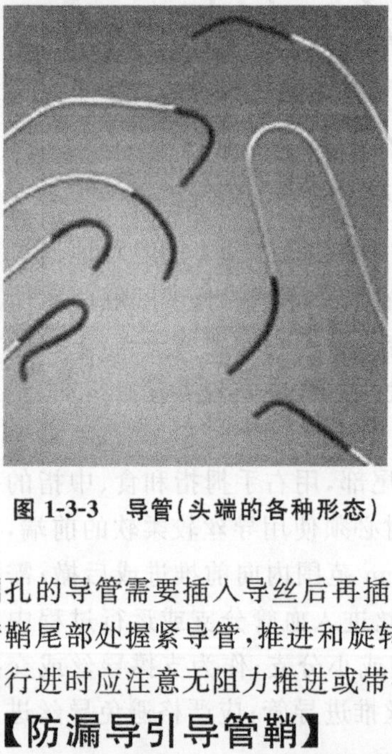

图 1-3-3　导管(头端的各种形态)

5. 导管的种类:导管分类和命名的主要依据是血管前端的形状变化,常用的导管包括直管、单弯管、猪尾巴、眼镜蛇、猎人头、牧羊钩等(图 1-3-3)。作腔内成形扩张的球囊导管有内、外两个腔,通过外腔注入造影剂可使前端的耐压球囊膨胀。

6. 导管的技术性能与选用:导管应具备良好的光滑度、X线下可视度、形状记忆力和适宜的硬度、柔软度、弹性、扭力,以及无毒副作用、耐高温和化学消毒。使用时应根据病变部位和诊疗目的选择导管的形态、直径、长度和开口的多寡。

7. 导管的操作:导管插入前应将导管外侧用肝素盐水浸湿,内部注满造影剂或肝素盐水;前端较直的导管可以直接插入导管鞘,而弯曲度较大或有多个侧孔的导管需要插入导丝后再插入导管鞘以防止折曲或血液外流;单纯导管插入时在距导管鞘尾部处握紧导管,推进和旋转,避免导管受力后过度弯曲折叠;质地较硬的导管在血管内行进时应注意无阻力推进或带导丝推进,避免导管前端损伤血管壁。

【防漏导引导管鞘】

1. 防漏导引导管鞘(简称导管鞘)的结构:尾端带有闭塞膜和后部带有侧路灌注装置的套管,套装包括导引钢丝、外鞘管和内扩张器。内扩张器由质地较硬而坚韧的塑料制成,尖端较细,便于通过较坚韧的组织结构进入血管腔或组织深部;外鞘管是导管鞘的主要结构,管腔部壁较薄,其前端更薄而且与内扩张器紧密吻合,后部与侧壁管相连且侧壁管尾部带有开关,通过侧壁管可以注入液体、药物和监测压力;鞘的尾部开口为设计精密的垫圈式结构,可以弹性闭合,在导丝和内扩张器拔出后随即关闭,以防止血液或药液从外鞘尾部流出,但又可将导管和导丝随意插入(图 1-3-4)。

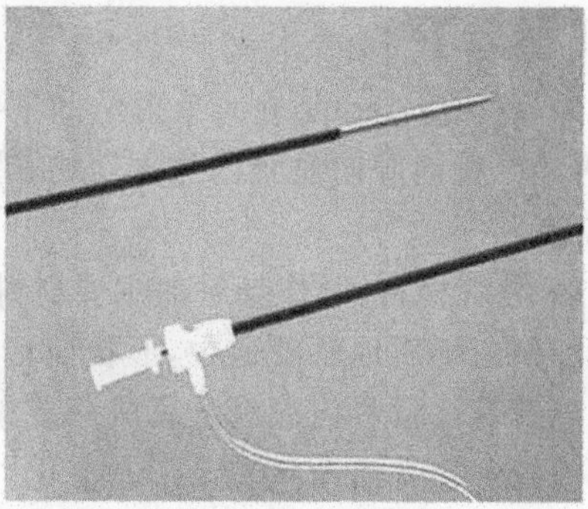

图 1-3-4　导管鞘

2. 导管鞘的作用：在手术中交换使用不同的导管；经鞘的内腔插入较柔软的导管或扩张球囊；在术中反复灌注肝素溶液以防止血栓形成；防止反复插管引起的动脉壁损伤。

3. 导管鞘的分类：导管鞘可按使用目的和制作工艺不同大致划分为动脉鞘与静脉鞘、股动脉鞘与桡动脉鞘、标准鞘与长鞘。动脉鞘材质较柔韧，有利于刺入较厚实坚韧的动脉壁并保持管腔通畅，而静脉鞘管壁较薄、管腔粗大，有利于低压注射；桡动脉鞘较股动脉鞘更纤细和较长，以适应纤细的桡动脉内腔，并在血管腔内提供更长距离的内膜保护，防止发生动脉内膜的刺激而诱发血管痉挛和狭窄；长鞘的长度明显增加，管壁也较坚韧，主要用于明显迂曲的髂动脉，插入后促使迂曲的血管变得直顺，便于导管的操作并避免导管导丝对弯曲部位血管内膜的损伤。

4. 导管鞘的操作：导管鞘插入前要在鞘内注入肝素盐水并关闭侧壁管的开关，防止穿刺后血液流出；插入时要将鞘的尾部与内扩张器后部的旋锁装置锁紧，以保障鞘的前端与内扩张器紧密贴合并顺利进入血管；置入血管后拔出导丝和内扩张器后，应立即通过侧壁导管抽吸，检验是否位于血管腔内，并注入肝素盐水保持鞘内抗凝；在操作导管的过程中，尽量保持导管鞘位置的稳定，避免不慎脱落或反复滑动造成穿刺点出血。

【其他通用器械】

1. 连接管：两端带有螺纹子母接头的硬质透明塑料导管，主要作用是连接导管与高压注射器，增加导管连接长度，以便在安全的距离注射造影剂或治疗性药物。

2. 开关接口：由塑料或金属制成，有单路、双路和多路接头，一端与导管尾端连接，后端接注射器，内部开关可随意启闭，便于在开放时经导管尾部注入造影剂、药物和插入导丝；选择性插管操作时关闭防止血液流出。

3. 注射器：一般选用塑料材质，用于注入造影剂、药物、栓塞剂等。

（徐　霖　罗　杰）

第四节　介入放射学设备

介入放射需要在影像设备的监测引导下进行，虽然在一般性放射诊断机上可以从事一些技术要求和影像精度要求不高的介入操作，但规范而标准的介入放射学技术需用专门设计的大中型血管造影机，部分脏器穿刺性介入需要在超声、CT、MR 扫描仪上精确定位，介入放射学的设备的基本特点是资金投入大、成像质量要求高、设备操纵性能要优越，以保障介入操作的准确性、精确性、及时性和安全性。

【X 线影像装置】

X 线影像包括高压发生器、大功率 X 线球管和影像采集装置三部分，为血管机的核心部件。

1. 高压发生器：多采用高频变频技术，其功率在 50 kW 以上，最高电压达 150 kV。发生器的 X 线参数控制界面可以根据身体的不同部位解剖特点预设十组以上的参数，以随时满足各系统器官不同检查目的的要求。

2. X 线球管：要求容量大、小焦点或多焦点可变(焦点在 0.3～1.2 mm)、旋转阳极并匹配高速启动装置、采用高效冷却系统(一般为油冷加风冷)。

3. 影像采集装置血管机上获得 X 线数字图像的重要部件，现多采用数字平板系统，小型或较早型号的血管机多为影像增强器电视系统。其基本要求是图像清晰、对比度好、数字影像分辨率高、影像刷新速度快、具有较大的尺寸等，临床常根据使用目的选用不同尺寸的数字平板或增强器。

【专用X线机架】

血管机的球管和数字探测器需要装配在采用C形或U形设计的专用机架上，以满足介入放射多角度投照、快速安全移动的需要。支架的两端分别装配大容量X线球管组套和影像采集装置，手术时介入医师通过操纵电动手柄或按钮即可使两者以机架为几何中心呈多方向旋转运动，围绕患者预检查的部位做横轴侧方90°～180°旋转和头足向正负45°旋转运动，以不同的方向摄取病变器官的图像并进行介入示踪引导。机架的底座分为落地固定式、落地移动式或悬吊移动式、悬吊固定式等多种装配模式，分别具有不同的操纵及使用特点，较先进的机架为落地数控智能移动式，如西门子公司的Zeego、通用电气公司的IGS730等。

【数字成像系统】

数字成像装置处理X线信号并转化为不同效果的图像，包括窗位和窗宽调节、测量功能、图文注解、资料标注、边缘增强、图像翻转和多幅图像同时显示等。血管机标配的数字减影系统(digital subtraction angiography，DSA)在进行血管造影时，可经过一系列计算机化数字处理，使血管周围、前后重叠的骨性结构或非血管性结构隐藏，只剩下充盈造影剂的血管影像，以提高血管显影的清晰度和对比度。

高级的数字后处理工作站，还可以结合造影过程中机架的移动获得三维图像数据并进行处理，除对病变进行距离测量、狭窄分析和心排量分析外，尚可提供类似CT扫描的断面图像、三维血管成像和特殊的肿瘤血管标记图像、穿刺立体导向等功能，便于准确选用合适的介入器材和安全、快速、准确的穿刺导向。

【介入导管床】

介入导管床是介入诊疗时患者躺卧的特殊床板，以液压装置与基座相连，可以配合机架的运动进行升降、伸缩、旋转运动，以保障患者的病变部位时刻位于X线的监测之下，完成对病变多个方向的检查和标记。标准导管床要求具备高度随机可调、床面左右浮动、足侧-头侧大幅度移动的基本功能，具有一定的床面倾斜和尽可能大的旋转运动，具有操作简便快捷、轻盈稳定、承重量大和X线衰减率小等特性，以方便介入医师的操作(图1-4-1)。

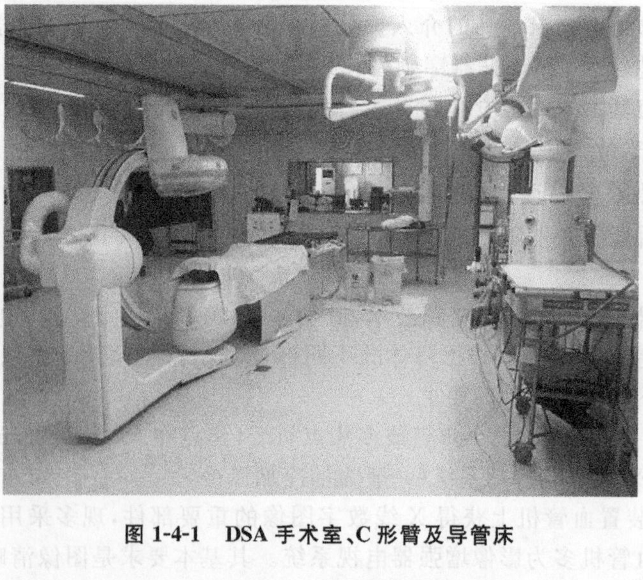

图1-4-1 DSA手术室、C形臂及导管床

【高压注射器】

高压注射器是血管内介入放射必备的附属设备之一，可将较大量的造影剂按预设的注射剂量、注射速度和注射压力快速、稳定地注入血管以获得良好的造影图像，设计最大流速要求在 0.1～25 mL/s 数控可调，并与 X 线机控制线路联动同步曝光，并具备超压、定量保护和异常报警功能。根据介入手术室的主要功能可以选用落地式、悬吊式、床边固定式、分体遥控式等不同的机型。

【影像记录存储装置】

标配的 DSA 数字工作站可储存一定量的数字图像信息，大量的影像资料现多采用与医学影像信息系统（PACS）联网后服务器存储，并可以为临床或患者提供数据资料的胶片打印和光盘刻录。

【彩色超声】

超声显像具有实时显示、灵敏度高、引导准确、无 X 线损伤、无需造影剂、操作简便、费用低廉等优点。软组织和实质脏器的介入可以在彩色超声的监视或引导下完成，血管内介入的操作和定位引导也可借助超声而减少不必要的射线损伤。

介入性超声装置要求检查精度高、便于移动、具有穿刺定位装置，可以独立或辅助完成各种穿刺活检、抽吸、插管、注药治疗等操作。超声下介入诊疗研究内容相当广泛，包括各部位占位性病变的活检、各部位实质脏器恶性肿瘤的消融治疗、空腔性病变的穿刺抽吸或置管引流、硬化治疗等。

【CT 扫描装置】

现代多排螺旋 CT 扫描机完全能满足 CT 介入技术的要求。CT 监测下介入一般用于病变穿刺活检和消融治疗，有利于更精确地观察穿刺针的行程、针尖位置及其与邻近组织结构的关系。可配备激光定位、重建三维图像立体定位、机械手操作等装置，使操作更精确，成功率更高，损伤更小。但 CT 下介入需要间断扫描反复定位，花费时间较长，技术不成熟时不能够保障穿刺安全。

【介入放射防护设备】

在放射设备下进行介入放射手术难以避免射线的辐射影响，患者检查部位接受一定量的直接射线辐射，除介入医师、医技人员有时可能受到射线直接辐射外，更多的是要接受大量、反复的间接性辐射。为了尽量减少辐射损伤，X 线机在设计上优先考虑以较低的辐射剂量、良好的射线滤过和窗口限制装置，在获得良好的示踪图像和检查结果的同时尽量减少对人体的损伤。相对而言，对介入医师的防护尤为重要，术中应尽量缩短射线监测下的操作时间、降低射线功率和限制手术室人员进入，对直接接触射线环境的医师和护士采取增加防护器材的方法加强个人防护。

环境防护设施：宽敞的手术操作间可以减少散射线；在保持无菌和环境辐射安全的前提下提供良好的通风，可以减少辐射损伤；铅屏风、铅围栏、铅吊屏等可以减少射线对人体的直接损伤。

个人防护用品：利用铅衣、铅围脖、铅面罩、铅眼镜等减少机体尤其是晶状体、甲状腺和性腺接受辐射的剂量（图 1-4-2）。个人剂量仪监测可以跟踪显示医护人员一定时间段的累积剂量，有利于职业防护安全。

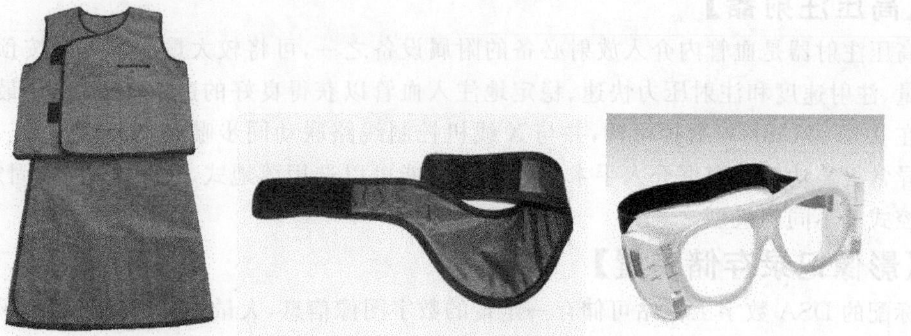

图 1-4-2 铅衣、铅围脖、铅眼镜

(徐 霖 罗 杰)

第五节 介入放射学常用药物

【造影剂】

造影剂是介入放射学操作中最常使用的药物之一，主要是可溶于水的高原子序数的元素及各种衍生体，注入血管或体腔后能以较高密度显示，从而使血管腔和体腔的结构显现出来，造影剂随着血液流动而直观显示血流动力学变化和组织灌注情况。

理想的血管造影剂应具备高成像对比度、低黏度、无毒、无生物活性和能够从体内迅速排除等条件，但目前最新型的造影剂也不能完全达到上述标准。血管造影剂种类多样，一般分为离子型、低离子型和非离子型三大类，介入放射诊疗时以保障患者的安全为主，现在多用等渗或低渗的非离子型造影剂。

最早的血管造影剂是 20 世纪 50 年代发现的泛影酸(amidotrezoic acid)，目前仍在使用的离子型造影剂的碘成分基本上来源于其各种衍生物。1971 合成了第一种非离子型造影剂甲泛葡胺(metrizamide)，具有渗透压低(485 mOsm/kg)及耐受性好等优点，但其性能不稳定。第二代非离子型单体造影剂有碘帕醇、碘海醇、碘普胺(iopromide)、碘美普尔、碘喷托、碘佛醇等，具有渗透压低(500～700 mOsm/kg)、耐受性好、性能稳定、可高温消毒等优点，使非离子型造影剂迅速取代离子型造影剂。非离子型二聚体造影剂目前有碘曲仑(iotrolan)、碘克沙醇等，具有无限水溶性、机体耐受性好等优点，但分子较大、黏度较高，尚未得到广泛应用。

血管造影剂在部分患者应用时可产生不良反应，根据反应的轻重和需要治疗干预的程度分为轻、中、重度和死亡。常见的反应为恶心、呕吐、发热、皮肤潮红、打喷嚏、荨麻疹、支气管痉挛、喉部水肿、血管神经性水肿、低血压、心动过速或过缓、肝肾功能障碍等。造影剂反应可分为特异质反应、物理-化学反应和特殊的造影剂肾病。

1. 特异质反应：造影剂反应中的荨麻疹、血管性水肿、喉头水肿、支气管痉挛、严重血压下降及突然死亡等表现均属特异质反应，与下列因素有关。

(1) 细胞释放介质：造影剂能刺激肥大细胞释放组胺。

(2) 抗原抗体反应：分子中的某些基团能与血清中的蛋白质结合成为完整的抗原。

(3) 激活系统:可导致血细胞及内皮细胞形态和功能改变并导致多种介质释放。

(4) 胆碱能作用:能通过抑制乙酰胆碱活性产生胆碱能样反应。

2. 物理-化学反应:造影剂反应中常见的恶心、呕吐、潮红、发热及局部疼痛等均由此所致,发生率及严重程度与所用造影剂的量有关:较高的渗透压造成内皮和血-脑屏障损害、红细胞损害、高血容量、肾毒性、心脏毒性、疼痛与血管扩张。有限的水溶性、含碘根阴离子及结合的阴离子造成的电荷、高黏度和化学毒性等均可产生不良反应。

3. 造影剂肾病(CAN):接受造影剂者短期内肾功能异常的状态,一般在接受造影剂后24小时内血清肌酐升高,96小时达峰值,一般7～10天后恢复到基础值。60%以上CAN早期即可出现少尿,对利尿剂有抗性。大多数患者肾功能可自然恢复,10%患者需要透析治疗。容易导致造影剂反应的因素包括:过敏体质,或有造影剂过敏史;甲亢、甲状腺肿、严重糖尿病;年老体弱、脱水、婴幼儿;严重的脑、心、肝、肾、肺部疾病;副蛋白血症(瓦尔登斯特伦、巨球蛋白血症、浆细胞瘤)、镰状细胞贫血;使用β受体阻断药、钙离子拮抗剂、白介素-2和(或)干扰素、双胍类降血糖药等。

临床上有应用造影剂史,在24～48小时内出现少尿、无尿、皮疹、心悸、出冷汗、血压下降,严重者出现过敏性休克、尿检异常及肾功能急骤变化,尤其是肾小管功能明显异常者,即可确诊CAN。

4. 治疗措施:造影后水化治疗及碱化尿液、更换造影剂、积极治疗急性肾功能衰竭、药物治疗(如钙通道阻滞药、血管扩张剂)等。

造影剂反应的防治措施如下。一是造影剂过敏试验,但以离子型造影剂的试验结果来判断非离子型造影剂可能出现的反应是不可靠的,且1 mL的试验剂量就可能产生致命的特异质反应。国外主要放射学会和大多数医院均不做这种过敏试验或仅限于有过敏史的患者,国内新型非离子型造影剂已不提供过敏试验的低浓度针剂。二是高危患者预防,如使用低量非离子型造影剂、减少不必要的造影剂用量、预先使用抗组织胺药 H_1 受体阻断药、预先给予糖皮质激素、稳定心血管系统、维持水、电解质及酸碱平衡、避免同期使用肾脏毒性药物、特殊患者尽量选择其他检查和治疗、注意注射方式的改进等。造影剂反应的处理如下。

(1) 使用造影剂后,患者需留置观察至少30分钟,高危患者应留置观察更长时间,如症状严重则应在重症监护观察下治疗。

(2) 轻度反应,如打喷嚏、咳嗽、打哈欠、皮肤发红、低热、恶心、呕吐、寒战、瘙痒、荨麻疹、眼睑水肿等,处理措施包括停止注药、建立静脉通道、给予止吐药、静脉注射 H_1 或 H_2 受体阻断药、静脉注射糖皮质激素。

(3) 中度反应,如血压下降、心动过缓、呼吸困难、痉挛性咳嗽等,处理措施为平躺并保持新鲜空气流通、鼻导管给氧或面罩给氧、快速滴注血浆代用品或林格氏液(500～1000 mL)、增加药物如阿托品0.3 mg或间羟异丙肾上腺素0.25～0.5 mg、氨茶碱0.24 g静脉注射、糖皮质激素静脉注射。

(4) 重度反应休克(心动过速、血压骤降)、支气管(喉头)痉挛、喘鸣、哮喘急性发作的抢救措施如下。

① 立即停止注射造影剂并保留穿刺静脉通道通畅。

② 立即通知急救组、麻醉科、急诊科医师参与处理。

③ 半坐卧位面罩给氧,快速滴注血浆代用品或林格氏液(1500～2000 mL)。

④ 肾上腺素0.1～0.3 mg静脉注射。每隔10～15分钟检查心功能,用药剂量依治疗

效果而定，最大剂量为 1 mg。

⑤ H_1 或 H_2 受体阻断药、糖皮质激素静脉注射。

⑥ 多巴胺 200 mg 加入 250 mL 溶液静脉滴注，每分钟 15～30 滴，如发生反射性低血压则给予去甲肾上腺素 5～10 mg。

⑦ 氨茶碱 0.24 mg 静脉注射解除支气管痉挛。

⑧ 喉头水肿严重者需行气管插管，或大针头穿刺气管给氧，必要时将气管切开。

⑨ 出现肺水肿时静脉注射速尿 40 mg，缓慢静脉注射吗啡 10～15 mg。

⑩ 惊厥时静脉注射安定 5～10 mg。

⑪ 极重度反应：呼吸循环停止时，立即行心肺复苏术（胸外心脏按压、人工呼吸等）。

【血管收缩剂】

介入放射诊疗使用血管收缩剂的目的主要是控制细小动脉分支出血（灌注止血）和相对增加病变血管分支的血流量而减少非病变血管分支的血流量（药物性动脉造影）。

1. 肾上腺素（epinephrine）：最常使用的血管收缩剂。常用盐酸肾上腺素注射液，每支 0.5～1.0 mg。肾上腺素直接作用于肾上腺素能 α、β 受体，产生强烈、快速而短暂的兴奋 α 和 β 型效应，对心脏 β_1 受体的兴奋可使心肌收缩力增强、心率加快、心肌耗氧量增加。同时作用于血管平滑肌 β_2 受体，使血管扩张、降低周围血管阻力而降低舒张压。兴奋 β_2 受体，可松弛支气管平滑肌、扩张支气管、解除支气管痉挛；对 α 受体兴奋，可使皮肤、黏膜血管及内脏小血管收缩。临床上主要用于心搏骤停、支气管哮喘、过敏性休克，也可治疗荨麻疹、枯草热及鼻黏膜或齿龈出血。

(1) 过敏性休克：皮下注射或肌内注射 0.5～1.0 mg，也可用 0.1～0.5 mg 缓慢静脉注射。

(2) 心搏骤停：0.25～0.5 mg 心内注射，同时做心脏按摩、人工呼吸和纠正酸血症。

(3) 支气管哮喘：皮下注射 0.25～0.5 mg，3～5 分钟即见效，仅能维持 1 小时。

(4) 与局麻药合用：加少量[1：(20 万～50 万)]于局麻药内，可减少局麻药的吸收而延长其药效，并减少其毒副反应和手术部位的出血。

(5) 药物性血管造影剂或局部微血管止血：5～15 μg 稀释后局部缓慢注射。

2. 血管紧张素Ⅱ（angiotensin）：由血管紧张素Ⅰ在血管紧张素转化酶的作用下水解产生的最强烈的血管收缩剂。人体的血管平滑肌、肾上腺皮质球状带细胞以及脑的一些部位、心脏和肾脏器官的细胞上存在血管紧张素受体。血管紧张素作用于血管平滑肌可使全身微动脉收缩、动脉血压升高，作用于外周血管使静脉收缩、回心血量增加，作用于中枢引起渴觉。

外伤或手术后休克和全身麻醉或腰麻时所致的低血压症：每次 1～1.25 mg 溶解于 5% 葡萄糖溶液或等渗盐水 500 mL 中，静脉滴注每分钟 3～10 μg。可以选择性地增加肿瘤组织的血流量，从而增加肿瘤组织中抗肿瘤药物。

3. 加压素（vasopressin）：一种多肽激素，也称抗利尿激素。内源性加压素由下视丘的室上核产生，由垂体后叶释放至血流。加压素由动物的脑垂体后叶提取，直接作用于血管平滑肌，不对 α 受体起作用，也可增加肾小管对水分的重吸收。本品可用于治疗产后出血、肺出血、食管静脉曲张出血、尿崩症等，灌注给药剂量为 0.2～0.4 U/min。介入诊断时可用于改善胰腺等小血管的显影质量。副作用主要是血压升高、心动过缓、腹部血管痉挛性疼痛等。

【血管扩张剂】

1. 妥拉苏林(tolazoline):常用的周围血管扩张药为α受体阻滞剂,直接作用于血管平滑肌,能使周围动脉血管舒张和血流量增加,但降压作用不稳定。常用于改善血管造影质量和诊断不典型的动脉分支出血,注射用量25~30 mg。不良反应较多,常见者为潮红、寒冷感、心动过速、恶心、上腹部疼痛、直立性低血压等,胃溃疡、冠心病、肾功能不全者禁用。

2. 前列腺素(prostaglandin,PG)　主要通过血管平滑肌上的特异受体改变细胞内环磷腺苷和环磷鸟苷的水平及细胞膜电位活动而导致血管扩张,在体内水解灭活。不同类型的前列腺素具有不同的功能,对内分泌、生殖、消化、血液、呼吸、心血管、泌尿及神经系统均有作用。介入诊疗常用于动脉造影时提高局部血流量和缓解插管所致的动脉痉挛、狭窄。

3. 罂粟碱(papaverine):一种短效、非特异性血管平滑肌松弛剂,直接作用于血管平滑肌。主要用于缓解伴有动脉痉挛的大脑及外周血管疾病,治疗脑血栓、肺栓塞、肢端动脉痉挛及动脉栓塞性疼痛等。亦可用于治疗肠道、输尿管及胆道痉挛疼痛和痛经。

【抗凝剂】

1. 肝素(heparin):药用肝素是从猪小肠和牛肺中提取的含有长短不一的酸性黏多糖,含有大量硫酸基和羧基。在体内、体外均有强大抗凝作用,与其带大量负电荷有关,可使多种凝血因子灭活。常静脉给药,60%集中于血管内皮,大部分经网状内皮系统破坏,极少数以原形从尿排出。主要用于:①血栓栓塞性疾病以防止血栓形成与扩大、弥散性血管内凝血(DIC),防止因纤维蛋白原及其他凝血因子耗竭而发生继发性出血;②心血管手术、心导管、血液透析等抗凝。应用过量易引起自发性出血。一旦发生,停用肝素,注射带有正电荷的鱼精蛋白,每毫克鱼精蛋白可中和1000 U肝素;部分患者应用肝素2~14天期间可出现血小板缺乏,与肝素引起血小板聚集有关;连续应用肝素3~6个月,可引起骨质疏松。肝、肾功能不全,出血体质、消化性溃疡、严重高血压患者、孕妇禁用。

2. 阿司匹林(aspirin):也称为乙酰水杨酸,通过血管扩张短期内起到缓解轻度或中度头部钝痛;使被细菌致热原升高的下丘脑体温调节中枢调定点恢复到正常水平,用于感冒、流感等的退热;可解热、减轻炎症,使关节症状好转,可用于治疗风湿热、非风湿性炎症的骨骼肌肉疼痛;对血小板聚集有抑制作用及抑制血小板的释放反应,可用于预防暂时性脑缺血发作(TIA)、心肌梗死、房颤及人工心脏瓣膜、动静脉瘘或其他手术后的血栓形成。长期服用阿司匹林的最大副作用包括胃出血、脑部出血、骨坏死。

3. 潘生丁(persantin):非硝酸酯类冠状动脉扩张剂,具有扩张冠状血管、促进侧支循环形成和轻度抗凝作用,具有抗病毒作用。可用于冠心病,并用作抗血小板凝集药,防治血栓形成和弥散性血管内凝血。

4. 低分子右旋糖酐(dextran 40):除了可扩充血容量外,还可以降低血液黏度,改善微循环。可用于失血、创伤、烧伤、中毒等引起的休克及血栓性疾病等。

【溶栓药】

1. 尿激酶:从健康人尿中,或从人肾组织培养中获得的一种酶蛋白。直接作用于内源性纤维蛋白溶解系统,能催化裂解纤溶酶原成纤溶酶,通过降解纤维蛋白凝块和血液循环中的纤维蛋白原、凝血因子Ⅴ和凝血因子Ⅷ等发挥溶栓作用。能提高血管ADP酶活性,抑制

ADP诱导的血小板聚集，预防血栓形成。主要用于血栓疾病的溶栓治疗，包括急性广泛性肺栓塞、胸痛6～12小时内的冠状动脉栓塞和心肌梗死、症状短于3～6小时的急性期脑血管栓塞、视网膜动脉栓塞和其他外周动脉栓塞症状严重的髂-股静脉血栓形成者。也用于人工心脏瓣膜手术后预防血栓形成，保持血管插管和胸腔及心包腔引流管的通畅等。溶栓的疗效均需后继的肝素抗凝加以维持。

2. 链激酶：从β-溶血性链球菌培养液中提纯精制而成的一种高纯度酶，具有促进体内纤维蛋白溶解，使纤维蛋白溶酶原激活因子前体物转变为激活因子，后者再使纤维蛋白原转变为有活性的纤维蛋白溶酶，使血栓内部崩解和血栓表面溶解。用于急性心肌梗死、深部静脉血栓、肺栓塞、脑栓塞、急性亚急性周围动脉血栓、中央视网膜动静脉栓塞、血透分流术中形成的凝血、溶血性和创伤性休克及并发弥散性血管内凝血(DIC)的败血症休克等。

【化疗药】

化疗药物(化疗药)能作用在肿瘤细胞生长繁殖的不同周期上，抑制或杀死肿瘤细胞，是目前治疗肿瘤的主要手段之一。肿瘤化疗的主要原则：根据患者的病理诊断和分期；结合肿瘤细胞的分裂周期；充分考虑患者的身体情况；适当加入化疗增敏药物和预防化疗副作用的药物；注意考虑患者的经济承受能力；一般需要多种药物联合应用。

1. 烷化剂(alkylating agents)：属于细胞毒类药物，在体内能形成碳正离子或其他具有活泼的亲电性基团的化合物，进而与细胞生物大分子中含有丰富电子的基团发生共价结合，使其丧失活性或使DNA分子发生断裂，导致肿瘤细胞死亡。按化学结构可分为氮芥类、乙撑亚胺类、磺酸酯及多元醇类、亚硝基脲类、三氮烯咪唑类和肼类。常用药物为环磷酰胺、氮芥等，对慢性白血病、恶性淋巴瘤、霍奇金淋巴瘤、多发性骨髓瘤、肺癌、乳腺癌和卵巢癌具有疗效。

2. 抗代谢药：重要的抗癌药物之一，化学结构和核酸代谢的必需物质类似，可以通过特异性干扰DNA和RNA的合成，阻止细胞的分裂和增殖。常用甲氨蝶呤、5-氟尿嘧啶和替加氟等，抗肿瘤谱广，对多种肿瘤尤其是消化道癌症和乳腺癌疗效较好。临床用于治疗食管癌、胃癌、结肠癌、直肠癌、胰腺癌、肝癌、卵巢癌、子宫癌、鼻咽癌、膀胱癌及前列腺癌等。

3. 抗肿瘤抗生素：一类微生物培养液中提取的，通过抑制酶的作用和有丝分裂或改变细胞膜来直接破坏DNA或嵌入DNA而干扰转录，为细胞周期非特异性药物。常用药物为蒽醌类的盐酸多柔比星(阿霉素)，抗瘤谱较广，用于治疗急、慢性白血病和恶性淋巴瘤、乳腺癌等实体瘤，但心脏毒性较大。

4. 植物类抗癌药：植物类抗癌药都是植物碱和天然产品，它们可以抑制有丝分裂或酶的作用，从而防止细胞再生必需的蛋白质合成。常用药物为羟基喜树碱、多烯紫杉醇、吉西他滨等，常与其他抗癌药合用于多种肿瘤的治疗。

5. 激素：当激素用于杀死癌细胞或减缓癌细胞生长时，可以把它们看成化疗药物。皮质类固醇激素主要用于治疗淋巴瘤、白血病和多发性骨髓瘤等癌症。性激素包括雌激素、抗雌激素、黄体酮和男性激素等，可用于减缓乳腺癌、前列腺癌和子宫内膜癌的生长。

6. 免疫制剂：免疫制剂可以刺激癌症患者的免疫系统，更有效地识别和攻击癌细胞。

【局麻药】

局部麻醉药(局麻药)是一类能在用药局部可逆性地阻断感觉神经冲动发生与传递的药

品，在保持意识清醒的情况下使局部痛觉消失，作用局限于给药部位并随药物的扩散而迅速消失。

1. 普鲁卡因(procaine)：常用的局麻药之一，常局部注射用于浸润麻醉、传导麻醉、蛛网膜下腔麻醉和硬膜外麻醉和损伤部位的局部封闭。应避免与磺胺类药物同时应用，有时可引起过敏反应，对本药过敏者可用利多卡因代替。

2. 利多卡因(lidocaine)：目前应用最多的局麻药，具有起效快、作用强而持久、穿透力强及安全范围较大等特点，同时无扩张血管作用，对组织几乎没有刺激性。可用于多种形式的局部麻醉，主要用于皮下浸润麻醉、传导麻醉和硬膜外麻醉，对普鲁卡因过敏者可选用此药。

局部麻醉的副作用主要是剂量或浓度过高或误将药物注入血管时引起的中枢神经先兴奋后抑制，引起惊厥等神经症状；可使小动脉扩张，引起血压下降甚至休克等心血管反应。

【镇静药】

镇静剂有助于缓解人们的抑郁和焦虑，用于治疗精神紧张但不影响正常的大脑活动。对改善患者的睡眠、对抗焦虑、解除烦躁起到重要作用。

1. 安定(valium)：具有镇静、抗惊厥等作用。主要用于焦虑、镇静催眠，还可用于抗癫痫和抗惊厥、缓解炎症引起的反射性肌肉痉挛、惊恐症、肌紧张性头痛、麻醉前给药。安定中毒患者有头晕、头痛、嗜睡、反应迟钝等症状，过大剂量中毒患者有血压降低、心跳减慢、呼吸抑制等。

2. 氯丙嗪(chlorpromazine)：吩噻嗪类的代表药物，为中枢多巴胺受体的拮抗药，具有抗精神病、镇吐、降温作用及增强催眠、麻醉、镇静药的作用，对心血管系统和内分泌系统有一定影响。用于控制精神分裂症或其他精神病的兴奋躁动、紧张不安、幻觉、妄想等症状，镇吐，低温麻醉及人工冬眠，与镇痛药合用、治疗癌症晚期患者的剧痛，治疗心力衰竭等。

(徐　霖　施灵波　徐　航)

第二章　介入放射学基本技术

第一节　Seldinger 血管穿刺技术

穿刺(puncture)是介入诊疗的基础步骤，所有的血管内介入操作和部分非血管性介入操作均需通过穿刺技术进入体内，方能进行下一步操作。

现代介入放射穿刺技术是 1953 年由 Seldinger 发明的，该技术经过穿刺器材的改进和技术方法的改良，已建立规范的操作程序，统称为 Seldinger 穿刺技术，是介入放射医师最早接触和必须掌握的基本技术之一。

【穿刺点的选择】

血管内介入放射的穿刺点的选择原则：一是血管腔较粗大，穿刺后能够容纳导管鞘或导管；二是血管位置相对表浅，穿刺时容易触摸及定位；三是相邻部位没有重要而粗大的神经，避免穿刺导致神经损伤；四是位置固定，便于术后压迫止血；五是穿刺点距离治疗器官的血管开口较近，以方便后续的插管治疗。

非血管性介入的操作点选择主要考虑距离目标组织器官的距离短、穿刺路径尽量避免通过重要的血管、神经、空腔脏器分布区域。

多数血管内介入是通过动脉进行的，少数病例通过静脉进行。因为股动脉和股静脉具有管径粗大、位置表浅、与神经相距较远、位置固定、位于躯体中部等特点，大多数经血管内介入性诊疗均选用股动、静脉穿刺。部分特殊治疗和股动、静脉穿刺有障碍者也可选用其他穿刺点，如桡动脉、锁骨下动静脉、颈内静脉、肘动静脉等，其中桡动脉已经成为冠心病、脑血管病和部分腹部疾病血管内介入治疗常选用的主要穿刺点。

【股动脉解剖】

股动脉(femoral artery)是髂外动脉的直接延续，在腹股沟韧带中点的后方经股血管腔隙下行至股三角，穿过腹股沟韧带水平，位于耻骨前方，管径 8～10 mm，稍向下行先后发出腹壁浅动脉、旋髂浅动脉、阴部外动脉和股深动脉。股动脉在腹股沟韧带后方位于股静脉与髂骨耻骨梳韧带之间，动静脉之间有结缔组织分隔，股动脉、股静脉和股管一起包裹在共同的股血管鞘内。血管鞘的外侧为股神经、中间为股动脉、内侧为股静脉，少数患者股动脉和股静脉为前后重叠分布(图 2-1-1)。

【桡动脉解剖】

桡动脉(radial artery)为肱动脉的终支之一，一般在桡骨颈高度分出，经肱桡肌腱和桡侧腕屈肌腱之间下行，在该处位置浅表，下段在桡骨茎突尖端处斜过拇长展肌和拇短伸肌腱深面转至腕骨外侧缘。桡动脉于起点不远处发出桡侧返动脉，经外上髁前面上行，参与肘关节动脉网的组成；在桡腕关节稍上方发出掌浅支入手掌，与尺动脉末支吻合构成掌浅弓(图 2-1-2)。

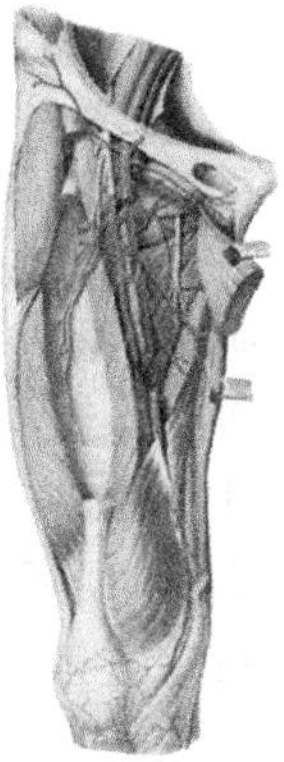

图 2-1-1　股动脉解剖示意图

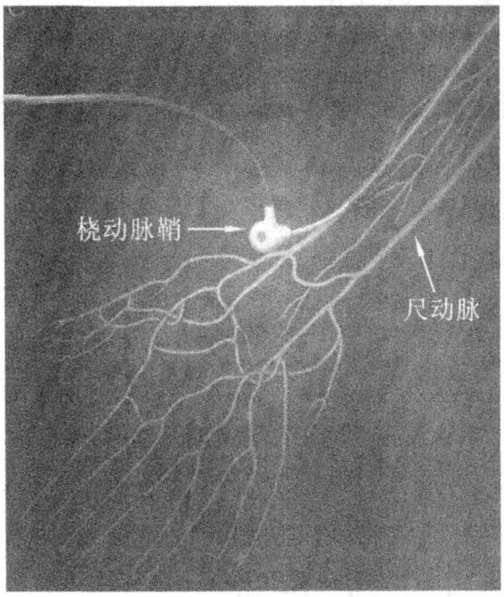

图 2-1-2　桡动脉解剖及穿刺示意图

【穿刺点的确定】

1. 股动脉与股静脉：最佳穿刺部位是股动脉穿出腹股沟韧带后至血管分支发出之前的一段。一般在腹股沟韧带中点下方 1～2 cm 范围内稍偏内侧，再向内侧 5～10 mm 即为股静脉穿刺点。

股动脉穿刺点过高可能刺穿腹股沟韧带以上的髂外动脉，术后压迫止血困难，容易形成不可控制的盆壁出血；穿刺点过低则容易进入股动脉上端的分支如股深动脉、腹壁浅动脉，造成穿刺失败和小血管损伤、假性动脉瘤；穿刺点靠内侧或动静脉血管重叠分布时，容易同时穿透股动脉和静脉，止血不良时容易发生动静脉瘘。

患者肥胖、下肢水肿和髂股动脉有狭窄闭塞时，不容易触及股动脉搏动点。可以采取下列方法辅助确定穿刺点：透视下定位穿刺，即正位透视时股动脉投影相当于股骨头内侧 1/4 处，对准股骨头内缘穿刺，一般可顺利刺入股动脉；若髂股动脉壁广泛性钙化，可在透视下向股动脉壁钙化中间穿刺，也可进入狭窄的股动脉腔；若穿刺针意外进入股静脉，也可作为股动脉穿刺的参照，将穿刺针向外侧偏移 0.5～1.0 cm 即可穿刺股动脉；条件允许时，也可采用超声引导下定向穿刺。

2. 桡动脉：桡动脉穿刺点在桡腕关节平面 3 cm 以上桡动脉搏动最明显的一段，该段桡动脉走行较直，位于桡骨下段前侧，容易触摸定位。位置太接近桡关节平面穿刺疼痛较重，术后止血不良容易导致掌动脉弓缺血和骨筋膜隔室综合征；位置偏高时桡动脉位置较深，麻醉后穿刺不容易定位和固定。

【穿刺点的准备】

股动脉穿刺：患者取仰卧位，预先检查股动脉搏动情况、穿刺点有无感染和腹股沟有无淋巴结增大等。常规腹股沟及会阴部备皮，但尽量少采用剃毛的方法以免刺激或损伤皮肤。局部消毒范围包括阴囊、同侧大腿上部和下腹部。

桡动脉穿刺：患者取仰卧位，穿刺侧上肢外展、掌心向上平伸于穿刺臂架上，腕关节后方用软垫衬托。通过触摸估计桡动脉粗度，以判断是否可以穿刺并容纳导管鞘；再采用Allen's试验评测掌浅弓桡尺动脉代偿情况，即压迫患者桡尺动脉远端的同时反复握掌伸指数次，再放开尺动脉压迫，在5～10秒手掌恢复血液供应发红者才能进行桡动脉穿刺，否则手术刺激桡动脉痉挛狭窄后可能发生掌部供血不足。常规消毒范围自肘关节至掌指关节处。

局部麻醉：一般选用2%利多卡因，股动脉穿刺需5～10 mL，桡动脉穿刺需2～3 mL，在穿刺点皮下和血管鞘周围做浸润注射后，轻揉局部促进药液弥散。待局麻发生作用后用尖刀片在穿刺点皮肤挑开3～5 mm的切口。桡动脉穿刺时多在穿刺成功后再切开皮肤，可以避免一次性穿刺不成功时多处切开皮肤。

【Seldinger穿刺方法】

（一）股动脉穿刺技术

1. 确定穿刺方向与角度：根据血管触摸的方向和深度，预测穿刺针穿刺方向，股动脉穿刺时皮肤穿刺点一般要比动脉穿刺点低1～2 cm；穿刺针体与皮肤或血管轴线大致成30°～45°角。

2. 穿刺血管：用左手食指和中指触摸固定动脉，右手拇、食、中指握穿刺针，针尖的斜面向上，进入皮肤切口后，对准动脉快速刺入。单管穿刺针进入血管后即可看到血液自针座喷出，应立即停止进针，而带芯穿刺针往往直接穿透动脉血管的前后壁进入血管后方，需调整穿刺针的深度才能观察到回血。

股动脉穿刺后两手松开按压点和穿刺针：若穿刺针尾部与动脉方向一致地上下跳动，则穿刺针进入动脉血管；若尾部左右摆动，提示穿刺针刺入股动脉的一侧或旁边，需要改变角度重新穿刺。

3. 进入导丝：把穿刺针的针芯拔除，左手将穿刺针缓慢向外拔，待针尖退入到血管腔内，血液即可从穿刺针尾端呈鲜红色喷射状冲出。左手将穿刺针固定，右手或助手立即将导丝的柔软端送入穿刺针尾管，继续推送使导丝进入到血管腔内一段距离，再用左手在穿刺点上方将血管连同导丝一起压迫固定，右手沿导丝拔除穿刺针。

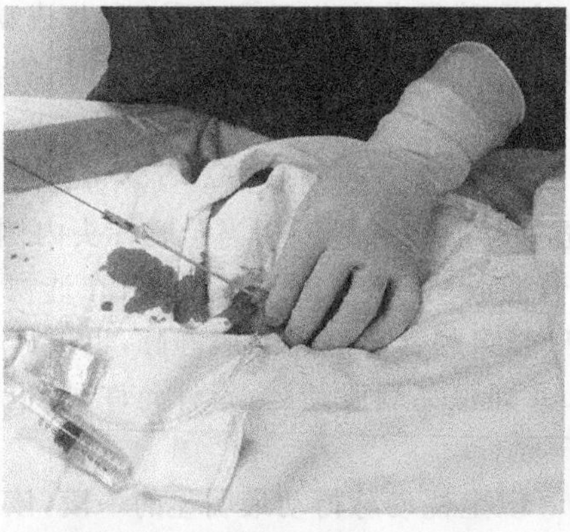

图2-1-3 退出短导丝及扩张器

4. 引入导管（鞘）：用肝素盐水浸湿的纱布擦去导丝上的血液，在导丝尾端套入导管或导管鞘扩张器的头端，循导丝向前滑动导管或导管鞘直至尾部见导丝露出，沿导丝将导管（鞘）插入血管内，再用左手固定导管（鞘），退出导丝（图2-1-3）。

5. 抗凝：导管（鞘）置入后，随即经导管尾端或导管鞘侧臂注入肝素溶液，以防止凝血，即可操纵导管进行检查和治疗；手术过程中每隔10～15分钟注入肝素盐水一次，防止导管内凝血。

（二）桡动脉穿刺技术

1. 确定穿刺点：一般将穿刺点定位在血管搏动明显一段的稍偏下方，但不要靠近腕关节皮肤皱褶。

2. 穿刺血管：使用专用的桡动脉穿刺针和粗度适应的套管针穿刺，用左手食指或中指单指触摸桡动脉，右手握持穿刺针，将针尖的斜面向上对准动脉较快地刺入，进入血管后即可在针芯后部管腔内观察到少许血迹，否则需要再次穿刺。但也有快速穿刺穿过桡动脉而观察不到针芯血迹者，因此每次拔针时应缓慢退针，一旦快速出血即可证实穿刺成功。

3. 进入导丝：把桡动脉穿刺专用微细导丝抵近穿刺针尾部，左手轻柔调整穿刺针后退直至血液喷出，右手立即将导丝的柔软端送入穿刺针尾管，缓慢无阻力地推送导丝，在患者未表示前臂疼痛的基础上直至大部分导丝均能进入血管，再用左手压迫穿刺点稍偏上方并拔除穿刺针。

4. 引入导管鞘：用湿纱布擦去导丝血液，用尖刀片紧贴导丝切割皮肤 2～3 mm，在导丝尾端套入桡动脉鞘，循导丝推送导管鞘并插入血管内，注意桡动脉鞘置入时因血管细小摩擦，阻力较大、疼痛明显，应嘱咐患者适当忍耐。

5. 抗凝：随即经导管尾端或导管鞘侧臂注入肝素溶液数毫升，以防止凝血。手术过程中每隔 10～15 分钟注入肝素盐水一次，防止导管内凝血。

6. 抗痉挛：若桡动脉鞘或导管插入或操作时患者上肢疼痛严重，或导管操作阻力增大，多为桡动脉甚至肱动脉痉挛所致，必要时应注射少量造影剂观察血管痉挛情况，广泛而严重的痉挛应使用解痉药物，否则难以完成导管操作。

【相关情况处理】

血管穿刺是介入的基础操作，顺利与否直接影响患者的感受和后续的介入操作，因此穿刺过程中需要针对患者和穿刺过程的具体情况予以适当处理。

1. 局部浸润麻醉要适量：要将局麻药集中注射在穿刺点皮下组织及股动脉鞘周围，尽量避免注入血管。药量注入太多可能影响穿刺时对血管位置的确定和固定，药量太少则对疼痛敏感的患者达不到良好的镇痛效果。

2. 穿刺点皮肤切口适当并与局部皮纹一致：切口过大术后愈合时间较长且瘢痕较明显，切口过小时皮肤切口可能会约束导管鞘管的弹性扩张，造成后续插管的阻力过大。

3. 皮肤切口后通道疏通：有人主张用血管钳对穿刺点皮下组织进行扩张以疏通通道，但往往是不必要的，因为导管鞘的内扩张器较坚硬，可以顺利通过深层组织，预先扩张反而会增加局部损伤和皮下组织淤血的可能。

4. 误穿股静脉：需要压迫止血后再穿刺股动脉，以保障股静脉的穿刺口暂时凝血封闭，避免动静脉瘘形成。

5. 导丝置入困难：穿刺回血顺畅但导丝进入困难或患者有明显疼痛时可能与以下情况有关：导丝进入血管对侧壁损伤处或进入血管周围间隙，导丝进入腹壁浅动脉、股深动脉、尺动脉分支、桡动脉近端变异迂曲等，透视观察导丝的形态和位置即可确定，再酌情予以处理。可以采取后撤导丝尝试重新插入、调换 J 形导丝改变引导方向插入或重新穿刺后再插入等方法矫正和解决。若仍不能进入则需要重新穿刺。

6. 反复介入治疗时，穿刺点局部瘢痕可能影响穿刺顺利进入，应将皮肤穿刺点略作调整，避开瘢痕位置，或改由对侧股动脉穿刺。

【穿刺后处理】

动脉穿刺血管内介入操作结束后，血管壁的穿刺损伤处需要进行压迫止血。先从血管鞘管中拔除导管和导丝，用左手食指压迫于血管穿刺点之上的皮肤，右手缓慢拔除导管鞘，见皮肤穿刺口有少许血液溢出，左手食指迅速增加压力止血。常规在血管穿刺点持续压迫 15～30 分钟后缓慢减轻压迫：若不再出血，则在穿刺点加盖数层无菌纱布和纱布卷，用绷带加压包扎；无明显出血倾向者也可拔出导管鞘，直接覆盖纱布卷后用弹性胶布加压包扎；或用动脉压迫器辅助加压包扎。股动脉穿刺术后患者需穿刺侧肢体伸直，保持平卧 6～8 小时，局部包扎 24 小时后去除；桡动脉穿刺术后局部加压包扎 3～6 小时即可，不限制患者活动。

加压包扎后需要注意肢体血液循环状态，明显缺血或淤血时表明加压过紧，需要适当松解绷带、弹性胶布或屈曲髋关节，减轻对血管的过度压迫；局部肿胀或渗血时，表明局部压迫过松或压迫点移动，需要重新调整压迫力度和压迫点。

【其他血管穿刺技术】

1. 桡动脉穿刺：行心脏及冠状动脉、脑血管介入一般选择右侧桡动脉，便于导管直接进入升主动脉的相关分支或在其内成袢，而行腹部介入多选择左侧桡动脉，以免头臂干和主动脉弓部迂曲时影响超选择性插管操作。

在桡关节平面以上 3～5 cm 桡动脉搏动明显处做穿刺点，局部用较少量的药液浸润麻醉，以免影响穿刺时触摸固定动脉。因管径较小，需用微细的桡动脉穿刺针精确穿刺并尽量减少穿刺次数，以免反复刺激诱发血管痉挛。穿刺回血后导入微细的导丝要谨慎，避免血管壁损伤、导丝打折或误入相关分支造成剧烈疼痛。介入术后，在穿刺点直接覆盖纱布卷后用弹性胶布加压包扎，或用血管压迫器辅助加压包扎，术后 3～6 小时即可去除包扎。

2. 锁骨下动脉：锁骨下动脉位置较深，一般按体表标志定位穿刺，困难时透视下定位穿刺。锁骨下定位法最常用，皮肤穿刺点在锁骨下窝内，即锁骨中外 1/3 下约 2.5 cm 处。患者仰卧，穿刺针向内上方穿刺，针尖指向胸锁关节与喙突连线中点上 1.5 cm 处，额状面夹角为 25°，横断面夹角约 12°，深度为 4～6 cm，可根据体形调整进针深度及角度。或在透视下向锁骨与第 1～2 肋骨相交处后上方穿刺。

3. 锁骨下静脉：患者仰卧，取锁骨中点内侧 1～2 cm 处(或锁骨中点与内 1/3 之间)锁骨下缘为穿刺点，针尖指向头部方向，与胸骨纵轴约成 45°角，与皮肤成 10°～30°角。进针时针尖先抵向锁骨，然后回撤，再抬高针尾，紧贴锁骨下缘负压进针，深度一般为 4～5 cm。

4. 颈内静脉：一般选用右侧颈内静脉，穿刺点在患者仰卧、肩枕过伸位、头部转向对侧时，位于锁骨、胸锁乳突肌胸骨头内侧缘与锁骨头外侧缘连线所形成的三角形中央点至顶部；或者取锁骨上 3 cm 与正中线旁开 3 cm 的交叉点为穿刺点(图 2-1-4)。局部浸润麻醉后由穿刺点刺入，使其与矢状面平行，与冠状面成 30°角，向下向后及稍向外进针，指向胸锁关节的下后方，边进针边抽吸，见有明显回血，即表明已进入颈内静脉。

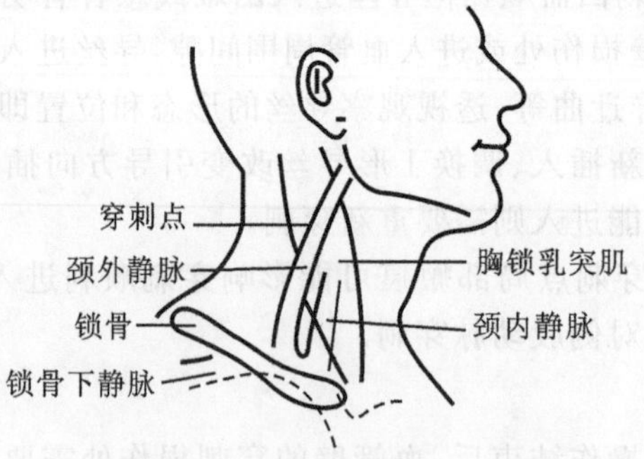

图 2-1-4　颈内静脉穿刺定位示意图

(徐　霖　仇俊华)

第二节　选择性插管技术

血管内介入的基本操作是将导管选择性地插入病变血管分支以供进行相关的造影检查

和介入治疗。人体内动静脉系统按一定的规则分布，血管内介入时采用一定的技术手法来控制导管前进的方向、角度，将导管前端准确地插入目的血管开口或分支深处的过程即为选择性插管技术。

【选择性插管的基本原则】

能否顺利完成选择性血管内插管与患者血管分支的解剖变化、所使用的导管和手术者进行血管内操作的熟练程度等诸多因素有关，因此需遵循以下基本原则。

1. 掌握血管的大体解剖：术者必须熟悉大动脉和所有的血管分支的粗细、开口位置、开口方向、走行方向、分支分布情况和可能出现的分支变异。

2. 掌握导管和导丝的操作特性：不同型号的导管和导丝具有一定的物理特性和几何性状如粗细、硬度、光滑度、扭控性、形状变化等，进入血管分支后的着力点和运动特性有很大区别，术者应对所使用的各种导丝和导管的基本特性有清楚的了解，根据经验挑选操作性能好、符合要求的导管型号和形状。

3. 利用造影剂“冒烟”：当导管抵近血管开口或进入血管分支时，要及时试注少量造影剂观察导管与血管开口或分支的位置关系，以确定进一步插管的方向和深度；同时借助造影剂的流动变化来判断局部血流量大小，预估血管造影时造影剂的用量、注射速度和注射压力。

4. 循序渐进插管：对分支复杂的血管，在选择性插管时需要从近端至远端、由较大的血管逐步进入到较细的血管分支，必要时对某一主干供应的所有血管进行系统性检查，以排除可能发生的血管变异和额外的供血分支。

【导管选型或塑形技术】

成品导管前端塑形为一定的几何形状，前端第1、2个弯曲主要适应目的血管分支的开口方向，导管插入主动脉后，因导管前端的弯曲段所占的横向几何尺寸较大，在相对较小的主动脉腔内，导管的第3个弯曲抵靠在血管分支开口对面的主动脉内壁上，利用导管弯曲部的弹性促使导管前端向分支血管的开口处弹入。进入较大的血管分支后，术者操作的力度和扭控方式经导管体传到导管前端，推动导管顺着血管内壁的约束继续前进。

选用导管时要熟悉不同导管的特性和使用范围，如：Cobra导管适合于大多数血管分支，但在插管过程中很容易向一侧偏移进入非目的分支；肝动脉导管需要插至主动脉弓，扭转成形后再插入肝动脉（图2-2-1）。

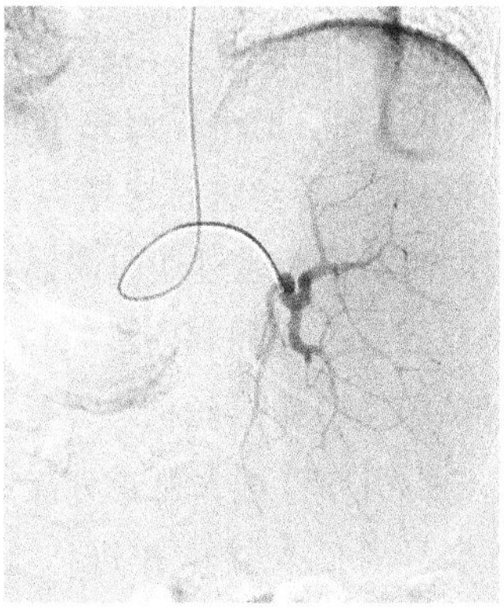

图2-2-1　导管扭控成形

特殊情况下，所选用的导管前端与患者的血管分支不完全适应，可以根据对血管分支方向和空间分布的判断，将导管前端在酒精灯或蒸汽机上加热，增加或减少导管的弯曲度，再进行选择性插管操作。

【导管扭控技术】

导管进入血管腔内后，相对狭窄而内壁光滑的血管腔对导管有适当的约束和引导，手术者在导管后端进行操控，按一定的力度和速度予以推送、牵拉、旋转，就可以使导管前端接近或进入目的血管的开口或分支内，这种操作手法和过程即导管扭控技术。

具体操作：在导管鞘外 3～5 cm 处用右手拇、食、中指操纵导管，推送导管前端接近要检查的血管开口，预测开口的部位和方向，将导管前端的弯曲转向血管开口方向，再小幅度地推拉并在透视下观察导管的运动，若发现导管前端突然停顿、小幅度弹跳，或超出腹主动脉的边界等，即表示导管已进入血管开口，稍微推送或牵拉即可进入血管分支深处；或在发生上述现象时，经导管注入少量造影剂观察导管是否进入分支，以确定继续插管的方向和深度(图 2-2-2)。

使用前端指向远端的导管时，向前直接推送导管即可进入血管分支，如使用偏向一侧的单弯形导管插入肾动脉、颈总动脉、左侧锁骨下动脉和支气管动脉、腰动脉等分支；使用前端向后弯曲的导管，要将导管插入到主动脉弓部，经过一定形式的旋转使导管前端在宽大的主动脉内恢复向后的弯曲，再缓慢回拉和旋转导管达到血管开口并设法进入分支，如使用多弯形导管插入肝动脉、肠系膜上动脉等分支。

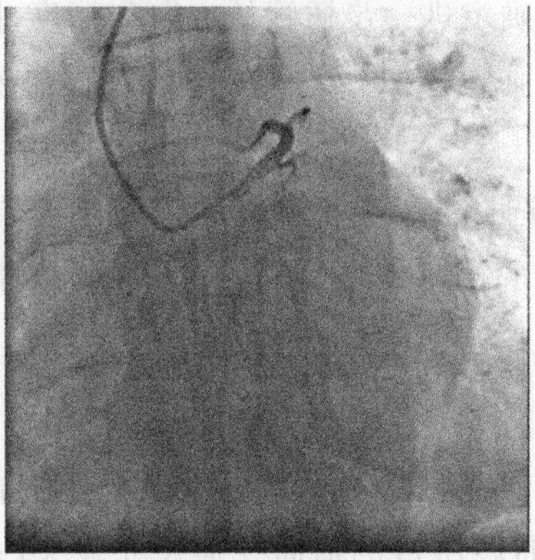

图 2-2-2　造影剂试注(冒烟)

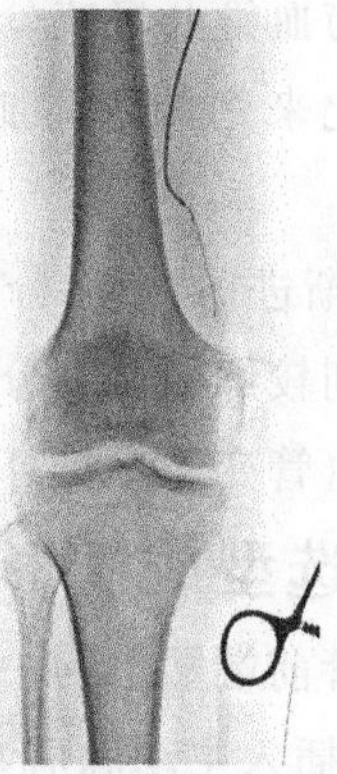

图 2-2-3　导丝引导技术或导管跟进技术

【导丝引导技术】

在选择性插管时先将导丝插入到血管分支深处，再引导相对较粗的导管进入血管分支的方法称为导丝引导技术或导管跟进技术(图 2-2-3)。导丝引导既可以在插管前就将导丝插入并超出导管前端以避免单向弯曲的导管中途进入其他分支，又可在导管插入血管分支开口时再插入导丝进行选择性引导。常采用的导丝引导技术方法有以下几种。

1. 辅助导管通过迂曲的髂动脉和腹主动脉：高龄患者动脉硬化迂曲导致髂血管明显弯曲，单纯插管不能顺利前进，可将导丝先行插入并通过弯曲段，利用导丝体部的支撑促使血管变得顺直，再循导丝推送导管，直至导管前端越过弯曲段到达主动脉的合适位置。

2. 指引导管进入血管分支：若导管到达血管分支开口而不能继续前进，则将导管头端固定，顺导管插入导丝并进入血管分支深处，再固定导丝并循导丝推动导管到血管分支远段。

3. 选择目的血管分支：某一血管远段分支较多时，导管不容易进入目的分支，可将导管插入主干血管内，将导丝反复试探插入，当导丝进入目的血管分支后，再循导丝插入导管，完成超选择性插管操作。

4. 提供辅助支撑：主动脉血管腔粗大和迂曲严重时导管远端的扭控力不足，可将较硬的导丝插入导管腔体部，使迂曲血管内的导管适当变直并能准确传导力量，再操作导管进行选择性插管。当导管前段进入血管分支后再固定导管并在透视下缓慢拔除导丝。

【导管成袢技术】

在血管开口和走行方向与导管和导丝插入的方向相反时，或血管分支与导管进入的动脉分支反向平行时，需要采用导管成袢技术，即将导管插入相对并行的非目的血管，再通过推进导管使其在主动脉内形成反向的袢曲，以利于进入开口和走行方向朝下的血管分支。

成袢方法：常选用 Cobra 导管或其他单弯形导管，必要时用导丝引导插管。先将导管头端插入肾动脉等较大、较容易插入的血管分支，继续缓慢推送导管使其前端深入分支远端并受阻于血管远段细小的腔内或小分支开口处，而导管中段继续在推进力的作用下会在主动脉内逐渐向上弯曲，形成中段向上拱起、前段与体部接近的倒“U”形。继续推进并适当旋转导管，导管体部可带动导管前端退出非目的血管分支，在主动脉内形成头前端向下、两臂平行的袢状，再通过牵拉和旋转操作，使导管前端进入开口向下、与导管头端方向一致的血管开口处(图 2-2-4)。

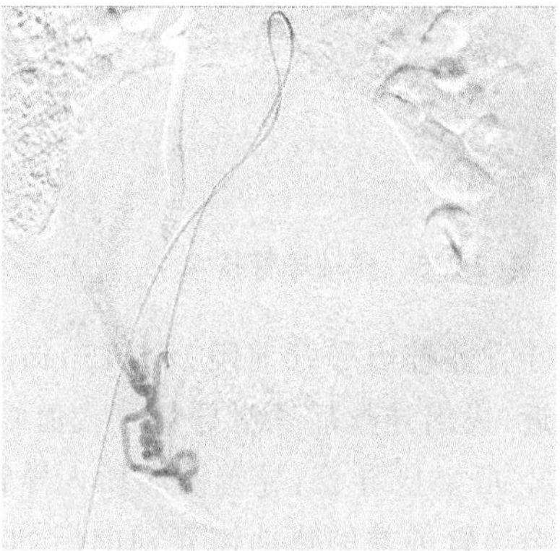

图 2-2-4　导管成袢技术

【导丝交换技术】

在使用某种型号的导管时虽然可以接近但不能进入血管分支，或造影后治疗性导管不能跨越某些迂曲的导管进入目的血管分支，这时需要插入较长的导丝再更换前端形状不同的导管，以达到超选择性插管的目的，称为导丝交换技术。

先用合适型号的导管抵近或略插入血管分支，固定导管后将长的交换导丝插入血管分支深处，再固定导丝拔出导管，循导丝插入新的导管到血管分支内。导丝交换技术主要适用于下述情况。

1. 开始进入的导管较粗，不能继续进入血管的深处或下一级分支。
2. 原始导管弯曲与血管分支远段的弯曲形式不一致，不能进入血管深处。
3. 造影结束后需要引入头部塑形较差或没有塑形的治疗性导管。
4. 造影或血管成形后需要送入另一套导管或支架输送装置。
5. 经桡动脉穿刺向腹主动脉分支插管时，需要越过明显迂曲的主动脉弓部。

【转向导丝技术】

选择性插管时使用直头导丝可以更深地进入血管分支，但若血管分支与相邻分支的分叉角度较小，或与选择的导管弯曲角度和幅度不一致时，就难以达到超选择性插管。可以使用 J 形头导丝或可以调整方向的转向导丝，先将导管头端固定在血管的一级分支内，再插入导丝并利用其头端的弯曲或旋转导丝偏转的方向，选择性地插入目的血管分支后再引导导管进入血管深处。或者用较柔韧的导丝插入导管前部但不露出导管前端，利用导丝的韧性和弹性迫使导管头端的弯曲程度和偏转方向改变，再转动和推动导管进入血管的下一级分支。

图 2-2-5　同轴导管技术

【同轴导管技术】

同轴导管是粗细不一、互相匹配的多支导管系统，更纤细的内导管可以通过较粗较硬的外导管腔内插入到目的血管分支，主要用于脑血管或其他需要超选择性插管而弯曲度大、弯曲较多的血管。先将一个口径较大、质地较坚韧的外导管插入要进入治疗的靶血管分支开口，再以此导管作导引管，然后插入较细而柔软的内导管及导丝，继续循外导管插入血管分支深处，作进一步的检查和治疗(图 2-2-5)。

【常用导管的插入方法】

1. 眼镜蛇(cobra)导管：导管前端插入导管鞘，将导丝插入导管并伸出导管前段 10～15 cm，在导丝引导下将导管插到主动脉腔内接近目的血管开口附近，拔出导丝后操纵导管寻找血管开口。

2. 肝动脉导管：导管前端插入导管鞘后，将导管前端推送到达主动脉弓水平，再旋转导管直至导管前端的弯曲恢复到向后的状态，牵拉导管下降至腹腔动脉或肠系膜上动脉开口附近，寻找开口。

3. 猪尾巴(pig tail)导管：导丝插入导管并到达其前端，将导管前端插入导管鞘后将导丝伸出导管前 10～15 cm，在导丝引导下将导管前端插入主动脉相应部位，拔出导丝使导管前端恢复猪尾巴状。

4. 西蒙(Simons)导管：导管前端插入导管鞘并推送至左侧锁骨下动脉开口处，将导丝插入导管并进入锁骨下动脉，将导管前段插到锁骨下动脉中段水平后拔出导丝，继续推进导管使导管前部在主动脉内成袢，再推送导管使导管前端从锁骨下动脉内退出，旋转、牵拉导管下降至目的血管开口。

5. 桡动脉穿刺脑血管插管：选用较柔软的西蒙导管。导管前端插入导管鞘，在导丝引导下将导管前端插入升主动脉，继续深入导丝使其在主动脉瓣上回旋(注意不要进入左心室)并反向进入到降主动脉或颈总动脉，循导丝推进导管使其同样在升主动脉内回旋成袢，拔出导丝，旋转并牵拉导管上升至头臂干、颈总动脉或锁骨下动脉开口处。

6. 桡动脉穿刺腹部动脉插管：选用前端向一侧偏曲、体部较长的单弯导管。导管前端插入导管鞘，在导丝引导下将导管前端插至头臂干(右侧穿刺时)或锁骨下动脉(左侧穿刺时)开口附近的主动脉腔内，旋转导管使其前端弯曲朝向主动脉弓降部，插入导丝进入降主动脉后，继续推进导丝和导管到达腹主动脉适当水平，再适当旋转和推进导管寻找开口。

【导管的拔出】

血管内介入中有时需要更换导管，操作完成后需要拔除导管。直形或弯曲度小的导管可以直接牵拉拔除；成袢的导管需要将袢在主动脉内松解后拔出，可将导管前端插入其他血管分支慢慢拉直，或插入导丝使导管在主动脉内伸直；猪尾巴导管一般要插入导丝使猪尾形弯曲展开。操作时间或停留时间较长时，拔除导管前应使用注射器抽出少许血液，以防导管内或黏附的血栓脱落在血管内造成穿刺部位远端动脉分支的栓塞。

（徐　霖　仇俊华）

第三节　选择性血管造影术

血管造影是向血管内注射造影剂以显示血管内腔形态及血流动力学变化的技术。现多采取数字减影方法取得更清晰的血管影像。血管造影既是检查动静脉血管了解肿瘤性病变供血状态的有效方法，又是经血管内介入放射治疗的基础步骤。

【原理】

血管及血液的影像学密度与软组织相近，在常规X线下不会显影。向血管内注入原子序数较高的含碘元素的造影剂的同时进行射线摄影并经过数字化减影处理，可以清晰地显示血管的形态学变化和血液流动的方向、流量、流速、血液外溢等血流动力学变化，从而全面了解组织器官的血液供应和病理状态。

在较粗大的血管内注入造影剂，高速流动的血液会稀释造影剂或因比重不同而流动不均，血管的结构不能清晰显示。为了提高某一血管的密度，更好地显示血管分支的结构和分支情况，必须通过选择性插管技术，将造影导管选择性插入血管的特定部位或目的分支，再注射较少量造影剂进行数字减影血管造影(图 2-3-1)。

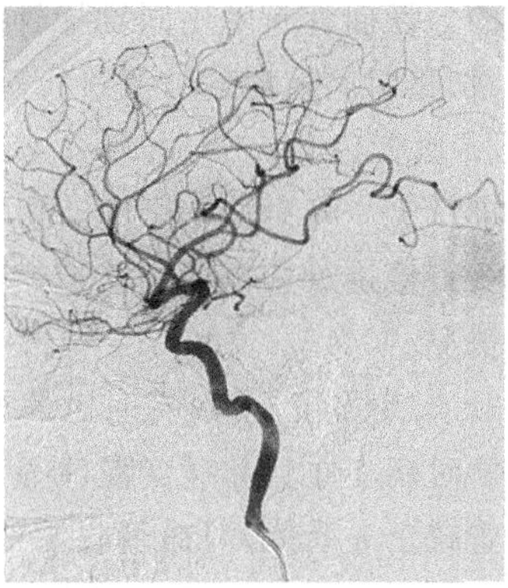

图 2-3-1　选择性动脉造影

【术前准备】

1. 患者准备：常规检查血常规、血小板计数、凝血时间、肝功能和肾功能、心电图，术前禁食、禁水 4 小时，穿刺部位常规备皮，高过敏体质患者需做同种造影剂的过敏试验。向患者说明检查的目的和方法，取得患者的配合并签字。

2. 器材准备：常规的穿刺针、导丝、造影导管和相关器材，常规准备非离子型造影剂、肝素、皮质激素和抢救药品及器材。

3. 人员准备：手术医师对患者的病情要进行全面了解。技术人员要熟悉设备的操作和DSA 各项处理技术。护理人员负责患者的各项护理性操作。

【基本操作程序】

1. 穿刺血管：采用 Seldinger 技术穿刺血管，引入导管鞘。

2. 选择性插管：采用导管扭控技术或导丝引导等技术将导管选择性插入目的血管开口或血管分支。注射少量造影剂大体了解血管的开口方向、大小及流量后再将导管插到合适的深度。

3. 造影参数设定：根据血管的粗细、流速和造影目的，设定造影剂的注射总量、注射速度、注射压力限制和注射速率变化。

4. 连接高压注射器:将注射器及连接导管内的气泡排空后连接于导管尾部,在X线控制界面设定X线与高压注射器的联动方式。选择造影部位和视野、摄像的方向或角度,调整延迟时间、摄片速度、摄片时程。

5. 患者训练:胸、腹部造影需要训练患者呼吸和屏气,以免位置移动造成减影效果不良。告知患者造影时可能发生的局部感觉异常,取得患者的配合。

6. 实施造影:启动血管机进行曝光和造影剂注射,介入医师随即观察造影图像质量和程序是否符合检查需要,技师和护士分别监测设备运行和患者的反应。

7. 血管分析:手术者仔细观察、分析血管的粗细、形态、分支形式等结构变化和血流的速度、方向、灌注速率等动力学变化,作出影像诊断并决定是否进行下一步治疗性处理。

【特殊情况下的造影处理】

1. 血管细小:动脉分支相对于造影导管过于细小时,导管不容易进入血管分支,应选用较细的导管插管或采用同轴导管技术进行造影,也可将造影导管的尖端抵近血管开口,采用低剂量、长时间注射的方法进行造影,以免快速注射时导管反弹脱离血管口部。

2. 血管口部狭窄:血管分支起始部是血管狭窄的常见部位,对怀疑血管狭窄存在者,应首先进行上一级血管主干的造影,大体了解血管分支开口情况,再进行选择性插管造影。不要强行直接进行选择性血管造影,否则可能发生遗漏重要病变或选择性插管找不到血管开口的情况。

3. 病变显示不清:有时因病变血管细小或严重的血管痉挛,不能进行超选择性插管,勉强造影时病变血管和病变灌注显示不满意。可以采用以下药物辅助造影方法。①利用肿瘤性血管缺乏 α 受体,对血管收缩剂不敏感的特性,在导管插入较大的血管分支后,经导管注射 5～10 μg 去甲肾上腺素再进行造影,使正常血管强烈收缩而肿瘤性病变血管相对舒张,促使较多的造影剂进入病变血管分支。②将血管舒张剂注入已经进行了超选择性插管的血管分支内,扩张局部血管,增加局部血流量,可以增加造影剂注射的速度和剂量,提高病变的显示效果。③利用人体脏器对血管活性药物的反应不同来显示特殊脏器的血管,如胰腺和膈下动脉对血管收缩剂反应迟钝,腹腔动脉造影时先注入 10 μg 去甲肾上腺素,可使脾动脉和肝动脉收缩而胰腺动脉显示良好。

4. 血管痉挛:选择性造影时,导管操作或高浓度造影剂可刺激血管内膜造成血管的痉挛收缩,并伴发剧烈的疼痛。可在注射造影剂之前经导管向血管内注射罂粟碱 10～30 mg 或 2%利多卡因 5～10 mL 解除痉挛。

5. 多支循环:特殊病变有多支动脉分支供血且主次不分,或血管之间互有交通时相邻动脉分支血管的血流会冲击和稀释目的动脉分支造影剂,使造影图像不满意。可采取多支动脉分支逐支造影,或体外压迫和血管腔内暂时堵塞的办法限制非造影血管的血流量,以减少侧支血流的冲击。

【常见部位血管造影基本程序】

1. 主动脉:猪尾巴导管,导丝引导下插管至升主动脉或降主动脉的相应部位;注射量 25 mL,注射速度 18 mL/s,注射压力 600 kPa;摄影速度每秒 4 帧,摄影时长至主动脉分支显影。

2. 颈总动脉与颈内动脉:椎动脉导管或西蒙导管,插管至主动脉弓部后导丝引导进入颈总动脉或颈内动脉近段(避免放在颈内动脉近端,防止高压注射诱发静脉窦反应);注射量

8 mL,注射速度 5 mL/s,注射压力 300 kPa;摄影速度 4 帧/5 秒、2 帧/5 秒、1 帧/5 秒直至静脉窦显影。

3. 椎动脉:椎动脉导管或西蒙导管,插管至主动脉弓部后,导丝引导进入椎动脉近段;注射量 5 mL,注射速度 3 mL/s,注射压力 300 kPa;摄影速度4 帧/5 秒、2 帧/5 秒、1 帧/5 秒直至静脉窦显影。

4. 支气管动脉:Cobra 导管,导丝引导下插管至主动脉弓降部,用导管插入支气管动脉或肋间动脉分支;注射量 3 mL,注射速度 1 mL/s,注射压力 300 kPa;摄影速度 4 帧/5 秒、2 帧/5 秒、1 帧/5 秒直至远端分支显示。

5. 锁骨下动脉:椎动脉导管或西蒙导管,插管至主动脉弓部后导丝引导进入锁骨下动脉近段;注射量 12～15 mL,注射速度 5 mL/s,注射压力 300 kPa;摄影速度 4 帧/5 秒、2 帧/5 秒、1 帧/5 秒直至肢体远端动脉分支显影。

6. 腹腔动脉:肝动脉导管,插管至主动脉弓部成袢后后撤至胸 12 至腰 1 椎体水平,将导管前端扭控至左前方进入腹腔动脉;注射量 15 mL,注射速度 5 mL/s,注射压力 300 kPa;摄影速度 4 帧/5 秒、2 帧/5 秒、1 帧/5 秒直至远端分支显影。

7. 肝动脉:肝动脉导管,插管至主动脉弓部成袢后后撤至胸 12 至腰 1 椎体水平,将导管前端扭控至左前方进入腹腔动脉后再用导丝引导插管至肝总动脉或固有动脉分支;注射量 10 mL,注射速度 3 mL/s,注射压力 300 kPa;摄影速度 4 帧/5 秒、2 帧/5 秒、1 帧/5 秒直至远端分支显影。

8. 肠系膜上动脉:肝动脉导管或西蒙导管,插管至主动脉弓部成袢后后撤至第 1 腰椎水平,将导管前端扭控至左前方进入肠系膜上动脉;注射量 15 mL,注射速度 5 mL/s,注射压力 300 kPa;摄影速度 4 帧/5 秒、2 帧/5 秒、1 帧/5 秒直至远端分支显影。

9. 肠系膜下动脉:Cobra 导管,导丝引导下插管至 3～4 腰椎水平,将导管前端扭控至左前方寻找进入肠系膜下动脉;注射量 5 mL,注射速度 2 mL/s,注射压力 300 kPa;摄影速度 4 帧/5 秒、2 帧/5 秒、1 帧/5 秒直至远端分支显影。

10. 肾动脉:Cobra 导管,导丝引导插管至第 1 腰椎水平,将导管前端扭控至左、右偏后方寻找进入肾动脉;注射量 15 mL,注射速度 5 mL/s,注射压力 300 kPa;摄影速度 4 帧/5 秒、2 帧/5 秒、1 帧/5 秒直至远端分支显影。

11. 股动脉:Cobra 导管,导丝引导插管至第 4 腰椎水平,将导管前端扭控至对侧寻找髂动脉开口,导丝引导插管至股动脉近段;注射量 10 mL,注射速度 3 mL/s,注射压力 300 kPa;摄影速度 4 帧/5 秒、2 帧/5 秒、1 帧/5 秒直至远端分支显影。

12. 髂总动脉与髂内动脉:Cobra 导管,导丝引导插管至第 4 腰椎水平,将导管前端扭控至对侧髂动脉开口,导丝引导下进入髂总或髂内动脉近段;注射量 15 mL,注射速度5 mL/s,注射压力 300 kPa;摄影速度 4 帧/5 秒、2 帧/5 秒、1 帧/5 秒直至远端分支显影。

13. 下肢静脉:直头多侧孔导管或椎动脉导管,浅静脉穿刺或腘静脉穿刺,导丝引导插管至深静脉相关水平;注射量 30～50 mL,注射速度 5 mL/s,注射压力 300 kPa;摄影速度 1 帧/秒直至髂总静脉显影。

14. 腔静脉:猪尾巴导管或多侧孔直头导管,股静脉(锁骨下静脉)穿刺,在导丝引导下插管至下腔静脉下段(上腔静脉上段);注射量 30～50 mL,注射速度 5 mL/s,注射压力 300 kPa;摄影速度 1 帧/秒直至右心房显影。

15. 门静脉:Cobra 导管或多侧孔单弯导管,经皮经肝脏门静脉分支穿刺,导丝引导插管至脾动脉或肠系膜上动脉；注射量15 mL，注射速度5 mL/s，注射压力300 kPa；摄影速度4帧/5秒、2帧/5秒、1帧/5秒直至肝内门静脉分支显影。

（徐 霖 刘四斌）

第四节 血管数字减影影像学表现

【血管系统的基本解剖】

主动脉与左心室以主动脉瓣为界，发出后在左右冠状窦发出冠脉分支，向脊柱右前方走行，在接近弓顶部发出头臂干供应右侧锁骨下动脉及右侧颈总动脉，在弓顶部先后发出左侧颈总动脉、左侧锁骨下动脉；转向下沿脊柱左前方下行，胸段胸主动脉分出支气管动脉和肋间动脉，在胸12椎体下缘水平向前分出腹腔动脉、第1腰椎上缘水平向前分出肠系膜上动脉、腰1椎体侧后方分出双侧肾动脉、腰3～4椎体水平左前方分出肠系膜下动脉，腰段腹主动脉在后外缘再分出成对的腰动脉；大致在腰4椎体水平分为左右髂总动脉，向下行走数厘米分出髂内动脉，出腹股沟管后分出股深动脉及旋股内外侧动脉。

选择性血管造影可以显示血管的基本解剖位置、形态、分布、局部灌注状态和较粗的引流静脉，局部有病变时可以清楚地显示病变的血液供应情况，包括血管形态异常、血管分支异常、血流速度异常、血流方向异常、实质显影异常和静脉回流途径异常、侧支循环形成、造影剂外溢等。

【血管造影的正常表现】

动脉管壁强韧，富有弹性，造影时造影剂随血流快速前行，顺序显示注射点以远血管腔及其所属的各个分支的分布和解剖形态，并可进一步显示组织器官的血液灌注情况和引流静脉。

主动脉腔宽大，直径约3.5 cm，弓部从右前向左后弯曲呈弓形；动脉内壁光滑，管径较细，次级分支的直径小于上级分支或主干，各级分支逐渐变细，但各个分支的直径之和大于主干的直径；动脉分支的走行位置较为固定，形态较直，除主动脉的小分支与主干相互垂直外，多数动脉分支与上级动脉干成小角度发出。各个粗细相近的分支血流速度接近，血流从大分支向小分支流动速度接近。

静脉血管较粗，深静脉血管位置较为固定，浅静脉走行位置变化较大。浅静脉血流经过交通静脉进入深静脉后再向心脏方向流动，流速较缓慢。深静脉壁上每隔一定距离可见到成对的“人”字形瓣膜，胸腹腔压力增大时，“人”字形瓣膜的两端互相靠近，血流阻断于瓣膜的近心端，可以有效地防止血液倒流。

【血管形态异常】

1. 血管增粗：整个血管分支的增粗与血流量增加与血管壁的发育缺陷有关，较大血管的广泛增粗迂曲多由于老年性结构退化所致，某一特定血管分支增粗与局部血管畸形、高血供的肿瘤或动静脉短路有关，局限性的血管增粗可以是血管狭窄后扩张、血管瘤样扩张和少数正常血管分支的起始部。

2. 血管狭窄：可分为局限性、广泛性和弥漫性。局限性狭窄多见于发育缺陷、损伤和动脉硬化；广泛性和弥漫性狭窄多为动脉粥样硬化所致，患者可有糖尿病病史，呈连续多个部位狭窄或整个管腔大部分不规则选择，夹杂相对正常节段时使血管外形呈不规则串珠状。

3. 充盈缺损：血管腔内局限性的硬化斑块、血栓和瘤栓造成血管内造影剂不能充填血管腔，形成不同形状的局部造影剂充盈缺损。

4. 血管中断：血管分支突然停止，远端血管腔不能显示，血栓性阻塞可见阻塞端呈杯口状变化，动脉硬化狭窄性闭塞的远端呈不规则尖锥状。慢性闭塞血管可以通过侧支循环显示部分远端血管(图 2-4-1)。

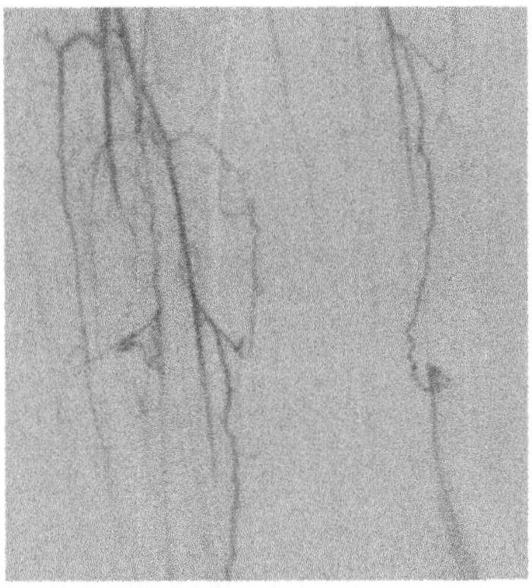

图 2-4-1　慢性闭塞血管的侧支循环

5. 血管痉挛：与血管内导丝和导管操作或造影剂、药物温度变化较大、浓度较高的刺激有关，呈对称性弥漫性狭窄或广泛发生的局限性狭窄环，远端分支血流速度明显减慢甚至停止，患者一般有剧烈的缺血性反应。

6. 血管移位：由于血管腔外的压迫或血管的迂曲造成位置变化。

7. 血管迂曲：血管走行途径过长，呈大幅度的弯曲，一般伴有血管不同程度扩张，主要见于老年患者和分流量大的血管畸形。

8. 异常血管：在正常血管分支之外出现管径增粗、走行迂曲、轮廓不规则、血流量较大的血管分支。

9. 血管破坏：恶性肿瘤常造成血管局部缺损和中断，破坏处轮廓不规则，与相邻血管段分界明显，局部可见肿瘤组织块影。

【血管分支异常】

1. 分支增多：主要见于血管畸形，恶性肿瘤供血增多时也可使较细的血管代偿性增粗，从而在血管造影时显示出来。最重要的血管分支增多是所谓的肿瘤血管，因血管壁的结构发育不全和局部血流量较大，呈不规则增粗、迂曲的丛状改变，血流速度增快。

2. 分支减少：见于脏器发育不良、血管破坏、血栓栓塞和手术切除、结扎、血管栓塞手术后等，严重的血管狭窄和血管痉挛也可造成血管分支减少的假象。

3. 分支变异：分支的起源异常、分支减少或增多、双源供血等，主要见于先天变异，少数见于恶性肿瘤的瘤外供血。

【血流异常】

1. 流速减慢：表现为造影剂在血管局部或整个分支内充盈时间过长和廓清时间延迟，可以出现在血管远端局部的狭窄或栓塞、阻力增加、血管分支痉挛、心脏输出量减少、低血压休克状态等情况。

2. 血流增快：表现为血管内造影剂被血流迅速冲走变淡、消失，静脉过早显影等。可见于动、静脉之间的直接交通、恶性肿瘤、大流量的血管畸形和心输出量增加的疾病。

3. 血流方向异常：任何造影剂不按正常途径运动，出现特定部位或特定分支的过早显影都反映病理状态的存在。但主要表现为相同水平的动脉分支中某一异常分支内血流过快或过慢，或动静脉分支内血流逆向流动。

4. 实质显影异常：毛细血管期，大量造影剂进入脏器实质，会造成早期局部的浓度增加。若脏器实质存在病变，就可表现为器官的形态异常、局部浓度增高(浓染)或局部显影过

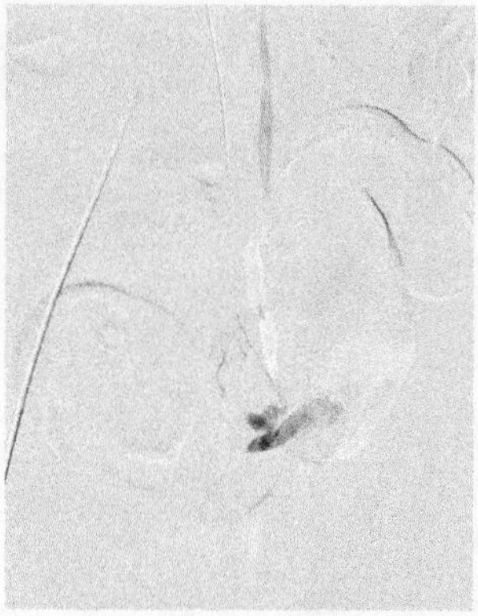

图 2-4-2 造影剂外溢(肠系膜上动脉分支破裂出血)

低(充盈缺损),还可出现实质显影延迟、显影时间延长等。

5. 侧支循环形成:动脉侧支循环一般出现在慢性进行性狭窄和闭塞的较大动脉分支周围,也可出现在生长较快的恶性肿瘤主干动脉之外,侧支循环的来源血管一般与病变部位紧密相连,或在正常时软组织内已经存在细小的侧支交通。静脉侧支循环主要发生于大的静脉主干堵塞时,较高的静脉压力使原先存在的丰富的静脉回流通道扩大,代偿性回流入腔静脉和心脏。静脉侧支的变异较大,可以发生在距离病变血管较远的位置。

6. 造影剂外溢:造影剂超越血管轮廓进入血管分支周围的软组织或腔隙内,呈不规则斑片状分布。主要见于动脉损伤、畸形血管破裂、血管分支处的溃疡和肿瘤等。一般情况下,选择性血管造影能发现出血量大于 0.5 mL/min 的局限性出血(图 2-4-2)。

【静脉异常】

1. 静脉曲张:浅静脉和交通静脉血管分支增粗扭曲,呈蚯蚓状,可见于恶性肿瘤的表面粗大的引流静脉,以及动脉、静脉间直接交通的引流静脉,但最常见于因下肢深静脉病变导致的下肢浅静脉曲张。

2. 静脉瓣膜异常:成对的"人"字形静脉瓣膜可以防止静脉反流。静脉瓣膜的改变包括瓣膜对数减少、瓣膜长度缩短和瓣膜关闭不全,与发育和静脉腔内的血栓性病变有关,一般与静脉管腔扩张、静脉反流和静脉曲张同时出现。

【常见的血管疾病】

1. 动脉瘤:动脉瘤是动脉血管的局限性扩张,可分为真性动脉瘤和假性动脉瘤。前者瘤体的管壁含有变薄的血管结构(图 2-4-3),后者的瘤壁结构为血管破裂后局部周围组织形成的假壁(图 2-4-4)。

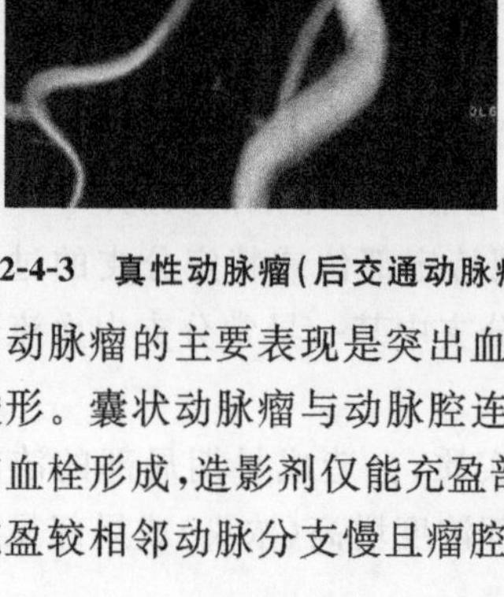

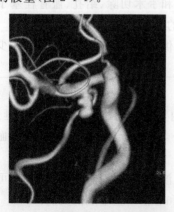

图 2-4-3 真性动脉瘤(后交通动脉瘤)

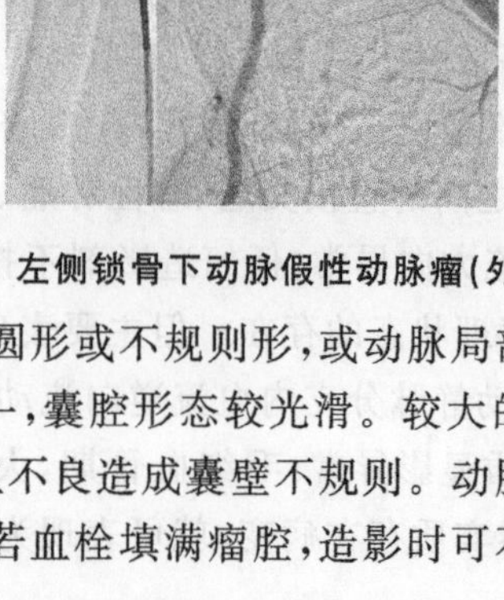

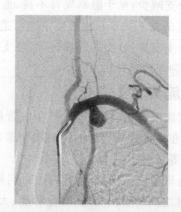

图 2-4-4 左侧锁骨下动脉假性动脉瘤(外伤所致)

动脉瘤的主要表现是突出血管腔外的囊状影,呈圆形或不规则形,或动脉局部异常扩大呈梭形。囊状动脉瘤与动脉腔连接的瘤颈部宽窄不一,囊腔形态较光滑。较大的瘤腔内可能有血栓形成,造影剂仅能充盈部分囊腔,血栓的充盈不良造成囊壁不规则。动脉瘤内造影剂充盈较相邻动脉分支慢且瘤腔内造影剂排空较晚,若血栓填满瘤腔,造影时可不充盈。供血动脉分支粗细一般正常，但在动脉瘤处动脉可能受压移位。远端动脉血管可因瘤腔盗血和动脉压迫而显示浅淡。

2. 动静脉畸形：动静脉畸形是微血管床的发育障碍造成动静脉的直接交通。主要表现如下。①供血动脉粗大、迂曲，有时有多支血管供血。②畸形血管粗大、形态不规则、走行极度迂曲呈乱麻状，在细小的动静脉分支附近容易形成局限性扩张的动脉瘤和静脉瘤。③引流静脉粗大，增多。④局部循环速度明显加快，实质显影快而密度高，引流静脉快速显影。⑤脏器结构过度发育。⑥相邻血管血流量减少（图 2-4-5）。

3. 动脉粥样硬化：动脉粥样硬化在血管内膜形成粥样斑块，造成血管腔的狭窄。表现为穿刺插管时导管尖端在血管腔内运行受阻或有明显的不规则弹跳、血管内膜钙化斑块、血管腔内局限性不规则充盈缺损、广泛而不规则的血管狭窄、狭窄与狭窄后扩张相间、侧支循环形成和循环速度减慢。

4. 大动脉炎：多发性大动脉炎原因不明，容易发生在大中型动脉血管。影像学表现为动脉狭窄、闭塞、扩张、动脉瘤和侧支循环。动脉狭窄多为向心性、粗细不均、多发；严重的狭窄段逐渐变细，可以过渡到完全闭塞，轮廓光滑；狭窄后扩张局限，而病变导致的扩张呈广泛的管径增粗，轮廓不规则，严重者形成梭形或囊状动脉瘤；重度狭窄或闭塞的血管附近可见明显的侧支循环形成。

5. 恶性肿瘤：恶性肿瘤代谢旺盛，供血丰富。表现为局部动脉增粗、血流量增大，部分血管分支管壁不规则破坏或中断，出现不同程度增粗扩张和扭曲的新生肿瘤血管，呈不规则的杂乱网状分布，显影速度较快、浓度较高。实质期由于供血丰富、肿瘤内毛细血管通透性增加和收缩力减弱，肿瘤内大量造影剂聚集，使瘤体密度增高，与周围组织形成明显的密度对比，称为肿瘤染色。有时可见肿瘤坏死周围扩张的血管团和异常交通形成的不规则血管湖。引流静脉较多而迂曲，循环速度加快而过早显影，部分肿瘤出现细小的动静脉瘘，使动静脉血管同时显影，形成不规则的双轨征（图 2-4-6）。

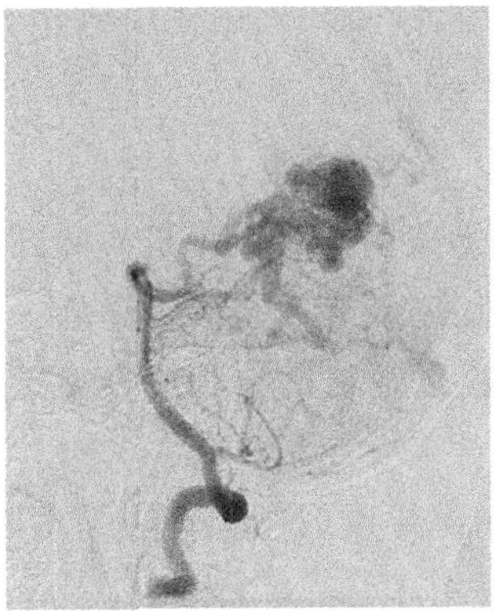

图 2-4-5　动静脉畸形

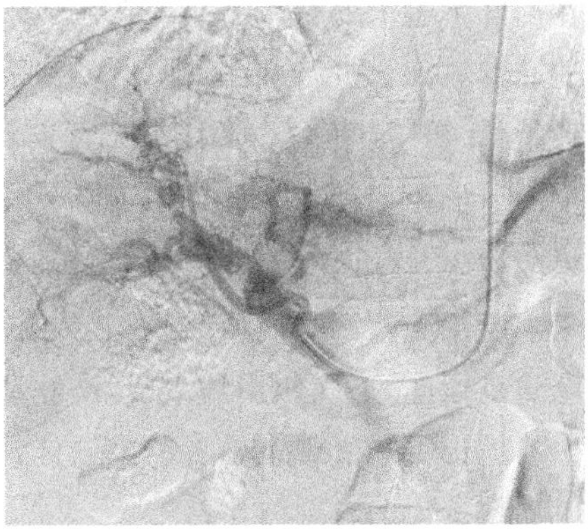

图 2-4-6　双轨征（肝癌肝动脉-门静脉瘘）

6. 静脉血栓形成：在静脉腔内形成持续存在的不规则充盈缺损，严重堵塞时血管影像突然中断甚至大部分深静脉不充盈，造影剂流向改变进入浅静脉或周围的侧支循环，表浅血管扩张、迂曲。肢体末端造影剂停留时间延长。

（徐　霖　罗　杰）

第五节　围术期患者管理

介入放射虽然是一种微创手术，但仍具有一定的创伤和风险，因此，加强围介入手术期患者的管理，是一项提高手术安全性、保障患者健康权益的重要措施。

【术前管理】

施行手术前介入手术医师查房制度：在进行介入治疗之前，介入手术医师必须亲自仔细查看患者，详细询问现病史、既往史尤其是过敏史和手术史等，进行全面的体格检查，重点关注心脏、肝脏、肾脏等重要脏器功能和凝血功能，查阅患者病例和检查、检验结果，严格把握介入治疗适应证与禁忌证，选择穿刺入路，与患者建立沟通，安抚和缓解患者的紧张、恐惧心理，告知患者介入手术的大概时间、大致经过、麻醉方式，以及需要患者本人配合的问题，如呼吸训练等。

强化抗生素的应用管理：临床滥用抗生素的不良结果已经显现，如二重感染、药物毒性、耐药菌的产生等，现在各医院均加强了规范使用抗生素的监督和管控。因此，介入手术医师必须根据介入治疗的具体情况，决定是否使用及如何使用抗生素。一般而言，复合性介入手术，生物医学材料植入性手术，预计介入手术时间操作过长，以及有术后感染可能的介入治疗，需术前预防性使用抗生素，并在最适时间内足量、最佳有效途径给药，预防性使用抗生素以术前 30 分钟至 2 小时进行为宜。

其他事项：患者在到达介入手术室后、未开始介入手术前，还应检查并完成以下工作：患者身份核对；填写患者交接登记本；辅助或护送患者进入预定手术室；协助患者安全躺在介入手术操作床上；向患者简要介绍介入手术过程，介入手术医师及护师简要自我介绍，缓解患者的紧张心理；核对介入手术知情同意书、患者过敏史、患者身份信息和手术信息，医师及护师在局麻下手术安全核查表上签字；对于不能配合的患者，需要辅助使用镇静药物，必要时可请麻醉科配合进行麻醉；建立静脉通道，必要时留置导尿管。

【术中管理】

术中患者管理直接关系到患者的医疗安全。参加手术人员须有手术资质和开展相应级别手术的权限，认真实施手术安全核查与手术风险评估程序，认真执行诊疗规范。

术中所用无菌物品及植入物标签、灭菌指示卡均应规范地粘贴在相应表单上。严格执行安全防范措施，正确使用约束带，防止患者坠床。

手术护士须严密观察患者的生命体征及病情变化，情况异常时须立即向手术医生报告，并及时处理。

术中病情变化或遇特殊情况，需改变预定的介入治疗方式或使用特殊的治疗器材，应及时告知患者及家属，并履行告知签字手续。术中遇疑难问题、并发症及病情快速变化时，应沉着冷静，按照治疗规范或指南应对，及时寻求上级医师指导，切不可埋头蛮干。

术中发生过敏反应时，介入医师应立即停止操作，正确识别和分析患者的症状及体征，及时给予有效干预措施并注意观察过敏反应的改善情况。对于心搏和呼吸骤停患者，应积极施行 CPR 并进行高级生命支持。当术中出现脑或脊髓供血动脉栓塞症状时，应保留导管于靶动脉内，及时地经导管注入抗凝、溶栓或血管扩张剂，为专科医师后续处理创造条件。

【术后管理】

从患者的整个治疗环节来讲，介入手术的完成仅是第一步。一些手术并发症或者病情变化是在介入术后才开始出现或逐渐加重的。严密观察病情变化、及时处理并发症是保障治疗效果和患者安全的重要环节。因此，手术医师应在介入治疗完成之后，尽快到病房回访患者，及时了解患者术后状况。

术后应常规行心电监护4～6小时，特殊患者还应延长监护时间。术后应注意定期观察穿刺点局部的情况变化，及时发现和处理局部渗血或血肿。血管内介入治疗时，患者穿刺侧肢体适当制动，并辅以适度的被动运动或按摩，密切观察远心端肢体的反应情况，警惕和预防穿刺点渗血或肢体静脉血栓形成。解除穿刺点局部压迫后，嘱患者在床缘坐10～15分钟以后再下地活动。患者术后起床后第一次如厕，应严密监护，最好能有家属在一定的距离内陪护，防止患者在卫生间内晕厥或跌倒。

加强介入患者术前、术中及术后的管理是提高手术安全性的关键。在日常管理中，还应重视各种突发事件、意外事件的应急处理。科室质控小组应引导相关人员共同制定切实可行的应急预案，如消防、停电、坠床、血管损伤、过敏反应及呼吸、心搏骤停等，并定期举行应急演练。

（江广斌　刘四斌）

第六节　介入放射并发症与处理

介入治疗虽属微创，但仍存在一定的风险，可出现多种多样的并发症，可累及局部或全身，可为可逆性亦可为永久性，影响治疗效果和患者安全，甚至危及患者生命。医患双方均应对此有正确的认识，认真签署介入治疗知情同意书，一旦出现并发症，医务人员要对患者认真负责，及时正确处理，患者及家属应充分信任医务人员，理智包容。

同其他医疗并发症一样，介入放射并发症的发生常为多种因素共同作用的结果，关键在于预防，重在早期发现和及时正确处理。

【穿刺并发症】

血管介入穿刺部位发生并发症一般与局部解剖变异、穿刺准确性以及导丝、导管遇阻力后的处理方式有关。导丝或导管进入有阻力感时，应暂时停止操作观察患者反应或在透视下观察导丝或导管的位置。如患者疼痛或有其他不适，这时不宜继续强行进入，否则很可能造成夹层血肿甚至血管破裂出血。动静脉瘘的发生，多与穿刺动脉及伴行静脉的位置关系和穿刺的准确性有关。

血管穿刺部位渗血：一种情况是术者术毕压迫不慎所致，及时发现，往往不需要特殊处置；另一种情况是术后患者未严格制动、过早活动或护理失当所致，如髋关节弯曲或患者提前下床。这两种情况均可能出现较大量出血或形成血肿。有时除了压迫外，还需要进行输血、输液等处理，因此有效压迫后的护理也很重要。局部注射透明质酸酶有助于血肿消除。

非血管性介入，如椎间盘介入治疗或椎体成形术，穿刺部位皮下血肿形成多与术中损伤穿刺途径上的毛细血管所致，表现为局部淤血肿胀、疼痛及压痛，一般无发热。预防措施包括：定时观察敷料颜色及穿刺部位周围皮肤的颜色是否正常；定时评价腰部疼痛是否加剧，以及疼痛的性质、程度。如穿刺部位出现皮下血肿，可用50%硫酸镁冷敷，以减轻疼痛；可考虑使用抗生素；必要时结合物理治疗，促进局部血肿吸收。

【导管打结】

导管打结的发生与术者旋转导管过度有关，特别是在血管解剖变异或走行迂曲时。一般情况下，在导丝的支撑与辅助下适当旋转导管，可利用邻近血管侧壁的支撑使打结缓解，顺利退出。如果导管在血管内旋转过多，后撤至主动脉时又没有及时解袢，则易形成难解的结甚至打成死结。遇到这种情况，宜仔细观察结的构成，充分利用导丝，选择合适的血管腔仔细操作，大多能解开导管打结。如导管已经明显折叠甚至有断裂可能，导丝在导管腔内无法通过，则应尽量降低打结导管在血管中的水平面，固定在易于外科手术取出的位置。

【栓塞后综合征】

栓塞后综合征是肿瘤性病变血管内介入治疗最常见的并发症，其病理基础为栓塞区域组织水肿及成片坏死，临床表现为发热、腹痛、恶心、呕吐等。以肝癌经肝动脉化学栓塞术(TACE)治疗为例，发热原因系肿瘤栓塞局部组织缺血、坏死、液化、吸收后释放内源性致热原，也可由栓塞剂刺激引起，体温多不超过38.5 ℃，一般持续3～7天，少数患者可持续更长。对体温超过38.5 ℃的患者，可给予药物降温，并增加患者的摄水量，鼓励患者介入术后多饮水，可以减少因发热而引起的体能消耗。腹痛主要表现为肝区胀痛，呈持续性，偶有剧痛，在栓塞时即可出现，主要是栓塞后局部缺血、组织水肿致肝包膜紧张和张力增加，或栓塞后机体应激反应释放炎性介质引起。一般应用双氯芬酸钠即可满意控制。疼痛剧烈者，应仔细排除其他急腹症情况，并按照镇痛药物使用规范阶梯给药。恶心、呕吐纳差也较常见，多为化疗药物的不良反应，轻重与化疗药物类型、剂量、注入速度有关。

【异位栓塞】

血管结构异常、血管潜在交通支的开放、栓塞剂反流、弹簧圈或支架脱落移位，以及未行超选择性插管等因素，均可能导致异位栓塞。异位栓塞的后果，与受累靶器官的结构、栓塞剂的性质密切相关，严重后果包括意识障碍、截瘫、急性胰腺炎、急性胆囊炎、非靶器官坏死等，除按照相应的临床诊疗规范进行治疗外，关键在于预防。

【肺栓塞】

近年来，随着检查手段和诊断水平的提高，肺栓塞已经越来越被人们所认识，在很多临床科室中都可见到。介入治疗后，患者常需卧床制动，下肢活动减少，易诱发下肢静脉血栓及肺栓塞。肺栓塞的临床症状与栓子的大小、数量，栓塞的范围密切相关。介入治疗制动后，需要重点观察穿刺侧的肢体血液循环及功能情况，特别是高龄患者、高凝患者，更应勤观察、勤查体，防患于未然。松解腹股沟压迫后，尽量避免一松压就急忙活动或上厕所，因为这样极易导致股静脉栓子突然活动流到分动脉造成堵塞。应在床上适度活动并观察半小时以上没有异常反应时才能下床活动。对于怀疑肺栓塞的患者，应及时进行D-D二聚体检查、血气分析及影像学检查以明确诊断，并尽早进行治疗。

【肝功能衰竭】

肝功能衰竭多发生于肝脏巨大或多发肿瘤介入治疗之后。常见的原因包括：介入治疗的适应证与禁忌证把握不严，对于儿童C级患者进行了不恰当的介入治疗；肿瘤过多、过大，术中栓塞范围过大；术中应用了毒副作用较大的化疗药物。肝功能异常主要表现为转氨酶和胆红素升高，理论上TACE为器官靶向治疗，肝内药物浓度可达到全身的40～100倍，这可能是肝功能异常甚至肝功能衰竭的重要原因，大量造影剂和栓塞剂注入、肿瘤细胞坏死代谢产物释放入血，也加重了对肝脏的损害。

【椎间盘感染】

椎间盘感染是椎间盘突出症介入治疗后的少见并发症。可能的原因是体内存在潜在的感染源、器械灭菌不严格、术中污染等。预防及处理措施：必要时术前 2 小时内预防性使用抗生素，减少术后椎间盘感染；严格执行灭菌制度和准确监测，严格无菌操作；术后密切观察患者体温变化及腰痛有无加剧；有感染证据时规范足量使用抗生素。

（刘四斌　江广斌）

第三章　介入放射学应用技术

第一节　动脉内药物灌注术

动脉内药物灌注术(intra-arterial infusion,IAI)是利用经皮动脉穿刺术和选择性动脉插管技术将导管插入靶动脉分支,再经导管注射药物进行局部治疗的一种方法。动脉内药物灌注术为介入放射学最常用的技术方法之一,亦可用于静脉内的局部灌注治疗。

【药物治疗的影响因素】

药物对疾病的治疗效果受药物的药理特性、病变对药物的敏感性、病变区的药物浓度、药物在一定浓度下与病变接触时间等因素的影响。以药物为主的内科疗法主要考虑药物的药理特性和药物对病变的敏感性,通过口服和注射将药物吸收后,通过心脏射出的动脉血液将经血液稀释的药物带到病变部位,在血浆内没有被分解的药物分子与病变的受体发生一系列反应而达到治疗效果。药物浓度和作用时间是一个重要因素,而通过静脉或胃肠道吸收再经过动脉长距离运输,药物的浓度和作用时间就需要通过加大用药量和持续多次给药才能得到保证,由此带来绝大部分药物的浪费、毒副作用的增加和给药方法的诸多限制等。

药代动力学(pharmacokinetics):药物经静脉进入体内,其分布达到平衡之前,药物的分布是由局部血流量决定的;在静脉给药后数分钟至数小时的平衡期,药物在体内的分布除了受器官血液灌注量的影响外,主要受药物的脂溶性和蛋白质结合性影响。

首过效应(first pass effects):药物第一次通过靶器官时被摄取和代谢的现象。药物经静脉进入体内后需经漫长的途径到达靶器官,在血液循环过程中,药物不断与血浆蛋白或脂质结合,使具有生物活性的游离药物量减少,同时在主要代谢器官如肝脏内代谢分解,最终靶器官首次摄取和代谢的药量很低,造成药效下降。

【IAI 的药代动力学】

在以介入放射为主的治疗模式下,为保障或提高针对病变的药物疗效,必须设法提高靶器官局部的药物浓度,延长靶器官与药物的接触时间。而通过插入靶动脉血管的介入导管将药物直接注入靶器官内,在不增加给药剂量的情况下可大大增加局部药物浓度,提高疗效。

IAI 是经靶动脉给药,药物直接进入靶器官血液供应,在身体其他部位尚未受到药物影响的时候病变局部就受到药物的强力作用,在稍后的吸收分布过程中,病变局部也为全身药物分布量最大的部位;IAI 较短的运药途径,减少了药物血浆蛋白结合率和被分解代谢的概率,使平衡期靶器官药物分布量也较静脉给药方式多,药物效价可提高 2～22 倍,疗效提高 4～10倍。

【IAI 器材】

经导管动脉内药物灌注术采用一般性的血管穿刺和造影器械如穿刺针、导管鞘、导丝、造影即可完成治疗。采用特殊的治疗导管可提高灌注效率和减少治疗风险。

1. 灌注导管：一种直头多侧孔导管，主要用于血管内灌注血栓溶解术。使用时，将导管前段深入血栓，注入的溶栓药物可分别从端孔和多个侧孔流出，较均匀地分布在血栓内，增加了药物接触面积，从而提高溶栓效率。

2. 灌注导丝：一种具有微细内腔、质地较柔韧的导管，外观类似常用的导丝，但有可以抽出的内芯，使用时将其超选择性插入较细小、迂曲的靶动脉分支远端，抽出活动内芯后经内腔进行药物灌注，适用于微小血管的灌注治疗。

3. 同轴导管系统：当靶动脉距离主动脉一级分支相对较远，远端分支细小迂曲、病变距离穿刺点较远时，可将导引管插入主动脉一级分支，再将柔软的微导管经导引管选择性插入靶血管分支进行药物灌注。

4. 球囊阻塞导管：导管前端附着可以扩张的球囊，当导管前端进入靶动脉分支时，用稀释的造影剂经侧腔注射使球囊扩张，可以暂时减少或阻断靶动脉远端的血流供应，提高血管内药物灌注的相对浓度和药物与病变作用的时间。

5. 全置入式导管药盒系统：特殊的导管装置，由导管与药盒两部分组成，后者具有可以容纳一定药量的内腔和可以反复穿刺的特殊膜性外壳。使用时通过选择性插管技术将导管前端插入靶动脉分支内，导管尾端与药盒连接，将药盒埋植在穿刺点皮下组织。手术后可以间断地通过局部皮肤注射将药物注入药盒并经导管到达病变血管分支，进行长期药物灌注治疗。

6. 药物注射泵：一种注射速率在 1～99 mL/h 范围内(无级可调)、注射压力和注射速率均匀的电动注射泵，适用于较长时间持续性动脉内灌注。

7. 脉冲式注射泵：该泵在动脉舒张期喷射性注药，药液呈小团状注出，使药液分布更均匀，可消除药液在血液中因比重不同而造成的层流现象。

【IAI 步骤】

1. 靶血管造影诊断：IAI 常规采用 Seldinger 技术插管，将导管选择性插入靶动脉，先行动脉造影以了解病变的性质、大小、血供是否丰富、侧支血供等情况。根据病变情况和性质进行必要的超选择性插管或多支供养血管的分别插管。

2. 药物灌注：在超选择性插管的基础上，将药物按治疗目的选择的剂型、剂量和设计的 IAI 方案进行灌注治疗。

3. 术后处理：术后拔出或保留导管，常规补液、利尿和预防感染。

【IAI 方法】

IAI 方案有多种，分别适用于不同的疾病和治疗目的。

(一) 一次性冲击灌注

一次性冲击灌注是指在较短的时间内(通常为 30 分钟至数小时)将治疗性药物依次注入靶血管进行治疗，随即拔出导管结束手术的方法。适用于恶性肿瘤的化疗、急性血栓的溶栓治疗等。其特点是操作简单、手术时间短、并发症少、容易护理。但因药物与病变接触时间较短和不能重复给药，疗效可能受影响。为了提高局部药物浓度和药物接触时间以提高疗效，在药物配制和灌注方式上有所改进。

1. 药物配制的改进:IAI时,一般用生理盐水溶解稀释药物,这种药液易被血液进一步稀释和迅速冲刷出靶器官。改变药物载体可提高靶器官药物浓度和延长药物滞留时间,从而提高疗效,常用多糖溶液和脂类载体。多糖溶液由中分子右旋糖酐、乙基纤维素钠和等渗盐水配制而成,利用其高黏度而降低血流速度,并能黏附于血管内膜,使药物缓慢释放;多数恶性肿瘤对脂类微粒有特殊的亲和力,携带化疗药物的脂类载体可在瘤区停留较长时间。碘油为目前最常用的化疗药物载体,使用时可把药物溶液与碘油混合,将二者置于一容器内用注射器反复快速抽推即成混悬溶液。

2. 灌注方式的改进:通过减少靶血管血流量以增加局部药物浓度,或减少非靶血管血流量而增加病变分支的药物总量的方式,包括动脉阻滞灌注、动脉升压灌注和可降解微球阻滞灌注等。

动脉阻滞灌注:使用特殊的球囊阻塞导管,插入靶动脉分支充胀球囊以减少或阻断局部血流,再经导管内腔灌注药物的方法。此法可以使局部药物浓度提高数倍至几十倍,并延长药物作用的时间,主要用于恶性肿瘤的局部灌注化疗。

动脉升压灌注:利用肿瘤血管对血管活性物质不敏感的特性,在插入靶动脉近端而不能超选择性插入靶动脉分支时,先灌注小剂量血管收缩剂(局部升压)使相对正常的动脉分支收缩而肿瘤血管分支相对或被动扩张,再进行局部灌注的方法,可有效保护正常血管分支及组织,提高肿瘤区药物浓度和药物总量的目的。

可降解微球阻滞灌注:在选择性插管后先向靶动脉分支灌注少量淀粉微球或生物降解白蛋白微球,降低局部血流速度,再进行灌注治疗的方法。此法可达到延长局部药物停留时间和浓度的效果,主要用于局部血流量过大或合并细小的动静脉瘘的恶性肿瘤治疗。

(二) 长期药物灌注

长期药物灌注导管留置时间一般在48小时以上。灌注可为持续性或间断性。适用于肿瘤的姑息治疗、胃肠道出血和溶栓治疗。

1. 普通导管留置法:将普通造影导管插入靶动脉,造影明确诊断及确认导管位置后在穿刺部位固定导管。可分次或持续经导管灌注治疗,每次灌注完毕后用肝素盐水冲洗导管并封堵管口。

2. 全置入式导管药盒系统:经皮锁骨下动脉或股动脉穿刺插管,将导管超选择性插入靶动脉造影,明确诊断后用交换导丝引入留置管。另在穿刺点附近做皮肤切口,经皮下向穿刺点做一皮下隧道,将留置管经隧道引出并与药盒连接,药盒固定于皮下。治疗时,通过局部皮肤穿刺入药盒行持续性或间断性药物灌注。亦可在手术时植入导管和药盒,术后常规穿刺皮下药盒进行阶段性灌注治疗。药盒系统植入时要做到导管超选择性插入靶血管并稳妥固定,要做到药盒系统的安全埋植。使用时要做到每次灌注后进行肝素盐水与药盒通畅的检查,避免灌注药液溢出。

(三) IAI与动脉栓塞术的配合

IAI常与动脉栓塞术配合治疗脏器恶性肿瘤,常用的方式有两种。

1. 化疗性栓塞术(chemoembolization):此概念由Kato等提出,主要是指用含化疗药物的微囊或微球栓塞肿瘤血管,因为化疗和栓塞同时作用于病变组织,可达到局部缺氧和细胞杀灭的双重效果,而化疗药物作用于病变组织后,后者对栓塞引起的缺血缺氧更加敏感,二者的协同达到更好的治疗效果。化疗性栓塞可将栓塞物与化疗药物同时灌注,或根据需要先后分别灌注。

2. 血流重分布(blood flow redistribution)：当导管不能超选择性插入肿瘤的供血动脉时，或肿瘤有多重供血时，先将非靶动脉用临时性或短效性栓塞剂暂时性栓塞，使靶动脉分支单独供血量增加或将肿瘤的多源供血转变为单一血管供血，以提高药物灌注效率和减少药物副作用。如肝动脉灌注时，若导管端部不能避开胃十二指肠上动脉，可先将其用明胶海绵颗粒栓塞，再进行肝固有动脉分支的药物灌注，使灌注的药物主要进入肝动脉分支而避免进入胃肠动脉分支造成化疗性炎症。

【IAI 临床应用】

(一) 恶性肿瘤

IAI 广泛应用于全身各部位各器官的恶性肿瘤治疗，为恶性肿瘤综合治疗方法之一，常选用多种敏感药物联合灌注，并多与其他介入治疗方法联合应用。

1. 姑息性治疗：适用于晚期或不能手术的恶性肿瘤，或虽然能手术切除但患者有明确的手术禁忌证或不愿意接受外科手术者。采取 IAI 可控制肿瘤生长速度，减轻临床症状。

2. 术前局部化疗：适用于近期需要外科手术切除的恶性肿瘤，可提高手术切除的疗效和预防手术时肿瘤扩散，一般在手术前 1～2 周行局部药物灌注。

3. 术后预防性治疗：适用于分化较差、恶性度较高肿瘤手术后，可起到防止局部复发或控制早期转移的效果。

4. 病变复发的治疗：恶性肿瘤局部复发和转移者，恶性程度较高，一般不再进行多次手术治疗，全身化疗副作用较大，适合进行 IAI，可有效控制病变发展。

除了一般的动脉内造影和化疗引起的并发症和副作用以外，由于病变部位不同、灌注的方式不同，IAI 可能出现相应的并发症，如支气管动脉插管和灌注发生脊髓损伤、胰腺癌灌注引起急性胰腺炎、留置导管处理不当发生感染和血栓形成等，应及时针对性处理。

严重的心、脑、肾、肺功能障碍或恶病质、合并明显感染和严重出血倾向者不适宜灌注化疗。

(二) 血栓形成或栓塞

动脉内血栓形成原因众多，静脉血栓往往与血流淤滞和凝血功能异常有关。传统治疗方法包括全身抗凝、全身性溶栓、手术血栓切除、人工或自体血管搭桥等。经皮导管动脉或静脉内溶栓药物灌注不但应用于急性动脉血栓闭塞，也用于急性静脉血栓和慢性动脉血栓闭塞，如各种因素导致血栓形成或血栓脱落所导致的冠状动脉、脑动脉、肠系膜动脉、四肢动脉栓塞及下肢静脉血栓、髂静脉血栓、肺动脉栓塞。

溶栓药物常用链激酶、尿激酶、组织型纤维蛋白溶酶原激活因子、纤溶酶和蛇毒制剂等，应根据病因和栓塞程度、凝血状态选择药物和剂量，采取不同的灌注方案直至达到治疗效果。并配合使用抗凝药物如肝素钠、阿司匹林等防止血栓再形成。溶栓治疗的并发症主要为出血，多发生在穿刺部位、消化道、中枢神经系统。一旦发生应立即停止溶栓，并酌情补充纤维蛋白原或全血。

(三) 缺血性病变

由于动脉痉挛、狭窄、慢性闭塞而使受累器官处于低血流状态，长期缺血可造成器官的萎缩、功能障碍甚至坏死。缺血性病变的治疗为临床难题，因为局部血液供应不良造成药物治疗难以发生作用，外科手术的效果有限。IAI 主要是在局部供养血管分支内应用较大剂量的血管扩张剂、抗凝剂、祛栓剂等药物，促使局部血管扩张、防止血栓形成，改善局部微循环，达到改善受累器官的血流状况的目的，为缺血性病变的治疗开辟了新的途径。下列疾病可采用IAI治疗。

1. 脑动脉瘤出血或蛛网膜下腔出血所引起的脑血管痉挛，或常规静脉内或其他途径给药治疗效果不好者。

2. 急性非闭塞性肠系膜血管缺血、肠痉挛性疼痛及肠性过敏性发绀造成的肠道缺血。

3. 由严重的动脉粥样硬化、糖尿病合并动脉硬化造成的动脉闭塞性脉管炎、雷诺病造成的持续性动脉痉挛引起的肢体缺血性疼痛和功能障碍。

4. 由药物刺激、血管内膜损伤和冻伤等引起的周围血管痉挛。

5. 血管介入操作中导管导丝刺激引起的各器官供血动脉的痉挛。

6. 股骨头缺血性坏死的早中期。

(四)出血性疾病

出血性疾病主要是由于肿瘤、炎症、血管畸形和外伤等造成的动静脉分支或组织损伤破裂、血液外溢。长期反复的出血或大量出血可造成血液大量丢失，严重休克或死亡。临床治疗主要是使用收缩血管和促进血栓形成的内科性药物治疗，或采取局部结扎或切除的外科性手术治疗，但前者在出血动脉分支较大、肿瘤出血的血管对药物反应较差等情况下难以很快奏效，后者在出血具体部位不明确、病变出血面涉及广泛或多发出血时难以施行，而部分患者病情危重，止血困难而又难以耐受外科手术。而介入灌注止血可能为唯一可行或有效的选择。

IAI治疗出血性疾病是在局部动脉分支内灌注肾上腺素、加压素或血管紧张素等血管收缩剂，促使局部动脉分支收缩、局部血流量减少、动脉内压力降低，进而促进出血分支或毛细血管内血栓形成，达到局部止血的目的。止血性介入灌注往往结合动脉内栓塞治疗，只在出血部位不明确、弥漫性黏膜出血和难以超选择性插管时单独应用。

（徐　霖　陈平有）

第二节　经导管动脉栓塞术

经导管动脉栓塞术(transcatheter arterial embolization，TAE)是将导管选择性插入靶动脉血管腔内，将可以造成血液凝固的液体或堵塞血管的固体物质注入靶血管分支，使局部血管分支栓塞封闭、血流暂时性或永久性阻断来治疗疾病的技术、方法。TAE是介入放射学的常用技术之一，具有治疗目的明确、治疗效果良好、损伤轻微、并发症少等优点，已经广泛地应用于多种疾病的治疗。

【TAE的机理】

1. 组织器官的血液供应与栓塞的关系：第一，机体任何组织器官的存活或生长都必须依赖持续的血液供应，而病变组织特别是恶性肿瘤更需要大量的血液供养，如果能采取有效的方法限制、阻断局部动脉血液供应，即可控制疾病。第二，某些病变如血管畸形或动静脉瘘，病变局部异常血管通道增多或增加，而病理血管床的血管弹性张力不足而容易发生破裂出血，同时异常增大的血管减少了正常组织血液供应，若堵塞异常血管分支，可减少病变出血风险和改善正常组织的血液供应。第三，某些病变由于局部血流量大和压力增加，造成动静脉瘤，或由于动脉分支破裂而发生大出血，栓塞血管分支可减少病变局部的血液流量、压力，减少出血速度和促进血栓形成而达到治疗疾病的目的。第四，动脉瘤或假性动脉瘤在血压的作用下被动增大，容易导致瘤腔破裂出血，在瘤腔内填塞栓塞物质可形成较为稳定的腔内栓塞，防止动脉瘤破裂。

2. 血管结构与栓塞的机制：动脉血管的特征是越接近或深入组织内部，血管分支越多、口径越细。将直径接近或略超过某一相对恒定的血管内径的固体物质输注入血管腔内，随着血液的冲击，固体物质会在血管分支的某一段停留下来并阻断血流；或用可以改变血液胶体状态的液态物质，注入动脉血管后造成血液的凝固，血液快速凝结，使局部血管分支的血流中断。栓塞剂进入血管还可造成对血管壁的物理刺激，导致局部血管痉挛收缩，外形不规则的栓塞剂还具有异物反应作用，使栓塞效果进一步加强。

3. 栓塞后靶器官的变化：栓塞剂堵塞靶血管的血流，造成病变组织器官不同程度的缺血性坏死，局部组织器官的功能丧失；栓塞剂阻塞病变组织的血管床、组织间隙和异常通道，造成组织结构永久性损伤而不能再生；栓塞剂堵塞异常的血管通道，使远端血管的压力降低或破裂口封闭，阻断出血的来源；部分血管分支阻断后可以改变病变区域及其周围的血流动力学分布，有利于恢复正常组织的血液循环。

4. 栓塞后血流动力学变化：靶血管栓塞后的血流动力学变化包括局部血流减少或停滞，远端血管的血压降低；异常的血流减少或停止，相邻动脉分支的血流再分配或其他血管的供血量增加；血管破裂造成的出血停止；栓塞晚期局部的缺血刺激造成的潜在的侧支循环开放或血管再形成，残余组织器官的基本功能恢复；临时性或短效栓塞剂在血管内一定时间后缓慢吸收，有利于局部及时恢复组织器官的正常功能。大范围的栓塞造成内脏器官的血流重新分布，有可能引起血管神经调节功能的变化，在一定时间内内脏器官需要重新调整和适应。

【TAE 常用栓塞剂】

注入血管可以造成血流阻断的物质称为栓塞剂。良好的栓塞剂应具备以下基本要求：①能在 X 线下显影，便于释放和复查；②摩擦系数小，容易顺利地通过导管注入血管或推送入血管；③无抗原性，不引起机体的严重反应；④可以根据栓塞目的使血管栓塞不同的时间；⑤对人体无毒，不会造成畸形和癌变。目前应用于血管栓塞的物质种类繁多，但尚无一种栓塞剂完全符合上述要求。

1. 明胶海绵：明胶海绵(gelfoam，GF)原为外科止血用品，是目前最常用的中效栓塞剂。明胶海绵进入血管后，首先造成机械性栓塞，同时海绵状结构容易诱发红细胞和血小板、纤维蛋白原附着沉积形成血栓，加强栓塞作用。GF 注入血管内后 1～4 周逐渐被机体吸收，使血管再通，为组织的继续生存或病变的再次治疗提供血流通道。GF 不能在 X 线下显影，使用时需要与造影剂混合注射，以观察栓塞效果。

GF 常用于直径 2.0 mm 以下的血管栓塞，主要应用在需要多次重复栓塞的疾病、恶性肿瘤的术前栓塞、小血管出血栓塞止血和需要继续保存组织器官功能者(图 3-2-1)。

2. 碘油：包括 40%碘油、超液化碘油和碘苯酯。将其注射入血管分支后形成油珠或油柱，对血管有短暂的栓塞效果，在正常组织或血管内可以在较短时间内被清除，但在一些富有血液供应的病理性的血管床存留时间明显延长，可达数月之久，如肝癌、血管瘤等，碘油在此类病变中长期存留的机理与多种因素有关。

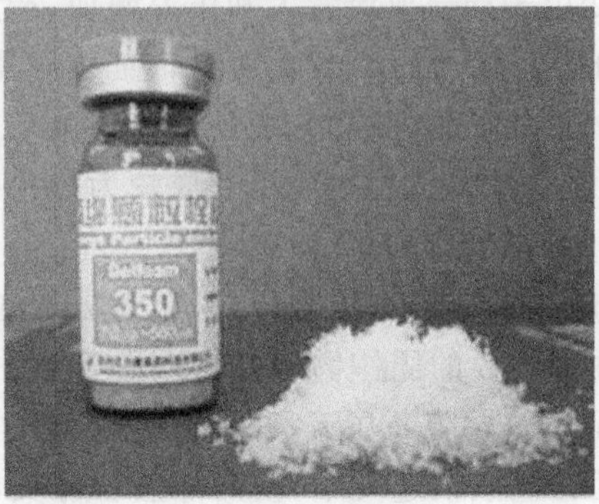

图 3-2-1 明胶海绵

因为栓塞作用不强烈，碘油栓塞剂很少单独使用，一般是作为其他物质的载体混合使用或加热后使用。如与平阳霉素、博莱霉素等具有血管内皮损伤作用的化疗药物混合，则可造成持久性的血管闭塞。携带化疗药物的碘油可比较集中地沉积在病变区域内（靶向作用），在病变区域的沉积和存留延长了化疗药物与病变组织接触和释放的时间（缓释作用），因此可延长和增强药物的化疗效果。若在检查实体性肿瘤时向相关血管内缓慢注入少量的碘油混悬液，通过碘油的局限性沉积，可以显示一般检查或造影难以发现的微小肿瘤，这种技术称为“碘油造影”，是一般造影方法的有效补充。

3. 液态栓塞剂：包括无水酒精、特殊的医用胶、甲基丙烯酸-2-羟基乙酯（HEMA）、二氰基丙烯酸异丁酯（IBCA）、鱼肝油酸钠等，多属于长效栓塞剂。液态栓塞剂容易通过导管注射，但栓塞效果强烈，一般需要由经验丰富的介入医师掌握使用，主要用于恶性肿瘤、血管畸形和特殊部位实质脏器的灭活性栓塞。但不同的栓塞剂栓塞机理不同，使用方法不同。如无水酒精依靠与血液接触后强烈的蛋白凝固作用造成血液的快速凝固和血管内皮细胞的中层肌肉的坏死，形成淤泥样的血管栓塞和广泛的血管内血栓形成；IBCA 与离子性的血液接触后发生快速聚合反应形成固体，直接堵塞血管，同时产热造成局部血管闭塞的反应性损伤。

液体栓塞剂进入血液后与血液发生快速反应，栓塞时的注射速度非常重要，太快可能发生反流、误栓，太慢则可能与大量血液混合被稀释而不产生栓塞效果，或使导管与血管壁发生粘连。所以，使用该类栓塞剂一定要严格掌握适用范围和适应证，应用熟练的操作技术，严格控制一次使用的栓塞剂量。

4. 微球或微囊栓塞剂：微型固态栓塞剂主要是指用于毛细血管或直径小于 700 μm 的小动脉分支栓塞的微粒、微囊或微球，可以通过细小的微导管注入。

制备微囊的基础材料一般为高分子复合材料或蛋白质类材料，利用特殊的工艺制备成直径不同的微球体，其内可包含不同的抗癌药物，注射入血管后不但发生栓塞作用，在微囊不断溶解的过程中，所包含的药物缓慢释放还可起到长期的化疗效果。

不同的微囊栓塞材料具有不同的降解速度，短效栓塞剂主要用于肿瘤和弥漫性胃出血，长效微囊主要用于血管畸形和恶性肿瘤。

5. 金属弹簧圈：包括不锈钢弹簧圈和记忆合金弹簧圈，基本构造为无芯细导丝围绕一根细丝盘绕成的弹簧状金属圈，形成螺旋后经过预成形，将其设计为球状、宝塔状、花瓣状或圆环状盘曲，在簧圈之间缠绕毛发状的涤纶线或羊毛线，以增加弹簧圈与血液的接触面积。弹簧圈装配在一根直管状金属或塑料管内，使用时将直管对准导管的尾端，用导丝将弹簧圈推送进入导管，再继续用导丝推进，脱离导管的束缚后弹簧圈就在血管内自动卷曲成预先设定的形状和大小，利用其机械性栓塞和弹簧圈表面的血栓、刺激周围血管产生的内膜增生而形成血管的永久性栓塞（图 3-2-2）。弹簧圈的金属丝螺旋一般为 0.035～0.038 英寸，以便通过相同内径的导管，卷曲后的弹簧圈直径随应用目的而不同，多在 2～8 mm，分别适用于不同直径的血管栓塞。

弹簧圈栓塞是永久性的，适用于肿瘤、血管畸形、动静脉瘘的较大血管分支的栓塞，便于X线拍片随访。其主要缺点是不能用于细小血管的栓塞、栓塞后血管远端容易形成侧支循环、栓塞后无法使血管再通或经过血管继续进行血管内治疗。

6. 可脱性球囊：可脱性球囊是一种用乳胶或硅胶制成的球形小囊，口部用橡皮筋或绒线套扎在微导管的尖端。使用时，通过同轴导管插入预备栓塞的血管腔内，使胶囊超出同轴导管远端，以适量造影剂充盈球囊，再向后抽拉微导管，充盈造影剂的胶囊即脱落在血管腔内，起到栓塞血管的作用。

多数可脱性球囊带有自闭阀，连接于微导管上，可直接使用。部分可脱性球囊需要在使用前手工将一微小的乳胶塞套在微导管尖端，再将硅胶球囊套在乳胶塞外面并切去多余的硅胶片，形成与带有自闭阀成品一样的可脱性球囊导管。另有一种可脱性球囊是在球囊与微导管尖端安装了环形铜丝电极的聚乙烯细管，释放时通以直流电，造成球囊与微导管的分离。

可脱性球囊常用于栓塞颅内颈内动脉-海绵窦瘘。

7. 电解弹簧圈：电解弹簧圈又称为可脱性弹簧圈，是一种可以精确控制其释放位置和形态，或在最终释放前随时可以回收的特殊金属圈。常用的铂金弹簧圈是一根微细的铂金丝，尾端与推送导丝焊接在一起，当从导管内推出后，铂金丝在较宽大的血管腔或动脉瘤腔内被动盘曲，确定金属丝盘曲的形态和位置正确后，将2根电极分别接于导丝尾端和患者体表，通以直流电将焊接处熔断释放铂金弹簧圈，直流电刺激可促使铂金丝周围的血栓形成，促进栓塞效果。此种电解铂金弹簧圈主要用于脑动脉瘤的栓塞，也可用于其他特殊部位微小血管的栓塞（图3-2-3）。

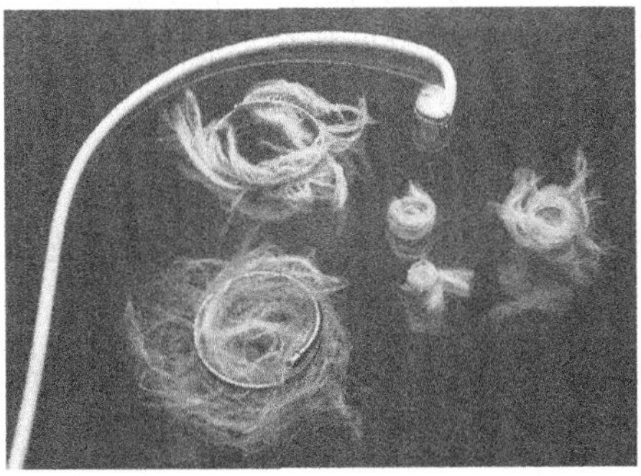

图3-2-2　弹簧圈（2D）

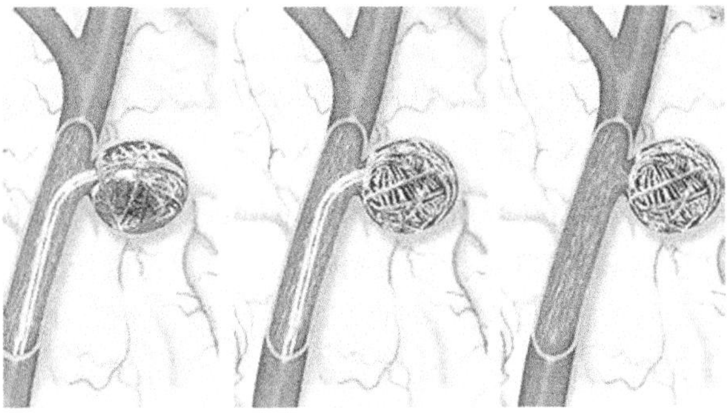

图3-2-3　电（水）解弹簧圈（3D）释放示意图

8. 其他栓塞剂：其他常用的栓塞剂包括短效的自身血凝块或自体组织块，主要用于短时间栓塞。中效栓塞剂有微纤维胶原、氧化纤维素等。长效栓塞剂有含钡聚乙烯（PVA）微粒等。

【TAE的适应证】

（1）各种实体性富血性肿瘤的术前治疗，可以减少手术中的出血和输血量。

（2）各种实质脏器恶性肿瘤的姑息性治疗，可以减轻症状，延缓病情发展。

（3）脏器功能异常时施行内科性脏器切除，通过栓塞血管控制脾功能亢进、甲亢和肾脏功能异常。

（4）各种血流动力学增加的血管性疾病，如动静脉畸形、动静脉瘘、动脉瘤等。

（5）难以用药物控制的动脉性出血。

(6) 灌注治疗时需要改变血流量或血流方向以增加病变部位的药物浓度，可以通过栓塞非重要血管实现。

(7) 实体脏器穿刺通道的封闭止血。

【TAE 的禁忌证】

(1) 栓塞后有可能造成难以恢复的肢体运动和感觉功能障碍。

(2) 一般情况极差或恶病质，难以承受手术后反应者。

(3) 癌症晚期已经失去治疗价值者。

(4) 重要脏器或组织的血管不能超选择性插管，栓塞后必然会发生严重的脏器功能障碍者。

【TAE 的器材要求】

基本器材为穿刺针、导管鞘、导管和导丝。

栓塞导管一般采用端孔的常规造影导管，禁止使用带侧孔的导管。使用外表涂有亲水膜的超滑导管，可以降低进入导丝和释放栓塞剂的摩擦阻力。液体栓塞剂或微囊栓塞剂应使用微导管，以便于超选择性插管进入迂曲或细小的靶血管作精细治疗。

由于血管内栓塞一般需要超选择性插管，目前一般使用超滑导丝和超硬导丝，前者用于引导导管进入迂曲、细小的血管分支，减少导管对血管内膜的损伤。后者可以使导管通过迂曲或角度变化较大的血管。

弹簧圈栓塞时需要用导丝推送，应严格掌握导丝与导管内腔的匹配，以便顺利推送栓塞而不产生导丝与弹簧圈在导管腔内重叠、嵌塞。

多数栓塞剂需要用注射器注入导管，可以使用密封性良好的一次性塑料注射器。玻璃注射器容易打滑，不容易控制注射速度，应尽量避免使用。特殊部位做精确栓塞时，应使用容量较小的注射器，以便于控制注射速度，避免大量栓塞剂突然进入血管发生反流。

【TAE 的方法】

1. 经皮穿刺插管：采用 Seldinger 技术穿刺股动脉或其他动脉血管。利用导管扭控技术等方法，将导管选择性或超选择性插入靶血管分支。

2. 造影与诊断：通过高压注射器向血管内注入造影剂，了解血管分支及其远端的血液循环情况，借以了解病变部位、性质、范围和血流动力学状态，评估栓塞的范围和栓塞程度，以及可能发生的栓塞反应。

3. 超选择性插管：靶血管的插管技术将直接影响到栓塞术的疗效和并发症的发生，在技术条件和病变条件具备时，原则上应尽量进行超选择性插管，将导管直接插入预备栓塞的血管分支内，避开非靶血管。

4. 选择栓塞剂：根据造影表现和病变性质，特别是靶血管的直径和治疗目的选择合适的栓塞剂和栓塞剂的大小，并确定栓塞剂的释放方法。并根据不同的栓塞剂将其吸入注射器或导管。如选择弹簧圈，则必须先用导丝模拟弹簧圈释放时导管的位置变化，以免导丝推送弹簧圈时导管尖端位置移动。

5. 栓塞：根据不同的栓塞剂、栓塞目的、栓塞部位和病变程度、组织器官血流动力学变化等特点，选用不同的栓塞剂释放方法。

6. 造影复查：在栓塞剂释放到一定程度时，或观察到血流明显减慢或停止时，可暂时停止注射或释放栓塞剂，注射造影剂观察病变血管的血液流动情况或病变的血液供应变化，若血管分支基本停止供血、病变组织无明显异常染色后即可停止栓塞，否则，需要继续注入栓塞剂。

7. 栓塞剂释放方法：不同的栓塞剂和栓塞目的需要采用不同的释放方法，常用的方法如下。①定点释放法：将导管插到靶动脉的欲栓塞部位，将导管尖端固定后释放栓塞剂的方法。主要用于较粗大动脉分支的弹簧圈栓塞和部分小血管的医用胶类栓塞。②低压流控法：将导管插入动脉分支近段，缓慢注射栓塞剂，利用血流的冲击使栓塞剂进入血管分支远端或末梢，产生栓塞效用，主要用于颗粒性栓塞剂的释放。③虹吸释放法：利用肿瘤病变血管丰富、血流量较大、与相邻血管分支之间存在虹吸现象的特点，将导管插到血管分支的近端，以一定的速度注射栓塞剂，大部分栓塞剂将优先进入病变血管。虹吸释放法主要用于超选择性插管困难的实质脏器富血性肿瘤，释放栓塞剂时需要严格控制速度，有时需要控制呼吸，以免大幅度呼吸使血管分支内血流的主要方向发生改变。④阻控释放法：将导管尖端嵌入直径与导管外径接近的血管分支内，或使用球囊扩张暂时阻断靶动脉内的血流，再缓慢释放栓塞剂的方法。主要用于液体栓塞剂的释放，阻断血流可以减少栓塞剂的反流误栓或栓塞剂被血液稀释。⑤改向栓塞法：当导管不能选择性进入病变血管分支时，若该血管分支与另一不重要，或具有丰富侧支循环的血管分支共干时，则可先将导管插入非目的血管分支，用粗大的明胶海绵颗粒栓塞其主干，再后撤导管到共同主干，释放细小的颗粒状栓塞剂栓塞目的血管末梢。⑥夹心栓塞法：将导管插入靶动脉后，先释放一部分较粗大的栓塞剂，再注入化疗药物，然后继续栓塞的方法。主要用于存在动静脉瘘的血管畸形和肝癌，先注入的栓塞剂可以防止血流将细小栓塞剂和化疗药物快速冲入静脉分支，后注入的栓塞剂可以进一步阻断动脉分支内的血流，延长栓塞和化疗时间。

8. 栓塞部位的选择：对疾病的动脉内栓塞治疗要结合病变性质栓塞靶动脉血管分支的不同深度和部位。①病理血管床的栓塞：将导管超选择性插入单独供应病变组织的动脉血管分支，选择微细的颗粒或液体栓塞剂完全栓塞血管末梢和毛细血管，使病变组织的侧支循环难以建立，达到最大程度的缺血坏死，主要用于恶性肿瘤或需要抑制组织器官功能的栓塞。②病变供养小动脉分支的栓塞：使用颗粒状栓塞剂注入血管分支内，使动脉血管的细小分支栓塞，以减少病变的血液供应，或暂时完全阻断病变的血液供应，主要用于肿瘤和小范围出血性疾病的栓塞。③动脉主干栓塞：导管进入动脉分支后直接释放大型栓塞剂栓塞病变血管主干。由于栓塞后远端极容易建立侧支循环，病变组织缺血坏死不明显、难以再次通过该血管进行血管内治疗，现在一般不再采用。但仍可用于合并明显动静脉瘘的肿瘤、外伤性动静脉瘘、以动静脉瘘为主要表现的血管畸形和急诊外伤性盆腔动脉大出血等，也可用于实现血流改向。

9. 栓塞程度的控制：栓塞程度是指栓塞后靶动脉血管闭塞或血流减少的程度，病变血管被栓塞的程度与进入血管的栓塞剂多少和大小有关，一般以血管分支的减少和血流量降低等变化为判断依据。在栓塞过程中需反复造影评价栓塞程度，一般认为，造影剂流速减慢或血流量减少时，50%以下的血管分支栓塞，为部分性栓塞；造影剂呈蠕动样前进、停止，或组织基本缺乏染色时，90%以上的血管分支闭塞，为完全栓塞；介于两者之间血流明显减慢者称为大部分栓塞。实际应用时，应根据病变性质和治疗目的适当控制栓塞程度。

【常见反应和并发症】

1. 疼痛：血管栓塞后靶组织缺血，造成局部组织缺氧、细胞膜通透性增加、组织肿胀和致痛物质释放，引起不同程度的疼痛，一般持续3～7天。疼痛的程度与个人的耐受性、栓塞程度和栓塞部位有关。疼痛敏感、栓塞程度大、栓塞剂接近毛细血管水平者疼痛较重。疼痛多可在一段时间后自行缓解，疼痛剧烈者需要使用镇痛剂和镇静剂，持续时间较长的疼痛，或疼痛不断加剧者，应注意排除发生并发症的可能。

2. 发热：与缺血后坏死组织释放致热原和坏死组织吸收有关，好发于实质脏器栓塞范围较大或使用了较多的明胶海绵等情况下。体温常在38 ℃左右，持续3～7天，一般不需特殊处理。若体温超过39.5 ℃，或发热持续时间较长，除物理降温外，还需要排除合并感染引起的发热。

3. 消化道反应与栓塞后综合征：与血管栓塞后肿瘤和组织坏死有关，而且与病变的大小和栓塞程度密切相关。除发热和疼痛外，尚可出现恶心、呕吐、腹痛和食欲下降。处理措施包括吸氧、镇痛和对症处理。

4. 误栓：由于插管不到位、栓塞剂选择不当、栓塞剂释放不适当和操作者经验不足、血流动力学变化复杂，栓塞剂进入非靶血管而引起。包括反流性误栓和顺流性误栓两种，严重程度随误栓的部位、程度和具体器官的代偿情况而不同。预防措施主要是选择合适的栓塞剂，掌握正确的栓塞技术、充分了解病变的血流动力学变化。一旦发生误栓，则需要及时采取激素、吸氧、疏通或扩张血管等措施，以尽量减少组织缺血梗死的程度。

5. 过度栓塞：主要是由于手术者对病情了解不清或栓塞剂使用方法不熟练造成的栓塞程度过重和栓塞范围过大。特别是在使用液体栓塞剂和微囊栓塞剂时，不容易立即从血流变化中确定栓塞程度，大量栓塞剂进入血管造成大范围的组织坏死，引起器官组织的严重损伤，形成严重的功能障碍或衰竭。

6. 感染：可发生于栓塞剂或栓塞器材、手术场所消毒不严格的情况下，部分患者与栓塞后组织坏死和抵抗力下降有关。感染常发生在实质脏器，防治措施主要是使用抗生素，必要时需要穿刺或切开引流。

【临床应用】

(一) 肿瘤性疾病

TAE广泛应用于全身各部位各实质性器官的恶性肿瘤治疗，常与灌注化疗术、局部消融术联合应用。

1. 姑息性治疗：晚期或不能手术的恶性肿瘤患者可采取TAE减少局部血液供应或阻断肿瘤组织血流，造成肿瘤组织缺氧坏死并增强化疗作用，可以有效杀灭肿瘤细胞、控制肿瘤生长、减少肿瘤浸润转移。

2. 术前栓塞：可以减少肿瘤血液供应，减少术中出血；也可在一定时间内控制肿瘤生长，为择期手术创造条件和赢得时间；减少或控制局部血液供应，可以降低术中肿瘤扩散的概率。

3. 肿瘤复发和转移的治疗：原发灶复发和远处转移者，一般难以再次接受手术，进行TAE治疗可有效杀灭和控制肿瘤生长。

4. 多发肿瘤的治疗：多中心或肿瘤同种脏器转移往往不能采取手术切除，TAE可以同时对多个病变进行有效治疗。

(二) 出血性疾病

TAE可用于消化道、呼吸道、泌尿生殖道、颌面部和肢体、腹盆腔等部位的出血治疗，一般适用于动脉分支的动力性出血和药物难以控制的局部出血，出血原因包括肿瘤、炎症、创伤、手术并发症、血管畸形等。

TAE止血主要是栓塞动脉分支以造成远端分支血压降低，促进局部血栓形成，从而直接堵塞出血部位。

（三）血管性疾病

TAE是局部血流量异常增大的血管性疾病的主要治疗手段之一，有时可作为首选治疗方式，主要用于动静脉畸形或动静脉瘘、静脉曲张、高流量的血管瘤等；也可用于具有出血倾向的破损性病变，如动脉瘤、颈内动脉-海绵窦瘘、假性动脉瘤等。

（四）器官功能亢进或内科性脏器切除

使用栓塞剂栓塞部分血管分支，造成脏器局部或部分组织缺血梗死、机化坏死和可控制的功能减弱，达到与临床外科手术部分或完全切除相同的治疗效果，并可减少机体手术损伤和保存一定的脏器功能，如脾功能亢进、脾脏增大、甲状腺功能亢进、前列腺增生、特殊的肾脏疾病等。也可用于异位妊娠等的止血和前置胎盘的终止妊娠。

（五）外科手术辅助治疗

TAE用于外科手术的辅助治疗，类似于肿瘤的术前栓塞，主要目的是栓塞肿瘤的供养动脉以减少术中出血；亦可栓塞肿瘤的供养动脉分支，减少手术难度；实质脏器的术前栓塞尚可发现术前检查难以发现和确认的微小肿瘤和多发病灶，提高手术切除的准确性和有效性。

（徐　霖　陈平有）

第三节　经皮经血管腔内球囊成形术

经皮经血管腔内球囊成形术（percutaneous transluminal angioplasty，PTA）是采用经皮穿刺技术和导管技术，通过球囊导管加压扩张或血管内支架支撑达到扩张或再通动脉粥样硬化等原因所致的血管狭窄或闭塞的方法。目前PTA方法很多，主要有球囊血管成形术、内支架血管成形术、激光血管成形术、动脉粥样斑块切除术以及超声血管成形术等。但成形效果较好、临床应用较多的是球囊血管成形术和内支架血管成形术。

【发展历史】

Dotter和Judkins于1964年首先使用一个较粗大的血管造影导管，直接导通狭窄动脉管腔，缓解了粥样硬化导致的血管狭窄，他们将这种方法称之为经皮经血管腔内成形术。这是同轴导管血管成形术（coaxial catheter angioplasty）的基础，但同轴导管质地较硬，血管成形时受导管粗细的限制，随着导管的直径不断加大，不可避免地扩大了穿刺部位血管壁的创口。Andreas Gruntzig于1974年发明了由聚氯乙烯材料制成的双腔带囊导管，可以经较小的穿刺创口植入体积较大的扩张球囊。1977年，Gruntzig利用这种双腔球囊导管系统成功地扩张了狭窄的冠状动脉。此后双腔球囊导管血管成形术成为PTA的主要方法之一，也是血管狭窄-闭塞性病变的首选治疗方法。1978年研制成由聚乙烯材料制成的球囊导管。

【治疗机制】

早期认为血管成形术的机制在于粥样硬化的血管内膜的再分布和压缩，现在认为扩张血管的主要机理在于控制损伤，包括：①血管内膜、血管中膜局限性撕裂；②中膜组织弹性过度伸展；③动脉粥样斑块压碎断裂；④软性硬化板块在动脉内壁的重新分布。

在血管壁肌弹性限度内，血管伸展可以不发生组织病理学改变，但若加压扩张可引起弹力纤维变直，平滑肌细胞核呈螺旋状变形，进一步加压扩大血管可导致内膜与中膜的断裂，并由此引起纤维组织增生修复和内膜化。其中，内膜和中膜断裂所致血管腔的增宽是永久性的，断裂的动脉各层通过内膜新生的纤维瘢痕组织形成而愈合，血管内膜的裸露面则由新生内皮细胞覆盖，并形成光滑的内膜面(图 3-3-1)。但过度的纤维增生和内膜化会引起局部再狭窄的发生。

【介入器材】

除介入操作通用的穿刺针、导管、导管鞘和导丝等器材外，PTA 的主要器材是 Gruntzig 双腔球囊导管(图 3-3-2)和专用的快速交换球囊导管。

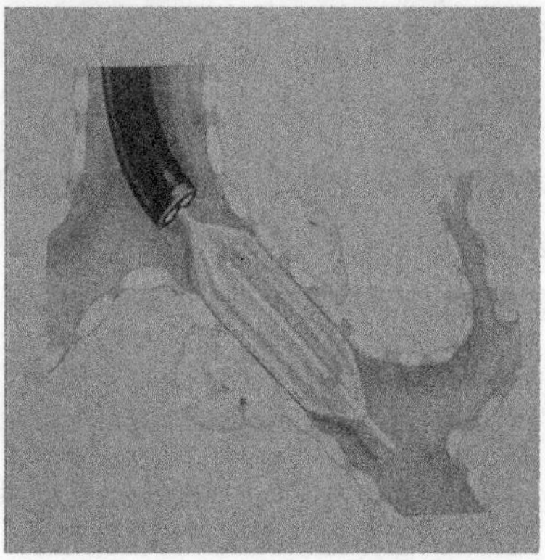

图 3-3-1　PTA 示意图，术后内膜面平整

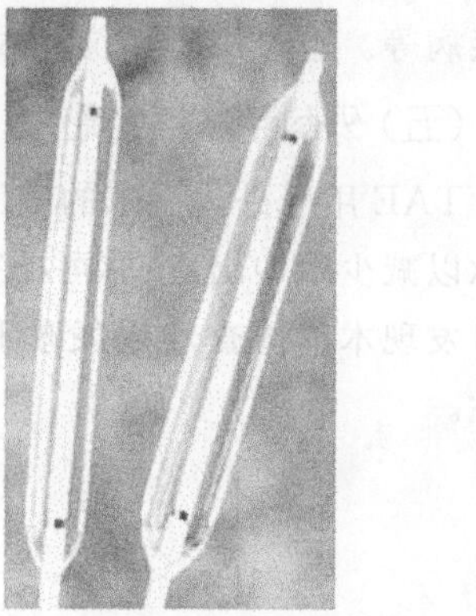

图 3-3-2　双腔球囊导管的球囊部

1. 双腔球囊导管：在普通造影导管的基础上增加了通过管壁的细腔和附着在导管前端并与附加细腔相通的弹性可扩张球囊。球囊导管有两腔：内腔与普通导管腔一样，从导管末端直通导管头端，可通过导丝和注入造影剂；另一腔通过管壁的腔隙与围绕在导管远端的球囊相通，通过此腔注入稀释的造影剂可使球囊膨胀到设定的形态和尺寸，利用球囊扩张的压力作用于狭窄的血管壁，达到物理性扩张狭窄血管的目的。

球囊导管的球囊多用聚乙烯或聚乙烯对苯二甲酸酯制作，后者具有更小的几何尺寸和好的顺应性，利于通过细小的穿刺和导管鞘对严重狭窄或细小的血管进行扩张成形治疗。球囊呈圆柱形附着在导管前段，预制扩张后直径为 2～25 mm，长度为 2～10 cm，球囊萎缩状态下紧贴导管。可根据不同血管及不同病变选择不同直径和不同长度的球囊。球囊远端至导管头端的距离介于 1～3 cm。在导管内壁上，相当于球囊两端的部位有不透 X 线的金属环形标记，便于在透视下定位。

2. 快速交换球囊导管：导管前段约 20 cm 处有一侧腔贯穿导管前段及球囊中央，导丝可从侧孔进入从端孔穿出，利用普通长度的导丝即可快速将球囊送达病变部位，导管后段的内腔只与球囊内腔相通，通过后端内腔注射可使球囊扩张。这种球囊主要用于冠状动脉分支等小口径血管的腔内成形。

3. 球囊导管的性能要求：除介入医生的技术水平和病变血管的具体情况外，球囊导管的治疗作用主要取决于球囊的物理和工艺特性，因此应具有较细的截面尺寸、稳定的球囊直径、较强的扩张力和快速的充胀与排空速度。①较高的可操作性：包括具有较小截面面积和光滑度的可通过性、导管体部较强韧的推送性和沿导丝前行的随行性。②较强的扩张力：扩张球囊后液体静压传到球囊壁并作用于病变组织的环形张力。③较低的顺应性：在球囊加压扩张时保持球囊的直径稳定并不易破裂。

4. 其他新型球囊导管：包括各种切割球囊导管、激光球囊导管、射频球囊导管和热球囊导管、冷冻球囊导管等，但功能独特，较少使用。

5. 导引导管：具有较粗大而光滑的内腔，可以直接插入血管分支口部，经导引导管可以较方便而安全地送入球囊导管和导丝进行治疗，常用于冠状动脉、脑动脉和肾动脉的成形术。

6. 球囊导管的辅助器材：包括相对普通导管较粗较硬和更光滑的预扩张导管、球囊充胀枪、球囊充胀压力表和导丝等，其中用于血管成形术的导丝性能要求较高，可视性、灵活性、可控性、跟踪性和光滑性、支撑力等性能均较优越，以便使用时头端容易通过血管狭窄段，并使预扩张导管或球囊扩张导管沿导丝顺利进入病变血管，而不损伤血管内膜。

【适应证】

PTA 广泛应用于动脉系统和静脉系统，其最佳适应证是大、中血管的局限性、短段性狭窄或闭塞。

1. 大动脉病变：包括腹主动脉、髂总动脉、髂外动脉、髂内动脉、颈总动脉、锁骨下动脉近段的局限性狭窄。

2. 下肢动脉病变：包括股动脉、股深动脉起始部、股浅动脉、腘动脉、胫动脉和腓动脉的局限性狭窄，或闭塞长度短于 10 cm 的节段性闭塞。

3. 肾动脉狭窄：包括粥样硬化性狭窄或闭塞、大动脉炎所致的肾动脉狭窄、肾动脉纤维肌性发育不良和肾移植后动脉狭窄。

4. 血管性腹绞痛：包括由腹腔动脉、肠系膜上动脉、肠系膜下动脉闭塞或并发的急性严重腹部绞痛。

5. 颈动脉病变：包括颈内动脉、大脑前动脉（A1 段）、大脑中动脉（M1 段）、椎动脉、基底动脉等部位无溃疡形成的粥样硬化性血管狭窄。

6. 冠状动脉局限性或短段性狭窄。

7. 腔静脉、门静脉、锁骨下静脉、透析通道狭窄。

【禁忌证】

球囊血管成形术没有绝对禁忌证，但下列情况应属相对禁忌证。

1. 病变已形成溃疡、有严重钙化或长段狭窄、闭塞。

2. 重要脏器功能衰竭，如心、肝、肾等。

3. 有凝血功能障碍并且尚未得到纠正。

4. 大动脉炎活动期。

5. 血管狭窄段附近有动脉瘤形成。

【介入技术】

1. 术前准备：①常规血管造影准备，全面了解患者病情并取得患方的签字认可。②术前 24 小时开始口服适量抗凝药物（阿司匹林每次 300 mg，每天 2 次；潘生丁每次 150 mg）。

对于肾性高血压患者行肾动脉PTA时，手术当天应停用或减少降压药物的用量，以避免术后血压下降幅度过大或血压骤降。③药物准备包括抗凝剂、造影剂、局部麻醉用药、心血管急救药物等。④器械准备除诊断性血管造影器械外，最重要的是根据血管造影所确定的病变部位、病变性质、病变范围、病变程度等选择适宜的球囊导管。一般球囊直径应等于或稍大于(不超过10%)邻近的正常段血管直径。球囊长度应长于病变段长度。若病变段较长，可选择较短球囊分段扩张病变。

2. 血管造影：选择性及超选择性血管造影，以全面了解血管狭窄的性质、部位、范围、程度以及血流动力学变化等。较复杂的病变先行非选择性造影，再做选择性或超选择性造影，造影时导管头端不要距离病变过近，注射流量和压力要适当，以免高压造影剂射流冲击造成内膜损伤。

3. 病变确认：准确测量狭窄段部位、长度、狭窄程度、狭窄前后的血压，结合临床症状、体征、实验室检查资料等，最终确定病变是否适合球囊血管成形和选择PTA导管。

4. 引入导丝：从造影导管内送入导丝，使其缓慢通过血管狭窄或闭塞段。引入导丝时要轻柔地通过狭窄的血管内腔，防止导丝前端损伤内膜和插入硬化斑块后在硬化斑块下通过。应使用超柔软头的导丝或可控轴心导丝，通过不断改变其头端的方向或软硬度来通过狭窄段。当导丝进入重度狭窄段或阻塞段时会遇到一定的阻力，应多角度透视或利用路图功能引导插入，一旦穿过该段阻力即可消失。导丝通过狭窄段后，一般的造影导管可直接跟进穿过阻塞段行预扩张，之后固定导管去除导丝，依据患者的凝血状况经导管注入一定量的肝素盐水(一般6250单位)行肝素化，再经导管送入交换导丝，撤出造影导管。

5. 引入球囊导管：在交换导丝引导下将选择好的球囊导管缓慢插入，借助球囊两端的金属标记把球囊送至血管狭窄区。

6. 扩张成形：球囊准确定位后，固定球囊导管，用稀释造影剂加压注射充胀球囊。开始扩张时，球囊中段受病变狭窄区的限制扩张较慢而呈“腰”征，随着压力的增大，“腰”征逐渐变浅、消失，球囊的外缘呈水平样改变，即可停止加压。压力表监测扩张时，若压力过高可能造成球囊破裂。如果狭窄段较短，球囊的中心应骑跨在狭窄段的中点上进行扩张，而对长段的狭窄或阻塞病变，球囊扩张从病变远侧端开始，并逐步向近侧扩张，直至整段病变全部扩张(图3-3-3)。

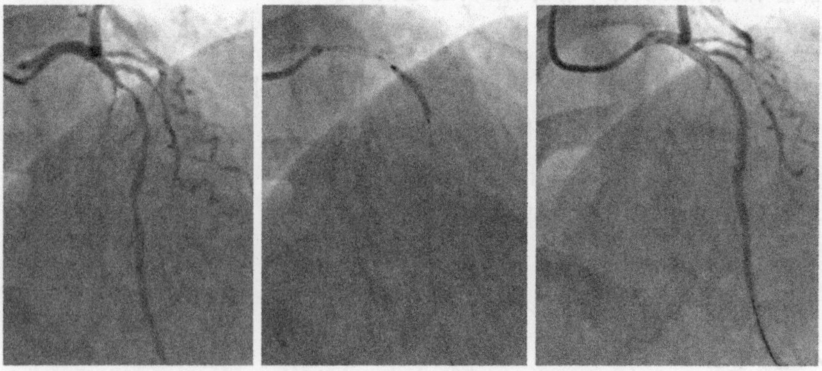

图3-3-3 冠脉狭窄PTA球囊扩张及成形术后状态

由于扩张部位和病变性质不同，球囊膨胀时间也不尽相同。一般每次扩张 10～20 秒，然后抽空球囊，间隔 30～60 秒后再次扩张，重复 3～5 次。严重狭窄的病变扩张时不必要求达到正常血管口径，以免造成较明显的内膜损伤和夹层，一般残余狭窄 30%以下时即可达到较好的临床效果。

7. 撤出球囊导管：扩张结束后，应及时消除球囊内压力，使球囊尽可能缩瘪，并缓慢地退出球囊导管，在球囊没有完全萎缩时后撤阻力较大，并可能造成血管内膜损伤。

8. 造影复查：经导引管或插入造影导管行非选择性血管造影，以判定 PTA 的疗效和对远端血流的影响。必要时测量跨狭窄段压力差。

【术后处理】

1. 常规血管造影后处理：穿刺点压迫止血、肢体制动，穿刺局部和全身情况观察。

2. 预防感染及狭窄再发生：每日静脉滴入低分子右旋糖酐 500～1000 mL，连续一周。必要时静脉滴注广谱抗生素以预防感染。口服阿司匹林和潘生丁 3～6 个月(阿司匹林 100 mg，每天 1 次；潘生丁每天 75 mg)。

3. 术后 1 个月、3 个月、6 个月、12 个月复查，包括患者的临床症状、体征、超声等，必要时 DSA 复查。

【常见并发症与处理】

PTA 综合了多种介入放射学技术，操作过程中可以出现多种并发症，与球囊成形术关系最为密切者主要有内膜切割、动脉硬化粥样斑块脱落、血管穿孔与破裂、球囊爆破、血管再狭窄等。

1. 内膜切割：导管或导丝操作粗糙、过快或球囊扩张过度，均可导致血管内膜切割，动脉硬化患者更容易引起动脉切割。扩张前造影时导管头端远离狭窄段、带囊导管谨慎经过狭窄段、扩张前局部应用血管扩张药等均可减少或避免动脉切割的发生。轻度的动脉切割一般不做特殊处理。损伤较重时，需要立即置入内支架封闭破裂口。

2. 动脉粥样硬化斑块脱落：导丝、导管对粥样斑块的推动和刺激、高压注射器注入造影剂的冲击、球囊膨胀压迫后粥样斑块断裂等均可造成粥样斑块的脱落并栓塞远端血管分支。防止的方法主要是操作细心、轻柔。有条件时应对重要的动脉分支使用动脉保护装置予以保护。一旦发生栓子脱落，一般难以解除溶栓。为防止远端肢体由此产生缺血坏死，应尽早行血管切开取出栓子。

3. 血管穿孔与破裂：血管穿孔一般与导丝暴力穿透血管腔、球囊直径选择过大和过度扩张等有关。较大血管穿孔会造成大出血，一般需要外科修补。

4. 球囊爆破：球囊质量差、扩张次数过多以及过度充盈均可导致球囊爆破。爆破的球囊碎片可形成栓子，应及时取出。球囊爆破也可造成动脉切割或急性血栓形成。

5. 血管再狭窄：发生率约 30%，其判断指征是复查时血管直径减少了 50%以上、复查时狭窄的程度比 PTA 后即刻增加了 30%以上、PTA 后即刻狭窄度在 50%以下而复查时在 50%以上。再狭窄的原因包括血管痉挛血栓形成、血管内皮细胞损伤和内皮下组织暴露、内膜纤维增生及原有病变进展，一般需要再次成形或置入内支架治疗。

(徐　霖　陈平有)

第四节　血管内支架成形术

【发展历史】

1969年美国 Charles Theodore Dotter 等首次报道了内支架的试验研究。1983年 Dotter 又提出了“温度成形”(thermoplastic stent)概念，即用合金 Nitinol 制成小直径弹簧圈，在较高温度下弹簧圈可自行改变形状回复较大的尺寸。1985年 Wright 等报道了自扩式 Z 形内支架。同年 Palmaz 报道了一种经球囊导管膨胀的内支架，这是一种不锈钢制成的含网眼状结构的管状内支架，用球囊导管膨胀的方式可以将其撑开，次年将其改进为一种薄壁钢管形内支架。此后，随着支架材料、形态、投递技术的研究，内支架的种类不断增多。随着内支架的不断开发和更新，其临床应用范围越来越广，应用价值越来越大，已成为 PTA 的主要方法。

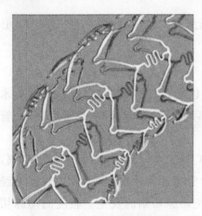

图 3-4-1　血管支架的基本形式

【支架成形机理】

无论什么类型的支架，其作用主要是利用其扩张后的弹性和支撑力保持局部血管腔开放，血流通畅(图 3-4-1)。覆膜支架除支撑作用外还利用膜性结构封闭血管腔与外界的异常交通。支架置入后应满足重要分支血管口不发生阻塞和不刺激动脉粥样斑块形成两个基本要求。

【支架材料】

介入内支架一般指金属内支架 Stent，目前用于制作内支架的材料有金属钽、医用不锈钢和镍钛合金等。塑料内支架常称为内涵管，一般在外科手术中使用。

1. 钽丝：具有很好的柔顺性和生物相容性，也是最好的生物学惰性材料。钽丝表面覆盖一薄层五氧化钽，带负电荷，能阻止血小板黏附和纤维蛋白的过多沉积，防止或减少血栓形成。钽丝制作的支架具有磁相容性，可以用 MRI 观察支架在血管内的状态。钽原子序数高，不透 X 线，便于透视观察。

2. 医用不锈钢丝：理化性能稳定、无毒，具有良好的生物相容性和抗凝性。支架经电镀抛光后，其表面形成数微米厚的铬氧化物。不锈钢支架支撑力强，内皮化时间短。

3. 镍钛合金：在不同温度下，表现为两种不同的金属结构相，两者可随温度的变化而相互转化。低温时，金属结构相呈单斜结构，合金柔软、易变形；温度升高后，金属晶体呈立方结构，合金变硬而有弹性。镍钛合金在冰水中很柔软，可任意变形，在500～600 ℃高温中塑成一定的形状，淬火处理后再放到冰水中又变得同样柔软。当温度升高到某一特定温度时，很快恢复成原塑成的形状，故称之为记忆合金。镍钛合金具有良好的生物相容性。

【支架类型】

支架类型很多，按扩张方式、表面处理工艺和功能将其分类。

1. 扩张方式：分为自扩式(self-expanding)和球囊扩张式(balloon expanding)支架，前者

以 Palmaz 和 Strecker 内支架为代表。Palmaz 支架为一不锈钢无缝管，上刻有网眼状裂缝。Strecker 是由 0.1 mm 钽丝编织成的管形网状支架。这类支架本身不具备弹性，投送时，支架套在球囊之外，用球囊导管将其送至病变处，充胀球囊，支架被动展开至一定直径而贴附于血管内。这类支架由于本身无弹性，易受外压变形，常用于体深部血管（图 3-4-2）。自扩式支架由不锈钢丝加工编织而成，主要有 Gianturco-Z 形支架和 Wallstent。这类支架本身具有弹性，用时压缩得很小，固定在管型的支架推送装置上，送达靶血管后后撤外套管释放支架，依靠自身弹性扩张至预定直径。

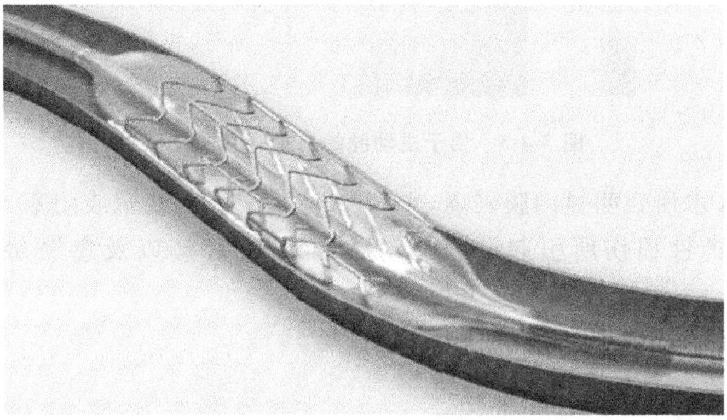

图 3-4-2　主要用于冠状动脉的球囊扩张式支架

2. 表面处理工艺：分裸露型、涂层型、覆膜型和支架移植物等。裸露型金属支架表面仅作抛光处理，使其表面光滑，减少血栓形成，支架呈网格状，液体或气体可自由通过而不影响支架放置处的管道分支功能，但肿瘤组织或硬化斑块可越过网眼长入腔内；涂层型金属支架则在表面涂以肝素、氧化钛等物质，以减少血栓形成，与裸露支架功能相当；覆膜型支架即在金属支架的外表覆盖一层可降解或不可降解的聚合物薄膜（如聚乙烯等），可以封闭支架的网眼，分离内外腔；支架移植物是支架与人造血管的复合体，与覆膜支架应用范围相近。

3. 功能：分单纯支撑型和支撑治疗型支架。前者仅起支撑扩张作用，后者除起支撑作用外，同时为预防支架置入后再狭窄，而采用了相应的治疗措施。如在金属支架外表涂药物、支架覆盖一层放射性同位素等。

【支架输送装置】

球囊扩张式支架的输送装置是将支架压缩在里面处于萎缩状态的导管球囊上，经导丝引导至病变后扩张球囊，促使支架扩张贴附于血管内壁，再将导管球囊收缩后撤出。

自扩式支架的递送装置即支架推送器，主要由特制的 5～9 F 递送导管，配以 0.014～0.035英寸导丝以及圆柱形外套膜组成。支架使用前预先套在递送导管的远端，并压缩使之纵向伸展后，送入外套膜，即将支架固定在支架推送器上。沿导丝借支架推送器将支架输送至病变血管，然后在影像监视下慢慢回抽外套膜，支架从前至后逐渐释放到血管腔内，支架展开并贴附在病变段血管壁上（图 3-4-3）。

【适应证】

1. 血管硬性狭窄：如长段血管狭窄、动脉完全闭塞、动脉粥样硬化性狭窄有溃疡形成或钙化、腔静脉狭窄-闭塞性病变、血液透析通道狭窄或闭塞等。

2. PTA 失败或 PTA 效果不满意的病例：如 PTA 后血管残余狭窄 30%以上、压差 2

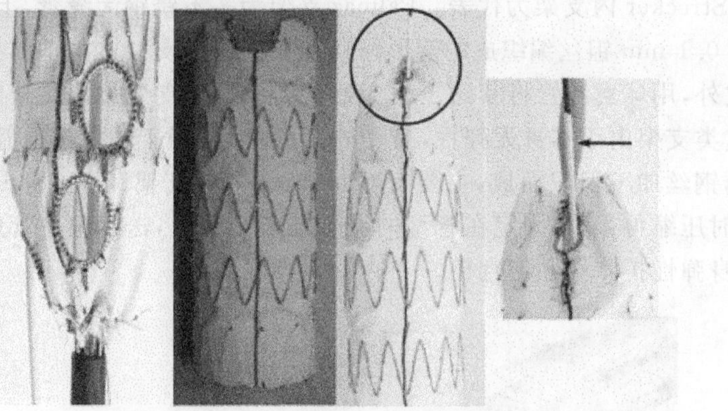

图 3-4-3　用于主动脉的自扩式覆膜支架

kPa 以上，或 PTA 术所致明显内膜剥离，或 PTA 术后复发的狭窄或闭塞。

3. 由锐性或钝性损伤所引起的假性动脉瘤、动静脉瘘以及急性动脉破裂所导致的出血。

4. 主动脉和外周动脉的动脉瘤和夹层动脉瘤。

5. 介入治疗所致的血管穿孔或破裂。

6. 血管搭桥术后狭窄或血液透析通道狭窄。

7. 腔静脉、髂静脉、肝静脉狭窄。

【禁忌证】

一般情况下，血管内支架成形术是安全的，但具有下列情况时应谨慎。

1. 严重的肝、肾、脑、肺功能障碍。
2. 明显的凝血功能障碍并且尚未得到纠正。
3. 大动脉炎活动期。
4. 生长发育未成熟者。
5. 病变远端血管流出障碍者。

【介入技术】

1. 术前准备：患者准备和药物准备类似于球囊血管成形术。器械准备方面重要的是选择适当的支架，包括支架类型、支架直径、支架长度等指标。根据影像检查的初步结果选择一定型号的内支架及相应口径的递送导管。

2. 血管造影：采用 Seldinger 穿刺技术，插管后先行非选择性和超选择性造影，全面了解血管结构及血流动力学变化。

3. 病变分析：结合临床症状、体征、实验室检查资料，仔细分析造影结果，明确狭窄的部位、长度、程度及侧支循环情况，确定该病例能否进行内支架血管成形术，有无禁忌证。

4. 支架准备：精确测量狭窄段，以选择球囊的大小、长度和内支架的类型、直径、长度。所选内支架的直径要比病变血管邻近段正常血管直径大 10%～15%，以期对血管壁提供额外的辐射状压力，防止内支架移位；支架长度应覆盖全部病变或略长于病变，若病变较长，可将两个支架重叠或采用多节式支架。

5. 预扩张：病变狭窄较明显时，一般先用较小的球囊导管对病变血管行 PTA，便于支架输送器通过；但动脉硬化时预扩张可能造成硬化斑块脱落，应做好预防。

6. 置入支架：①置入球囊扩张式支架：将支架输送导管沿导丝插入导引导管，经导引导管将载有内支架的特制标准球囊导管送至病变区，借助可视的支架和球囊两端的金属标记对支架定位。回撤导引管，用38%的泛影葡胺充胀球囊，待支架充分扩张贴附于血管壁后，回抽球囊内液体并缓慢旋转支架内球囊导管，松脱后缓慢撤出；若支架扩张不满意，可插入一个更大的球囊以扩张内支架(图3-4-4)。②置入自扩式支架：将选择好的支架套在递送导管的远端，压缩使其纵向伸展并套入外套膜，在导丝引导下将支架置于狭窄段，定位准确后慢慢回抽外套膜，支架逐渐释放并自动扩张贴附于血管壁上(图3-4-5)。若支架扩张不充分，可置入球囊导管适度扩张支架。

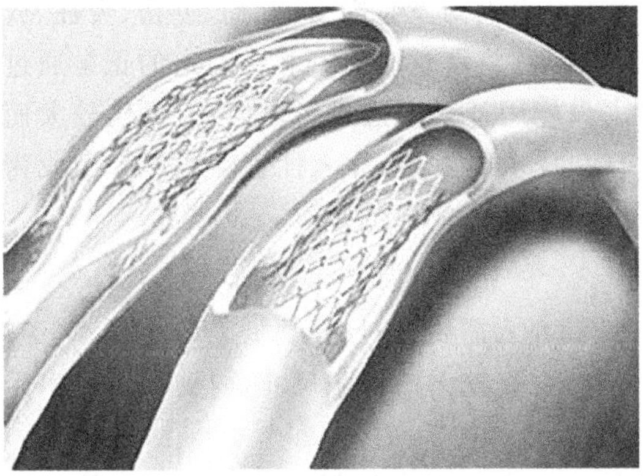

图 3-4-4　扩张球囊使支架撑开

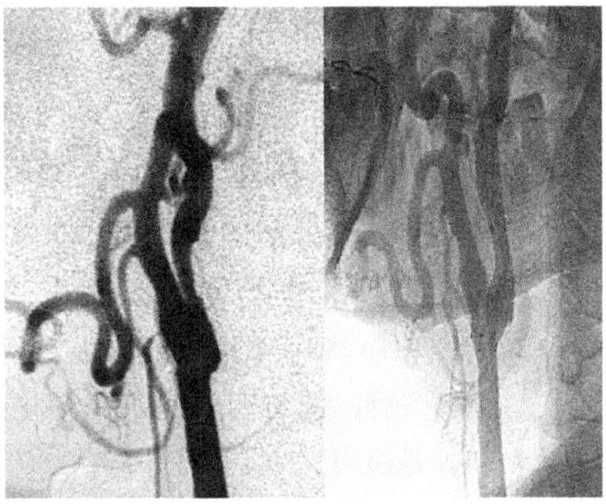

图 3-4-5　颈内动脉近段狭窄置入自扩式支架后支架贴壁良好

7. 注意事项：置入支架操作中关键之处在于支架定位。较大的支架可用骨骼或体表金属标记作标记，小支架应通过导引管即时造影确认。操作时支架应覆盖病变的上、下端。放置多个支架治疗动脉阻塞或狭窄病变时，相邻支架应相互重叠至少3 mm，从而防止两个支架分离、内膜暴露而导致治疗失败。在释放支架之前，应依据患者的凝血状况对其血液行肝素化，常规经导管或静脉注射足量的肝素盐水。

8. 操作结束后，测量跨狭窄段压差，血管造影复查，以了解扩张效果。术后处理基本等同于球囊血管成形术。

【常见并发症与处理】

1. 穿刺部位血肿：支架输送器较粗大和治疗过程中抗凝造成局部渗血。若有压迫或疼痛不适等情况出现可穿刺抽吸，严重时需要外科手术清除。

2. 再狭窄：早期再狭窄主要由支架部位血栓形成所致，后期再狭窄多由内膜增生所致。可采用溶栓治疗、血栓抽吸或再次PTA、支架治疗。

3. 支架移位：不多见，多因放置后支架未充分扩张而脱落。当出现此类情况时应重新进行介入治疗。

【疗效评价】

血管造影中，追踪复查时把支架的“通畅”定义为经过治疗的动脉节段的管径狭窄小于50%者。

PTA是经皮腔内治疗外周血管闭塞性病变的基础方法。支架的应用，尽量避免了夹层形成和血管内膜撕裂，而且治疗后所能获得的血管内径比传统PTA大，所以可显著地提高中期通畅率。与传统的血管外科手术、PTA 和非带膜支架的治疗相比，药物涂层支架和覆膜支架的治疗效果有显著提高。

（徐　霖　罗　超）

第五节　非血管性管腔成形术

消化道、气道、胆管、尿路、输卵管以及鼻泪管等腔道因为发育畸形、肿瘤、创伤、炎症、放射治疗、物理损伤和手术后而发生狭窄后阻塞或破裂后，将严重影响到相应腔道的正常通过和相关的脏器功能，单纯药物治疗多无效果，过去只能用外科方法进行再通，但损伤较大而效果有限。随着球囊成形术和内支架成形术材料和技术的发展，介入性管腔成形术已成为非血管性管腔狭窄梗阻的主要治疗手段之一，并取得了令人满意的疗效。

【管腔的特性与成形术的关系】

与血管相比，非血管性管腔有以下生物学特性和介入需要针对的问题。

1. 张力较低，但有明显的舒缩变化，球囊扩张时需要较大的扩张尺寸，内支架成形术需要较粗和弹性良好的材料。

2. 弹性较低，但多有蠕动运动，内支架成形后可能造成支架移位和支架两端的剪切损伤。

3. 内膜光滑，多有分泌功能，覆膜支架难以固定，容易移动或合并支架下分泌物聚集，并发感染或结石。

4. 近远端相连的脏器具有特定的功能，腔道梗阻将造成脏器功能异常，成形术需要维持较长的时间。

5. 腔内液体或气体的压力相对较低，但管壁一旦破裂，由于分泌物影响和舒缩活动而难以自动修复。

【成形术材料】

包括球囊导管、内支架、交换导丝、穿刺针、扩张器等。非血管管腔扩张球囊导管结构与血管成形球囊导管相似，但尺寸较大，一般为双腔单囊。球囊由聚乙烯制成，可耐受 6～8 个大气压；球囊直径有多种规格，从 12～40 mm 不等，常用规格为 20～30 mm；球囊长 3～10 cm，导管长度 75～100 cm。导管鞘依球囊直径而不同，12～18 mm 用 7 F 导管鞘，20 mm 用 9 F 导管鞘，30 mm 以上用 14 F 导管鞘。

（一）食管支架

1. 自展式“Z”形支架：这种支架是用直径 0.1 mm 的医用不锈钢丝以“Z”形方式折成短圆柱状，每节长 2 cm 左右，各节之间由用钢丝或细线作为铰链结构相连，可根据具体用途设计为多节支架。扩张后直径 14～20 mm。为防止支架在食管内滑动，有带刺 Z 型支架、近端呈喇叭口状支架以及两端增宽型支架。这种支架被压缩在较粗的输送管内，压缩前后的长度无明显变化。

2. 自展式金属网状支架：用 0.1～0.2 mm 的医用不锈钢丝编织成网管状，具有不同数目、不同直径的钢丝和编织疏密不同、弹性各异的支架。这种支架可被压缩在较小的输送管内，压缩时长度增大，释放后长度略缩短。

3. 其他支架：为防止置入支架后发生反流性食管炎，在支架远端可留置二尖瓣式塑料膜，两瓣斜形对合，食物可由上向下通过，而不能向上反流，即防反流支架；亦可在支架下端附着一裤腿状薄膜，置入后薄膜可被吞咽下的食物打开，而胃腔收缩时薄膜卷曲关闭。覆膜支架在金属丝表面包裹上涤纶膜或硅胶膜等，可防止肿瘤从支架网格中长入腔内，也可隔绝腔内与管壁破裂口，用于肿瘤和食管气管瘘的治疗。若在支架近端的网眼中设计一根可以收缩的尼龙线圈，释放后尼龙线被撑开而不影响进食，需要回收时用回收器的细钩钩住尼龙线，抽拉后支架近端圈径缩小，被收入套鞘中后即可安全回收，适用于特殊患者的临时性支架成形术。

（二）胆管支架

胆管支架多应用自展式金属网状支架，直径 8～10 mm，支架长 60～100 mm。

（三）前列腺尿道支架

常用的前列腺尿道支架有三种。①双螺旋支架：用镀金金属制成，起暂时性支撑作用。②双蕈状支架：由塑料制成，按前列腺尿道长度选择尺寸，在它的两端各有一网篮样结构，为暂时性支架。③永久性支架：自展式“Z”形支架、自展式金属网状支架均可使用，起永久支撑作用。

（四）导丝

非血管成形术根据具体成形部位和目的可使用不同的导丝，一般均需要较硬的交换导丝，以便在其支撑下快速置入较粗和较硬的内支架。

（五）扩张器

胆管成形需要经皮穿刺进入胆管，多需要较硬的扩张器来扩张穿刺通道，方便引流管和内支架的置入。

【操作技术】

1. 术前影像学检查：术前使用相关的影像学检查明确病变的性质、部位、程度以及范围，为手术做准备。

2. 手术操作途径：与外界直接相通的开放性管腔，可经与体外相通的开口送入介入操作器材，实施成形。与外界相隔离的封闭性管腔，需要采用经皮穿刺技术，在管腔与体表之间建立通道，然后经该通道放入介入操作器械。若外科手术后封闭性管腔留有引流通道，也可经该通道进入，如胆管术后 T 形管等。

3. 患者准备：仔细全面地了解患者的病史、症状、体征和影像学检查，确定患者是否适宜用成形术治疗和手术耐受度。气道与消化道插管操作需经咽喉部，术前必须给予较安全的局部喷雾麻醉；对儿童及神经过敏者，可用全身麻醉；为减少分泌物，术前应给予阿托品或 654-2；对术前精神紧张者，可给予镇静药；术前常规禁食 6～12 小时。

4. 器材准备：根据病变性质、部位、长度、程度以及治疗目的选择指标合适的球囊导管和（或）内支架。采用支架成形时，选择支架的原则如下：①支架长度、直径、支撑力合适，能有效支撑管腔，保持管腔通畅性；②支架能较牢固地贴附于管腔壁上，减少移位的可能性；③尽可能防止肿瘤组织通过支架网眼长入支架腔内；④支架材料能耐受消化液、胆汁、尿液的浸泡及内容物沉积，可保持长期通畅性。

5. 开放管腔的球囊扩张成形术：对开放性管腔，如气道、消化道等，在透视下经体外开口插入导管、导丝，经导管注入造影剂，确认导管位于管腔内之后，用交换导丝将预先选好的球囊导管送入，依据骨骼或体表金属标记，将球囊置于狭窄中心部位，以稀释造影剂加压充胀球囊。球囊内压应根据病变部位、性质而定，一般应使球囊完全膨胀。球囊扩张结束后，应再次造影，了解成形效果，若满意则治疗结束。

6. 封闭性管腔球囊成形术：对封闭性管腔，如胆管等，选择好经皮穿刺点，局部浸润麻醉，切一皮肤小切口。然后经皮穿刺管腔，经穿刺针注入造影剂确认穿入管腔后，送入导丝置换出穿刺针，扩张穿刺通道，将选择好的球囊导管顺导丝引至狭窄处，并借助定位标志将球囊置于狭窄中心部位。用稀释的造影剂充胀球囊，球囊膨胀扩张狭窄部位。扩张结束后，再经导管造影复查，满意后即可撤管结束，必要时需要在狭窄近端放置并保留外引流管，待复查确认合并出血停止和管腔通畅后再拔除引流管。

7. 内支架成形术：支架置入是建立在球囊扩张成功之后，即先按球囊成形的方法及步骤对病变部位进行有效的扩张，之后再置入内支架。部分狭窄较轻、合并管壁瘘者亦可直接行内支架成形术。主要步骤：球囊扩张成功后，抽干净球囊内造影剂使之缩瘪，沿导丝撤出球囊导管；将选择的适宜内支架固定在推送器上，沿导丝将内支架送至病变部位；透视下将支架准确定位于病变处，操纵推送器，释放内支架；内支架脱离推送器而弹开，贴附于腔壁上；若内支架扩张不充分，可置入球囊导管适度扩张内支架；置入成功后再次造影，了解内支架位置及扩张情况。

【注意事项】

1. 无菌原则：尽管消化道、气道等管腔并非无菌环境，但为了避免交叉感染和穿刺通道感染，介入操作必须按无菌操作要求进行。

2. 腔内操作：介入扩张和内支架释放操作之前，必须证实球囊和内支架沿导丝经管腔行进而完全位于管腔内，否则应禁止相关操作以避免管壁破裂损伤。

3. 堵塞穿刺道：通过肝肾等实质性脏器穿刺后，其脏器实质的穿刺孔道需要用明胶海绵等填塞，以避免出血和胆汁瘘、尿道瘘。

4. 综合治疗：所有的球囊扩张和绝大多数内支架成形术，针对管腔病变所起的作用仅仅是以解除或减轻局部狭窄，以减轻梗阻症状、改善生活质量为目的。对于引起狭窄的肿瘤等疾病并没有实施直接治疗，也不能阻止疾病的发展。因此，应结合其他治疗控制肿瘤等疾病的发展。

【术后处理】

1. 应全面监护患者情况：消化道扩张后最初 24 小时禁食，24 小时至 2～3 天进流食或半流食，以后即可从半流食至软食向普食过渡。但上消化道成形术后若无明显出血情况，亦可立即采取过渡饮食，可以有效防止再狭窄的发生和内支架早期移位。

2. 胆管、泌尿道扩张后，应放置引流管，给予抗生素预防感染。

3. 需要多次球囊扩张成形者，两次扩张的时间以间隔 2 周左右为宜。

4. 定期复查：了解支架位置、支架扩张等情况，及时处理并发症。

【临床应用】

(一)消化道

适应于各种原因导致的影响进食或胃肠道通畅的严重狭窄或瘘。

1. 先天性食管狭窄、贲门失迟缓症。

2. 肿瘤、炎症、手术后、放射治疗后、食管烧灼伤以及外压性狭窄。

3. 食管支气管瘘、食管纵隔瘘、食管胸腔瘘等。

4. 胃、十二指肠良性狭窄，如术后吻合口狭窄；胃、十二指肠恶性肿瘤所致的狭窄，包括术后肿瘤复发。

5. 幽门梗阻。

6. 直肠、结肠恶性狭窄，术后狭窄以及直肠、结肠瘘。

（二）气道

适应于各种原因导致的影响通气功能的严重狭窄、瘘和出血。

1. 先天性气管、支气管狭窄。

2. 肿瘤、纵隔纤维化、结节病等造成的外压性气管、支气管狭窄。

3. 气管软化、气管塌陷。

4. 气管、支气管肿瘤、肉芽组织增生造成患者严重呼吸困难或窒息者。

5. 气管、支气管炎性狭窄造成患者严重窒息者。

6. 气管、支气管术后吻合口狭窄。

7. 放射治疗后气管、支气管狭窄。

（三）胆管

1. 胆管良性狭窄，如术后狭窄、炎性狭窄、结石所致狭窄。

2. 胆管恶性狭窄，如胆管癌；肝脏、胆囊、胰腺恶性肿瘤侵犯、压迫胆管造成狭窄梗阻。

（四）泌尿生殖道

1. 肾盂输尿管连接部短段狭窄而肾功能正常。

2. 输尿管良性狭窄：手术、结石、放射治疗后、感染性、先天性及腹膜后纤维化。

3. 前列腺增生所致尿道梗阻。

4. 输卵管感染、盆腔炎、盆腔手术等所致的输卵管间质部、狭部或壶腹部阻塞者。

（徐　霖　杨光远）

第六节　经皮穿刺局部消融术

经皮穿刺局部消融术是将穿刺针经皮穿刺进入病变区域，直接将化学药物或物理能量作用于局部组织细胞，通过细胞变性、凝固、分解、坏死，达到快速毁损肿瘤或抑制病变组织生长的目的。消融术属于非血管介入和局部消融治疗（包括经皮穿刺、内镜和开放式手术消融等）的范畴，需要对病变进行准确的定位定性、穿刺的精确导向、消融剂量的精准计算和消融效果的准确评价等一系列程序。常用的消融技术包括化学消融术、射频消融术、微波消融术、激光消融术、冷冻治疗术等。从治疗技术和效果角度，放射性粒子置入术和超声消融术亦可作为消融术看待。

【影像导向技术】

经皮穿刺消融术需要对病变进行精确的定位、定性诊断和穿刺导向，治疗过程需要对治疗范围做精确评定，因此应根据具体需要采用不同的导向技术。常用的监视设备包括X线电视透视、USG、CT和MR和具有三维成像功能的DSA等。

1. X线导向：具有连续导向和随机调整导向角度的优点，但分辨率较低，一般用于肺部和骨骼等容易穿透、组织对比度大的组织器官的消融导向。

2. USG导向：具有实时成像、多角度引导、无辐射损伤的优点，一般作为软组织脏器消融导向的首选，有助于病变的精准定位和对消融效果作出及时评价，但不适用于深部复杂脏器附近、肥胖和巨大肿瘤的消融导向。

3. CT导向：CT具有定位、定性和导向、精确评价疗效及并发症少等优点，可以应用于全身多数器官的消融，但辐射剂量较大，没有配备CT透视功能时不能进行连续性导向，间断导向时花费时间较长。

4. MR导向：MR具有良好的组织分辨率、多平面导向能力、多参数成像性能、血管流空显示和无电离辐射等优点，可以作为病变精确定性、治疗效果实时评价、避免血管损伤等高级导向应用，但价格较贵，部分患者不能耐受高强度磁场，穿刺治疗器材磁化限制和导向精度不足等缺陷使其应用范围受到限制。

5. DSA导向：DSA一般不作为消融导向使用，仅在结合血管内介入栓塞治疗时结合透视做消融穿刺的定位使用，可以更精确地显示病变和血液供应的关系。

6. 导航技术：单纯的影像设备难以同时清楚地显示穿刺点、穿刺器材运行途径和病变靶点三者之间的空间关系，因此精确的消融治疗需要具有多角度、多方位、全途径立体导航技术如电磁定位跟踪技术、光学跟踪技术等。其原理是预先将医学影像坐标系与介入器材坐标系配准到一个共同坐标系内，治疗穿刺时将患者、穿刺器材全程置于影像设备的监测下，跟踪系统在医学成像的同时跟踪穿刺器材的移动轨迹及其与病变的方位变化，借此随时调整穿刺方向、角度和深度。

【治疗原理】

1. 射频消融（radiofrequency ablation，RFA）：应用频率为375～500 kHz的电磁波在射频电极周围形成高频交变电磁场，使局部的细胞离子受到强力激发而相互碰撞、摩擦产生热量，超过其耐受程度后发生凝固坏死，同时相邻组织因热损伤导致小血管分支闭塞而加重了射频电极周围的组织缺氧和对放化疗的敏感性（图3-6-1）。射频热效应还可增强机体免疫、抑制残余肿瘤细胞生长。

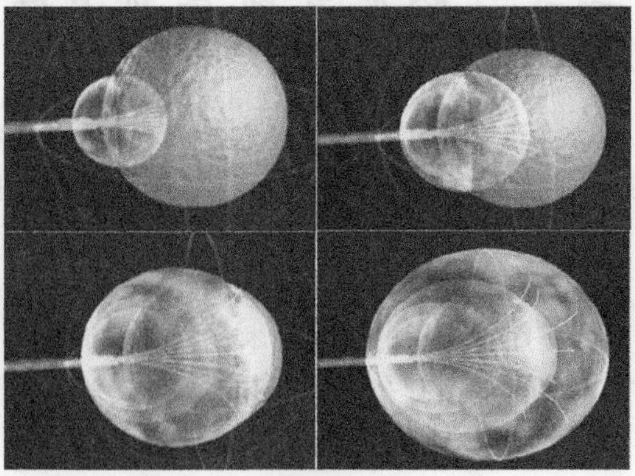

图3-6-1　射频治疗原理示意图

2. 微波消融术(microwave ablation,MWA):利用电磁波在微波电极周围形成微波交变电场,使局部细胞中以水分子为主的极性分子与相邻分子摩擦产生偶极子加热效应,与组织中的带电离子产生碰撞的离子的加热效应共同作用而造成局部组织细胞崩解坏死。具有不受局部组织热传导影响、升温快、受组织炭化和热沉降效应小、作用范围大、消融时间短、患者疼痛感较轻等优点。

3. 冷冻消融术(cryoablation):利用焦耳-汤姆逊效应(气体通过狭小的微孔从高压区域喷射进入低压区域时因节流导致大多数气体温度降低、极少数气体温度升高)在冷冻头周围产生极低温度,造成局部肿瘤细胞冰晶形成和细胞器不可逆损伤、细胞膜破坏和细胞一系列病理生理改变,最终造成细胞变性坏死;同时周围肿瘤血管损伤、微循环障碍、复温时快速升温导致细胞肿胀崩解和微血管损伤、激活细胞免疫等功能加强了冷冻效果(图 3-6-2)。制约冷冻消融效果的主要因素是冷冻速度、最低温度和作用时间,冷冻循环次数亦有影响。

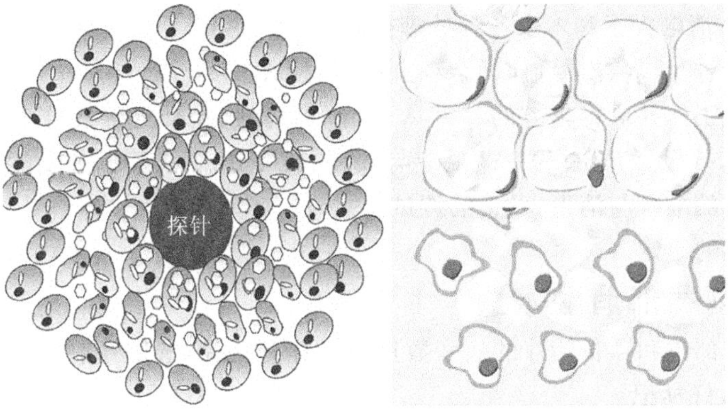

图 3-6-2　冷冻治疗原理示意图

4. 激光消融术(laser ablation,LA):采用纤细可弯曲的光导纤维插入肿瘤组织,导入一定频率和功率的激光被组织吸收后因热效应、压强效应、光化学效应和电磁效应而产生热量,造成组织细胞变性、凝固、汽化而达到杀灭肿瘤细胞的作用,亦有一定的组织细胞间接性损伤和刺激局部免疫功能的作用。具有组织穿透力强、不易被水吸收、功率多级可调、操作简便和能量分布均匀等优点。

5. 化学消融术(chemo-ablation,CA):将化学消融剂直接注射到肿瘤组织,通过细胞毒性损伤、蛋白质凝固、热损伤和渗透压改变造成细胞崩解和凝固坏死的方法。以无水酒精最为常用,亦可选择性使用冰醋酸、稀盐酸和具有细胞毒性的化疗药物。

6. 放射性粒子置入术:属于近距离放疗的范畴,置入放射性粒子的方法可以通过手术开放置入、内镜置入和本节所介绍的经皮穿刺置入。放射性粒子置入的基本原则是精确计算放射剂量、精确控制粒子放射强度、合理设计粒子分布、尽量减少周围组织损伤、严密防止术中和术后辐射泄漏。

7. 高强度聚焦超声消融(high intensity focused ultrasound ablation,HIFUA):利用高强度的超声波(频率 0.8～3.2 MHz、聚焦区域平均强度 100～10000 W/cm^2、峰值浓缩压 30 MPa、峰值稀疏压 10 MPa),将能量密度较低的声束聚焦至组织靶点,通过组织间摩擦、黏滞和热传导消耗、分子弛豫等作用使组织产生瞬间高温,与局部机械效应和声化学效应共同作用造成组织细胞凝固性坏死,而非聚焦区域组织结构不受损伤。具有穿透力强、聚焦性能好、剂量小和不损伤周围组织的优点。

【器械】

除了相应的治疗设备外，最主要的器械是穿刺针及导向所需的装备。

1. 穿刺：型号依据所采用的治疗设备而不同，主要是能够在腔内顺利通过治疗所需的电极、导线和光纤等，并能尽可能减小穿刺针的口径。

2. 导向定位装置：包括定位格栅或其他标记物、导向架、导向光学装置等。

3. 立体定位导向软件：能够与 PACS 或影像设备工作站相连，处理影像数据并作出导向方案，穿刺时作为穿刺导向参考。

4. 相关治疗设备及附件。

【术前准备】

1. 术前仔细分析病史及各种影像学资料，从临床角度提供多种治疗方案进行对比研究，若确定适应局部消融治疗，则需根据患者状态、病变部位、大小、性质和多少、分布确定局部消融方法、具体消融方案和术中各种处理措施。

2. 常规行血、尿常规、出凝血时间及心电图等检查。

3. 做好解释工作并取得患方的签字认可，包括病情、局部或经皮穿刺消融的适应证选择、消融的价值和效果、消融过程中的反应与处理、预后分析、可能的并发症及处理措施等。

4. 消融器材的准备与消毒，设备的调试。

5. 麻醉方案的设定。

【经皮穿刺局部消融术】

1. 根据病变部位和预备治疗的病变数目设计穿刺路径，选定穿刺点。在导向系统标定下定位，在体表做好标记。

2. 穿刺点及周围皮肤消毒，并铺洞巾和无菌单。局部麻醉使用 1%～2%的利多卡因。根据穿刺针粗细，用手术刀片在穿刺点皮肤上作一小切口，以利穿刺针穿过皮肤。

3. 穿刺：在导向系统监视下，将穿刺针自穿刺点按穿刺路径穿入病灶中心（小病灶时）或接近周边的区域（较大病灶时）。穿刺时注意脏器包膜的保护和避免直接穿入血管、肠道、器官腔等空腔器官，并避免直接刺激神经。病变范围较大或多个病变时需要多次或多针穿刺，应尽量减少穿刺针通过脏器包膜的次数，调整穿刺针方向时尽量在包膜内转换。

4. 局部消融：将穿刺针管固定于肿瘤内，经穿刺针管置入相应治疗器材的电极、光纤等工作组件，在治疗装置上设置相关参数后实施治疗，并密切监测消融作用的范围和效果。根据所使用的消融方法可能产生的刺激强度和疼痛症状，在消融时予以镇痛和基础麻醉处理，必要时施行硬膜外或全麻，并须做好严密的心电监护、供氧等。

5. 效果评定：消融治疗的效果评价根据药液弥散、射频或其他治疗波及的边缘等判断，最好是在超声和 MR 监测下进行，可以根据回声和信号的变化较为准确地判断消融治疗涉及的范围、消融程度和对周围结构的影响。

消融范围的标准是覆盖肿瘤或病变全部范围，周边正常组织轻度消融反应但无明显空腔结构及包膜损害，患者能够耐受。

6. 穿刺后处理：消融结束后拔出穿刺针，必要时对穿刺通道栓塞封闭；穿刺点局部加压包扎。严密观察患者的局部情况和生命体征，以及时发现和处理可能出现的并发症。

【注意事项】

1. 消融术穿刺途径的选择极为重要，其原则为尽量经病变距离皮表最近处；尽可能避免穿过重要脏器，如胃肠道、血管、神经等；尽可能避开坚硬的组织，如骨骼。

2. 进针过程均应在导向系统监视下进行，对随呼吸活动的器官，针尖通过包膜时嘱患者平静呼吸下屏气后立即果断进针，并尽量避免多次，以免对脏器包膜造成切割或多发性损伤。

3. 肿瘤接近血管、胆道、支气管等空腔结构或靠近包膜时应谨慎穿刺和消融，避免损伤，必要时可采取空腔穿刺注入冰水进行消融保护。

【并发症】

不同类型的消融术出现并发症的概率不同，但基本类型相似。并发症的发生除了与穿刺有关外，主要与消融治疗的方法、术者的技术熟练程度等相关。

1. 疼痛：穿刺时疼痛多为轻度，消融时可因物理或化学刺激产生较明显甚至剧烈的疼痛，除给予镇痛药外，必要时施行基础麻醉，患者耐受力差或敏感者施行硬膜外麻醉或全身麻醉。

2. 出血：穿刺通道或靶器官内因穿刺和消融出血主要见于使用粗穿刺针或尖锐穿刺针刚好通过血管壁时，消融的收缩破坏作用一般可以达到即时止血效果。少量出血可自行停止。有活动性出血而使用止血药无效时，应行增强 CT 检查或血管造影，明确出血后进行血管栓塞术治疗，特殊情况下不能介入栓塞则需外科手术处理。

3. 感染：消融可造成局部组织和可能存在的致病菌一起受到破坏，因此消融术后感染少见，多与穿刺器械或皮肤消毒不严格有关，一旦出现感染症状或体征应及时使用抗生素治疗。

4. 气胸：肺部病变穿刺消融时多有发生，少量气胸可自行吸收，中量或大量气胸应及时采取抽气或负压引流的方法治疗。

5. 血压下降：发生率可达 30%～40%。与穿刺、消融刺激交感神经节、神经丛，反射性引起周围血管扩张，回心血量减少有关。治疗可采用多巴胺或麻黄碱静脉滴注或静脉推注。

6. 特殊反应：用酒精进行化学消融时可产生醉酒反应，应事先了解患者对酒精的耐受性，避免注射量过大。

（徐　霖）

第七节　微导管术

微导管血管内治疗主要应用于神经外科的血管内治疗，因此又称为血管内神经外科。亦可用在需要超选择性插管的体部或肢体血管内介入治疗。此项技术所用导管为 3 F 以下的导管，有的甚至微小到 1.5 F(0.495 mm)。

【发展历史】

微导管血管内治疗技术由法国的 Djindjian 教授开创，当时他用于颈外动脉的超选择性血管造影和选择性脊髓血管造影。此后 Dichiro、Doppman、Newton 等利用微导管技术对脊髓血管畸形进行了血管内栓塞治疗。20 世纪 80 年代以后法国和美国相继研制出前端逐渐变细、可以任意弯曲的 Magic 微导管系列和 Tracker 导管，加之数字减影 X 线机问世，使微导管技术更向前推进了一步。

【微导管种类】

1. 同轴导管：又称 Debrun 导管系统，外导管为聚乙烯 3 F 管，内导管为 2 F 的 Teflon 导管，在 2 F 内导管末端装载球囊。适用于颈动脉海绵窦瘘、椎动静脉瘘及颈动脉、椎动脉巨大动脉瘤的可脱性球囊栓塞治疗。

2. Tracker 导管：由美国 Target Therapeutics 公司生产，全长 150 cm，前端是 2.2 F、18 cm 长的导管，后面为 3 F、132 cm 长的导管，末端有金环示标，并配有 0.013～0.014 英寸无创伤铂金导丝。主要用于脑 AVM 的血管内栓塞。

3. Magic 微导管系统：法国 Bait 公司生产，为逐渐变细、前端可以任意弯曲的微导管，有多种型号与规格，分别适用于脑 AVM、颅内动脉瘤、颈动脉海绵窦瘘、脑血管痉挛、脊髓血管畸形的血管内治疗（图 3-7-1）。

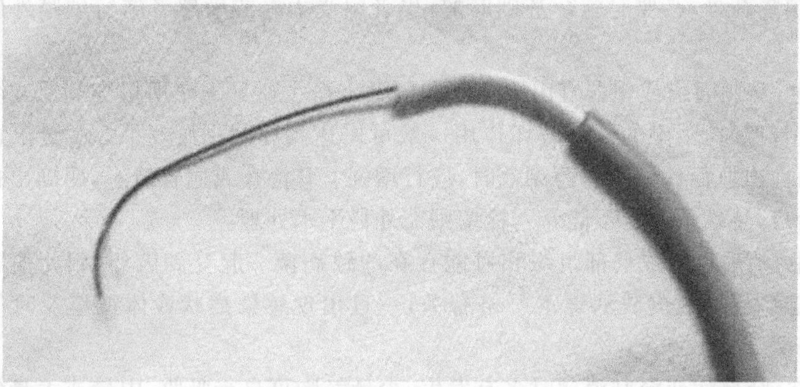

图 3-7-1　Magic 微导管系统

4. Refenachet 微导管系统和 Kerber 开孔球囊微导管系统：前者是 pur sil 1.8 F 导管，末端在电烙铁加热后塑成小泡型，后者是将开孔球囊装在柔软、可弯曲的 pur sil 1.8 F 导管末端，两种导管都把微导管置于压力推进器内，借水压冲击力把微导管送到病灶内。适用于脑 AVM、Galen's 静脉瘤的血管内栓塞，因其插管到位成功率低，已较少应用。

5. 通用型微导管：导管为 1.8～3.0 F 聚乙烯导管，配套 0.012～0.014 英寸导丝，借用普通造影导管做导引管。可以在常规造影和选择性插管后超选择性插入微导管进行局部灌注和栓塞治疗。

【微导管血管内治疗技术分类】

1. 自由血流冲击栓塞术：将微导管超选择性插到病变的供血动脉，用注射器抽吸固体栓塞微粒，经微导管注入，利用动脉血流自由冲击，把微粒带到病灶组织的微血管内，进行病灶内栓塞。

2. 可脱性球囊栓塞术：把特制的乳胶或硅胶球囊装在导管末端，经导引管送到病变局部，再设法将球囊解脱来充填动脉瘤腔、阻断载瘤动脉或堵塞瘘口来达到治疗目的。

3. 开孔球囊栓塞技术：把特制的开孔球囊装在微导管的末端，经导引管送至病变的供血动脉，经微导管注入液体栓塞剂（如 IBCA 混合液），球囊充盈脱离后栓塞病变血管。

4. 腔内血管扩张成形术：把特制的气囊扩张微导管插到颅内血管狭窄或痉挛的部位，通过导管向气囊内加压注入造影剂，使狭窄血管内腔上的粥样斑块碎裂，血管腔扩张而恢复血流通畅的治疗办法。

5. 钨丝或铂金丝螺旋圈栓塞术：把微导管经导引管在电视监视下超选择送入颅内动脉瘤、动静脉瘘或海绵窦动静脉瘘内，将钨丝或铂金丝螺旋圈经微导管送入并设法使其在病变血管腔内盘曲并促使局部形成血栓，达到闭塞动脉瘤或动静脉瘘的治疗方法。

6. 电解铂金微弹簧圈栓塞术：把微导管和装载有可电解分离的铂金微弹簧圈的导丝经导引管超选择送入颅内病变血管内，设法使弹簧圈卷曲于病变血管的动脉瘤腔内，再用直流电将铂金微弹簧圈与导丝分离解脱，用于动脉瘤、动静脉瘘或海绵窦动静脉瘘的栓塞治疗（图 3-7-2）。

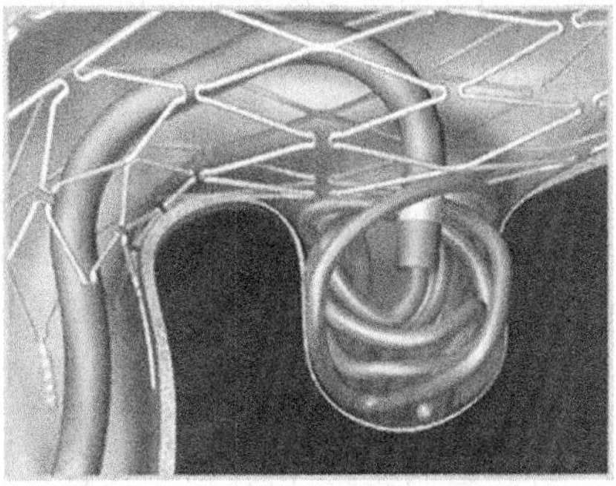

图 3-7-2　支架+弹簧圈栓塞宽基底动脉瘤示意图

【微导管栓塞材料】

栓塞材料种类很多，微导管血管内治疗应用的栓塞材料主要有四类。

1. 微粒：主要包括冻干硬脑膜、聚乙烯泡沫醇、真丝微粒等。适用于硬脑膜、脊膜动静脉瘘，动静脉血管畸形，头颈、颌面、肝、肾等动静脉畸形的栓塞治疗。

2. 微钢圈（包括电解铂金微弹簧圈和钨丝弹簧圈）：主要由 0.013 英寸或 0.014 英寸铂金属丝制成，可通过 2.2 F 的导管。适用于治疗外伤性颈动脉海绵窦瘘与脑动脉瘤。

3. 微球囊：为硅胶或乳胶制成，有带 X 线标记与不带 X 线标记两类，前者为可脱性球囊用，后者为开孔球囊用。

4. 液体栓塞剂：①氰基丙烯酸异丁酯在血液中可瞬间聚合，在盐水中聚合需 15～40 秒，而在 5%葡萄糖中却不发生聚合，加不同剂量的碘苯酯，可相对延缓聚合时间，常用浓度为 50%、66%，主要用于颅内动静脉畸形的栓塞治疗。②甲基丙烯酸-2-羟基乙酯（HEMA）是一种随体温聚合的物质，主要用于充填置入动脉瘤内的可脱性球囊，作为脑动脉瘤的永久性栓塞。

【介入操作规程】

微导管介入多涉及脑血管疾病的治疗，而脑动脉分支的任何刺激和栓塞均可造成难以挽回的神经功能缺失，因此应按血管内介入放射的最严格标准实施微导管治疗。下述主要以脑血管微导管术操作为主，其他部位的微导管介入参见各有关章节。

1. 患者准备：按一般性血管内介入操作准备，并于术前三天口服尼莫地平 20 mg（每天三次），以充分保障脑血管处于较为松弛的状态而不会出现严重痉挛。

2. 药物准备：特殊药物主要是预防动脉痉挛药物如硝普钠、钙拮抗剂或罂粟碱等。

3. 器械准备：除了常规的血管介入器材外，必备心电监护仪、麻醉设备，重点是球囊及导管准备，需要结合疾病类型和导管类别进行相应准备，Magic-BD 可脱性球囊栓塞术需要按照说明书详细制备球囊及解脱装置、充填物质，其他特殊器材亦需要按要求预先熟悉相关的操作步骤。

4. 术中特殊处理：①肝素化：微导管技术整个操作过程患者要在全身肝素化下进行，使患者血液处于低凝状态。首次剂量按 1 mg/kg 肝素静脉注射，每隔 2 小时半量给药。②预防动脉痉挛：在插管造影和栓塞治疗时易诱发脑动脉痉挛，影响导管的超选择性插入和治疗质量，甚至因痉挛致导管无法拔出。因此，头颈部的插管要预防性应用血管扩张剂。常用的血管扩张剂包括硝普钠、钙拮抗剂、罂粟碱等。③脑电图监测：对需要暂时阻断颈动脉血流或有可能行永久性阻断颈动脉血流的患者，应进行连续脑电图监测，以尽早发现脑缺血的发生，并作为临床决定是否能行颈动脉血流阻断的参考。④血管暂时性闭塞试验：对有可能闭塞一侧颈动脉或椎动脉的患者，需要先行暂时性闭塞试验，以了解患者对闭塞该动脉的耐受性(至少 30 分钟，无神经缺血缺氧症状时方能施行)。⑤全身麻醉：脑血管疾病时脑血管敏感性高、患者多有意识障碍、耐受性差，一般需要麻醉医生配合实行全身麻醉管理；非脑血管的微导管术在局麻下即可进行。

5. 常规穿刺造影：应常规行全脑血管造影，初步判断病变位置，重点了解病变的供血动脉、病变情况及有无颈内、外动脉交通吻合，并观察有无侧支循环或代偿性供血分支。然后再经导管鞘插入 6-7 F 平头导引管，进入病变侧颈总动脉、颈内动脉或颈外动脉以便进行超选择性插管。

6. 引入微导管：将带阀 Y 型接头之侧臂与三通连接管相连，再与加压输液袋管道相连，然后把带阀 Y 型前端与导引管尾端相连、主臂接头套在微导管前端。开放加压输液袋，把微导管经 Y 阀缓慢送入 7 F 平头导引管内，待微导管柔软而可弯曲的部分送入 7 F 平头导引管前部，采用捻转、抽送导管的方法，或经三通开关连接管侧头向导引管内注入等渗盐水或造影剂以加大血流冲击，把 Magic 导管送至病变供血动脉，若超选择性插管时较硬的导丝影响插管的选择，则可抽出 Magic 导管内导丝，单纯利用血流或液体的冲击力带动导管前行；若遇阻力或球囊不易通过颈内动脉虹吸部、不易进入病变内时，可采用捻转导管改变导管前端弯曲度，或用 20 mL 注射器向导引管内加压注入等渗盐水加大冲击力；或请台下人员帮助改变患者头颈方向位置，压迫健侧颈总动脉，从而加大患侧颈内动脉血流，改变颅内血流动力学方向等方法，使球囊继续前进，直至到达预定位置。

7. 栓塞：微粒栓塞时，把选择的栓塞微粒放在注射器内，并与造影剂混合，在透视监视下慢慢间断推注。推注时应严密观察血流速度的变化和有无逆流，待流速减缓或血流停止时，停止推注栓塞微粒。在确认导管内无残留栓塞剂的情况下通过微导管造影复查。可脱性球囊栓塞时，通过反复超选择性插管动作将球囊送入动脉瘤内或瘘口内，在透视监视下，用 1 mL 注射器慢慢向球囊内注入低浓度造影剂，估计动脉瘤的容量大小，并记录注入量。再经三通连接管侧管进行血管造影，了解充盈后的可脱性球囊是否将病变完全堵塞。如堵塞满意，用 1 mL 注射器抽取聚合物 HEMA 的混合液栓塞剂，接于导管尾端，慢慢注入，将导管与球囊内造影剂置换完，达到预测注射量或球囊逐渐充盈病变，再经导引管行血管造影，直至球囊将病变完全堵塞为止。在监视下，固定 8 F 导引管并缓慢轻柔地牵拉导管使其与球囊脱离。电解弹簧圈栓塞时，通过超选择性插管动作将电解弹簧圈送入动脉瘤内腔或瘘口内，并在透视监视下设法将弹簧圈完全推入并盘曲成团，连接微导管末端的直流电解脱装置导线，按设定的电流和时间使导丝与弹簧圈连接处解脱，估计填塞满意时经三通连接管侧管进行血管造影，了解已经盘曲的弹簧圈是否将病变完全堵塞，反复充填不同长度的弹簧圈直至将病变囊腔完全充填为止。

8. 术后处理：栓塞治疗完毕，应用鱼精蛋白中和肝素。5～10 分钟后拔出导管鞘，穿刺部位常规处理。麻醉苏醒后严密观察神经功能情况并及时处理。

【并发症及防治】

微导管技术操作复杂、手术时间长，除可能发生一般介入治疗所见的并发症外，还可能发生以下较严重的并发症。

1. 误栓：注入颗粒性栓塞物时，由于超选择性插管不到位、注射速度过快、注射量较大和液体栓塞剂注射速度控制不当等，可导致非靶血管血管的栓塞，常常造成栓塞区域的脑神经功能受损，属于严重的并发症，一旦发生基本上难以恢复。预防措施主要是控制手术级别，非熟练的神经介入医师不要轻易实行脑血管介入治疗；术中严密监测和谨慎操作。

2. 脑肿胀与脑出血：脑血管畸形栓塞后的脑肿胀和脑出血，可能原因如下。

(1) 栓塞后脑血管自动调节功能不适应或远端组织的长期缺血缺氧，血流突然增加后造成局部过度灌注性损伤。

(2) 栓塞剂进入畸形血管团或静脉端，使远端静脉回流不畅，畸形血管团内压力升高破裂。

(3) 导管黏于靶血管，抽出导管时靶血管受牵拉破裂出血。

(4) 动脉瘤壁薄，造影时导管前端离动脉瘤过近，造影压力过大，致使动脉瘤破裂出血。

(5) 栓塞动脉瘤时，球囊或弹簧圈选择过大，致使动脉瘤破裂。

(6) 动脉瘤栓塞时，弹簧圈直接刺破非薄的动脉瘤壁或假性动脉瘤，使出血加重。

(7) 急性脑血管病时脑血管广泛性痉挛缺血，轻微刺激即可使小血管壁损伤出血。

脑肿胀和出血属严重而常见的并发症，需要从技术操作、脑血管营养保护和控制血压、脱水治疗等方面予以防治，出血较多时需及时手术减压。

3. 静脉窦栓塞：因脑血管畸形靠近静脉窦，直接回流入静脉窦，或畸形伴随有动静脉瘘，栓塞时栓塞剂进入静脉窦而将其栓塞。对一侧静脉窦栓塞者，可采用脱水、脑室外引流等降低颅内压措施，等待对侧横窦回流代偿，严重时可直接行静脉窦内介入溶栓治疗。

4. 微导管断于颅内：原因主要是导管质量问题、血管痉挛将导管卡住、不正确的拉扯、导管被栓塞剂氰基丙烯酸异丁酯黏住。微导管断于较小的脑血管内，一般影响不大，无需特殊处理。断于颅内主干或较大血管内，需采用抗凝治疗，全身肝素化，以尽量减少脑神经受损的范围。

5. 可脱性球囊脱落于正常血管部位或放置不当：这种情况往往出现在输送球囊出现困难时，由于血管弯曲、扭折，使可脱性球囊卡在此部位，向后抽拉导管时致使球囊过早解脱而存留于正常血管内。脱落于动脉分支远端可造成脑梗死，脱落于静脉远端一般无严重危害。

6. 脑血栓形成：多见于老年动脉硬化、颈动脉或椎动脉存在动脉硬化性狭窄，血液黏滞性增高的患者。在造影治疗过程中突然发生病情变化，应考虑此并发症发生，立即进行相关溶栓治疗。

（徐　霖　陈平有）

第八节　经皮血栓清除术

血栓形成与栓子脱落是引起动脉血管闭塞及其组织器官缺血、肢体静脉循环障碍的重要原因之一，如不及时采取合理的治疗，将导致组织器官缺血坏死、肢体静脉回流淤滞感染、肺动脉栓塞等后果。

经皮血栓清除术是指应用经皮导管及其他技术以清除血管内的急、慢性血栓或脱落栓子，恢复或改善闭塞血管远侧分支血流的治疗技术，是血管再通的主要介入技术之一，常与局部灌注溶栓术、球囊血管成形术和内支架成形术等联合应用，以提高血栓清除及血管再通的效率。

【术前准备】

1. 患者准备：除一般性准备外，需仔细检查患者，初步判断血管栓塞的部位和对肢体、器官功能的影响程度。查看肢体皮肤颜色、有无坏死斑点或溃烂；股动脉近端或远端是否有搏动及末梢循环情况等。

2. 影像诊断：CTA 或选择性血管造影，确定血管闭塞的部位、长度以及远端血流情况，以此制定下一步的治疗方案。

3. 器械准备：根据拟采取的血栓清除方法准备相关的器材和药物。

【血栓清除术的原理】

1. 抽吸术是利用导管内的负压将新鲜、柔软的血栓抽吸到导管内再经导管移出。

2. 机械清除系统是利用机械装置直接作用于血栓，造成血栓粉碎后被导管吸收移出。

3. 流变溶栓术是运用高速高压盐水冲刷血栓，并经同一导管抽吸出被冲刷下来的血栓碎块，使栓塞的血管获得再通。通过控制压力泵压力，盐水自导管末端小孔射出，形成一个高压效应，对周围血栓进行冲刷，促使血凝块溶解。注射部位与引流腔之间存在压差，局部可造成一个涡流环境，利于血凝块溶解，从引流腔内抽吸出冲刷下来的血栓碎片储存在负压引流袋中。

4. 各种血栓清除术的反复作用可逐步减少血栓体积并增加血栓与流动血液接触的面积，在减少血栓的同时促进血液自身纤维溶解机制发挥作用。

【经皮血栓清除术适应证】

1. 各种原因所致的腹部内脏及下肢急性动脉形成。

2. 各部位来自心脏房颤、主动脉硬化斑块脱落的脱落栓子。

3. 血管成形术后的急性血栓形成。

4. 血栓溶解治疗后的脱落栓子。

5. 肢体及深静脉血栓形成。

6. 血透通道闭塞是机械性血栓清除术的主要适应证。

7. 脑血管和冠状动脉栓塞：液体动力学装置血栓清除术的主要适应证，脑血管成形术需要在脑动脉保护装置下施行，以免脱落的血栓碎屑堵塞脑动脉远端分支造成神经功能性损害。旋切装置由于其管径较大且有穿孔或内膜撕裂的危险，主要用于较粗大的动脉分支栓塞。

【经皮血栓清除术禁忌证】

经皮血栓清除术可以应用于各部位各种原因导致的急性血栓栓塞和部分慢性血栓，但对下述情况应谨慎使用，或采取特殊的远端血管保护装置下清除血栓，或采取机械式或物理式方法清除血栓。

1. 慢性血栓：因血栓机化并与血管壁粘连，不易抽吸，而需要机械除栓。

2. 上肢血管内血栓：血栓清除时可能导致血栓性栓子脱落、粉碎而进入颈内动脉或椎动脉分支引起严重颅内栓塞并发症，需严格采取脑动脉保护装置(脑动脉保护伞)下清除血栓或成形。

3. 大动脉栓塞：如较大的心脏脱落栓子阻塞主动脉、髂动脉、股动脉以及较大的肺动脉栓子等，因为血栓清除术短期内难以清除大量的血栓，可以采取外科手术取栓与介入血管内清除术联合应用。

【经皮血栓清除术器械】

1. 血栓抽吸套管及导管：外套管为尾端有"Y"形连接管的特制导管，后端有止血阀，可以调节阀门口径以通过不同直径的导管或导丝，或旋开尾盖以便取出止血阀内的血栓；侧臂用于冲洗导管和注入药物；抽吸导管的末端口径略小于导管管径，前端无侧孔，壁薄内腔较粗，便于插入柔软的血栓内实施抽吸。7.0～8.0 F 适应于股动脉与腘动脉，5.0～6.0 F 适用于胫部及足部的血管。

2. RTC 双腔冲洗导管：为 4～6 F 双腔导管，较小的腔由不锈钢管制成，末端有 4～8 个直径 25～50 μm 前射性小孔，注射方向与血管壁成锐角，高压注射生理盐水时用于粉碎血栓，同时避免冲击血管壁损伤内皮细胞；较大的腔道可用于抽吸冲刷下来的血凝块、注射药物或通过导丝，其针孔为后向性，与小腔的前射性小孔相反，利于抽吸粉碎的血栓碎屑。内外管冲洗和吸收时，在粉碎血栓的同时提供必要的液体混合与再循环，从而使血凝块更有效溶解。

3. Hydrolyser 导管：有双腔、三腔两种类型。双腔 6 F、7 F 由较小的注射腔和较大的抽吸腔构成。注射腔在尖端 180°弯曲形成"U"形半封闭环，尾部同充满生理盐水的对比剂注射泵相连。使用时生理盐水在注射泵压力下流入注射腔并冲击破碎血栓；抽吸腔尖端呈盲端，近尖端有一卵圆形侧孔，尾端同血栓收集袋相连，同时可用于注射对比剂或通过导丝。最新设计 6 F 导管为三腔，所不同的是导丝腔独立分开，可通过 0.018 英寸导丝，该导管能用于 3～8 mm 直径的血管。

4. ATD 切削导管：6～8 F 的聚脲酯导管，其内为纤细可弯曲旋转的金属主轴。主轴的尾端与气动涡轮连接，头端固定两片稍倾斜的微小扇形金属刀片；外导管头端有 1 cm 长金属管保护内轴的刀片装置，以避免血栓清除时损伤血管内膜。金属管头端开口，侧面有两侧孔，可在刀片旋转时形成循环流动负压，将血栓吸引到管内经内置式高速刀片切割粉碎成小颗粒，通过侧孔排出，再经头端孔吸入再循环切割成小于 15 μm 的微粒（图 3-8-1）。导管尾端为一"Y"形连接管，此管用于注射对比剂、生理盐水、溶栓剂。导管内主轴通过气动马达产生气流驱动涡轮带动旋转，其转速可经气压阀调节控制，最高达 150000 转/分。

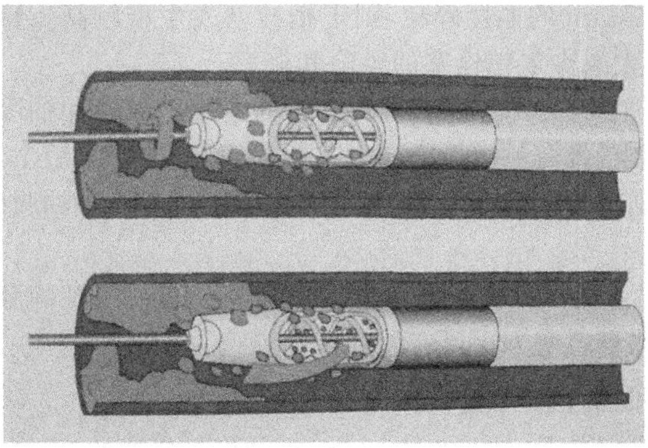

图 3-8-1　硬化斑块切削导管

5. PTD粉碎导管：是一种低速旋转的溶栓装置，主要用于静脉溶栓。它由5 F外鞘和连有自膨胀网篮的不锈钢主轴构成。网篮为镍钛合金成分。该装置尾端同转速为3000转/分旋转驱动器相连。导管长45 cm，尖端柔软可弯曲。可经导管腔注入对比剂透视监测血栓清除情况。

【经皮血栓清除术程序】

1. 血管穿刺和选择性插管。

2. 选择性动脉造影：了解栓塞部位、程度、血管中断距离、侧支循环建立情况，以便确定血栓清除的方案。

3. 导丝试探：将导丝尝试插入栓塞部位，了解导丝是否能通过栓塞部位，或感受血栓的新鲜程度。

4. 灌注溶栓：若属急性血栓形成，灌注溶栓可将血栓部分溶解清除，或在血栓清除过程中间断溶栓，使暴露或粉碎的血栓碎屑能快速溶解。

5. 抽吸血栓：放入外套管，经外套管置入导丝和血栓抽吸导管直至血栓闭塞部位，导管接触到血栓后固定导管拔除导丝，导管尾段接上空注射器后用力抽吸，当有血进入空注射器时即表明血栓已被吸入导管远端，保持一定负压将注射器和导管一起拔除，并将血栓注射到干净纱布块或盐水中，再放入导管反复抽吸，直至抽吸时无明显阻力且有大量血液吸出，注入造影剂观察栓塞部位通畅或远端分支血流恢复后即可结束抽吸，保留导管局部灌注溶栓。反复抽吸是必要的，但如果3～4次抽吸都不成功，应考虑血栓溶解后再抽吸或施行机械清除血栓。

6. 机械式血栓清除，若血栓形成时间较长而不能采取抽吸时可以使用上述不同的机械或动力血栓清除装置，将导管前端抵近或部分插入血栓，启动冲洗压力泵或旋转驱动装置粉碎血栓，并将血栓碎屑和部分血液抽出。

7. 血管成形：血栓清除后若仍有狭窄存在，可采用球囊扩张或内支架对其成形治疗。

8. 溶栓维持：血栓清除后要使用较大剂量的溶栓和抗凝剂，防止血栓再形成。

【并发症】

1. 内膜损伤：由于推进导丝和导管引起内膜损伤，血管内膜夹层形成是主要的并发症。术中操作细心，抽吸时不快速来回移动导管，特别是当抽吸腘动脉及其分支时，仅缓慢地边抽边退，可以降低血管内膜夹层的发生率。

2. 末梢血管栓塞：其发生率的高低取决于被粉碎血栓颗粒大小及抽吸率。若顺行血流中残存较多直径大于15 μm的血栓碎粒，则末梢栓塞发生率较高。特殊部位如脑血管应常规应用保护装置，可大大减少末梢栓塞的风险和概率。

3. 溶血及失血性贫血：主要是机械粉碎造成的血细胞破碎和抽吸血栓时顺带的血液流失造成。溶血以游离血红蛋白一过性增高为主要表现，一般于术后24～36小时恢复至正常水平。失血性贫血多见于液体动力学装置，可采用同轴导丝缩小抽吸腔直径、减少抽吸液量来防范。

4. 肺栓塞：主要见于机械性血栓清除术治疗血透通道闭塞及静脉系统血栓时。术中使用腔静脉滤器、溶栓、球囊阻塞方法可有效降低肺栓塞。

【经颈静脉血栓捕捉术】

经颈静脉血块捕捉装置Ponomar是12 F双腔管，导管次腔15 cm长，直通导管远端，其内容纳一导丝，导丝末端弹簧圈与导丝成直角。弹簧圈附着在15 cm长的漏斗状聚乙烯袋囊边缘。袋囊近端与导管主腔连接相通，远端受导丝推入或拉出而打开或关闭。调节弹簧圈大小可适合不同管径的下腔静脉。导管主腔近端有一个可引入导管的开口(内有止血瓣)和一个用于冲洗导管的侧臂。引入同轴导管可关闭侧孔,侧孔恰好在导管主腔中段即导管主腔与袋囊近端连接处的上方。

Ponomar 装置适用于髂静脉与下腔静脉内较大的漂浮血栓。

使用时经右颈静脉放置 20 F 外套管到达下腔静脉内。经外套管插入导丝,顺导丝引入血块捕捉装置,其远端放在肾静脉开口平面以下腔静脉内。打开袋囊,将闭塞带囊导管通过外套管止血瓣后经导丝引入髂静脉或下腔静脉内,注入造影剂显示髂静脉或下腔静脉血栓的位置,充胀球囊后把血栓拖入已打开的漏斗形袋囊内,再推送外套管以覆盖外套管侧孔,注入造影剂证实捕获的血栓在袋囊内后抽空袋囊并取出导管,关闭袋囊入口,用 Amplatz 血栓切除导管共同粉碎已捕获到袋囊内的血栓,然后取出导管和外套管。

【超声溶血栓术】

超声用于清除血栓是利用附着在导管远端的超声波探头发射高能量聚焦超声,利用超声的振动能量使没有弹性、僵硬的动脉粥样斑块破裂,而不损伤具有柔软性和顺应性的血管壁。超声清除血栓装置有直接的机械作用、洞穴作用,并有热效应和细胞水平的微电流产生,超声也可以降低液体的黏滞度。超声清除血栓的主要缺点:设备昂贵,导管直径粗和硬度较大,不能随意操纵进入弯曲和细小的血管分支,限制了作为血栓清除的效用。

(徐　霖)

第九节　经皮导管取石术

结石是发生于胆管和泌尿道内的常见疾病,常引发腔道梗阻和剧烈的疼痛、出血和感染。少部分微小的结石或特殊成分的结石经内科药物治疗可自行排出或消融,多数结石需手术治疗。部分病例术后残留或复发而再次手术难以施行,或合并其他疾病不能接受外科手术,使用微创技术包括腔镜技术、内窥镜技术和介入技术清除结石和解除腔道梗阻都是目前推荐的方法,其中,经皮导管介入取石术疗效可靠,创伤轻微,并发症少,在临床得到较为广泛的应用。

【取石器材】

1. 导丝和导管:一般采用选择性血管造影的直形或 J 型导引钢丝及单弯导管,帮助取石导管(如取石篮导管)插至结石附近。

2. 取石篮及取石篮导管:基本结构由三部分组成:取石篮、与之匹配的外导管及控制装置。网篮由四根或八根不锈钢弹性钢丝组成,可压缩在导管内进入病变管腔,由导管推出后在自身弹性作用下恢复对称扩张的网篮状,便于从相邻钢丝之间抓捕结石,然后收紧钢丝,将结石经导管拖出(图 3-9-1)。

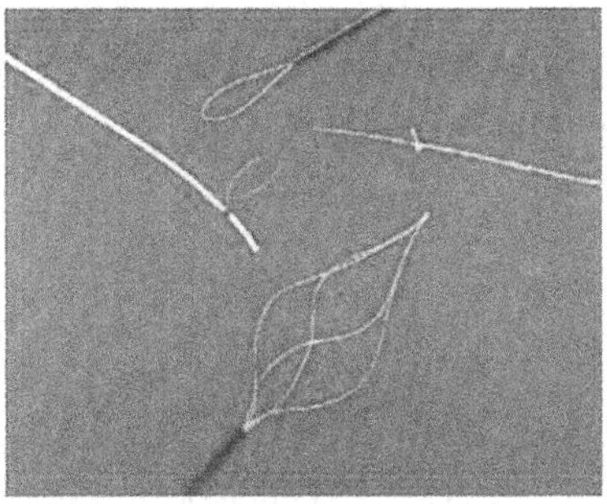

图 3-9-1　取石网篮及圈套器

3. 取石钳:一类为外科所用的可直接抓取取石钳,介入专用的主要为可随意弯曲的三爪钳或八爪钳，其结构类似于取石篮。

4. 经皮引流或造瘘术器材：常用 20～23 G 穿刺针与套管针，0.018 英寸细导引钢丝及相应的硬质扩张管。

【临床适应证】

1. 肝内胆管、肝总管直径 1.5 cm 以下的结石。
2. 胆管结石术后残余或复发者，结石位置距离 T 形引流管较近者。
3. 肾盂及输尿管上段较大的肾盂结石或鹿角状结石。
4. 体外震波碎石后残留结石。
5. 伴有肾盂漏斗部和肾盂输尿管交界处狭窄的肾结石。
6. 上述结石因其他原因不能接受外科手术或内窥镜取石者。

【临床禁忌证】

1. 不可控制的出血性疾病患者。
2. 胆道或尿路严重感染患者，需要先行引流减压，再酌情取石。
3. 肾脏位置异常、肝硬化明显缩小变形、脊柱侧弯明显者。
4. 伴有严重的内科疾病，不能耐受穿刺取石者。

【经导管取石术程序】

1. 手术时机：介入取石适用于结石较大并造成一定梗阻后果，且梗阻造成器官功能障碍和合并的感染不严重的情况下。经造瘘管取石时间应选择在放置引流管术后 5～6 周，以便使管窦道内肉芽组织纤维化，减少取石所致的感染和出血。

2. 术前准备：介入术前常规准备；常规于术前 1～2 天给予广谱抗生素预防感染。术前半小时肌内注射杜冷丁 50 mg。取石篮、取石钳等器械准备。

3. 体位及消毒：仰卧，特殊情况下可侧卧；穿刺部位或引流窦道周围皮肤消毒铺巾。一般采用局部麻醉，疼痛敏感者采取硬膜外麻醉，不合作的患者和儿童采用全身麻醉。

4. 穿刺造影：经穿刺针或引流导管注入造影剂行腔道造影，明确结石的部位、大小、数目和近端管腔梗阻的程度，并抽吸部分内容物观察或化验以了解是否合并感染和出血。

5. 引入导引管：经穿刺针或引流管插入导丝，并尽可能越过结石所在部位进入管腔远端，固定导丝，拔出穿刺针或引流管，经导丝置入导引管。

6. 插入取石篮：在导丝的引导下插入取石篮导管，使取石篮导管端部置于结石附近或越过结石，拔出导丝。

7. 调整取石：缓退导管或推送取石篮使取石篮伸出导管并呈张开状态，透视下将网篮调节至结石同一平面，然后旋转取石篮，使网篮在胆管内旋转并将结石套入网篮内。再略向外牵拉取石篮促使其收缩，把结石套牢，然后将取石篮导管、取石篮同时拔出。若有多枚结石，在取石时保留引流导管，采用同样步骤分次取出。

8. 取石钳取石：则选择适当长度和弯度的取石钳，经导引管或窦道缓慢插至结石部位，轻轻张开取石钳，钳住结石，慢慢退出取石钳，将结石取出。

【注意事项及并发症处理】

1. 取石时，结石可能碎成小颗粒，这时可经穿刺或瘘管插入较粗导管，用生理盐水反复冲洗干净。

2. 经窦道插入取石钳时应缓慢，如遇阻力应改变方向或选用不同弯度的取石钳。

3. 要控制造影剂的使用量和浓度，以免过多过浓的造影剂影响结石的显示。

4. 因管腔痉挛或炎症刺激导致结石嵌顿时，难以顺利取石，可向腔内注射松弛剂，预先用球囊导管拖动结石，用导管注入生理盐水将结石冲入合适的部位，再行取石篮或取石钳取石。

5. 取石完毕，原则上都应在管腔内置入引流管引流，以便造影观察取石效果或有无并发症。

6. 术后继续使用广谱抗生素 3 天，以预防感染。

7. 出血的处理：术后经引流管有少量血液流出，一般 1～2 天后自行止血。一般在局部压迫和使用止血药即可止血。如出血量较大或反复出血，可能穿刺损伤小血管分支，需要介入栓塞止血，或直接行手术结扎止血。

8. 感染的处理：多为术后局部感染，经抗感染治疗和局部换药后短期内可痊愈。腔道梗阻合并的感染一般在引流通畅、有效减压后逐步缓解。

9. 相邻器官损伤：穿刺和扩张时损伤邻近器官，如肾盂穿孔、胆囊穿孔、肠道损伤等，较少见，必要时需要外科处理。

（徐　霖）

第十节　经皮穿刺活检术

经皮穿刺活检术（percutaneous punture biopsy）是利用穿刺针经皮穿刺组织器官取得细胞学和组织学材料，以明确病变性质的一种诊断方法。与临床常规性的穿刺活检相比，介入穿刺的特点是准确的病变定位、精准的导向系统以及合适的活检器材。根据所获取组织量的多少和采取方法，可分为针吸细胞学活检和切割组织学活检两类。

【简史】

1851 年，Lebert 开始了诊断性穿刺肿瘤活检；1960 年开始在双向增强透视导向下细针穿刺；1976 年，Haaga 与 Alfidi 开展了 CT 导向下经皮活检；1982 年，Lindgren 发明活检枪系统；1986 年，Mueller 研制成功 MR 导向活检系统；1996 年，实时 CT 透视系统应用于活检导向。

【适应证】

1. 所有未经病理学诊断的脏器占位性病变和远离体表处于深部的肿瘤性病变。

2. 恶性肿瘤需要了解其组织分型，以便为临床治疗提供依据者。

3. 转移性肿瘤需要了解病理组织判断其来源者。

4. 难以通过体内管道系统到达部位的病变。

本技术无绝对禁忌证，但严重凝血功能障碍需慎重；对重要器官活检时尽量采用细针及选择安全的路径。

【器械】

除了必备的手术包、无菌试管、标本瓶及玻璃片之外，穿刺针是最主要的器械。穿刺活检针的类型很多，根据穿刺针头的形态和抽取组织细胞的方式不同，可分为以获得细胞学或细菌学标本为主的针吸细胞学活检针和以获得较多的组织学材料为主的切割组织学穿刺针两大类。

1. Chiba 针：又称千叶针，壁薄可弯曲，针尖斜面 25°角，针径 18～23 G，常用 21～23 G，长度 1520 cm，是细胞穿刺诊断最常用者，但操作难度较大。

2. Turner 针：类似 Chiba 针，但针尖斜面为 45°角，原始型针尖与针心斜面一致，改良型针心尖锐略突出针尖。可用于抽吸或切割穿刺。

3. Zavala 针：具有 2 cm 左右的引导套管便于穿刺胸膜，针径 24～25 G，长度 9～15 cm，针尖为斜面。主要用于肺组织抽吸活检。

4. Greene 针：为共轴针，套管针 18～19 G，长 10 cm，针尖斜面，用于穿透胸膜；穿刺针 23～28 G，长度 15 cm，针尖尖锐，便于穿入组织。可用于抽吸和切割性活检。

5. Franseen 针：穿刺针管前端呈锯齿状，针径 16～22 G，针长 15～20 cm；针芯前端尖锐。用于环钻切割性活检。

6. Van Sonnenberg 针：由外套管、引导针和穿刺针三部分组成，外套管针径 19 G，长度 5～15 cm，针尖坡面；引导针及穿刺针针径 22 G，长度 10～20 cm，尖端成 30°斜面。引导针穿刺后穿刺针可以在套管内反复取材活检。

7. Tru-cut 针：针径较粗的沟槽式切割针，针径 14～18 G。

8. Rotex 针：穿刺针的前段为螺旋形沟槽，外套管 20～21 G，穿刺针的针径 22～24 G，长度 18 cm。用于环钻细胞活检。

9. 活检枪：弹簧状机械装置，穿刺套管内装有 18～20 G 的切割针，使用弹射装置，激发扳机后，切割针弹射进入病变获取组织材料并快速回缩至套管内。此类针适用于肝、肾、肺、腹腔、盆腔等较大肿块的活检(图 3-10-1)。

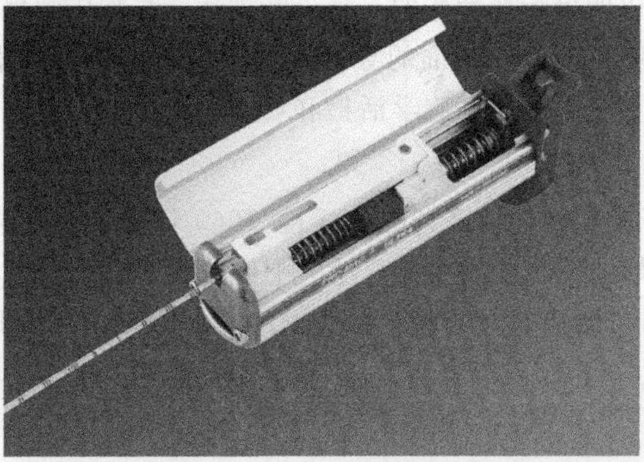

图 3-10-1　活检枪的手柄和控制结构

10. 磁共振穿刺针：由含镍较高的不锈钢穿刺针和非磁化性塑料套管组成，尽量减少扫描伪影的影响。

11. 其他穿刺针：Vacu-Cut 针为一真空活检针，可获得细胞学和组织学材料，其针尾部有一密封膜，当针尖达病变部位时回抽针芯即产生负压吸取标本，使用方便；Autovac 针为一自动前冲式真空活检针，当针尖到达病变边缘时按下开关，针套即前冲到预定的距离，其间组织被吸入针套可取得较完整的组织块。锯齿状的旋切针为骨组织活检术中最常用的活检针，由套管针和锯齿切割针组成，操作时先将套管针引入病变部位，通过套管针插入旋切针取材。

【导向技术】

穿刺活检成功与否与导向技术有着密切的关系。导向技术是指穿刺活检时的监视设备，常用的监视设备包括X线电视透视、USG、CT和MR等。近年来，随着影像学设备和技术的快速发展，将两种以上的影像设备组合应用已显示出广阔的前景。应综合考虑病变所在的部位、大小、密度、范围和患者的经济能力，适当的选择导向设备。

1. X线电视双向透视：应用最多的导向设备，具有简便、经济、体位灵活和定位快等优点。可直接观察进针方向与深度等，尤其适用于胸部和四肢骨骼的穿刺活检，腹部脏器由于缺乏自然的密度对比而使用较少，但可用各种造影方法辅助显像，亦能取得一定的导向效果。

2. USG：具有简便灵活、不受体位限制、无放射性损害等优点，可迅速准确了解病灶的部位、大小、深度和周围组织结构情况，对于缺乏自然密度对比的腹部脏器尤其适用。

3. 常规CT导向与实时CT透视：CT具有良好的密度分辨率，能清晰显示脏器内部的病变，并能明确病灶与周围组织结构的关系，因而可应用于胸腹部和其他复杂部位的穿刺活检。CT导向下穿刺活检具有穿刺诊断率高、并发症少的优点。但常规CT导向需多次扫描定位，不能全程监测，增加了穿刺风险，现在推荐实时CT透视监导向。

4. MR：一般在开放式扫描仪上进行，较少用。

【术前准备】

1. 术前仔细阅读有关病史及影像学资料，确定活检方式，对较小的病变和可能引起并发症的部位多采用针吸细胞活检，其他可考虑切割组织学活检。

2. 常规行血、尿常规、出凝血时间及心电图等检查。

3. 做好解释工作，包括病情、经皮活检的必要性及方法、可能发生的并发症等。

【穿刺技术操作】

1. 穿刺定位：根据病变部位和设计的穿刺路径，选定穿刺点。在导向系统监视下定位，进一步确认穿刺路径并在体表做好标记。

2. 穿刺点准备：穿刺点及周围皮肤消毒，并铺洞巾和无菌单。用1%～2%的利多卡因做穿刺点局部麻醉。根据穿刺针粗细，用手术刀片在穿刺点皮肤上做一小切口，以利穿刺针穿过皮肤。

3. 导向穿刺：在导向系统监视下，将穿刺针自穿刺点按设定的路径穿入病灶中央或接近边缘之内。

4. 抽吸活检术：退出针芯，连接上10 mL或20 mL注射器，在负压状态下将穿刺针小幅度推进和退出数次，迫使病变组织或细胞抽吸入针芯内，然后保持注射器与针芯内腔的负压，连同注射器和针芯一起慢慢拔出。在针尖即将退出皮肤、皮下组织的瞬间，停止抽吸负压，这样可防止针芯内腔的标本吸入注射器桶内，以免造成涂片困难。若抽吸出的是血性液体，则可能已穿至血管，应重新穿刺。穿刺针退出后，轻轻推注注射器，将针内腔的标本推注在载玻片上，然后推片、固定。

5. 切割活检术：切割穿刺针尖进入病变边缘后，向前推进切割针针芯，然后保持针芯不动，再向前推送切割针针套。套管前进中，即将针芯沟槽内的组织切下，封存于套管与针芯槽口内。将切割针整体退出后将针芯推出，取出组织条，将其放入10%福尔马林液或无水乙醇中。

6. 旋切活检术：将旋切针的套针穿过骨皮质，经套针内置入旋切针至病变，在同一方向加压退压旋转切取标本，然后退出旋切针，将获取的标本固定。

7. 病理检查：将穿刺组织固定、标记，及时送到病理科检查。

8. 术后处理：穿刺点局部加压包扎。严密观察患者的局部情况和生命体征，以及时发现和处理可能出现的并发症。

【活检取材方式】

1. 单针活检法：穿刺到位后用穿刺针管刺入病变，做抽吸、切割后随即退出穿刺针，适用于较大病变和组织成分较单一者。

2. 共轴针穿刺法：用套管针穿透胸腹膜或器官包膜，再经套管插入穿刺针进入病变多次活检，适用于肺和深部小病变、接近脏器包膜的病变活检。

3. 串联针法：先穿刺一根细针作为定位定向标记，再紧靠定位针穿刺活检并可多次进行，适用于较大病变的活检。

4. 穿刺枪法：使用穿刺枪活检可缩短操作时间、减少多次穿刺损伤，提高取材成功率。但需要熟练掌握穿刺枪的操作。

【注意事项】

1. 活检术对穿刺入路的选择极为重要，其基本原则是距离最短、安全途径和易于穿刺。尽量选取病变最接近体表的位置作穿刺点，可以缩短穿刺距离，降低风险；穿刺途径设计应尽可能避免穿过重要脏器或空腔器官，如胃肠道、血管、神经等；穿刺时尽可能避开坚硬的组织，如骨骼、韧带等。

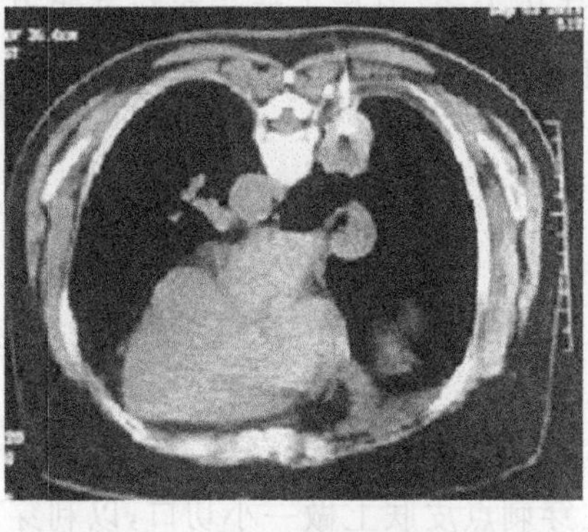

图 3-10-2　较大肿瘤中心区坏死，应穿刺肿瘤边缘部

2. 胸腹部器官随呼吸活动有较大范围的移动，针尖通过胸腹膜或脏器包膜时需嘱患者平静呼吸下屏气后立即果断进针，以免尖锐的穿刺针尖对脏器包膜造成大范围的切割。

3. 进针过程均应在保障安全和减少辐射的前提下尽量在导向系统监视下进行。

4. 肿瘤较大时，其中心常发生坏死，肿瘤边缘部分为生长活跃区域，故取材时应选择在肿瘤边缘部分(图 3-10-2)。

【并发症】

不同类型的穿刺活检方法所表现出的并发症类似。并发症的发生率与穿刺针的直径、类型、所穿刺的部位、穿刺路径的选择以及术者的技术熟练程度等有着密切的关系。

1. 疼痛：穿刺活检后疼痛多为轻度，1～2 天内消失，无须处理。若出现剧烈疼痛，应考虑是否损伤了血管或神经，除给予镇痛药外，还应给予止血药和抗生素。

2. 出血：穿刺通道或穿刺靶器官内出血见于使用粗针或切割针时，少量出血可自行停止。若有活动性出血而使用止血药无效时，应行血管造影，明确出血后，进行血管栓塞术治疗或请外科协助处理。

3. 感染：穿刺活检后感染多与穿刺器械或皮肤消毒不严格有关，一旦出现感染症状或体征应及时使用抗生素治疗。

4. 气胸：多在肺部穿刺后发生，少量气胸可自行吸收，中量或大量气胸应及时采取抽气或负压引流的方法治疗。

5. 血压下降：发生率可达 30%～40%。与穿刺针、乙醇刺激交感神经节、神经丛，反射性引起周围血管扩张，回心血量减少有关。治疗可采用多巴胺或麻黄碱静脉滴注或静脉推注。

6. 肿瘤种植：少见。细针穿刺退针时保持轻度负压、切割活检退针时套管全面保护针芯等措施可以预防肿瘤细胞脱落。

（徐　霖）

第十一节　经皮穿刺引流术

经皮穿刺引流术（percutaneous drainage）是在影像设备引导下对体内局限性积脓、积液和管道系统因各种原因引起的腔道阻塞、分泌或排泄液体滞留所进行的穿刺、引流减压等一系列技术。主要解决阻塞后的腔道内液体过度聚集、压力增高和器官排泄功能障碍，可快速有效地提高患者的生存质量，为进一步治疗创造条件。

【器材】

1. 常规穿刺器材：较粗的穿刺针、导丝和扩张管。

2. 引流导管：引流导管的作用是将病变区域内黏稠的液体引出体外，稀薄的引流液可用较细的引流管，如囊液、尿液等；稠厚的脓液或血肿血凝块宜用较粗的引流管。常用 7～14 F 引流管，引流管进入引流区的一段有多个侧孔便于黏稠的液体引流；引流管头端常制成猪尾状卷曲、蘑菇状膨大或单弯状，以便于穿刺后固定长期引流（图 3-11-1）。有的引流管内有两个腔，一个腔注入冲洗液，一个腔引流黏稠和液体，起到持续冲洗引流的效果。

3. 固定装置：引流管放入病变区后常需要保留较长时间作持续引流。虽可以用丝线将导管与皮肤缝合固定，但时间长后可因缝线切割皮肤或针眼感染而失去固定作用；用消毒胶布粘贴，在保持局部干燥的前提下能短期固定，但由于分泌液或漏尿等原因使之黏性降低则很快失去固定作用。现多使用固定盘（图 3-11-2），既可以有效固定，又可保持较长时间。若因出汗或分泌物潴留导致，可随时更换。

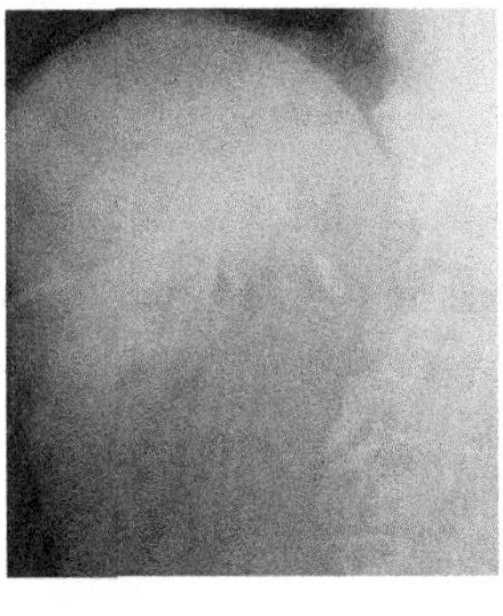

图 3-11-1　PTCD 引流管内段呈卷曲状态

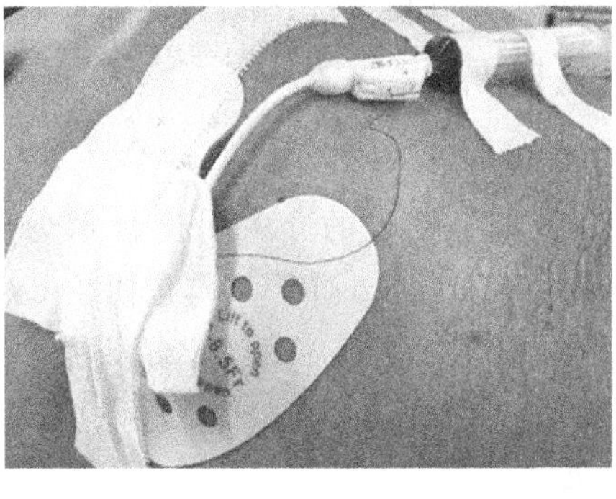

图 3-11-2　PTCD 引流管固定盘

4. 引流袋（瓶）：储存引流到体外的引流液，有连接管与引流管相接，根据引流量大小定期更换。

【术前准备】

1. 患者准备：血常规及出凝血时间、肝肾心功能检查，禁食4～6小时，术前30分钟肌注镇静药及镇痛剂。

2. 器材准备：穿刺针和引流管。

3. 导引设备：可采取不同的导引监测设备，常用超声和血管机监测。

4. 引流方案设计：根据病变部位和性质确定穿刺途径、引流方式等，并与患者交流。

【穿刺引流技术】

1. 确定穿刺点：选择穿刺途径应尽量接近病变，并避开实体性占位性病变、空腔器官、血管、神经和邻近脏器。腹腔穿刺时可口服造影剂观察胃肠道与病变的位置关系。确定穿刺点并做好体表标记。

2. 消毒麻醉：以穿刺点为中心进行皮肤消毒并铺消毒巾，穿刺点皮下浸润麻醉，皮肤小切口2～4 mm，切口方向与皮纹平行。

3. 穿刺：在影像设备导向下，按设计的穿刺路径向病变中心穿刺。胸腹部穿刺进针时需要患者浅呼吸后屏气，以免穿刺针切割进入脏器时切割脏器包膜。进针到达预定深度时，拔出针芯，经套管针抽吸或观察，穿刺正确时引流液可顺利流出；如无引流液流出，需调整穿刺针深度，或后退穿刺针后改变方向再次穿刺。

4. 造影确认：穿刺针进入引流区后，向穿刺针注入一定量的稀释造影剂，观察囊腔形态大小或管腔梗阻扩张状态，经穿刺针管引入导丝，并退出穿刺针。

5. 引流管置入：将引流管在导丝引导下置入，直达病变区域后退出导丝，经引流管注入造影剂，在导向设备监视下调整引流管，使其前段弯曲且带侧孔的区域全部处于扩张管腔或囊腔内。若引流液黏稠，可用生理盐水低压冲洗后引流。引流管粗大难以置入时，可预先在导丝的引导下插入硬质扩张管扩张穿刺针道，以便于较柔软的引流管置入。

6. 固定引流管：一般采用固定盘，必要时可用丝线将导管与穿刺点周围皮肤缝扎。穿刺部位用消毒纱布覆盖后适度加压包扎，检查引流通畅后结束手术。

7. 引流管护理：引流期间需要患者配合，避免牵拉引流管造成引流管脱落；穿刺部位尽可能保持局部干燥，以防并发感染。

8. 其他处理：引流液内有出血时需用药物止血；引流物合并感染时需加强抗感染，并尽量避免加压注射冲洗；引流不通畅时，可用少量生理盐水冲洗后再引流。

【临床应用】

(一)胆道梗阻

1. 胆道梗阻的介入引流技术为经皮肝穿刺胆道引流术(percutaneous transhepatic cholangio drainage，PTCD)，包括经皮经肝胆道外引流术、经皮经肝胆道内引流术、经皮经肝胆道内-外联合引流术和经皮经肝胆道内支架引流术四种。胆道引流的穿刺：一是右腋中线入路，穿刺点多选择在腋中线第8或第9肋骨上缘；二是剑突下入路，一般选择在剑突下约2 cm处。

2. 胆道引流适应证：由胆道及其周围组织恶性肿瘤引起的阻塞性黄疸；由结石、炎症和手术引起的胆道狭窄并阻塞性黄疸；先天性胆管囊肿和化脓性胆管炎；作为其他治疗的一种辅助治疗措施，如手术前减压等。

3. 胆道引流时，在外引流的基础上，用较长带有多个侧孔的引流管越过梗阻部位，可使胆汁分别向体和胆总管下端或十二指肠双向引流，既可防止胆汁过多丢失引起的消化不良和电解质紊乱，又可以方便引流管的定期冲洗和造影复查。

经皮经肝胆道内流是采用胆道内涵管，穿刺成功后用推送导管将内涵管沿着导丝送入，直至内涵管前后端分别位于梗阻近端胆管和十二指肠。再拔出推送导管，送入外引流管引流 2～3 天。经造影证实内涵管通畅后拔除外引流管。

经皮经肝胆道内支架引流术是在胆道内-外引流和胆道球囊扩张成形术的基础上，将可扩张性金属支架置入狭窄的胆道，以解除胆道梗阻。

(二)泌尿道梗阻

1. 适应证：各种原因引起的肾后梗阻、肾盂积水；由于各种病变导致的输尿管损伤与尿道瘘需做输尿管上段尿道改道；急性化脓性肾盂肾炎并肾积水；扩张狭窄的输尿管或灌注药物；引流后做取石、活检或肾镜等检查或其他腔内介入治疗。

2. 一般患者取仰卧位，将引流侧抬高 20°～30°，取腋后线穿刺，刺入下组肾盏或肾盂内，沿着导丝将引流管至肾盂内，调整引流管在肾盂内的位置后固定引流管。

若导丝可通过输尿管狭窄段，经导丝用推送导管置入两端弯曲的多侧孔引流管，使两端分别位于肾盂和膀胱而起到内引流的效果。

(三)脓肿和囊肿

1. 适应证：直径大于 5 cm，通过穿刺抽吸不能治愈的胸、腹和盆腔或脏器的脓肿或囊肿。如肺脓肿，肝脓肿，脾脓肿，胰腺假性囊肿，肝、肾的巨大囊肿，输尿管巨大囊肿等。

2. 根据超声或 CT 显示病变所在部位，选择距离病变最近的皮肤作穿刺点，穿刺时用手适度加压推开与病变重叠的肠管和脏器，穿刺成功后抽出少量液体以观察其性状并做化验检查。用导丝将引流管送至最深处并尽可能将液体抽干净。

3. 脓肿时调整引流管内端处于脓肿较低处，用生理盐水反复冲洗脓腔后注入抗生素，外接负压引流瓶；若为巨大囊肿，将囊液大部抽出后引流，每天经引流管注入无水酒精 10～20 mL，直至造影示囊腔明显缩小后拔管；若为较小囊肿，经针管将液体抽吸干净后注入造影剂，如没有外漏则可注入抽出液体量的 50%的无水酒精，翻转体位多次后完全抽出注入的酒精，拔出导管加压包扎。

【常见反应与处理】

1. 出血：引流术出血与包膜、动脉分支损伤、引流管摩擦等有关，采用正确的穿刺技术和适当的器材，发生率可明显降低。少量出血多可自行停止，严重者需栓塞治疗或外科手术处理。

2. 菌血症：为腔道梗阻合并感染或脓肿引流的常见并发症，减少反复穿刺的次数，造影时尽量避免加压注射和及时给予足量抗生素、定期用抗生素清洗引流管等措施可有效防止感染扩散。

3. 引流管脱落或堵塞：术后短期内发生引流不畅时，应考虑引流管阻塞和位置变化等的可能，需及时冲洗引流管，脱落的引流管和内涵管需要重新放置和妥善固定。

（徐　霖）

第十二节　腔静脉滤器置入术

因下腔静脉及下肢深静脉血栓脱落导致肺动脉栓塞是临床常见病，起病急、死亡率高。全身抗凝溶栓治疗能够部分溶解血栓，但溶栓后大块血栓脱落的概率增加，约有 1/5 的患者会反复发生深静脉血栓和肺动脉栓塞。在全身机能障碍和严重的凝血机制异常患者，大剂量抗凝溶栓治疗的并发症发生率高，部分并发症是致命性的，合并急性出血、消化道溃疡、原发或转移性肿瘤(尤其是颅内肿瘤)、妊娠、手术治疗前后的患者往往不能接受溶栓、抗凝治疗，对肺动脉栓塞的预防就显得十分重要，腔静脉滤器是目前防止肺动脉栓塞最有效的方法。

【发展历史】

1. 1938 年，肝素疗法用于预防深静脉血栓导致的肺动脉栓塞。

2. 1968 年，Trousseau 提出用下腔静脉结扎法预防血栓进入肺动脉，1943 年股静脉和下腔静脉结扎用于临床预防肺动脉栓塞。但患者因下肢和盆腔侧支循环可能导致肺动脉再次栓塞，结扎股静脉后静脉严重淤血和结扎阻碍了静脉血流回心使心输出量减少影响了该技术的广泛应用。

3. 60 年代初开始使用各种特殊器械置入下腔静脉来预防肺动脉栓塞这一临床难题，但外科手术放置下腔静脉阻挡装置后静脉栓塞及淤血发生率和手术并发症发生率均较高。

4. 1967 年开始的过滤器置入术使肺动脉栓塞的发生率和操作的并发症大大降低，随着不同设计形式的滤器的使用和介入技术的推行，因深静脉血栓导致的可预防性的肺动脉栓塞发生率和致死率已显著下降到较为理想的水平。

【静脉滤器】

1. 滤器的性能要求：滤器主要功能是阻挡较大的血栓通过并保持局部管腔血流通畅，因此良好的滤器应具备以下条件：滤器的几何形状与腔静脉内腔相适应，以便稳妥固定和减少血管壁的损伤；滤器的物理综合投影面积小，以减少对血流的阻力；顺应性好，容易释放；生物相容性和抗腐蚀性好；表面光洁度高，无促进凝血作用；非铁磁性，但方便必要时复查位置形态；可维持静脉通畅又不易移位，可回收。

2. 滤器的型号：基于有效阻挡血栓和保持血流通畅的要求，静脉滤器有多种设计形式，常见的有鸟巢状、郁金香型滤器、双塔状滤器和纺锤性滤器等(图 3-12-1)；滤器的主要参数是放置后的最大直径和可以通过的导管鞘直径、是否具有回收装置等，鸟巢式滤器可以适应较粗大的腔静脉，其他滤器多应用于直径 28 mm 以下的腔静脉；可回收滤器在其一端有回收钩索，回收时将其用回收器钩挂，压缩变细后脱离静脉壁，并拉入回收导管内安全地移除(图 3-12-2)。

【滤器的适应证】

1. 深静脉血栓，病变累及股、腘静脉，髂静脉或下腔静脉，又不适应抗凝治疗者。

2. 深静脉血栓患者，已发生肺动脉栓塞者。

3. 因近期手术腹部及以下肢体手术并发深静脉血栓者。

4. 深静脉血栓同时有消化性溃疡、特殊部位手术(尤其是眼、脑及脊髓)、血友病者。

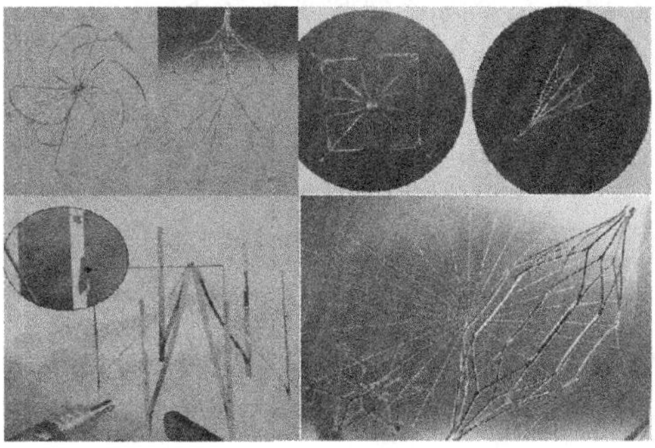

图 3-12-1 不同类型的静脉滤器

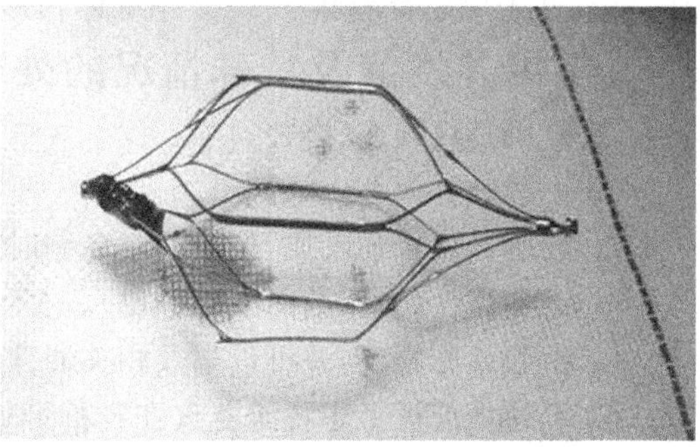

图 3-12-2 可通过上方的小勾回收的滤器及捕获的血栓

5. 深静脉血栓进行外科手术取栓前。

6. 下腔静脉内不稳定的血栓形成。

7. 深静脉血栓患者合并慢性肺动脉高压或临界性心肺功能储备。

8. 产后血液呈高凝状态。

9. 上肢或胸内大静脉血栓引起的肺动脉栓塞,抗凝治疗无效或不适应抗凝者。

10. 腔静脉过滤器技术无绝对禁忌证,但严重出血倾向者应谨慎施行。

【滤器置入操作技术】

1. 术前准备:除血管内介入常规准备外,主要是选择合适形式和型号的滤器。

2. 下肢静脉造影:全面了解血栓的范围、阻塞程度和侧支循环开放情况,初步了解髂静脉通畅度。

3. 股静脉穿刺:常规选择健侧股静脉穿刺,以免在栓塞的髂股静脉内插管受阻或插管导致其内的血栓脱落。双侧股静脉栓塞时改用颈静脉穿刺。

4. 腔静脉造影:造影必须确认下腔静脉与髂总静脉的连接关系、下腔静脉直径和肾静脉开口部位和可能的腔静脉发育变异等(如双下腔静脉、腔静脉发育不良等畸形)。若有双下腔静脉畸形,需注意避免滤器置入其中一支静脉而血栓通过另外一支静脉进入心脏;若下腔静脉发育不良或缺如,静脉血液通过腰动脉等侧支循环回流,则一般不适宜置入滤器。

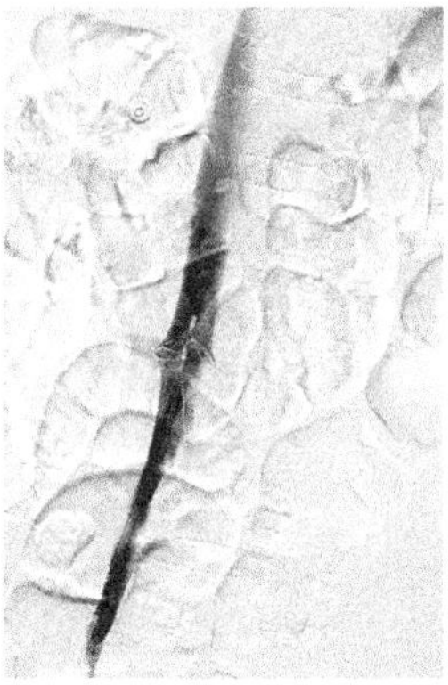

图 3-12-3 滤器置入术后表现

5. 置入滤器:经穿刺鞘管将滤器输送装置插入至预备放置的水平(释放后滤器的近心端应在肾静脉开口下方 20 mm 以上,一般位于第三腰椎水平),定位后释放滤器,使其稳妥地固定于腔静脉壁上。

6. 造影复查:了解滤器与静脉壁的关系,有无偏斜和静脉壁损伤(图 3-12-3)。

7. 术后处理:拔出导管鞘,穿刺部位加压包扎;常规静脉溶栓抗凝治疗或静脉血栓清除术处理。

8. 常见下腔静脉变异:重复下腔静脉(双下腔静脉),左侧下腔静脉一般终止于左肾静脉,必须放置两个滤器;左侧下腔静脉,引流左肾静脉后越过中线到对侧,采用左侧股途径置入滤器;绕主动脉后行的附肾静脉,左肾静脉的一部分经下段附肾静脉从主动脉后方横跨中线，常常低于原始肾静脉下2～3个椎体，必须将滤器放在左肾附肾静脉水平之下。

【常见并发症及特殊情况的处理】

1. 穿刺部位出血、血肿。

2. 下腔静脉阻塞。

3. 穿刺部位血栓形成，经颈静脉穿刺时严重者可经颈静脉向颅内静脉窦扩展。

4. 滤器移位（大多数向头侧移位）。

5. 下腔静脉损伤，并可以累及相关器官（主动脉、十二指肠、肝脏、门静脉等）。

6. 下述情况可考虑将滤器放在肾静脉开口以上水平：肾静脉内血栓形成；下腔静脉血栓扩展超过肾静脉水平；怀孕或即将怀孕的妇女；已放置滤器后出现肺动脉反复栓塞者；生殖静脉血栓病变引起肺栓塞者。

（徐　霖）

第四章　介入放射学关联技术

第一节　介入放射技术配合与后处理

数字减影血管造影(DSA)是20世纪80年代继CT之后出现的一项医学影像学新技术,是电子计算机与常规X线血管造影相结合的一种新的医学检查方法,是数字X线成像技术之一,目前已广泛应用于临床。

DSA是利用计算机对造影前后的数字化图像信息进行对应相减处理去除相同的数据,获得造影后不同数值差值信号而把骨骼和软组织的影像消除,仅留下含有造影剂的血管影像。

【图像采集】

1. 一般资料输入:在患者进行DSA检查治疗之前,应将有关资料输入计算机内,以便检查后查询,同时也为图像拷贝或照片上留下文字记录,有利于对图像进行分析,为复查提供依据。

2. 确定DSA方式:不同的DSA装置有不同的减影方式,确定该方式之前,操作者应对各种减影方式的特点、适用范围等全面掌握,根据不同病情需要及诊断要求选择与造影部位和患者状态相适应的减影方式。例如:腹部、四肢血管选用脉冲方式;冠状动脉则应选用超脉冲方式;心脏可选用心电图触发脉冲方式。

3. 采集时机及帧率:采集时机及帧率的原则是使造影剂的最大浓度出现在所摄取的造影系列图像中,并尽可能减少患者的曝光量。

采集时机可在控制系统中设定执行程序,也可在高压注射器上进行选择,即照片延迟或注射延迟。所谓照片延迟是指先注射造影剂,然后曝光采集图像;所谓注射延迟是指先曝光采集图像,然后注射造影剂。延迟的选择取决于造影方法及导管顶端至造影部位的距离。在静脉DSA或导管距靶血管较远时,应使用照片延迟;在动脉DSA特别是选择性和超选择性动脉造影时,应选用注射延迟。如果延迟时间选择不当,采集时要么造影剂先流走,图像上无造影剂信号,要么曝光时间很长影像上出现的造影剂信号达不到要求。曝光时间提前则增加患者曝光量,曝光时间延迟则mask像含有造影剂减影不完全。所以延迟时间的选择应恰到好处,这样才能既可取得良好的血管造影像,又可最大限度地减少曝光剂量。

4. 选择相关技术参数:DSA检查前都要选择减影方式,矩阵大小,增强器视野的大小,X线焦点的大小,球管的负载,X线脉冲宽度、千伏值和毫安值,采集帧率,mask的帧数,积分帧数,放大类型,曝光时间,注射延迟类型和时间,造影剂总量和浓度,注射流率,噪声消除方式等。这些参数的选择依据DSA的装置不同而不同,应该从整体出发,全面权衡某一参数的价值及对其他参数的影响,既要考虑图像质量,又要兼顾患者接受的射线剂量、球管的负载、病变的诊断要求等,选出一个折中方案,以满足成像质量的要求。

5. Mask 像的选择与充盈像的相减组合:减影图像质量的优劣取决于选择 mask 像与充盈像,以及它们之间的相减组合。mask 像和充盈像的相减可在造影前设定,若差值图像不理想,可在后处理中重新选择 mask 像和充盈像,并进行配对减影。充盈像一般选用造影剂在兴趣区血管内充盈最佳为好。但也应根据不同的诊断要求进行选择,可选择处在动脉期、实质期或静脉期的。

6. 注射造影剂参数的确定:DSA 减影图像质量好坏与注射参数的选择直接相关,注射参数的确立直接决定 DSA 的碘信号。注射参数包括造影剂的用量和浓度,注射的流率和斜率,注射压力和注射延迟。

(1) 造影剂的浓度和用量:造影剂浓度过高、过低对血管显示均不利。静脉 DSA 的造影剂浓度一般为 60%~76%,动脉 DSA 的造影剂浓度一般为 40%~60%,这个浓度范围是基于导管端至兴趣区的距离不同而定的,超选择性动脉造影所用造影剂的浓度要低。

造影剂用量一般按体重计算,成人一次量为 1.0 mL/kg,儿童为 1.2~1.5 mL/kg;注药总量成人为 3~4 mL/kg,儿童为 4~5 mL/kg。在实际应用中,造影剂的每次用量应根据造影方式,造影部位和病情状况全面考虑。

(2) 注射流率和斜率:注射流率是指单位时间内经导管注入的造影剂的量,表示单位有 mL/s、mL/min,以适应不同部位和不同的诊断及治疗要求,mL/s 最常用。选择流率的大小原则上应与导管尖端所在血管的血液实际流率相适应,但注射流率的选择往往大于实际流率,这是因为注射流率受多种因素的影响,即造影导管的内径、长度、单或多孔、造影剂的黏稠度、导管端与血管的方位关系等。

注射斜率是指注射的造影剂达到预选流率所需要的时间,即注药的线性上升速率。相当于造影剂注射速度达到稳定时的冲量,冲量越大,造影剂进入血管越快,线性上升速率越高,反之亦然。线性上升速率的选择应根据不同的疾病,导管前端的位置等决定。一般来说,在血管承受范围内,线性上升速率与血管的显示率成反比。

(3) 注射压力:造影剂进入血管内呈稳态流动需要一定的压力,也就是克服导管内及血管内的阻力。压力选择是根据造影部位和病变要求决定的,也应与导管的型号相匹配。注射压力还应与注射速率相匹配,注射压力过小时,即使设定了较快的注射速率,仍然不能将造影剂快速地注入血管,造成图像变淡或对比度降低,不能满足诊断需要。过高的注射压力,有可能造成注射部位射流损伤而发生血管破裂,或造成注射时导管端的剧烈挥鞭样运动而损伤血管内膜。

【介入放射技术配合】

(一)检查前的准备工作

1. 患者准备工作:做介入检查和治疗除急症外一般都要预约,另外,尽量要求患者住院检查。出凝血时间、胸透、碘过敏试验、空腹。由临床医师陪同来介入室并携带术前患者所做的各项检查记录,以便在术中查看及对照。

2. 术前谈话:了解患者病情及各项检查结果和患者家属谈话,消除思想顾虑,签手术同意书。

3. 护士应根据检查部位准备所需导管及配件。检查急救药品及器材。是否完好,各类急救药品是否齐全。

4. 技术人员要检查机器设备是否正常。开机稳定后输入患者资料，准备检查。

（二）术中配合

1. 保证设备处于最佳工作状态。

2. 坚守岗位。

3. 通过麦克风时刻与手术操作间医师保持联系，通过调整操作室里的各种控制键和参数以满足医师对不同图像的需要。

4. 造影前需要对患者进行配合及呼吸训练，减少运动从而获得高质量的 DSA 图像。还要对高压注射器里的造影剂浓度、速率、数量进行检查，以免发生意外。通过测试摸索最佳曝光条件，按需要设置三个阶段曝光频率，时间及间隔时间以显示正确的动脉期、毛细血管期和静脉期。

5. 将采集的图像储存转录和重放，这样便于手术者及时观察，也便于会诊，决定下一步的检查和治疗方案。

（三）术后工作

检查结束后及时通过回放储存的图像，选出有诊断价值的图像进行处理，然后上传 PACS 存储或打印胶片。

【DSA 图像的技术处理】

一幅理想的 DSA 图像常常需要经过一系列的图像技术处理。DSA 影像处理的方式包括窗口技术、再蒙片、像素移位、图像的合成或积分、匹配滤过与递推滤过、对数放大与线性放大、补偿滤过、界标与兴趣区的处理等。

1. 窗口技术：窗口技术在整个 DSA 技术中占有一定的比重，在图像的处理中占有举足轻重的地位。窗口技术是非常重要且常用的技术，恰当地运用窗口技术对病变性质及范围的判断起着重要的作用。窗口技术通过调节窗宽、窗位来完成。调节有分档式和随意式，前者窗宽数据在进行 DSA 检查前已输入计算机内，该数据是根据不同部位所需要的灰度级进行设计的，相邻的档次的数据有一定的间隔；后者的窗宽窗位调节是在 DSA 检查完后进行的。

2. 再蒙片：再蒙片是重新确定 mask 像，是 DSA 中最重要，也是最常用的有效的校正配准不良的后处理方法，可以弥补造影过程中患者自主或不自主运动造成减影错位的有效校正的后处理方法。通过观察造影的系列图像，在原始图像中任选一帧做蒙片与其他帧相减以形成理想的减影效果。再蒙片的局限性是替换的蒙片中含有一定量的造影剂，使得减影后的差值信号降低。

3. 像素移位：像素移位是指通过计算机内推法程序来消除移动伪影的技术，主要用于消除因患者移动引起的减影像中的配准不良。为了改善减影对的配准，可以将蒙片的局部或全部像素向不同的方向移动一定的距离，使之与对应的像素更好地配准，从而消除伪影。但像素移位对影像的改善能力是有限的。

4. 图像的合成或积分：图像的合成或积分是一种空间滤过处理，即来自一系列图像的所有像素值被累加，以形成一个新的像素值。一般是将全部或部分 mask 像和含有对比剂充盈像分别叠加。积分图像越多，图像噪声越低，图像积分法能有效地使图像平滑化，并减少噪声内涵。新形成的两组合成图像经减影后可获得一幅低噪声减影像。积分法实质上是在一定时间内对一系列图像的平均过程。

5. 匹配滤过与递推滤过：匹配滤过是将系列减影图像加权以突出碘信号，降低背景结构信号和噪声的减影影像做时间积分的处理方法。匹配滤过是回顾性的，首先做加权处理，扩大对比剂信号，消除相当比例的残留噪声及背景结构。在匹配滤过过程中，信号均经加权滤过和积分处理，可降低曝光条件和对比剂浓度。递推滤过是应用视频影像处理方式，将图像加权后进行相加的方法。可提高图像对比分辨率，但同时也降低了时间分辨率。

6. 对数放大与线性放大：放大是指在实际减影步骤之前对视频信号的处理。在DSA中，系统以线性和均匀性的形式来描述对比信号。线性是指随着患者体内投射碘浓度的变化，DSA信号也成比例地改变，碘浓度的信号改变可引起DSA图像中差值信号的倍增。均匀性是指含对比剂血管的显影程度是相同的，不受体内非碘结构重叠的影响。线性放大不能提供均匀的DSA信号，受重叠的不含碘结构的干扰。对数放大可消除非碘的解剖结构对含碘图像对比度的影响。对数放大和线性放大提供同样的信噪比。

7. 补偿滤过：补偿滤过是在X线管与患者之间放入附加的衰减材料，在视野内选择性地衰减特定的辐射强度区域，以便提供更均匀的X线的衰减。

8. 界标与兴趣区的处理：界标技术主要是为DSA的减影图像提供一个解剖学标志，对病变区域或血管准确定位，为疾病诊断或外科手术做参考。减影图像是只含有对比剂的血管影像，解剖定位不十分明显。如果需要体内标志，可用一个增强了亮度的DSA减影像与原始的未减影像重合，这样得到的图像可同时显示减影的血管与背景结构，称为界标影像。

兴趣区处理：随着技术的发展，医学影像学的诊断不再是单纯的解剖定位诊断，而是能定性诊断，甚至定量诊断。现在DSA技术除了对某些疾病做出定位诊断外，还可以通过某些征象分析、各种参数的测定及曲线分析做出定性和定量诊断。

病变部位的处理方法如下。①对病变区进行勾边增强，建立图像的轮廓，突出病灶，便于诊断和测量。②对病变区进行系列放大，灰度校准及转换，附加文字说明。③对病变区进行数字运算、图像换算，以观察图像的细致程度。④对病变区进行计算、统计，包括图像密度统计、计算两个兴趣区的密度比率，建立病变区直方图以及计算直方图密度统计曲线。⑤建立时间密度曲线，规定在做总的密度曲线时病变区作为时间的函数，其中X轴是采像时间，Y轴是所选病变区的总密度。⑥病变曲线的处理。⑦确定心脏功能参量，测定心室容积和射血分数以及室壁运动的位相和振幅。⑧研究对比剂流过血管的情况，从而确定血管内的相对流量、灌注时间和血管限流。

【DSA图像分析处理】

DSA图像分析处理是指DSA图像调整满意后，为临床诊断和治疗而对病变图像进行各种分析处理的方法，一般包括长度测量、狭窄段分析、流率测定等。

长度测量方式一般使用标准参照物作为尺度，如在造影使用导管和测量标尺，造影后先测量参照物标记其尺寸，可以精确地测定病变血管的长度和病变的大小范围。狭窄段的分析可以利用工作站软件直接测量狭窄段直径和相邻正常血管的直径，再逐段分析狭窄程度和病变长度，以供选择合适的治疗方法参考。

（周选民　郑全增）

第二节　介入放射术中护理

介入术中护理是保障介入治疗质量与手术安全的关键环节之一，工作内容包括手术安全核查、手术器材准备、患者准备、介入治疗药物准备、介入术中监测以及介入并发症处理的准备，同时协助技师进行对比剂准备、协助手术医师进行术前准备。

【手术安全核查】

介入术前、术中、术后均应进行严格的手术安全核查，护师必须完成相应的护理安全核查，并有权利提醒和监督介入手术医师进行医疗安全核查。不按照规定要求完成安全核查内容、核查程序并签字，不能开台手术。

核查的内容包括患者基本信息、介入手术信息、术后安全事项等。患者基本信息包括姓名、性别、年龄、住院号、科室、床号等，核对时严禁只进行床号或姓名的单项核对，并注意局麻下手术安全核查单、患者腕带、住院病历等三方信息的对应与统一。介入手术信息的核查包括介入治疗患者知情同意书、疾病名称、介入手术治疗的方式、手术部位、穿刺入路等五个方面的核查。

在进行介入治疗前，介入手术医师应用通俗易懂的方式向患者（或患者书面签字、授权的代理人）交代病情、治疗方式的选择、介入治疗的优缺点、疗效和可能的并发症，并如实、书面地反映在知情同意书上，患者（或代理人）必须清楚了解以上事项，并在知情同意书上签字确认。在病历中未见到医、患双方签字确认的介入手术知情同意书，介入护师应核实并督促手术医师完善此项工作。未签署知情同意书，不得开台进行介入手术。疾病名称、介入手术治疗的方式、手术部位、穿刺入路等要互相对应、统一，发现不符者，及时提醒医师进行再次核对、修正和签字确认。术后应核对患者的穿刺点包扎、引流管留置和患者术后去向，与患者科室工作人员或患者转运中心工作人员妥善交接并签字。

【手术器材准备】

为保障各种介入手术顺利进行，介入护师应根据不同的手术类型和手术入路，为介入医师提供相适应的介入器材（详见第一章第四节），或按照医师的要求提供或更换适宜的介入器材。

血管性介入的手术器材，包括穿刺针、导管鞘、导管、球囊、血管内支架，以及其他特殊器材等。根据不同的入路、不同的治疗目的，选用不同规格的器材。

非血管性介入的手术器材，包括穿刺针、导管鞘、导管、引流管，以及其他特殊器材等，如射频消融电极针等。

在将上述器材提供给手术医师之前，护师应首先进行预检。切勿将包装有破损、外观不完整的器材供手术医师使用。

【患者准备】

随着介入放射学的逐渐发展，越来越多的介入操作在局麻下就可以顺利完成，患者在介入操作过程中，一直处于清醒状态。因此，做好患者准备，可以更好地配合介入操作的顺利完成。

在患者上手术台之前，向其简要介绍手术医师、护师及技师，并告知介入手术的大致过程，安抚并缓解患者的紧张情绪和恐惧心理。协助患者躺上手术台，防止患者与手术台、显示屏或探测器发生碰撞，叮嘱患者不要随意移动，防止坠床，在术中如需改变体位，需要提前告知手术医师或护师，征得医务人员的同意和辅助后才能适当移动。常规进行心电监护，建立静脉通道。对不能合作的患者，进行适当固定或在医师指导下使用镇静药物。

【介入治疗药物准备】

针对不同的治疗目的，准备不同的治疗药物。肿瘤患者，按照医嘱准备好化疗药物和栓塞剂。血管疾病患者，准备好溶栓、抗凝、祛聚药物。非血管性疾病患者，准备好止痛药物、骨水泥、胶原酶、曲安奈德、臭氧等。

【介入术中监测】

在介入手术过程中，护师应与医师密切配合，实时监测患者的生命体征和一般情况，发现异常情况或生命体征异常波动时，及时警示、告知医师，共同复核和判定该异常情况的真实性和准确性，并迅速给予相应的处理措施。尤其是对于急诊患者，责任护师在介入治疗过程中，应全程进行术中监测，特殊情况下不能全程监测时，应指定委托具有相应资质的其他护师继续监测，并做好交接工作。

【介入并发症处理的准备】

在日常工作中应注意对急救车药品及器械的常规维护，保持在良好备用状态。介入术中监测的过程中，发现患者出现恶心、呕吐时，提醒医师暂停操作，进入操作间观察、询问患者的具体情况，将患者头部偏向一侧，用弯盆或治疗巾接呕吐物，防止窒息，保持呼吸道畅通。发现患者胸闷、心慌时，通知医师暂缓操作，并给予吸氧等对症处理。发现患者出现不同程度的过敏反应时，根据碘剂过敏反应应急预案进行处理。

【协助工作】

提醒并监督技师进行患者的放射防护工作。协助技师进行对比剂的抽吸、延长管的连接与排气等。

提醒并监督医师穿戴放射防护用品，规范佩戴放射剂量监测计。协助医师铺无菌手术单、穿手术衣、戴无菌手套。

手术结束后，协助医师将患者从手术台移送至转运车或转运床上，向接回人员交代术后注意事项，妥善完成交接手续，并签字确认。

（李小力　刘梅讯）

第三节　介入放射手术室安全管理

【介入手术室基本管理】

1. 入室处有专人管理，负责登记或接待。

2. 凡进入介入手术室的工作人员必须换鞋、更衣、戴帽子，进入无菌区或施行无菌操作时必须戴口罩。外出时，更换外出衣和鞋。注意保持室内整洁、安静。

3. 患者入室应在清洁区更换推车。步行者应换鞋，由患者通道进入手术间。

4. 室内各种物品要定量、定位放置，用后物归原处。

5. 工作人员应以患者为中心，在工作中必须做到动作敏捷、认真、细致、精力集中、团结协作，严格遵守无菌原则，熟练掌握无菌操作技术，防止院内感染发生。

6. 对所施行介入治疗的患者应详细登记，逐月统计上报。

【介入手术室消毒灭菌】

介入放射操作室同外科手术室一样，要有严格的无菌消毒制度，定期清扫消毒，保证无菌操作，预防感染。一般每次穿刺插管结束后要及时清扫。插管多时每天应清洁消毒一次，插管少时，每次插管前应消毒操作室。血管插管与胸腹腔脓肿穿刺应分开进行，若只有一个操作间时，应先行血管插管诊疗再行脓肿穿刺。

1. 介入放射室消毒的方法：紫外线照射法、过氧乙酸消毒法、来苏儿消毒法、甲醛（福尔马林）消毒法等、负离子消毒法等。

2. 器械消毒方法：器械包及敷料一般采用高压蒸汽消毒法；导管等不耐高温的介入器械可用浸泡法乃熏蒸法消毒。环氧乙烷熏蒸法是将介入器材装入纸套内封好后置入环氧乙烷气体消毒锅内 4～6 小时即可保持 1 个月无菌，或将消毒物装入专用消毒塑料袋内，挤出袋内空气，用胶管接通消毒袋和环氧乙烷药罐，把药罐置于温水中，打开通气阀，气化的环氧乙烷即进入消毒袋，消毒袋充满气体后，关闭通气阀，取下药罐，塞紧胶管口，在 20 ℃室温下 8 小时后取出消毒物，通风 1 小时即可使用。

3. 术者消毒：消毒范围包括双手、前臂和肘关节以上 10 cm 的皮肤。

4. 患者穿刺区消毒：消毒范围尽可能大，边缘距离穿刺点 10 cm 以上。一般用 2.5％碘酊擦拭之后用 75％乙醇擦拭脱碘。薄膜部位用 0.1％～0.2％碘伏擦拭 2 遍。

【介入手术室安全管理】

1. 防止接错患者：接患者时做到“十查”，即查病室床号、姓名、性别、年龄、诊断、手术名称、是否备皮、术前用药执行情况、碘过敏试验结果及随带药品。

2. 防止用错药：严格执行“三查”、“七对”；特殊药品用药前请术者核对安瓿上药物名称及剂量；注意保留安瓿备查。

3. 物品准备：避免因准备不妥而延误介入手术时间，术前 1 日根据申请单所申请术式内容准备物品，其中应特别准备常用导管和因血管变异所需要的特殊导管。

4. 防止导管、导丝或钳头等物遗留于血管或体内。

5. 防止管理不善而造成医疗缺陷：各种急救药品（含毒、麻、限剧药）应有明显标志，用后及时补充，定点放置，专人负责保管；手术过程中因特殊情况必须离岗时，应对本岗中的一切治疗及有关工作进行全面交代。

6. 各项精密、贵重仪器在交接过程中，必须填卡登记并签名。

7. 送患者回病房时，应向值班人员详细交代注意事项。

8. 术中取出的血气分析标本及时送检。

9. 防止意外和并发症：在接送过程中防止撞伤、摔伤患者；神经外科血管内介入治疗时，注意手脚束缚带勿过紧；造影前检查高压注射器设定程序，以避免压力过大损伤血管。

10. 防止火灾和爆炸：杜绝室内一切火源，严禁使用明火；氧气开关禁止涂油，远离暖气片和火源；下班（离室）前，关闭所有电源。

【防止发生院内感染】

1. 严格限制进入手术间的人员。进入人员必须戴口罩、帽子，换鞋、更衣。

2. 术中减少不必要的人员走动和谈话，外出必须换外出鞋。

3. 医护人员加强协作配合，尽量缩短手术时间。

4. 医护人员术中应随时注意有无违反无菌操作行为并及时纠正。

5. 每月对医护人员的双手进行1次细菌检测。

6. 连台手术时先血管性介入后非血管性介入，先非感染性手术后可能感染性手术；医护人员应更换手术衣，地面及器械台应用消毒液擦拭，并行空气消毒。

7. 定期检查器械消毒液和灭菌器的灭菌效能，浸泡消毒的容器上应标明消毒液更换时间。

8. 设立无菌物品专柜并定期按消毒时间更新管理。

9. 对各类消毒灭菌物品和消毒液，每月做1次细菌培养。

10. 坚持执行清洁卫生制度，介入手术室定期进行空气消毒，每月做空气培养1次。其他房间如控制室、暗室、洗手间、更衣室、储藏室、杂物间、观察室、清洁间均应定期打扫，保持清洁卫生。

11. 特殊传染病介入：手术间内应有红色的血液（体液）隔离标记；敷料、器械应使用一次性用品，用后放入专用袋中，集中焚烧；术后污水桶中按比例加入消毒液，达到消毒目的之后倒入下水道中；室内设备如器械台、导管床和地面用消毒液擦拭；手术间通风，再次进行空气消毒；工作人员离开前，用消毒液洗手。

【介入放射学的防护】

1. 防护措施：提高操作熟练程度，缩短操作时间；采用合乎要求的X线机和必备的防护设施；设法增大操作者与辐射源之间的距离。

2. 防护用品设计的基本要求：方便、适用性，安全、封闭性，广泛通用性，易消毒处理，美观耐久性，最优的性能价格比，适当的铅当量的防护厚度。

3. 个人防护用品和设施：铅围裙、铅围脖、铅帽、铅眼镜和铅手套等。

4. 防护设施：床侧立地防护屏、悬带铅胶帘、悬吊铅玻璃、床下吊帘、床上盖板、活动防护盾和多功能铅屏等。

5. 影响防护效果的因素：介入仪器设备的设计与工艺、工作场所和防护条件、介入医师的理论水平和操作熟练程度、器材与材料的完备度、重视程度与能否得到上级领导的支持等。

（徐　霖　汪　燕）

第四节　其他导向技术在介入放射中的应用

介入放射学的导向设备，除了数字减影血管造影机（DSA设备）之外，超声、CT、内镜超声、MR等的应用也越来越广泛。

【介入性超声】

1972年Holm等首次使用中心带孔的超声穿刺探头对组织进行活检，以细针穿刺为主，开始了介入性超声的诊断工作。在20世纪80年代开展了肝癌无水酒精消融治疗，1983年世界介入性超声学术会议正式确定介入性超声技术成为超声医学中一门新的学科。介入性超声的临床应用范围主要包括诊断与治疗两大类。

诊断范围：超声引导下的各种穿刺活检，主要用于各部位细胞学、组织学活检；宫内胎儿诊断，包括针吸活检、针刺抽吸物活检等；术中超声，包括针吸活检、抽吸物化验等。其中，超声引导下使用细/粗活检针、半或全自动活检装置组织活检在临床上的应用范围越来越广泛。18 G 粗针与 21 G 细针两者安全系数无明显区别，而粗针取材次数少，取材量大，标本完整，有利于进一步组织学分型，在临床应用更为广泛。自动活检枪进针速度快，切割标本质量高，成功率大，并发症少，已成为肝脏、肾脏、纵隔、甲状腺、乳腺及浅表淋巴结等部位病变的常规活检工具。

治疗范围：对囊肿、脓肿、积液的治疗；胆系疾病的治疗；肿瘤的治疗；手术中超声；神经阻断；其他如假性动脉瘤、脾功能亢进等疾病的治疗。对囊肿、脓肿、积液及胆系疾病的治疗方法主要是穿刺抽吸冲洗、药物注射、插管引流等。对肿瘤性病变的治疗包括超声导向下的药物注射、放射性粒子植入、物理消融等。在 20 世纪 90 年代，热消融技术开始临床应用，包括射频消融（RFA）、微波消融（MWA）治疗良、恶性肿瘤。21 世纪用热消融技术治疗良、恶性肿瘤已达到三维适形、精确定位、多点一次精确灭活。超声引导下注射凝血酶治疗假性动脉瘤，是在超声引导下，穿刺针进入假性动脉瘤腔内，缓慢向腔内注入少量凝血酶液，同时压迫瘤颈，既有效避免了凝血酶液的外流，又避免了外周动脉栓塞，效果良好，超声可观察到假性动脉瘤颈部及瘤内血流信号消失，取而代之为实性回声，达到治疗目的。

近年来，随着各种穿刺针具、导管、导向装置及超声仪器的不断改进，介入性超声在临床上应用越来越广泛。

【介入性 CT】

CT 介入诊疗技术是在 CT 的引导和监控下，借助于各种微创诊疗器械，经皮穿刺病变靶点进行活检取材和治疗的微创诊疗技术。CT 扫描分辨率高、对比度好，可清楚显示病变大小、外形、位置，以及病变与相邻结构的空间关系，CT 增强扫描可进一步了解病变的血供及病变与血管的关系。与超声相比，CT 断层扫描密度和空间分辨率高，对比度好，图像清晰。与 X 线透视技术（如 DSA）相比，CT 可以提供断面图像，病灶或器官无相互重叠的影像，可提供病灶或器官的细节。因此，CT 介入提高了诊疗的精确度和安全系数，透视、超声不能引导的部位均可考虑采用 CT 引导，被广泛地应用于全身各部位穿刺时的导向和进行活检或治疗。随着 CT 扫描技术的升级、穿刺活检以及治疗技术的进步而不断提高和发展，CT 介入微创诊疗技术正由原来的单纯诊断方法逐渐发展成为临床重要的辅助治疗手段之一。CT 透视技术：CT 透视是在拥有高速矩阵处理机和特殊的重建系统的 CT 连续快速扫描下，术者手持或用钳夹穿刺针实施穿刺。CT 透视具有实时引导的特点，但 CT 透视下患者和医生暴露射线剂量明显高于常规 CT，术中应严格防护措施。CT 透视技术用于 CT 介入诊疗，尚存在术者操作不便、不易控制穿刺针方向等问题，尚待进一步完善。

CT 引导下介入治疗涉及多个系统。例如脑血肿抽吸、颅咽管瘤抽吸、肺脓肿纵隔脓肿抽吸引流术、肝肾囊肿硬化剂治疗、肝癌酒精治疗、肿瘤射频消融治疗、急性坏死性胰腺炎经皮引流、甲状腺结节经皮注射乙醇疗法，以及 ^{125}I 粒子组织间植入治疗恶性肿瘤等。

CT 引导经皮穿刺肿瘤射频消融是一种安全有效的治疗方法。肿瘤射频消融利用 290 kHz 频率的射频波，激发离子相互撞击产热，达 95 ℃ 即能凝固蛋白质使肿瘤组织坏死。在计算机的自动控制下，一次 20 分钟的治疗，可以灭活 5 cm 的肿瘤。延长治疗时间，治疗范围还可以扩大，是一种安全有效的局部治疗方法。在 CT 监控下，可观察从定位、穿刺到治疗的全过程，尤其是穿刺通路的安全性、靶点的准确性、电极针在肿瘤内的分布，以及是否能够一次性完整消融瘤体等，都能够通过 CT 断层甚至三维重建得到确认。

【介入性 MR】

MRI 可以较好地显示组织器官形态学和功能学特性；良好的软组织对比分辨率；无需对比剂的血管成像；无电离辐射；多方位多平面扫描；可对被检组织的物理、生化及功能特性进行评价。这些优点都是其他成像手段所不可比拟的。

随着开放式磁体（开放式低场、开放式中场、混合式高场）的出现，磁兼容性设备（包括监视器、麻醉机、手术显微镜、头架、穿刺针、导管等）的开发以及快速成像技术的发展，介入性磁共振成像逐渐变为现实。目前介入性磁共振成像的临床应用范围包括：磁共振成像导引下经皮活检术，磁共振成像监控下的热消融术，磁共振成像导引下血管内介入，术中磁共振成像及磁共振成像导引下的内镜操作等。

流动效应使 MR 在非侵入状态均可获得血管在任意平面的图像，可以三维方式显示图像以及 MR 能提供血流的量和速度方面的信息，近来发展的超快速成像序列，如 GRE，EPI 等使 MR 图像达到接近实时显示，使 MR 引导下的血管内介入成为可能。目前，介入性 MR 可应用于经导管栓塞、球囊阻断、经皮经腔血管成形、经颈静脉肝内门体静脉穿刺等血管性操作，正处于研究与快速发展阶段。虽然有上述方面独特的优势，但是由于成像过程较复杂、并非真正实时显像，且对细小迂曲血管显示不佳、对术后疗效评价不够直观，故临床效果还远不如 DSA，有待于进一步完善。

【介入性超声内镜】

20 世纪 90 年代末以来，内镜超声（EUS）正逐渐从诊断迈向介入性治疗领域。进入 21 世纪，内镜超声穿刺介导下的治疗出现了飞速发展，尤其在胰腺疾病方面，在原有腹腔神经节阻滞术、囊肿穿刺引流术的基础上，EUS 介导的消融治疗等一系列新技术发展迅速。

目前，经皮射频消融术适用于局灶性肿瘤组织的摧毁，特别是肝实质性肿瘤、肝血管瘤等。其他的治疗方法还包括冷凝、微波、光动力、激光、酒精注射等。Goldenber 等对正常动物的胰腺进行了射频消融试验，在 EUS 定位下，利用 19 G 的细针电极经胃壁穿刺到正常胰腺组织中，以（285±120）mA 的电流持续消融 6 分钟，射频结束后在 EUS 下可见电极周围的高回声光点（局灶性坏死），1～2 天内损伤部可出现出血灶，14 天后可见组织凝固及纤维化。目前，内镜超声穿刺介导下的射频消融治疗不仅进行了动物试验，国外该治疗技术正开始尝试迈向临床。

（江广斌）

第五节　介入放射手术室流程设计

【介入手术室布局】

1. 位置：介入治疗是在 X 线血管造影机的导向下进行的无菌介入治疗，介入手术室的整体布局除了要符合手术室的无菌要求外，还要有适合 X 线机工作的环境。选址既要方便患者的检查和治疗，又要考虑周围环境的安全，单独设置时要靠近各临床科室。一般设在影像中心、介入科或放射科内。专科性的介入手术室亦可设置在心内科或神经科。

2. 布局：介入手术室在建筑布局上应成为独立的单元系统，其内应严格区分为三区并以门分隔，即一般工作区、清洁区、无菌区。在平面布置时：无菌区（限制区）放在内侧；清洁区(半限制区)在中间;一般工作区(非限制区)放在外侧或入口处。

(1) 一般工作区:包括患者候诊室、换鞋更衣室、淋浴室、办公室、值班室、储藏室。

(2) 清洁区:包括器械室、敷料室、器械洗涤室、消毒灭菌室、麻醉复苏室。

(3) 无菌区:包括介入手术间、遥控操作间、观片间、洗手间、无菌器械、双料间。

(4) 介入手术间:分血管性介入手术间与非血管性介入手术间。有条件者应设隔离手术间。

【各主要房间的配置】

1. 手术间:房间应尽量宽敞,有足够的使用面积,不但有利于操作和患者进出,还可以降低室内X线散射量。机房内必须配置血管造影诊断床、手术器械台、壁柜(内放无菌器械包)、急救车及急救药品物品、氧气、吸引器、心电监护仪、吊式无影灯、吊式铅屏、高压注射器、温湿度计、计时钟等,无关物品严禁放置在手术间内。

2. 洗手间:应设在清洁区与手术室之间,手术者洗手后直接进入手术间和操作室。洗手间装备有洗手池、冷热水龙头和脚踏开关、泡手桶、电钟及感应吹干机。

3. 无菌物品库房:应设在紧靠手术间的限制区内,各种导管、导丝及介入器材按有效期顺序放置,保持清洁、干燥、整齐,由专人负责保管。室内装有紫外线灯管,定期消毒。

4. 洗涤冲洗间:设于与手术间相邻的半限制区内。备有各种消毒清洗剂,并配有用于导管冲洗用的专用冲洗架。

5. 设备间:紧贴手术间或控制间,必须保持低温干燥,除维修人员外,其他人员不得入内。

6 控制室:与手术间一墙之隔,墙中间装有铅玻璃,便于控制室人员与手术者的配合。

控制室内装有系统控制台,室内配有温湿度计。

【介入复合手术室】

1. 复合手术室(又称杂交手术室):是一个配备了先进的影像导向和检查设备的高洁净度手术室,复合手术室目前主要用于在心脏、血管和神经疾病的复杂手术,如心脏瓣膜的修复、复杂主动脉瘤、多发性脑动脉瘤的介入与外科共同治疗等。

2. 数字化系统:数字系统能够全面完成数字化影像的整合和各种影像、视频、音频数据的录制、保存和双向传输。完成透视和数据采集、旋转造影、2D/3D配准、工作站和血管造影系统之间的信息传输、二维透视基础上的3D叠加信息、介入精准导向和手术录像、视频和音频交流、室内各种器械的数字化管理等。

3. 房间布局:介入复合手术室的流程设计既要满足高洁净度外科手术的需要,又要满足介入放射防护、综合性影像检查的需要。建议房间面积为70 m^2以上,手术间与控制区域严格区分并有安全的门锁系统。应该被安装在其他手术设施的旁边或介入放射中心区域,以确保患者治疗方便和快速转运。

4. 房间设施:除一般性介入所需设备外,需要配置多频道数字化录放系统、层流消毒系统、麻醉和外科吊塔系统、综合性影像检查系统和特殊的心血管机。多频道数字化录放系统能与各种影像设备、监测设备、麻醉管理系统和手术摄录系统无障碍连接,完成各种数字化管理与处理;室内层流消毒系统须在手术视野达到百级、千级净化,房间中央区域万级净化,周边区域不少于10万级净化标准;吊塔系统包括麻醉吊塔、外科吊塔、无影手术灯吊塔和介入手术台吊塔等,并配置有丰富电源和数字接口;一般的复合手术室应与院内各种影像设备联网并共享工作站，高级的复合手术室配置有可以移动的CT和MR扫描系统，以便在手术前、手术中和手术后随时进行相关检查以明确病变和了解治疗变化；DSA机型设计应能满足层流消毒的需要，不允许操作部件在手术区域的正上方，避免灰尘可能落入伤口而引起感染，以落地式或随机游走落地式为主，悬吊式包括手术区域上方的可移动部件，会削弱层流，一般不能保障手术视野的高度层流净化；手术床应带有浮动床面、可倾斜、可配托架、能与造影系统整合、能装配其他手术设备的侧轨、能自由浮动，有倾斜和支架功能的血管造影床最适合。

5. 复合手术室管理：复合手术室的设备和影像医师配置能够满足术前的精确规划、实施相关介入手术操作、术中帮助医生判断并解释组织结构的位移变化机制、术后评估治疗结果。放射科或介入中心负主要责任，能被外科和相关的介入学科所使用。

6. 人员组成：介入复合手术室应有固定和相对固定的介入医师、麻醉医生、外科医生、护士、放射技师、体外循环师、设备维护保养支持人员等，并在医院统一协调下建立跨学科团队。手术灯要可以在手术床的外围区域旋转。

【介入手术室的规范化管理】

1. 介入放射学科室的组成：介入放射科室应由放射科室人员和临床专业人员组成，以放射科人员为主，而不是只组织或按需待配组合。人员应是一个相对稳定的群体，专业属介入放射学，不应归类于普通放射科室或其他学科。

2. 介入放射学工作者的基本要求：基本的临床医疗技能、熟练的介入放射操作技能、严格的无菌观念、经过放射防护的培训和体格检查、使用必要的防护设备。

3. 介入放射操作室基本条件：标准的介入专用血管造影机、标准化设计的介入手术室配置良好的导管床、高压注射器、心电监护设备和中心供氧吸引系统，常用的器械台、无菌物品柜、操作者的活动空间。介入科室应配备有专用更衣室、通风口、卫生间、敷料器械准备室和观察室。

4. 介入放射学的质量保证：科室的定位准确，从业人员技术准入、介入操作规范化、病房建设正规化。

（徐　霖　罗　杰）

第六节　介入放射的门诊和病区管理

目前，介入放射学正处于迅速发展与广泛普及的阶段，国内各级医院相继开展介入治疗工作，越来越多的医院成立了介入门诊和介入病房。从介入放射学发展的角度看，这为介入放射学的进一步发展提供了良好的机会，但同时也对介入放射学科的建设和管理提出更高的要求。完整的介入放射科应主要由介入门诊、介入病房及介入手术室三部分组成。

【介入门诊的管理】

与内外科相比，介入放射学的发展历史仍然很短，介入治疗技术仍然不为广大患者所熟知，因此绝大多数患者不会主动到专科门诊就诊。目前，介入科患者的来源主要为以下三种途径：院内相关科室转诊而来、其他医院医务人员介绍而来、知晓介入治疗技术自己前来。在介入门诊上主要从以下几个方面进行管理。

介入门诊医生要求：介入门诊医生必须具有丰富的临床经验和良好的沟通技巧，熟练掌握介入治疗的适应证及禁忌证，恰当适度的解释与交代非常重要。这项工作应该由具有一定经验的医生承担会诊任务，特别是对急重症患者进行的诊治更需要由经验丰富的医生来完成。介入医生要跟所有临床科室的医生一样，通过询问病史、查体、采用合理的实验室及影像学检查手段，得出正确诊断，提出是否需要住院检查或治疗。这一工作更要求医生具有更广泛的临床知识及诊断技能。我们认为接诊工作的好坏，关系到患者对介入治疗的正确认识与态度，因此要将门诊工作与介入手术作为同等重要的工作来抓。介入门诊医生，要求由副主任医师或有丰富经验的高年主治医师担任。从而保障患者在首次就诊时的医疗质量，增强介入治疗对患者的吸引力，提高广大患者对介入治疗的信任度。

科学合理坐诊：为方便广大患者就医及增强对患者的吸引力，门诊医生最好在一定时间内固定或固定各出诊医生的出诊时间，这样才能使门诊工作制度化，在方便广大患者就医的同时，使介入门诊与全院门诊工作协调一致，有利于该学科向正规临床科室发展。另外，介入门诊不像成熟的内外科专科门诊，每天到介入专科门诊就诊的患者可能并不多，但不能因为门诊量少而不能按时上下班，导致患者的转诊或漏诊。

门诊要坚持首诊负责制。

要注意和其他治疗方法的合理比较：不过分夸大疗效，让患者有充分选择的自由。

积极宣传介入知识，扩大病源：由于介入放射学是一门新兴学科，为许多患者所不知，很少有患者直接到介入门诊来就诊的，多为其他科室介绍而来，这是我国很多介入专科所面临的问题。门诊量小，病源少是制约介入放射学科发展的重要因素之一。日常工作中注重宣传工作，在门诊、病房内制作宣传栏，介绍介入治疗的范畴和优点，患者就诊时附送一份宣传材料，通过患者加强宣传；制作各种卡片，并定期进行电话随访。科室之间通过联谊会的形式，宣传与之相关的疾病介入治疗的优点，加强科室间合作。

【介入病房的管理】

介入病房是对收治患者进行系统全面检查并决定合适的治疗方案的场所。介入病房是微创介入专业赖以生存发展的条件。许多医院开展微创介入治疗，以放射科医师为主，如果没有专科病床，对学科发展非常不利，对术后并发症和副作用的观察和处理也极其不利。但是，有了病房，就要认真、严谨、科学地管理，作为科主任，制定病房医疗相关规定和制度并监督执行是工作的重中之重。

三级查房制度：三级查房制度是医院和科室（病房）最基本、最主要的医疗活动，也是医疗质量和安全、科室业务水平提高及医师培养的重要途径。三级查房制度包括主任查房、病区主治医师查房、住院医师查房和教学查房等多种形式。对于入院患者查房的时限均有明确规定，对于相关医疗文书记录及检验申请亦有严格时限。在查房内容与要求方面，各级医师的职责明确，如主任医师查房主要以病情诊断、治疗方案、注意事项为重点等。

术前讨论制度：术前讨论制度是仅次于三级查房制度的主要管理制度，是保证微创手术疗效，杜绝或尽量减少手术死亡、手术并发症和副作用的重要方法，也是保障微创特色的主要方法。所有微创手术均需进行科室范围内的阅片和讨论，有的疑难或手术难度较大的患者需现场观摩B超等。执行术前讨论制度是严把手术关、提高手术疗效、减少手术并发症有效的途径。

手术适应证规范制度：为了规范介入治疗的适应证、禁忌证，减少或避免严重并发症的发生，提高治疗效果，探索宜于推广的治疗规范，从单纯临床治疗模式向临床治疗加科研模式过渡，介入科要紧跟国内外发展趋势，制定本专科治疗规范和手术适应证规范制度。必要时请相关科室专家参加，进行必要的术前准备、术中监控、术后处理，以减少各种并发症、提高治疗水平。

疑难、危重患者的讨论及抢救制度：疑难患者是指入院一周诊断尚不明确或治疗效果不明显的患者，而危重患者是指患者病情不稳定或在原有基础上恶化或出现突发生命危险的患者。疑难病患者讨论是解决疑难患者诊治和培养临床业务水平的重要途径。而危重患者的抢救则反映了一个科室的管理、临床素养、应变力、协同性等综合实力。

岗位负责制：科主任、病区主治医师、住院总医师、住院医师均有明确岗位职能。①科主任岗位职责：负责全科人员的思想政治、医德医风、医疗技术、日常医疗活动及建立医疗制度规范及科研规划。②病区主治医师（带医疗组）岗位职责：负责本组的日常医疗工作，带领医疗组完成常规微创介入手术。指导住院医师和进修医师，完成年度科研和学术计划。③住院总医师岗位职责：由高年资住院医师担任，负责组织对常见急诊、常见危重患者的一线救治，遇疑难问题及时向上级医师和科主任反映。④住院医师岗位职责：分管一定数目床位，完成书写规范病历等日常医疗活动，参加科室和医院的临床和基础科研。

其他制度：如会诊制度、死亡患者讨论制度、各种告知制度、特殊检查和手术签字制度，值班、交接班制度，病例书写规范制度等均应根据医院规定认真执行。

多学科联系：介入放射科为一边缘学科，与其他科室交叉内容较多，介入放射科在实际工作中尤其注重加强与其他科室合作，如通过科室联谊，建立合作关系，合作开展项目，对介入放射学的开展起到促进作用。

以人为本，构建和谐医患关系：患者是病房的主体，我们所服务的对象是患者，而不只是疾病，科室工作要以患者为中心，以人为本，尊重患者，理解和人文关怀贯穿患者住院的全过程。只有患者至上，改变传统的医患关系，才能顺应当前社会发展趋势。医患关系的和谐离不开双方的沟通交流，沟通不畅就可能引起偏见和感情上的疏远。介入放射学是近三十年来迅猛发展的一门新兴学科，许多患者对介入放射学知之甚少，甚至产生一定的误解，治疗前存在恐惧感，这需要我们医务人员经常主动积极地与患者交流，耐心解释患者提出的问题。

介入病房医护资质及从业要求如下。

介入医师必须取得从事相关专业（如综合介入，外周血管介入，心脏介入，神经介入及其他介入诊疗技术）资质。要有与所从事专业相关的丰富临床基础知识。

介入病房护理人员要经过专科培训，熟知介入专科护理知识。

积极组建介入门诊、介入病房，规范化管理，不断提高综合诊疗水平，是促进介入放射学发展的重要环节。

（章万勇　张卫平）

下篇

介入放射学临床应用

第五章　神经系统疾病

第一节　脑血栓形成

脑血栓形成是脑梗死最常见的类型，脑血栓一旦形成，患者症状可能进行性加重，导致严重的神经功能缺损表现，对患者的生活能力和社会能力造成严重的影响，严重者甚至可能导致死亡，因此脑血栓形成在我国人群中具有发病率高、致死率高、致残率高的特点，且是患者死亡的最常见疾病之一。

【病因与病理】

急性脑血栓形成的病因很多，是多种因素导致的结果，在高血压、糖尿病、吸烟、高脂血症、高同型半胱氨酸血症等疾病的影响下，发生脑动脉的粥样硬化是最常见的原因。血管炎以及血液系统疾病、血管发育异常也是发生脑血栓形成的原因。

脑血栓形成的发生率在颈动脉系统大概占了80%，而椎-基底动脉系统的发生率为20%，脑血栓形成的闭塞血管内可见动脉粥样硬化斑块和血栓，局部血液供应中断引起的脑梗死为白色梗死，大面积脑梗死可继发为红色梗死。脑血栓的形成按病理分期如下。

(1) 超早期：在此阶段脑组织变化不明显，可见部分血管内皮细胞、神经元细胞以及星形胶质细胞肿胀、线粒体肿胀空化，发病时间在1～6小时。

(2) 急性期：在发病6～24小时内，在此阶段缺血区的脑组织苍白伴轻度肿胀，神经细胞、胶质细胞以及内皮细胞呈明显缺血改变。

(3) 坏死期：在24～48小时内，大量神经细胞脱失，胶质细胞坏死，中性粒细胞、淋巴细胞以及巨噬细胞浸润、脑组织明显水肿。

(4) 软化期：发病3天至3周，病变组织液化变软。

(5) 恢复期：液化坏死脑组织被格子细胞清除，脑组织萎缩，小病灶形成胶质瘢痕，大病灶形成中风囊，此阶段至3周到数月或数年。

【临床表现】

急性脑血栓形成好发于中老年人群，多在安静状态下发病，病情呈进展性加重，在1～2天内到达发病高峰，部分病例在发病前曾经有短暂性脑缺血发作病史，发生脑血栓形成后的临床表现和堵塞部位和大小有关，尤其是发生大面积脑梗死和特殊部位脑梗死后，可能会导致昏迷甚至生命危险。

颈内动脉系统发生血栓形成后的临床表现可轻可重，症状的严重程度和侧支循环建立与否以及建立程度有关，一般表现为肢体瘫痪、Horner征及永久性失明、黑蒙表现，影响到大脑皮层可能会导致失语、精神异常以及智能障碍；影响到基底节区，可能导致“三偏征”

表现。

椎-基底动脉系统血栓形成颅神经、锥体束的交叉瘫，波及大脑后动脉会引起视野缺损和偏盲，严重的特殊类型的梗死是“基底动脉尖综合征”和“延髓背外侧综合征”。椎-基底动脉系统脑梗死病情变化快，病情一般比较危重，应当引起临床医师的重视，积极诊治，避免造成严重的后果。

【影像学表现】

1. CT：一般在发病 24 小时之内不能发现和临床症状相符的病变，发病 24 小时以后可出现边界不清的低密度病灶，其部位和范围和闭塞血管的分布区一致，可同时累及皮质与髓质，根据病灶大小，可出现不同程度的脑水肿和占位效应。随着病程延长，病灶密度逐渐下降，最后液化形成囊腔。出血性脑梗死的表现为低密度梗死区内出现不规则斑片状或点状高密度出血灶。

2. MRI：常规的头颅 MRI 平扫在梗死发生 12 小时后可以发现病灶，T_1WI 呈低信号，T_2WI 和 FLAIR 序列呈高信号，脑回肿胀，脑沟变窄、消失，灰、白质同时受累，病灶与供血区一致，分水岭梗死则位于血管供血交界区。随着病程延长，进入慢性期后，在各序列加权像上与脑脊液信号相似，小病灶可完全消失，大病灶则残留卒中囊，周边胶质增生在 FLAIR 序列上呈高信号并出现负占位效应。

但是在超急性期，梗死区域发生细胞毒性水肿，分子扩散受限，在 DWI 上呈高信号，ADC 值下降，载 ADC 图上呈低信号。在急性期，DWI 上梗死信号进一步升高。亚急性期，也就是病程在 10 天以上者，随着血管源性水肿的加重，细胞外间隙水分增多，扩散受限逐渐恢复，在梗死区 DWI 呈等信号，ADC 值和脑实质相同，根据梗死区的 DWI 变化，目前将 DWI 和 MRI 病灶不匹配作为溶栓时间窗的依据。

3. 脑血管造影：脑血管造影是明确脑血栓形成的脑血管病病因诊断的金标准，该检查方法可以发现脑动脉狭窄、闭塞，以及其他血管病变，比如动静脉畸形，Moyamoya 病，颅内大动脉炎等，为脑血栓形成的血管内治疗提供依据和风险评估。

【介入治疗适应证】

1. 对于急性脑血栓形成，时间窗内血管内治疗是其主要目的，在有条件的医院，脑血栓形成发病在 6 小时内，没有溶栓禁忌证，可以进行接触性动脉溶栓。

2. 发病时间 8 小时内而且超溶栓时间窗，经过证实为大血管闭塞，可考虑进行支架取栓。

3. 对于急性脑血栓形成合并血管狭窄，建议在发病 2 周后具有支架植入适应证时，进行支架成形术。

【介入治疗禁忌证】

1. 动脉溶栓禁忌证：对造影剂过敏者，有明显出血倾向，血小板计数以及凝血功能明显异常者，血压大于 180/110 mmHg 者，近 3 个月有脑梗死病史，既往有脑出血病史、颅内动静脉畸形以及颅内动脉瘤病史，近期有手术病史，既往有活动性出血的病史和肾功能异常病史。

2. 颅内外动脉狭窄支架成形术：脑梗死患者合并颅内肿瘤或颅内动静脉畸形，卒中导致严重的残疾，影响患者生活质量，而且患者在此次发病前 6 周有脑卒中病史，患者的血管路径不适合进行介入操作，患者或患者家属不同意介入治疗均为禁忌证。

【介入术前准备】

1. 患者准备：常规实验室检查，如凝血功能、血常规、肝功能；术前 4 小时禁食水；碘过敏皮试；CT 和(或)MRI 检查；如果是颅内动脉支架可考虑全麻，同时需要在术前 8 小时禁食水。

2. 器械、材料准备：常规脑血管造影器材和对应的指引导管；在术前经过评估和测量所需要的支架、球囊以及可能需要的交换导丝、微导管系统，机械取栓装置等。

【介入治疗技术】

(一) 急诊动脉溶栓

1. 明确具有溶栓指征的患者，进行全面体格检查，详细了解病史，常规术前血液化验检查，确定无手术禁忌证送至介入放射科。

2. 立即行血管造影，以明确诊断。一般在局部麻醉、全身肝素化状态下进行，给予吸氧，做心电图及生命体征监测，并准备必要的抢救设备。若患者躁动，酌情给予镇静药物。

3. 确定栓塞的部位及程度(完全闭塞还是部分闭塞)后(图 5-1-1)，立即更换导引导管及微导管进行选择性溶栓。微导管的头端应尽量靠近血栓。若能穿过栓子，可以行超选择性血管造影，以明确闭塞远端血管的血流状况及血栓的长度。

4. 使用导丝、导管操作要轻柔，应在路径图下插管，以防动脉粥样硬化斑块脱落而造成新的梗死，将微导管送至血栓部位，通过微导管推注溶栓药物；若动脉迂曲，微导管不能在短时间内到位，应抓紧时间在上游血管给予溶栓药物

5. 药物推注完毕后复查造影，了解血管是否再通，溶栓后有残余狭窄，可以使用球囊扩张或支架成形术重建血管(图 5-1-2)。

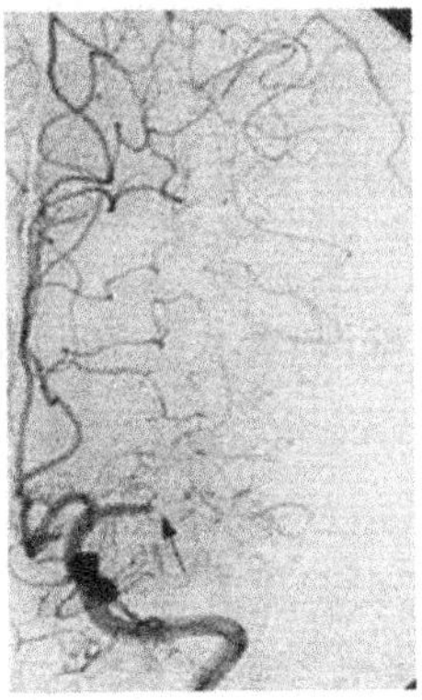

图 5-1-1　左侧大脑中动脉急性血栓性栓塞

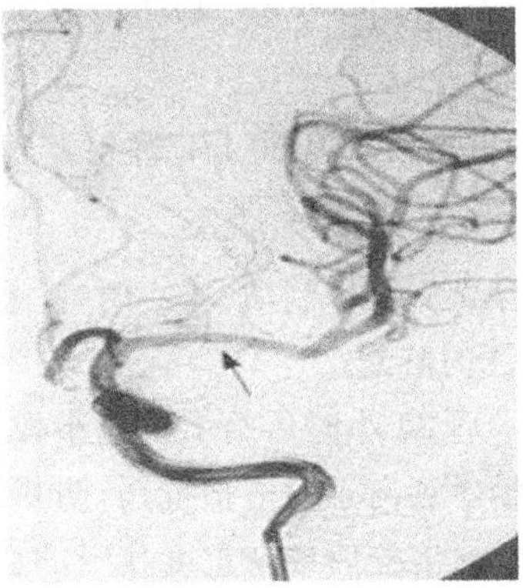

图 5-1-2　大脑中动脉溶栓及支架置入后血管通畅

6. 在溶栓过程中，要不断观察患者的状态，以决定继续或终止治疗。

7. 在溶栓过程中，若患者的临床症状加重，应判断是否有出血。必要时行 CT 检查。一旦有出血，应立即停止治疗，并中和肝素，酌情予以处理。

(二) 急诊机械取栓

1. 血管内机械取栓是急性脑血栓形成的再灌注方法，也可以和药物相互配合联合实现

血管再通，目前应用最多的是 Solitaire AB 血流恢复装置(图 5-1-3)，对于发病时间在 8 小时内的严重卒中患者(后循环患者可延长至 24 小时)，在有条件的医院可进行快速血管内机械开通治疗。

2. 具有机械开通指征的病例，需要和患者家属沟通，知情同意后进行机械取栓治疗。

3. 通过多科间协作，积极术前准备后快速将患者转运至介入放射科，即刻行血管造影。一般在局部麻醉、全身肝素化状态下进行，给予吸氧，做心电图及生命体征监测，并准备必要的抢救设备。若患者躁动，酌情给予镇静药物。

4. 路图下将微导管置入闭塞血管，微导管远端越过血栓，微导管造影明确远端血管床状况以及血栓范围。

5. 在路图下将符合需求的 Solitaire AB 支架置入闭塞血管内，释放支架远端于正常血管内，支架张开 3 分钟后将支架和微导管一起回撤(图 5-1-4)，回撤时暂时关闭导引导管的灌注线。

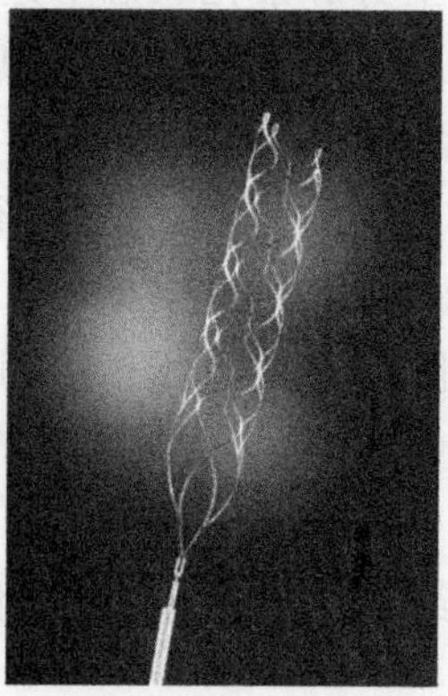

图 5-1-3　Solitaire AB 血流恢复装置

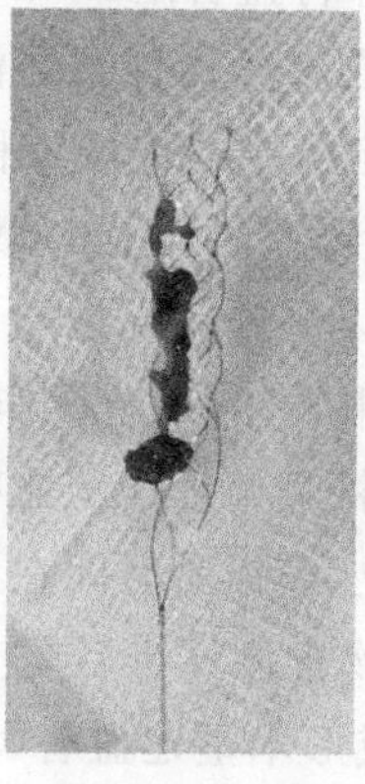

图 5-1-4　Solitaire AB 血流恢复装置取出血栓

6. 撤出支架后以 50 mL 注射器回抽导引导管内的残留血液，复查造影。

【术后处理】

(1) 穿刺侧肢体制动 24 小时，注意穿刺点有无渗血或出血；观察足背动脉搏动；常规进行生命体征的监测。

(2) 术后 24 小时后给予抗血小板聚集药物和(或)行抗凝治疗，以防止血栓再次形成。

(3) 给予钙离子通道拮抗药，防止因导管或血栓的刺激而引起血管痉挛。

(4) 针对溶栓后残余重度狭窄的血管，不宜进行急性支架植入者，2 周后再次行脑动脉狭窄支架成形术。

【并发症及处理】

溶栓后出血是最危险的并发症，必须严格掌握适应证，一旦出血，立即中和肝素，停止抗凝、抗血小板聚集药物治疗。若颅内血肿超过 30 mL，应开颅手术清除血肿。

(艾志兵)

第二节　颈内动脉狭窄

颈内动脉狭窄与缺血性卒中具有十分密切的关系，所有的前循环脑梗死病例中，具有相当部分和颈内动脉狭窄具有明确的相关性，治疗颈内动脉颅外段狭窄是预防缺血性脑卒中的重要手段。

【病因与病理】

颈内动脉的病因很多，主要病因是动脉粥样硬化、颈内动脉夹层。颈内动脉狭窄好发于血管分叉处，如颈内动脉起始部和虹吸段等部位。

和动脉粥样硬化相关的颈动脉狭窄多合并有高血压、糖尿病、高脂血症以及肥胖等危险因素，相关危险因素导致动脉内皮细胞受损、动脉硬化发生和发展，严重者形成动脉粥样硬化斑块，堵塞血管腔，造成颈内动脉狭窄的发生。颈内动脉夹层是指血流进入血管各层之间导致血管壁各层分离，多好发于年轻人，一般和外伤、血管发育异常相关，颈内动脉夹层和青年卒中具有密切关系。血管发育异常、炎症等因素导致的颈动脉狭窄非常罕见，仍然和青年卒中相关。

【临床表现】

颈内动脉狭窄在临床上根据其是否引起脑和眼部缺血症状，分为有症状性颈内动脉狭窄和无症状性颈内动脉狭窄。

有症状性狭窄的临床表现为眼部症状和前循环缺血表现，表现为单眼黑蒙、偏身肢体无力，在优势半球表现为失语，症状可逆的则为短暂性脑缺血发作，症状持续时则为脑梗死，病情严重时可导致昏迷或生命危险。

无症状性颈内动脉狭窄患者，一般来讲无任何神经系统症状和体征，仅在体检时发现血管杂音和颈动脉搏动减弱、消失。但是，狭窄程度严重或伴有溃疡斑块时，为脑卒中的高危病变，而且文献证实，若狭窄程度大于60%，5年脑卒中发生率为11%，若病变处狭窄为溃疡性病变，则脑卒中发生率为5%～12%。

【影像学表现】

1. 头颅CT和MRI：当颈内动脉导致临床症状时，可在颈内动脉支配区内发现与之对应的病灶，而为短暂性脑缺血发作时，在CT和MRI上不显示病变。

2. 脑血管造影：脑血管造影是诊断颈内动脉狭窄的“金标准”，该检查方法可以明确是否存在颈内动脉狭窄，狭窄部位和程度，可以明确是否存在溃疡，可以观察到侧支循环建立的程度，从而为介入手术评估(图5-2-1)提供依据。

【介入治疗适应证】

1. 无症状者，血管管径狭窄程度在80%以上，有症状者(TIA或卒中发作)，血管管径狭窄程度在50%以上。
2. 血管管径狭窄程度在50%以下，但有溃疡性斑块形成。
3. 某些肌纤维发育不良者，大动脉炎稳定期有局限性狭窄。
4. 放疗术后狭窄或内膜剥脱术后、支架置入术后再狭窄。
5. 急性动脉溶栓后残余狭窄，颈动脉闭塞后再通，发现基本病变是颈内动脉重度狭窄。
6. 由于颈部肿瘤等压迫而导致的狭窄。

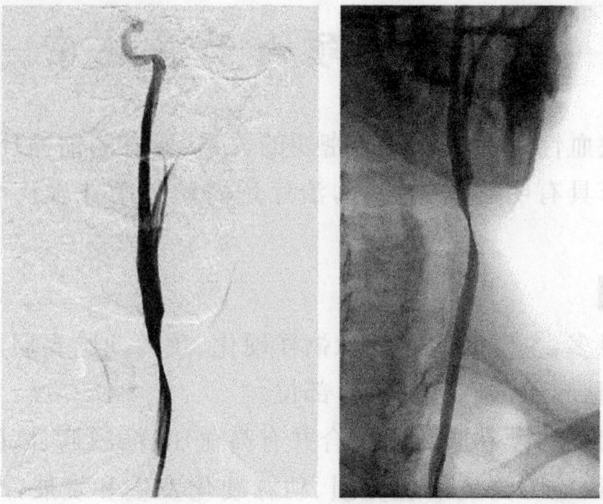

图 5-2-1 颈内动脉远段 85%狭窄(左图正位;右图侧位)

7. 放疗术后或 CEA 后,支架植入术后血管再狭窄。

8. 严重狭窄合并对侧颈动脉闭塞,需要手术前得到治疗。

【介入治疗禁忌证】

1. 3 个月内有颅内出血,2 周内有新鲜脑梗死灶者。

2. 不能控制的高血压者。

3. 对肝素、阿司匹林或其他抗血小板聚集类药物禁忌者。

4. 对造影剂过敏者。

5. 伴有颅内动脉瘤,且不能提前或同时处理者。

6. 在 30 天内,预计有其他部位外科手术者。

7. 2 周内曾发生心肌梗死者。

8. 严重心、肝、肾疾病者。

【介入术前准备】

1. 术前 6 小时禁食禁水。

2. 术前 6 小时之内,做碘过敏试验。

3. 双侧腹股沟区备皮。

4. 术前 3~5 天口服抗血小板聚集药物,噻氯匹定 250 mg+阿司匹林 300 mg 或氯吡格雷 75 mg+阿司匹林 300 mg。

5. 前评价,包括颈部血管超声、经颅多普勒(TCD)评价。

6. 行全脑血管造影或 CT 血管造影(CTA)、磁共振血管成像(MRA)。

【介入治疗技术】

1. 经股动脉采用 Seldinger 技术穿刺,一般放置 8 F 导管鞘,导管鞘连接加压等渗盐水持续滴注冲洗。

2. 8 F 导引导管后面接 Y 形阀或止血阀,并与加压等渗盐水连接,在 0.89 mm(0.035 英寸)泥鳅导丝小心导引下,导管放在患侧颈总动脉,头端位置距离狭窄 3~5 cm。对过度迂曲的颈总动脉可以使用交换导丝,将导引导管交换到位。

3. 通过导引导管血管造影测量狭窄长度和直径,选择合适支架,并行患侧狭窄远端颅内动脉造影,以备支架置入后对照。

4. 通过导引导管将保护装置小心穿过狭窄段，并释放在狭窄远端 4～5 cm 位置，撤出保护装置外套后（图 5-2-2），选择合适的球囊行预扩张，扩张后造影。扩张前静脉给予阿托品 0.5 mg，以防心律失常。

5. 撤出扩张球囊后置入支架，造影检查置支架后残余狭窄管径，酌情做支架内后扩张（图 5-2-3）。

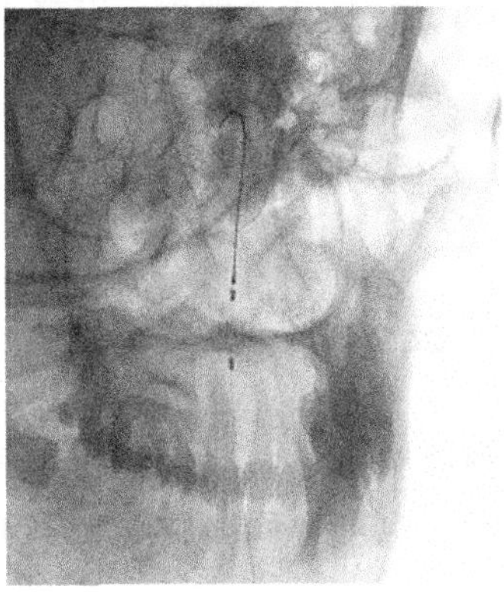

图 5-2-2 脑动脉保护装置置入后呈开放状态

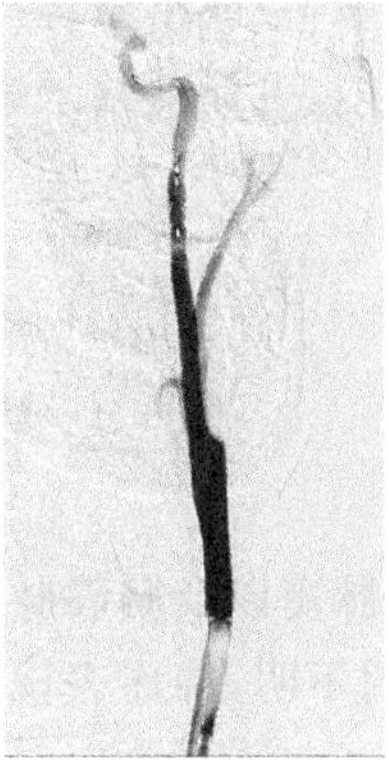

图 5-2-3 脑动脉保护下支架置入术后

6. 最后撤出保护装置，行颈部及患侧颅内动脉造影，并与术前对比。

【术后处理】

1. 动脉狭窄段过度迂曲或高度狭窄，保护装置到位困难时，可以选择导丝交换保护装置或使用直径较小的冠状动脉球囊，行扩张后置入保护装置。

2. 术前心率在每分钟 50 次以下或伴有慢性心功能不全者，可以预先放置临时起搏器。

3. 对侧颈内动脉完全闭塞，其血流完全依赖于患侧者，有条件者应尽量选择全身麻醉。

4. 高度狭窄病变，狭窄远端无任何侧支循环者，扩张后要适当控制血压，收缩压维持在基础血压的 2/3。若同时还伴有其他血管狭窄，在同期手术中不能处理或不适合做血管内治疗者，血压不能控制过低。

5. 保护装置的使用已经被大量的研究所证实，它能够降低栓子脱落所导致的栓塞并发症，对有条件的患者可以尽量使用。

6. 术后不中和肝素，3～6 小时后拔鞘。

7. 围手术期 1 天前，抗血小板聚集药物同术前，同时给予低分子肝素钠 0.4 mg，每天 2 次。3 天后维持术前抗血小板聚集药物 3～6 个月，3 个月后酌情减量。

8. 穿刺侧肢体制动 24 小时，注意穿刺点有无渗血或出血；观察足背动脉搏动；常规进行生命体征的监测。

【并发症及处理】

1. 心律失常：最常见并发症，一般发生在球囊扩张时或支架置入后，可出现心率下降，应在扩张前 5 分钟静脉给予阿托品 0.5～1 mg。术前心率在 50 次/分以下者或伴有心功能不全者，可以在术前置入临时起搏器，术后 3～6 小时拔出。

2. 血压下降：若下降不超过 20 mmHg，可以暂不处理，支架置入 6 小时内收缩压持续下降不到 100 mmHg 者，可以给予肾上腺素或多巴胺治疗。

3. 栓子脱落：无症状者可以不做特殊处理。

4. 血栓形成：在确定没有颅内出血或出血倾向时，可以做动脉内溶栓。

5. 过度灌注：在术前分析有过度灌注高风险的患者（极度狭窄、假性闭塞、狭窄远段没有侧支循环者），在扩张之后要控制血压（收缩压维持在 100～130 mmHg）。有条件者应做 TCD 监测。

6. 血管痉挛：使用保护装置或较硬的交换导丝，0.46 mm（0.018 英寸）可能会导致狭窄远端血管痉挛，一般不做特殊处理，撤出导丝和保护装置后，痉挛会解除。有严重痉挛时，若远端血流受阻，可局部给予解痉挛药物。

（艾志兵）

第三节　颈内静脉窦血栓或狭窄

颈内静脉窦以及脑静脉窦血栓形成或狭窄是一种静脉系统血管病，该疾病可发生在任何年龄，病因不明，临床表现各异，可以表现为静脉梗死，也可导致出血改变，同时可发生头痛和癫痫。

【病因与病理】

静脉窦血栓形成的病因归结于凝血功能异常，极少数和硬脑膜穿刺或外伤有关，20%左右病因不明。主要病因如下。

1. 血液高凝状态，如妊娠以及产褥期。

2. 遗传性凝血机制异常，如蛋白质缺乏等遗传导致的凝血功能异常。

3. 继发血流动力学异常，如脱水、休克、恶病质、血小板病、原发性红细胞增多症等。

4. 继发全身系统疾病，如结缔组织病，肿瘤、药物、颜面部感染、肿瘤栓子栓塞等。

以上各种原因导致的结果是：静脉或静脉窦内可见红色血栓，引起静脉回流受阻，静脉压增高，脑脊液吸收功能降低，从而导致颅内压增高，脑皮质以及皮质下点状出血灶，部分患者出现出血性梗死，使脑水肿和颅内压增高。

【临床表现】

颅内静脉窦血栓形成的临床表现和部位、范围、阻塞速度因发病原因而不同，主要表现为颅内压增高，包括颅内高压症状、脑卒中症状和脑病症状，头痛是最常见症状，脑卒中症状包括出血性或缺血性静脉梗死。脑病症状虽然少见，但是严重程度最重，表现为癫痫发作、精神异常、意识障碍甚至昏迷，严重危及生命。

【影像学表现】

1. 头颅 CT：直接征象有“空三角征”、“束带征”以及“高密度三角征”，后二者提示患者存在新鲜血栓。间接征象表现为局灶或弥漫性脑水肿表现，静脉梗死表现为低密度病灶，有时在低密度灶内可见高密度的出血灶，有时可见大脑镰和小脑幕增强，尽管头颅 CT 不能确诊静脉窦血栓形成，但是可以排除其他疾病。

2. MRI：在不同时间，表现也不相同，急性期时见血液流空信号消失，慢性期时血液流空信号恢复，MRI 正常时不能排除静脉窦血栓形成。MRV 主要征象是血流的高信号缺失，间接征象是病变远侧侧支循环建立，深静脉扩张或其他引流静脉出现。

3. 脑血管造影：诊断静脉窦血栓的“金标准”，表现为静脉窦在静脉期时不显影。

【介入治疗适应证】

1. 临床表现为颅内高压症状(头痛、恶心、喷射性呕吐等)且逐渐加重者。
2. CT、MRI 或 MRV 显示有静脉窦血栓形成者。
3. 常规腰椎穿刺压力在 250 mmH_2O 以上。
4. 眼底检查见双侧视盘水肿。
5. DSA 明确诊断为静脉窦血栓形成,且动静脉循环时间延长,静脉排空延迟者。
6. 抗凝治疗无效或病情逐渐加重者。

【介入治疗禁忌证】

1. 临床症状呈明显改善趋势。
2. 有出血倾向。
3. 2 个月内有手术或外伤史。
4. 重要脏器功能障碍或衰竭。
5. 治疗前收缩压在 180 mmHg 以上,或舒张压在 110 mmHg 以上。

【介入术前准备】

1. 术前 6 小时禁食禁水。
2. 术前 6 小时之内,做碘过敏试验。
3. 双侧腹股沟区备皮。
4. 行全脑血管造影或 MRV。

【介入治疗技术】

1. 一般使用局部麻醉。若患者不能配合或有意识障碍,可以用全身麻醉。
2. 常规经皮股动脉和股静脉入路。
3. 首先行全脑血管造影,观察动静脉循环时间,确定闭塞静脉窦段位置、形态,了解有无静脉窦的狭窄和侧支循环状况等(图 5-3-1)。

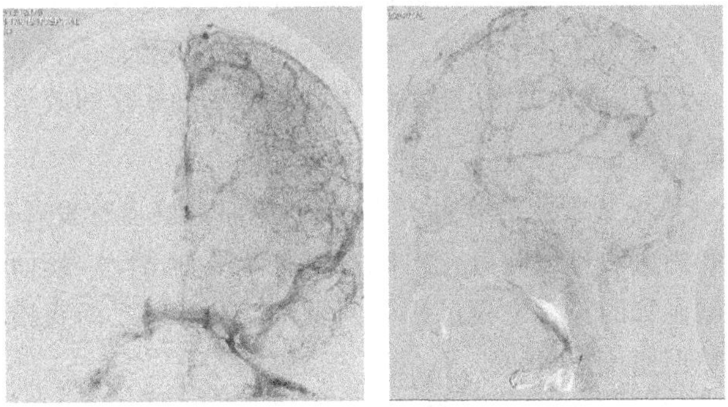

图 5-3-1 上矢状窦为主的静脉窦血栓(左图正位;右图侧位)

4. 使用 6 F 导引导管,0.89 mm(0.035 英寸)软头泥鳅导丝导引下,小心置入颈内静脉,尽量靠近闭塞段,然后使用微导管技术,将导丝导引的微导管置入闭塞段静脉窦内。若有可能,尽量测量闭塞段压力梯度(穿过闭塞段置于闭塞的远端测量静脉窦内压力,然后拉回闭塞近端测压,两者之差为压力梯度),以做溶栓再通后对照。
5. 然后将微导管置入闭塞静脉窦内行溶栓治疗,技术与动脉内溶栓相似,可以酌情应用机械性操作。如导丝头端塑成螺旋状或不规则形状,也可使用拉栓装置将血栓拉出。

6. 静脉窦内给予溶栓药物的同时，可以在动脉内适当给药(尿激酶50万～80万单位)，促使微静脉栓子溶解。

7. 若因为流出血管狭窄，造成静脉窦血栓形成，即血栓远端静脉窦狭窄所致，可以在狭窄段置入支架，方法同颈动脉支架术，但不使用保护装置。

【术后处理】

1. 目前尚无充分证据支持应用介入方式进行静脉窦血栓形成治疗，因此只有在内科治疗无效时，在有条件的医院使用介入措施治疗静脉窦血栓形成。

2. 全身抗凝是静脉窦血栓形成的金标准，术后常规口服抗凝药物，华法林使用需要3个月，病因不明的需要口服6～12个月，对于复发的需要终生治疗，预防血栓再形成。

3. 在术后需要检测血小板计数、凝血功能，准备维生素K、硫酸鱼精蛋白等拮抗剂，防止出血倾向发生。

4. 穿刺侧肢体制动24小时，注意穿刺点有无渗血或出血；观察足背动脉搏动；常规进行生命体征的监测。

【并发症及处理】

溶栓后出血是最危险的并发症，必须严格掌握适应证，一旦出血，立即中和肝素，停止抗凝、抗血小板聚集药物治疗。若颅内血肿超过30 mL，应开颅手术清除血肿。

(艾志兵)

第四节　脑动静脉畸形

动静脉畸形(arterio-venous malformation AVM)是临床最常见的颅内血管畸形，其发病率为0.02%～0.05%，占颅内疾病的0.15%～3%，男性多于女性，男女比例约2∶1，好发年龄为20～40岁，平均年龄为25岁。动静脉畸形可见于中枢神经系统的任何部位，最常见于大脑半球，70%～90%发生于幕上结构。约20%的病例可经血管内介入栓塞治疗痊愈，而相当一部分可通过介入治疗减少血流、缩小瘤体改善手术或放疗的效果。

【病因与病理】

AVM是脑血管畸形中最常见的一种类型，是胚胎时期脑血管发育异常而形成的。从胚胎的第3周起，中胚叶的血管母细胞分化出原始脑血管网、血管丛，继而分化成动脉、静脉和毛细血管，如果此时脑血管的正常发育过程受到阻碍，动、静脉之间直接交通，形成扭曲扩张畸形血管团，动静脉畸形便可形成。

典型的AVM在形态学上由供血动脉、异常血管团(巢)和引流静脉三部分组成。AVM中的高血流和低阻力会使供血动脉扩张，慢性高血流状态损伤了供血动脉壁，正常平滑肌被胶原代替，血管壁常发生玻璃样变和钙化而失去自身调节血流和血压的能力。

病理检查可见大多数血管有病理改变，动脉壁变薄，内膜增生，内弹力层缺失，中层厚薄不等，可有动脉瘤样扩张，内见钙化及血栓，静脉常有玻璃样变及纤维样变而增厚。因为局部静脉充血和动静脉瘘导致附近脑实质的慢性缺血，常常造成AVM附近皮质萎缩和胶质增生。有些小血管壁仅为胶原纤维构成内膜，血管间混有大量胶样变脑组织，临近脑组织可见神经元缺失或胶样变，皮质下常有脱髓鞘改变。

为确定治疗风险的大小，有学者提出了 AVM 的分级系统，有助于准确地评估手术危险和对比治疗结果。其中 Spetzler 和 Martin 提出的分级系统对临床医生有较大的参考价值。对Ⅰ、Ⅱ级 AVM，只要没有手术禁忌均应行手术切除，对Ⅲ、Ⅳ级患者来说，必须考虑多种因素，包括年龄、全身情况和临床表现及医生的技术水平。Ⅴ级 AVM，只有具备丰富临床和手术经验的神经外科医生才可以尝试此类手术。Spetzler-Martin 分级Ⅵ级的 AVM 被认为是不能手术的(表 5-4-1)。

表 5-4-1 Spetzler-Martin 的 AVM 分级系统

	类别	分值
AVM 大小	小型(＜3 cm)	1
	中型(3～6 cm)	2
	大型(＞6 cm)	3
所在脑区的功能	非功能区	0
	功能区	1
静脉引流方式	仅浅表引流	0
	深部引流	1

注：级别＝大小＋脑区的功能＋静脉引流，即(1，2 或 3)＋(0 或 1)＋(0 或 1)。

【临床表现】

AVM 绝大多数表现为脑出血或癫痫后才被发现，一部分患者为隐匿性，伴随终生而无症状，此外，头痛和局灶性神经功能异常也很常见，少部分患者还有耳鸣症状。2 岁以下的儿童常表现为充血性心力衰竭、大头症和癫痫。

1. 出血：脑 AVM 最常见的症状，约占临床表现的 53%，并且超过一半以上表现为颅内血肿，其次是蛛网膜下腔出血和脑室出血。与畸形严重相关的血管痉挛偶尔被提及，但并不常见。

2. 癫痫：占临床变现的 20%～50%，年发生率为 1%～4%，可表现为局灶性或全身性，表现方式常可提示病变所在部位，病变位于颞叶和顶叶的更易发生癫痫，其中病变位于顶叶的癫痫多表现为局灶性的，而额叶的动静脉畸形更多的是引起广泛性癫痫。

3. 头痛：约占临床表现的 15%，未破裂的脑 AVM 也可以引起头痛。

4. 局灶性神经功能异常：包括视觉、听觉异常，肌张力障碍，锥体束征阳性，进展性理解力、记忆力下降等。这可能与 AVM 引起的盗血现象和脑组织重构、移位相关。

【影像学表现】

脑 AVM 平片的价值有限，CT、MRI 和 DSA 检查均有一定价值，其中 DSA 和 MRA 优于常规 CT、MRI 检查，疑难病例多种影像检查手段联合应用可以提高诊断准确率。

1. 脑血管造影：诊断脑 AVM 的最重要方法。在造影上 AVM 可分成三型。丛型：有典型的供血动脉、畸形团(巢)和引流静脉。瘘型：异常的动脉和静脉直接沟通。混合型：异常血管既有丛型也有明显的 AVF 存在。

2. CT 扫描：AVM 未出血时在 CT 上表现为形态不规则的混杂密度病灶，其中可有点状或小结节样钙化，无明显占位效应。出血后在 CT 上的密度与出血后的时间有关，可能是高密度、高低混杂密度或低密度。

3. MRI检查：MRI在显示畸形血管团、供血动脉、引流静脉之间的关系以及AVM与周围正常脑组织的关系方面优于CT。在T_1加权像上，AVM表现为连接扩张血管的海绵状低信号区，血管有可能是供血动脉或引流静脉。结合DSA和MRI，可以更好地理解AVM三维解剖结构以及供血动脉和引流静脉。

【临床治疗选择】

可选用的治疗手段包括显微手术切除、栓塞、放射外科和多种方法的联合。每种治疗方法都有成功消除病变的可能，同时也有致残危险。治疗的目的是尽可能完全切除或栓塞畸形血管团，消除或减少AVM破裂出血风险，控制癫痫发作，减少神经功能损害，改善盗血，恢复脑组织正常血供。目前治疗方法主要包括显微外科手术切除畸形血管团、血管内栓塞畸形血管团及立体定向放射治疗三种方法，每种治疗方法既可以作为单一的治疗方式，也可以与其他治疗方式结合使用。

1. 血管内栓塞畸形血管团：通过栓塞材料闭塞畸形血管团以达到治疗目的。栓塞可减少进入血管畸形的总血流量，使手术切除时出血减少；一些长而扩张的供血动脉在手术前几天被栓塞而消失，可允许病灶周围正常脑组织对血流的变化有一个调节、适应的过程，能减少畸形切除过程中发生灌注压突破性出血的可能性；栓塞的另一个用途是消除手术早期难以到达部位的供血动脉，减少术中出血。

2. 显微外科手术切除畸形血管团：目前仍是治疗脑AVM的重要方法，显微外科手术可切除病灶、合并出血时可以清除血肿，减少血肿对周围脑组织的压迫损伤。

3. 立体定向放射治疗：利用现代立体定向技术和计算机技术，将单次大剂量高能质子束从多个方向和角度聚集到治疗靶点上，使之产生局灶性坏死而达到疾病治疗的目的。目前，临床中用于治疗AVM立体定向技术主要有γ刀、X刀和粒子刀等，其中由于γ刀创伤小、无出血、并发症少，应用最为广泛。

【介入治疗适应证】

1. 单支终末型供血的SpetzlerI级AVM是血管内栓塞治疗的最佳适应证，术后病死率和致残率最低。

2. 大脑功能区大型AVM(≥3.0 cm)必须采取血管内栓塞治疗的方法（为防止NPPB，应分期治疗），或先栓塞后行立体定向放射治疗，肺功能区者可先行部分栓塞后再行手术或放射治疗。

3. 开颅手术难以达到的部位，如脑干、基底核深部或内囊等处的AVM。

4. 高血流量的AVM伴静脉瘘，且瘘口较多或较大者。

5. AVM的供血动脉伴有动脉瘤应优先处理。

【介入治疗禁忌证】

1. 侧向动脉分支供血属相对禁忌，关键在于能否成功地选择供血动脉插管。

2. 区域性功能试验阳性而微导管无法超选择到超越正常供血动脉支。

3. 严重动脉硬化或动脉扭曲，导引导管无法进入颈内动脉或椎动脉。

4. 全身情况不佳，不能耐受血管内栓塞治疗者。

5. 造影剂、麻醉药品过敏等原因而不能行血管造影检查者。

【介入术前准备】

1. 患者自身病情评估：在介入治疗前，必须控制好患者的脑水肿及其所导致的颅内高压情况；有颅内出血史的患者经过 4～8 周的治疗后血肿消失，脑血管痉挛情况明显缓解；部分患者需要复查 CT 或 MRA 进一步了解保守治疗后颅内未见新发的病理改变；有癫痫症状的患者经过药物治疗后未再发作癫痫；患者经过一定程度的心理辅助治疗能够在清醒状态下配合较长时间的介入治疗。在首次进行脑血管造影时根据 Spetzler 分类法进行 AVM 分级评估。

2. 常规介入器械及栓塞材料的准备：血管内介入治疗所使用的栓塞材料较为广泛，包括手术丝线(5/0 或 6/0)、凝胶泡沫、己基乙醇、聚乙烯乙醇颗粒(PVA)、液态黏着多聚体胶、铂弹簧圈或液态弹簧圈。目前最常用的为 NBCA 和 ONXY 胶。

3. 栓塞前神经功能的检测：在栓塞前有必要明确是否能够安全地牺牲某一支供血动脉，这可以通过两种方法来确定：其一，血管临时阻断实验；其二，在即将栓塞的血管内注射神经抑制药物。前一种方法可使用球囊闭塞实验完成，第二种方法可使用异戊巴比妥或美索比妥血管内注射。根据这两种方法所产生的结果来进一步明确即将进行治疗的血管。通常情况下球囊闭塞试验较药物注射更为安全可靠。

4. 栓塞术前麻醉的准备：血管内介入治疗常规选择局部麻醉，但是必须考虑到部分患者可能存在不合作的情况，如小儿患者及某些特殊情况下难以合作的成人患者，对于这一部分患者可能会选择全麻，因此必须对其做好全麻前的常规准备。

【介入操作技术】

1. 采用合适的麻醉使患者保持镇静。

2. 以常规穿刺技术将 5～6 F 导管插入颈内或椎动脉内造影，初步观察 AVM 的形态学特征。

3. 进行全身肝素化，方法为静脉使用 5000 U，以 1000 U/h 的速度通过微量泵静脉注入。同时使用的药物有地塞米松及尼莫地平。

4. 造影导管连接 Y 形阀，通过 Y 形阀置入 1.8Fr 导管(简称微导管)，根据 AVM 的病变区存在的优势血流，可将漂浮导管冲入供血动脉或 AVM 内，如有困难可借助体外推动导管或通过热力对微导管头端进行塑性使之能够达到预期供血动脉部位。

5. 进行超选择性造影，观察并确认微导管在 AVM 的最佳位置及是否出现反流现象(图 5-4-1)。

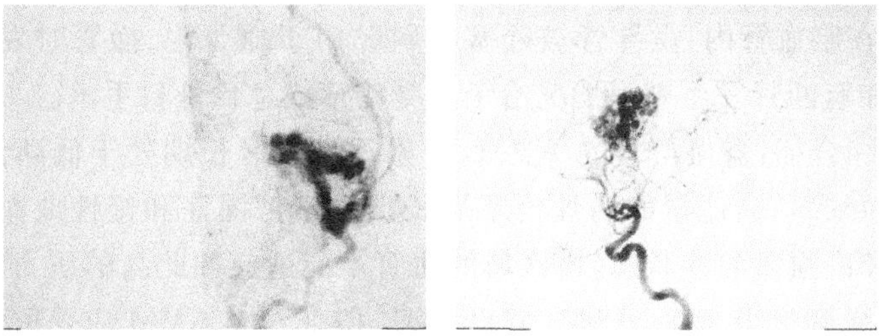

图 5-4-1 左侧大脑中动脉 AVM(左图正位;右图侧位)

6. 根据微导管完成超选择性造影计算造影剂从导管头端流入引流静脉的时间，以此来测定循环时间。

7. 根据循环时间估算 NBCA 的稀释比例，一般常用乙碘油(ethiodol)作为 NBCA 的稀释剂，常用的稀释比例为 25%(NBCA)∶75%(乙碘油)。

8. 以5%葡萄糖溶液反复冲洗微导管并再次确认微导管的位置，使之位于供血动脉内而不是在AVM畸形团内。

9. 以1 mL注射器抽取配制好的NBCA后在路图(road map)的监控下缓慢注入，当看见NBCA进入畸形团并扩展至引流静脉时可暂时停止注射，数秒钟后在此注射直至NBCA接近微导管末端甚至向供血动脉反流时，立即停止注射并快速抽出微导管。常用的剂量是每次0.4～0.8 mL，时间为每次1～2分钟。

10. 当一根供血动脉栓塞结束时可寻找第二根供血动脉重复栓塞(图5-4-2)，部分患者可能通过一次治疗而获得很好的疗效，部分患者仍需要间隔一段时间后进行多次治疗。

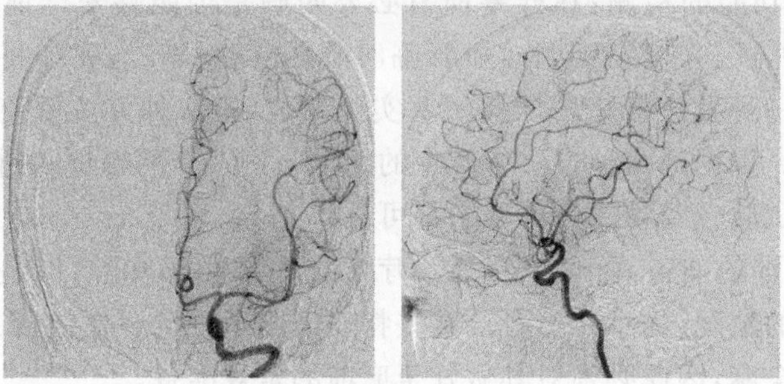

图5-4-2　左侧大脑中动脉AWM术后(左图为正位；右图为侧位)

11. 当患者出现以下情况时必须终止治疗：出现新的神经功能缺损，如失语、失明、抽搐、偏瘫、意识障碍等；手术时间较长的患者无法继续合作时。

【并发症及处理】

与血管内介入治疗AVM相关的并发症发生率为14%，永久神经功能损害约为2%，死亡率为1%。危险因素包括患者年龄、一次栓塞供血动脉的数量及术前是否有神经功能缺失。随着栓塞材料和技术的不断进步，血管内栓塞治疗的适应证越来越宽，并发症的发生率也在逐渐下降。常见的并发症主要有以下几种。

1. 误栓：栓塞材料误入正常供血动脉。术前仔细阅读造影资料、栓塞中微导管头端精确到位、熟练的注射NBCA技术及必要的区域性功能试验可使误栓的可能性降至最低程度。

2. 导管滞留在脑血管内：微导管被栓塞材料黏附于血管内、撤管时发生断裂致部分微导管留置体内。如有断管发生则视情况给予抗凝治疗或急诊外科手术。

3. 过度灌注综合征：盗血严重的AVM，受累正常脑区长期处于低灌注状态，动脉压力低而组织慢性缺血缺氧；高流量的病灶栓塞后长期处于低灌注和慢性缺血缺氧状态的血管骤然面临高血流和高血氧灌注状态，该区域的血管不能适应如此高的压力和流量，自动调节功能丧失，造成所属脑组织充血、水肿。对巨大型、高血流性AVM应采取分次栓塞的方法，每次栓塞不超过3根供血动脉或一次性栓塞范围不应超过30%；栓塞后应控制性降压24小时，一般降低原血压的15%～20%。

4. 脑出血：AVM造成脑出血的原因除病灶内静脉压力过高和动脉瘤破裂出血外，最常见的为微导丝穿破血管壁。预防措施是微导丝头端尽量不要伸出导管头，特别是在瘤巢和动脉瘤部位。

5. 脑缺血：AVM病灶内有供应正常脑组织的血管穿支存在、严重脑血管痉挛及栓塞引起的血栓过度形成等是导致脑缺血的主要原因。术中操作轻柔或暂时停止操作，以及术前、术中、术后使用尼莫地平、罂粟碱等解痉药是预防血管痉挛的有效方法。术后及时给予解除。

（鲁军体 付 锐 黄宽明 张 力）

第五节 颈内动脉海绵窦瘘

【概述】

颈内动脉海绵窦瘘（carotid-cavernous sinus fistulae，CCF）又称搏动性突眼，是由于颅内海绵窦段的颈内动脉本身或其在海绵窦段内的分支破裂，与海绵窦之间形成异常的动静脉交通，导致海绵窦内的压力增高而出现一系列临床表现。人体内唯一的一处动脉通过静脉的结构即是海绵窦，又因为高发率的颅脑外伤，故海绵窦区极易发生动静脉瘘，其中外伤性颈内动脉海绵窦瘘（TCCF）占70%以上。随着医学影像的飞速发展和栓塞材料的不断改进，以及30多年来栓塞技术的不断完善，血管内治疗已成为治疗CCF的首选方法。

【病因与病理】

颅内海绵窦段的颈内动脉本身或者它在海绵窦段内的分支破裂，与海绵窦之间形成异常的动、静脉沟通，可导致海绵窦内的压力增高。病因如下。

1. 外伤性（80%）：车祸、坠落、撞击等间接外伤以及弹片、锥剪等锐器刺入等直接外伤。

2. 自发性（不足20%）：颈内、外动脉及其分支的硬化动脉瘤以及其他的动脉壁病变，自发形成裂隙或破裂，主干或分支血液直接流入海绵窦。

3. 先天性（其他）：颈内动脉与海绵窦间存在着胚胎动脉或动静脉交通畸形出生后即可发现症状，也有先天性动脉壁薄弱，承受不起高动脉压，自发破裂。

海绵窦瘘的病理状态可以以多种复杂的方式存在，因此在进行合理的治疗以前必须对其进行分类。Peeters、Kroger、Barrow于1985年将海绵窦瘘分为以下四种类型。

A型：颈内动脉直接与海绵窦相通。

B型：颈内动脉硬膜分支与海绵窦相通。

C型：颈外动脉硬膜分支与海绵窦相通。

D型：颈内、颈外动脉的硬膜分支与海绵窦相通。

外伤性颈动脉海绵窦瘘多为A型，自发性颈动脉海绵窦瘘可以为上述四种类型中的任何一种。

根据海绵窦瘘的解剖学特点可以将其病理状态导致的结果分为两点。其一，高流量的血液涌入海绵窦产生窦内高压，导致原本向海绵窦内引流的静脉血逆流并伴有高静脉压状态：如眼上眼下静脉、视网膜中央静脉的逆流可出现突眼、结膜充血、眼外肌麻痹等；如血液引流经岩下窦至横窦或乙状窦则出现颅内杂音明显而眼部症状轻；如血液引流至鼻咽部及翼窝则导致鼻衄。其二："盗血"，多见于多瘘口或A型患者，颈内动脉的血流大量地流经海绵窦导致颅内缺血水肿，眼动脉供血不足，视网膜严重缺血，视力急剧下降。

【临床表现】

1. 颅内杂音：患者自己听到的连续性杂音，犹如机器轰鸣，随心脏的收缩而增强，日夜搅扰，难以安宁，压迫患侧颈总动脉可减轻或消失。

2. 搏动性突眼：患者眼球向前突出，并与脉搏相一致的眼球搏动。

3. 眼睑充血与水肿、球结膜外翻：海绵窦内静脉压力高导致，引起眼闭合困难。

4. 眼球运动障碍：扩张的海绵窦影响第Ⅲ、Ⅳ、Ⅵ对颅神经出现眼球运动的不全麻痹，伴复视、角膜和面部感觉障碍。

5. 视力障碍：眼静脉回流受阻致视盘水肿，视神经、视网膜缺血，视神经萎缩，引起视力减退。

6. 头痛：早期症状，多局限于眼眶，局部脑膜血管扩张引起，三叉神经眼支受累亦可引起。

7. 鼻出血及颅内出血：不多见，常由 CCF 合并假性动脉瘤破裂引起。鼻出血常较猛烈，有引起失血性休克的可能。

【影像学表现】

1. CT 扫描：表现为眼上静脉增粗（有时眼下静脉也可增粗），海绵窦增大，还可继发眼球突出，眼外肌增粗，眼睑肿胀；增强显示增粗的眼上静脉和增大的海绵窦明显强化。

2. MRI 扫描：由于海绵窦压力增大，眼上静脉动脉化，呈流空信号，平扫就可以清楚地显示眼上静脉增粗和扩大的海绵窦；MRA 检查还可以观察海绵窦血液的其他引流途径，如岩上窦、岩下窦，蝶顶窦或眼底导静脉的扩张，但是对于流量较低的颈动脉海绵窦瘘则难以发现。增强扫描不能提供更多的信息。

3. 脑血管造影检查：在影像学评估中，选择性的脑血管造影是诊断本病的“金标准”（图 5-5-1）。造影血管除了常规的双侧颈内动脉及优势侧椎动脉外，尚需包括咽升动脉、颌内动脉以防遗漏 C、D 型海绵窦瘘。脑血管造影可以了解以下情况。

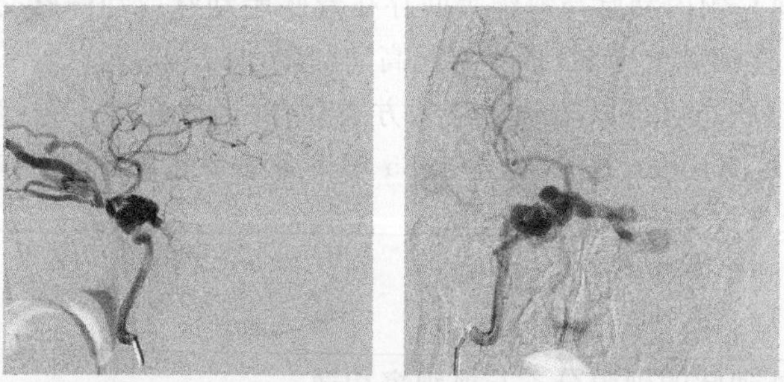

图 5-5-1　右侧颈内动脉海绵窦瘘术前影像（左图为侧位；右图为正位）

（1）瘘口的大小与位置。

（2）颈内动脉海绵窦段的动脉瘤（破裂或未破裂的）。

（3）硬膜动静脉瘘。

（4）明确海绵窦瘘的静脉引流途径。

（5）明确某些高危特征，如假性动脉瘤、皮层异常引流静脉等。

（6）明确海绵窦段颈内动脉分支的损伤状况。

【临床治疗选择】

大多数 CCF 不能自愈，而且由于长期眼眶及眼球静脉回流受阻，会继发眼压升高和眶压升高，出现严重并发症。而且由于脑供血不足的“盗血”现象，严重者还会出现抽搐、癫痫。

所以对于诊断明确的患者，应积极进行治疗。但由于开颅手术的繁琐和导致并发症后给患者带来的痛苦，以及难以达到理想的治疗效果或解剖治愈，因而目前血管内介入治疗使用比较普遍。血管内介入治疗可考虑的方法有可脱性球囊栓塞术、弹簧圈栓塞术、ONXY 胶栓塞、覆膜支架修补、显微外科手术等技术。可脱性球囊栓塞术目前仍是首选。

【介入治疗原理】

柱塞或修补颈内动脉海绵窦瘘瘘口，进而阻断海绵窦段的颈内动脉本身或其在海绵窦段内的分支破裂，与海绵窦之间形成异常的动静脉交通，进而改善因海绵窦内的压力增高而出现一系列临床症状。

【介入治疗适应证】

1. 外伤性的颈动脉海绵窦瘘很少有自愈机会，故应积极进行治疗，如患者暂无生命危险或虽为急性起病但无致命的病变均可进行血管内介入治疗。

2. 自发性颈动脉海绵窦瘘据统计有 25%～30%的患者因血栓形成而自愈，一般情况下患者暂行保守治疗，如出现进行性的视力障碍或其他自觉症状进行性加重时可考虑积极手术治疗。

【介入治疗禁忌证】

1. 不能耐受手术的患者或严重心、肺、肝、肾功能不全者。
2. 对造影剂过敏者。
3. 有明显出血倾向者。
4. 急性期脑内血肿患者。
5. 脑出血 4～8 周内临床症状尚未稳定者。
6. 主观意愿拒绝手术的患者。

【介入治疗的解剖学基础】

海绵窦段颈内动脉的基本解剖：颈内动脉通过岩骨颈动脉管后经破裂孔向前穿过海绵窦后壁进入海绵窦内，在海绵窦内行进约 2 cm 后在海绵窦的顶壁及前床突内侧进入硬膜内，这一走行区域内的颈内动脉为海绵窦段，被坚韧的纤维组织包绕固定，在严重的外伤作用下这些纤维组织产生较大的剪切力量而撕裂颈内动脉发生海绵窦瘘。

海绵窦段颈内动脉的分支有三种。①脑膜垂体干：这是海绵窦段最大的分支，于后升段与水平段之间发出，又分为三个分支，分别为垂体下动脉、脑膜背动脉、小脑幕动脉。脑膜垂体干管径粗大，在绝大多数的 CCF 及前中颅底肿瘤为主要的供血动脉。②海绵窦下动脉：于后升段颈内动脉发出，与脑膜中动脉相吻合。③垂体包膜动脉：又称 McConnell 动脉，最终于垂体下动脉相吻合。

海绵窦的静脉：进入海绵窦的主要静脉有眼上静脉、眼下静脉、蝶顶窦、外侧裂静脉和基底静脉丛。左右海绵窦之间也有静脉相连，称之为海绵间窦，分为前间窦、后间窦，海绵间窦除连接两侧的海绵窦外，还可与岩上窦、岩下窦相连。海绵窦的静脉联系更为广泛，在前方可通过眼上、眼下静脉与面静脉相连，后方通过岩上窦与横窦相连，通过岩下窦与颈静脉球部相连，通过中央视网膜静脉与眼底静脉相连。通过这些静脉联系不难想象，当颈内动脉血液通过瘘口涌入海绵窦时会造成窦内高压，导致静脉血逆向引流，产生诸如搏动性突眼、颅内杂音等临床表现。

【介入术前准备】

1. 患者的耐受实验：如果患者在治疗过程中需要进行颈内动脉球囊闭塞，则必须进行该项实验。具体做法：将手指施加压力压迫患侧颈动脉，如果患者自觉杂音消失或明显减弱则说明压迫成功，如果能够持续 20 分钟以上，每天进行 4～5 次以上，则可以视为耐受，如果患者出现眩晕等脑缺血状态，则每次压迫 1 分钟，每隔 30 分钟进行一次，直至每次压迫 5 分钟后逐渐延长时间，期间共持续 2～3 周。

2. 栓塞前神经功能检测同 AVM 术前准备。

3. 常规全身肝素化及使用扩管药物。

4. 器械准备同 AVM。

【介入操作技术】

（一）经颈内动脉入路可脱性球囊栓塞术

1. 常规采用 Seldinger 技术将 5 F 导引管或 7～9 F 输送管置入颈内动脉。

2. 间断滴入肝素化盐水。

3. 选择合适的可脱性球囊导管送入颈内动脉，由于受到盗流血液的影响，球囊能够进入瘘口内。

4. 先以造影剂充盈球囊使之显影，再用输送导管进行造影，确认颈内动脉通畅，调整球囊的充盈程度及球囊的位置，直到造影显示海绵窦瘘消失为止(图 5-5-2)。

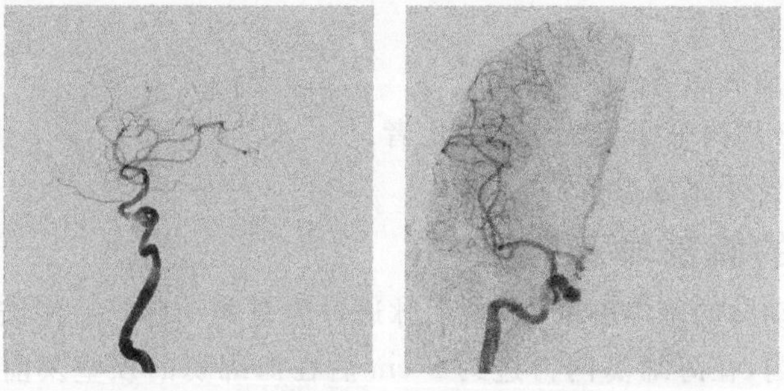

图 5-5-2　右侧颈内动脉海绵窦瘘术后(左图为侧位；右图为正位)

5. 如果一枚球囊被充盈到最大程度(球囊出现了不规则形态，此时不可再充盈球囊)仍无法解决瘘口，可再次重复这一操作直至瘘口消失。

6. 直接栓塞颈内动脉的情况非常少见，出现这一情况主要是由于置入的球囊在海绵窦内被骨折碎片刺破。

7. 当必须栓塞颈内动脉才能解决海绵窦瘘时，有必要进行颈内动脉临时阻断实验。

（二）弹簧圈栓塞术

1. 当无法使用球囊经颈内动脉治疗海绵窦瘘时(如曾经实施过球囊栓塞，但是再发本病)，可以考虑使用带涤纶纤维的微弹簧圈进行栓塞治疗。

2. 选择经股静脉入路直接到达海绵窦，通过微导管选择合适的涤纶纤维铂弹簧圈可以成功地闭塞海绵窦瘘。

3. 必须谨慎使用这种手术方式，尤其在瘘口存在时间长，瘘口在不断扩大，在栓塞过程中易出现某一静脉的栓塞导致海绵窦内血液迅速逆流到其他的交通支，如岩上窦、蝶顶窦、海绵间窦等，增加眼上静脉及皮层静脉的静脉压，最终可能加重原有的眼部症状甚至突发颅内血肿。

4. 经动脉弹簧圈栓塞技术同样有较大的风险，主要是在弹簧圈的放置过程中可能误入颈内动脉，如果使用 GDC(guglielmi detachable coil)弹簧圈，这一风险可能会减小，但是 GDC 弹簧圈与涤纶纤维铂弹簧圈相比在海绵窦内形成血栓的能力差。

【术后处理】

1. 持续输液，促进排尿，以尽快排出造影剂，减少刺激。

2. 应用抗生素预防感染。

3. 穿刺侧下肢制动 24 小时，以防止局部出血。

4. 根据情况应用脱水、激素药物及对症治疗。

5. 由于球囊可能会在颅内发生移位，术后一周内尽可能避免用力，避免较大幅度的运动。

【并发症及处理】

1. 穿刺部位血肿：由于局部加压力量不够或肝素化未完全解除，所以术后应仔细检查，避免此类事情的发生。

2. 血栓栓塞及脑缺血：多由于操作过程中导管内的细小血栓脱落而阻塞其他微小的血管所致，同时球囊的不正确释放也可导致这一情况出现，因此强调在操作过程中持续滴入肝素化盐水；避免在球囊充盈下随意移动导管以免球囊滑脱。

3. 海绵窦内假性动脉瘤形成：多由于球囊泄漏体积缩小所导致，严重时可再次发病。避免球囊泄漏的方法是在术中反复充盈球囊以排空其内的空气。CCF 治疗后定期造影复查是有必要的。

4. 动脉血流的改变可能会出现出血、水肿或眼球症状恶化，这些并发症通常经过常规的对症处理而获得较好的效果。

(黄宽明　张　力　鲁军体　付　锐)

第六节　颅内动脉瘤

【概述】

颅内动脉瘤是因局部血管的异常改变而产生的脑血管瘤样突，可发生于任何年龄，但以 40～60 岁患者较多见，发生率为 0.2%～7.9%，是自发性蛛网膜下腔出血的常见原因之一，颅内动脉瘤破裂引起的自发性蛛网膜下腔出血比率高达 70%～80%，首次发病的死亡率达 20%左右，半年内再次出血可达 30%～50%，死亡率达 60%。而自发性蛛网膜下腔出血患者有较高的病残率和病死率，这可能与颅内动脉瘤发生出血后颅内高压引发的神经功能障碍以及出血后导致的脑血管痉挛、脑积水等严重并发症有关。

【病因与病理】

动脉瘤的发病是多因素的，通常按其不同病因分为五类：①先天性(发育性)动脉瘤；②感染性动脉瘤；③外伤性动脉瘤；④动脉硬化性动脉瘤；⑤剥离性动脉瘤。其中绝大部分是所谓“先天性动脉瘤”，通常称之为囊性动脉瘤(saccular aneurysm)或浆果样动脉瘤(berry aneurysm)。但其病因尚未明了，目前的理论主要有先天性血管壁发育不良、颅内动脉获得性退行性病变导致血管破坏等。

1. 遗传因素：有的动脉瘤有家族性发病倾向，显示其中有遗传性因素，但家族性动脉瘤也属少见。动脉瘤家族性发病倾向以及少数儿童发生的颅内动脉瘤均提示先天遗传因素参与其中。目前对动脉瘤易感基因多态性的研究，是颅内动脉瘤遗传学研究的热点。

2. 血流动力学因素：大脑动脉环(Willis 环)解剖学变异被认为是先天性异常，如合并动脉瘤则用以支持先天性学说。脑动脉管壁的厚度为身体其他部位同管径动脉的 2/3，周围缺乏组织支持，但承受的血流量大，尤其在动脉分叉部。管壁中层缺少弹力纤维，平滑肌较少，由于血流动力学方面的原因，分叉部又最易受到冲击，这与临床发现分叉部动脉瘤最多、向血流冲击方向突出是一致的。管壁的中层有裂隙、胚胎血管的残留、先天动脉发育异常或缺陷(如内弹力板及中层发育不良)都是动脉瘤形成的重要因素。

3. 高血压：高血压为一非特异性现象，可因先天因素引起，更多的是由后天性因素造成的。高血压参与颅内动脉瘤的形成已在国内外众多文献中得到证实。并且动脉瘤破裂前收缩压升高和长期高血压，除动脉瘤大小、年龄及性别外，可以作为独立危险因素评估动脉瘤性 SAH 的可能结局。

4. 基质金属蛋白酶(MMPs)的作用：基质金属蛋白酶是一组降解细胞外基质的锌依赖性酶。主要功能是降解构成细胞外基质的胶原蛋白、弹性蛋白和非胶原糖蛋白，参与正常生理和病理状态下细胞外基质的重塑。并且有结果说明 MMPs 活性的局部异常而非全身性改变可能与脑动脉瘤的形成和破裂有关。

5. 细胞凋亡：细胞凋亡是机体在一定的生理或病理条件下遵循自身的程序通过内源性 DNA 内切酶的激活，而主动结束细胞生命的过程。细胞凋亡不仅存在于正常组织中，而且存在于多种病变中，如在正常的新生动脉和出现粥样硬化的冠状动脉和颈内动脉中都可见到。有学者提出，脑血管壁中的平滑肌细胞凋亡降低了血管壁承受张力的能力，使血管壁变得脆弱，从而引起动脉瘤的形成和破裂。

6. 动脉粥样硬化与脂质代谢障碍：动脉粥样硬化是动脉后天退行性变的重要因素，它在动脉瘤的发生、发展中扮演着极其重要的角色。由于脂质代谢障碍是引发动脉粥样硬化的重要条件，故目前越来越多的证据显示，升高的脂蛋白 A(LPA)不仅是动脉粥样硬化的危险因素，而且也和颅内动脉瘤的发生密切相关。

7. 炎性反应与血管内皮生长因子：炎性反应可以引起白细胞黏附于血管壁，淋巴细胞免疫应答，炎性细胞因子、MMP 和其他蛋白溶解酶释放，从而对血管壁产生破坏。有研究认为，淋巴细胞、抗体和补体等参与的炎性反应导致的血管壁破坏与动脉瘤形成有关。血管内皮细胞生长因子(VEGE)和碱性成纤维 细胞生长因子(bFGF)是两种主要的血管生长因子。在动脉瘤壁免疫组化研究中发现，瘤壁中 VEGE 皆为阳性。

8. 综合学说：许多学者认为动脉瘤的形成是先天因素与后天作用相互影响的复杂过程，动脉壁反应性中层缺陷、动脉硬化和高血压是发生动脉瘤的三个主要因素，这三个因素在不同的年龄起着不同的作用，在儿童期以前，发育缺陷是主要因素；在中年期以后，动脉硬化和高血压是发生动脉瘤的主要原因。

总之，颅内动脉瘤的病因和破裂出血是一个十分复杂的病理过程，涉及诸多方面，各方面之间是否有作用及如何作用的还不十分清楚。

【临床表现】

颅内动脉瘤患者在破裂出血之前，90%的患者没有明显的症状和体征，只有极少数患者，因动脉瘤影响到邻近神经或脑部结构而产生特殊的表现。其临床症状与动脉瘤的生长部位、大小、生长方向不同有着密切的关系。

1. 颈内动脉海绵窦动脉瘤：一般不易破裂，临床上引起眶周疼痛，有动眼、滑车与外展神经麻痹及三叉神经损害的临床表现。

2. 前交通动脉瘤：若巨大者可压迫视交叉上部引起双下半视野缺损。

3. 大脑前动脉瘤：一般无任何症状，巨大者可压迫视神经引起单眼失明与视神经萎缩，伴嗅觉丧失。

4. 大脑中动脉瘤：类似大脑外侧裂深部肿瘤，表现为对侧轻偏瘫、运动失语、对侧同向偏盲。

5. 后交通动脉瘤：压迫动眼神经而产生患侧眼睑下垂，眼球外斜，瞳孔散大或光反应消失等症状。

另外，动脉瘤患者可因蛛网膜下腔出血，颅内压增高和压迫症状而产生头痛或恶心呕吐等症状。但是，动脉瘤引起的临床症状缺乏特异性，因同一部位动脉瘤由于形态、大小及生长方向不同可产生不同的临床表现，而不同部位动脉瘤又可产生相同的临床症状。所以颅内动脉瘤的生长部位、形态、大小及生长方向与其临床症状有一定的相关性，但缺乏特异性。

【影像学检查】

目前临床上动脉瘤的诊断和评价主要以影像学检查为主，包括CTA、DSA、MRA等。

1. CTA：CTA用于颅内动脉瘤的诊断有以下优点。①方法简单、快速，无侵袭性，CTA单次检查费用明显低于DSA及MRA。②结果可靠，基本上所有大小动脉瘤都能显示，对直径≥3 mm病变显示尤为清晰，对直径<3 mm及巨大动脉瘤的诊断也优于DSA及MRA。③对病变位置、体积及外形的显示十分清晰，可多平面、多角度观察瘤颈大小、病变方向及其与邻近血管的关系，对于显示动脉壁钙化和瘤腔内有无血栓、斑块、夹层等亦优于DSA。缺点为不适合碘过敏患者，空间分辨率较低，检查同时不能进行治疗，不能观察动态图像。

2. DSA：DSA图像清晰、真实，且检查同时可行血管内治疗，但因其具有创伤性、繁琐性、有假阴性，有禁忌证及并发症，照射量大、危险性相对较高，对显示血管及瘤腔内部情况优势较小（图5-6-1至图5-6-4）。

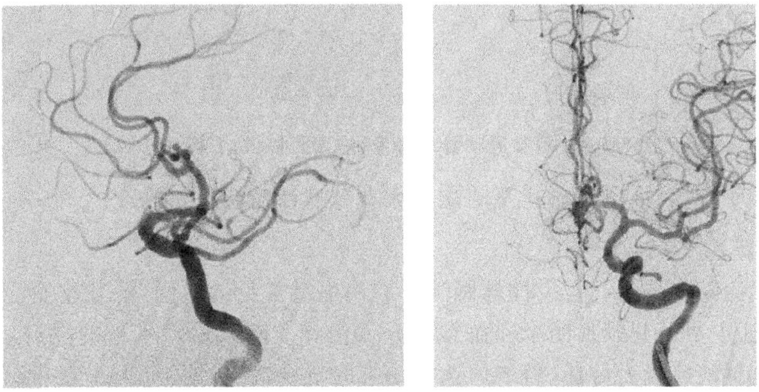

图5-6-1　前交通动脉瘤影像（左图为斜位；右图为正位）

3. MRA：MRA对动脉瘤及血管周围组织结构的显示较CTA和DSA更为清晰，能提供更多血流动力学信息，这为临床手术提供很大帮助。但它对诊断直径≤10 mm的小动脉

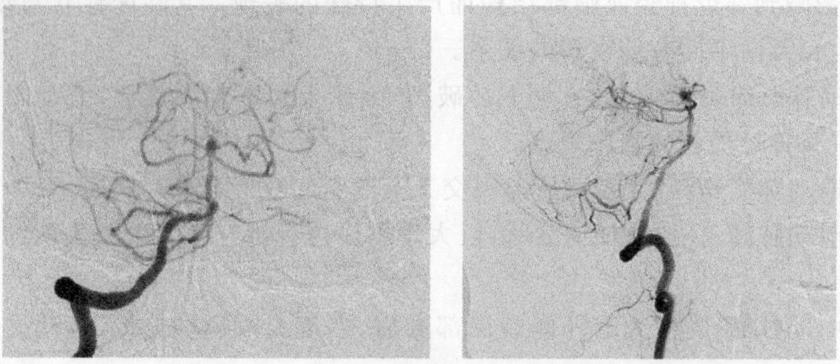

图 5-6-2　基底动脉末端动脉瘤影像(左图为正位;右图为侧位)

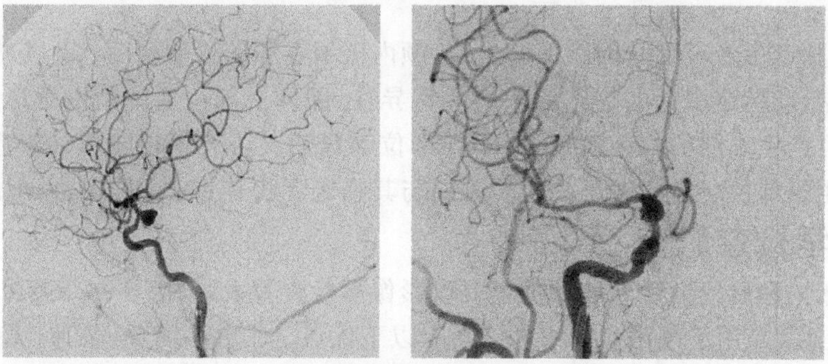

图 5-6-3　颈内动脉虹吸部动脉瘤影像(左图为侧位;右图为正位)

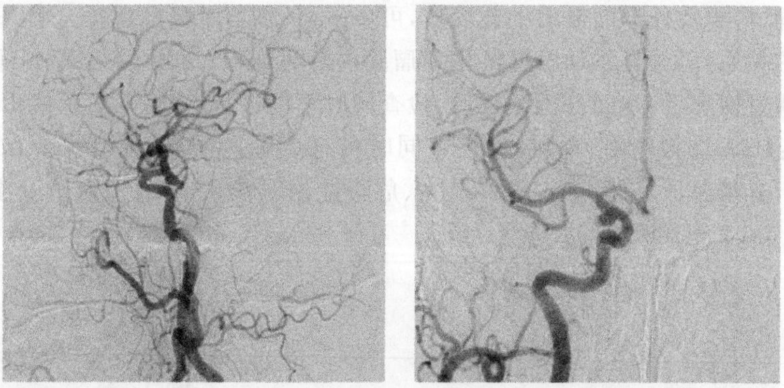

图 5-6-4　后交通动脉瘤影像(左图为侧位;右图为正位)

瘤有一定漏诊率,对腔内存在血栓及湍流的大动脉瘤诊断有一定难度。

【临床治疗选择】

颅内动脉瘤破裂是引起自发性蛛网膜下腔出血最常见的原因,致残率、死亡率较高。目前,其治疗方法主要是开颅夹闭术和血管内介入治疗。随着诊疗水平的提升,尤其 CTA 的应用,早诊断、早治疗成为可能,但如何选择治疗时机及治疗方案仍无一致共识。

有学者认为,高分级颅内动脉瘤患者早期病情危重,应予以保守治疗,待病情平稳后再行手术治疗。然而很多此类患者,在接受保守治疗期间,因动脉瘤再破裂而死亡。随着显微外科及血管内治疗技术的发展,对于颅内动脉瘤,越来越多学者选择超早期采取手术夹闭动脉瘤或者血管内介入治疗。

1. 颅内动脉瘤显微手术治疗：目前显微手术治疗仍是颅内动脉瘤的主要治疗方法，它不仅能将动脉瘤阻断在血液循环之外，还可以清除动脉瘤破裂所致的蛛网膜下腔出血及颅内血肿。随着三维血管造影（CTA）及数字减影血管造影（DSA）等技术的发展，精确地评估手术入路成为可能，它可提供安全到达动脉瘤并将动脉瘤颈完全夹闭的通道。近年来，锁孔显微手术技术更是因其更小的骨瓣以及通过充分解剖脑池获得同样的操作空间以便夹闭动脉瘤而得到推广。

虽然显微手术夹闭仍是动脉瘤最可靠的治疗方法，但是它仍需面对治疗过程中多种挑战，如患者的年龄及身体基本情况、术中脑组织的牵拉所致损伤、复杂或者多发动脉瘤的治疗等。因为术中脑组织的收缩、血管解剖困难和较长时间的麻醉需要，显微手术治疗需要避免 SAH 患者的动脉瘤破裂，而与脑血管介入治疗相比，显微夹闭手术在操作过程中通常有更大的血流动力学变化。另外，大部分老年患者不能很好地耐受开颅手术的创伤。在治疗一些巨大动脉瘤患者时，寻找一个足够大且适合动脉瘤的瘤夹成为开颅夹闭术的难题。并且宽瘤颈、分支血管内血栓的形成、血管壁和穿支血管发育不良等使开颅手术的治疗极为复杂。而在治疗微小动脉瘤（3 mm 以下）时，因这种微小动脉瘤没有明显的瘤颈，导致无法有效地夹闭。还有一些脑组织深部动脉瘤如脑干动脉瘤，在进行脑组织和脑血管的分离、动脉瘤夹闭时需要最大限度地避免损伤周围的重要部分。虽然显微外科手术水平已经有了极大的发展，但上述情况仍然是神经外科的难题。

2. 颅内动脉瘤的介入治疗技术：颅内动脉瘤的血管内介入治疗具有创伤小、安全性高、恢复快、并发症相对少的优点。自 1991 年首次应用电解脱弹簧圈栓塞治疗颅内动脉瘤以来，新的神经介入材料层出不穷。各种规格和性能的微导管、微导丝、弹簧圈、球囊、生物胶、支架和血流导向装置、带膜支架等材料已多达百余种，颅内动脉瘤的治疗技术也多达数十种。颅内动脉瘤的血管内介入治疗也是动脉瘤主要的治疗方法

动脉瘤介入栓塞治疗依靠使用弹簧圈等材料及相关辅助技术相结合可以得到良好的疗效，但这些技术依旧有其缺点，有待改善。这项技术的缺点如下：①充盈球囊造成动脉瘤或载瘤动脉破裂；②载瘤动脉暂时性闭塞引发缺血性脑卒中；③球囊反复充盈导致血管痉挛或损伤血管内皮导致迟发性狭窄；④过度填塞使动脉瘤破裂；⑤形成主动脉夹层或者假性动脉瘤；⑥弹簧圈解脱后移位并累及载瘤动脉。

3. 动脉瘤孤立与重建术：将动脉瘤的载瘤动脉予以结扎，使动脉瘤孤立于动脉系统之外。此法适用于动脉瘤颈很宽，不能与四周组织分离；或适用于手术时动脉瘤颈部破裂出血，无法再将瘤颈夹闭，或适用于梭形动脉瘤，没有瘤颈。此法虽将动脉瘤去除，但切断了载瘤动脉血流，因此常与脑血管重建术配合应用，以减少缺血并发症。

4. 巨大动脉瘤的切开缝合术：如动脉瘤特别巨大，通过外科手术难以分出瘤颈，可先将载瘤动脉进行临时阻断，将动脉瘤孤立后切开瘤顶，清除瘤内组织并切除瘤颈处的硬化斑块，再用双极电凝刀缩小瘤颈，处理完毕后用动脉瘤夹将瘤颈夹闭或者通过显微手术将瘤颈的开口缝合。此手术方式相较其他外科夹闭方式，手术时间长，增加了并发症的风险。

5. 颅内动脉瘤的复合（杂交）手术治疗：复合手术或杂交手术（hybrid operation）是现代医学发展的趋势。在颅内动脉瘤治疗中，单纯一种技术很难完成动脉瘤的最优治疗，而显微手术和介入治疗等技术提供了新的治疗思路。临床发现一些宽瘤颈颅内动脉瘤难以得到稳定而完全的栓塞治疗，显微夹闭手术虽能夹闭很大一部分动脉瘤，但由于有限的手术通道和

周围的解剖组织的限制，部分动脉瘤仍需介入栓塞手术进行填塞。在这些情况下，动脉瘤的微创夹闭手术能创造一个狭窄的瘤颈，使得接下来利用介入达到最大限度的瘤体填塞。另外一种常见的情况是夹闭术后的动脉瘤复发，扩大的残留动脉瘤能通过栓塞、球囊或者支架辅助得到安全的治疗，使患者避免再次手术所带来的巨大风险。

【介入治疗原理】

颅内动脉瘤的介入治疗总的治疗原则是阻塞动脉瘤腔，减少动脉破裂、出血的危险和减轻颅内高压等，从而达到改善症状或者治愈的目的。

介入用的栓塞弹簧圈是一种由钛合金制成的柔软的金属螺旋线圈。首先在腹股沟部位做一小切口，在股动脉插入一根导管，沿着血管一直延伸到脑动脉瘤的部位，通过导管将栓塞弹簧圈放入动脉瘤腔内。这时，瘤腔内的血流速度明显减慢和停滞，逐渐形成血栓而阻塞动脉瘤腔。

【介入治疗适应证】

血管内介入治疗颅内动脉瘤适应证较广，结合目前介入技巧及特殊的介入材料（支架、球囊等），对于大部分的颅内动脉瘤均适合栓塞治疗，尤其是开颅手术难度及风险较大或后循环动脉瘤（如基底动脉瘤）、高龄、全身情况差（如肝肾功能不全、Hunt-Hess 分级Ⅳ～Ⅴ级）不允许开颅手术的动脉瘤患者，首选血管内栓塞治疗。

1. 手术探查夹闭失败。

2. 患者全身情况差，不能耐受麻醉或开颅手术。

3. 动脉瘤破裂出血后，一般情况差，手术危险性大。

4. 因动脉瘤解剖部位特殊，不适合手术，如海绵窦段动脉瘤。或解剖位置深，又在重要功能区，如基底动脉分叉部分动脉瘤。

5. 某些特殊的动脉瘤，如瘤颈宽、瘤壁厚、硬化、巨大动脉瘤、复杂动脉瘤级手术夹闭后又增大的动脉瘤。

6. 患者不愿意接受开颅手术。

【介入治疗禁忌证】

颅内动脉瘤介入治疗适一般无绝对禁忌证，对下述情况应谨慎处理。

1. 患者严重动脉硬化，血管扭曲，或破裂出血后严重血管痉挛，微导管无法通过血管进入动脉瘤腔者。

2. 动脉瘤破裂出血后，患者病情属Ⅴ级处于濒死期者，不适于行动脉瘤腔内栓塞治疗。

3. 小而宽颈的动脉瘤。

4. 动脉瘤颈狭窄球囊难以通过为可脱性球囊栓塞的禁忌证。

5. 穿刺部位有软组织感染，需完全消除感染后再行介入治疗。

【介入术前准备】

颅内动脉瘤介入治疗术前准备包括常规检查后采用控制血压、镇静、预防癫痫及应用止血药物，静脉微泵注入尼莫地平，预防脑血管痉挛等一般项目，还应该对介入材料的准备应做到心中有数，对栓塞材料做好充分准备，以备术中使用。由于颅内动脉瘤介入治疗相对时间较长、风险较大，因此术前向患者及家属解释治疗的过程及注意事项，以消除顾虑，争取术中配合；对于不合作者可给予镇静或行全身麻醉；常规建立静脉通道，便于术中用药及抢救；

留至导尿管保留导尿等。

【介入治疗技术】

1. 消毒与麻醉:穿刺点为中心消毒皮肤,范围尽可能扩大,铺巾后,用2%利多卡因皮下浸润麻醉。

2. 穿刺:采用仰卧位改良 Seldinger 技术,常规股动脉入路,引入 5 F 造影导管,常用导管有 HS1、HS2、Simmons1 和 Simmons2 型等,行全脑血管造影,了解动脉瘤的部位、大小、形态。

3. 导引管尾端接 Y 形带阀接头,其侧臂与带三通软连接管相连,再与动脉加压输液相连,开放加压输液袋慢慢滴入生理盐水,并给患者实施全身肝素化。

4. 根据动脉瘤形态、大小,选择适宜的 Excel-14 或 Excelsior-1018 微导管与微弹簧圈。

5. 经导引管尾端 Y 形阀有阀臂插入 Excel-14 或 Excelsior-1018 微导管,在电视监视与示踪图(road-mapping)导向下,用可控铂金导丝,将微导管导入动脉瘤腔内,使其尖端在动脉瘤腔中部,抽出铂金导向导丝,用 1 mL 注射器抽吸低浓度造影剂,轻轻经微导管注入少量(0.5 mL 以下),了解导管在动脉瘤腔的位置。

6. 在 Excel-14 或 Excelsior-1018 微导管尾端接 Y 形带阀接头,其侧臂与带两通连接管相连,两通连接管再与压力为 52 kPa(390 mmHg)、3～5 秒一滴的加压输液袋相连,开放加压输液调节慢慢滴入生理盐水。

7. 对微弹簧圈进行检查。

8. 经微导管尾端 Y 形阀插入带引导鞘管的输送微弹簧圈引导钢丝,使引导鞘管前端与微导管尾端紧密衔接,并拧紧 Y 形阀以固定引导鞘管。助手慢慢将微弹簧圈推入 Excel-14 或 Excelsior-1018 微导管内,松开 Y 形阀,慢慢抽出引导鞘管,保存好不要丢弃,以备万一需退出微弹簧圈时再用。

9. 仔细检查与判断所选微弹簧圈的型号与动脉瘤大小、形态是否匹配,微弹簧圈进入动脉瘤内是否准确无误,如无疑问,即可准备进行电解脱。

10. 一旦确认微弹簧圈已解脱,移去引导钢丝尾端红色电极,将导引钢丝慢慢从微导管内抽出。如需加用微弹簧圈可重复上述操作步骤,直到将动脉瘤紧密填塞为止。

11. 在电视监视下小心拔出 Excel-14 或 Excelsior-1018 微导管,经导引管再次造影了解动脉瘤栓塞情况(图 5-6-5 和图 5-6-6)。

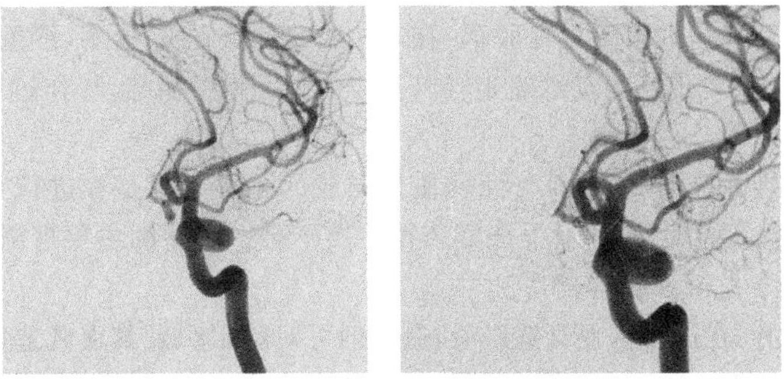

图 5-6-5　前交通动脉瘤电解弹簧圈栓塞前后影像

12. 操作结束后拔除穿刺针或套管,局部加压包扎,随即检查患者的症状和体征变化情况,以便于了解近期效果和初步判断有无手术并发症。

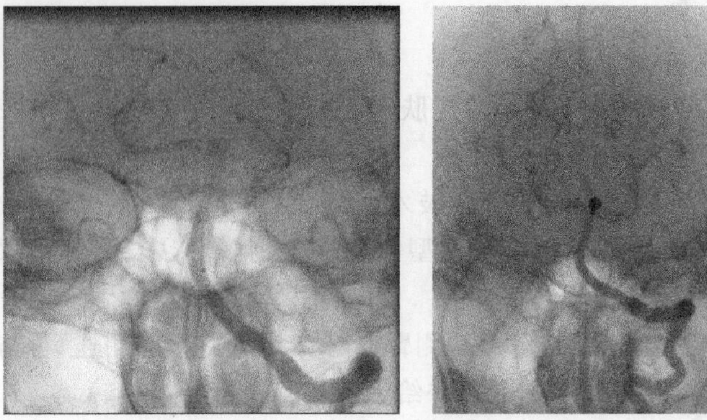

图 5-6-6 基底动脉末端动脉瘤(左图为内支架植入后;右图为电解弹簧圈栓塞后)

【术后处理】

1. 静卧休息:颅内动脉瘤治疗后,应严格要求患者卧床休息,观察穿刺点有无出血情况。动脉鞘拔除加压包扎后,应严密观察伤口敷料情况,穿刺部位有无出血,周围有无渗血及皮下血肿。

2. 术后常规复查颅脑 CT,了解弹簧圈的情况,以便与日后复查作比较。

3. 药物处理:给予静脉微泵注入尼莫地平,预防脑血管痉挛;后抗凝和扩容治疗,以防止脑血管急性血栓形成等并发症,必要时给予激素和脱水治疗缓解脑水肿等。

4. 康复治疗:术后注意预防并发症发生。注意患者肢体康复锻炼,使患者早日恢复健康。

5. 随访复查:临床随访包括门诊随访、定期复查和电话随访,术后 1、3、6 和 12 个月和以后每年随访。

【并发症与处理】

颅内动脉瘤介入治疗常见的并发症包括术中动脉瘤破裂、颅内巨大动脉瘤内附壁血栓脱落、脑血管急性血栓形成、脑组织水肿、血管损伤、穿刺部位出血和药物过敏等。

1. 术中动脉瘤破裂:在操作过程中动脉瘤可自然破裂,或可由于往动脉瘤腔内送入微导管或微弹簧圈时致动脉瘤破裂。为防止动脉瘤破裂,手术操作一定要轻柔,送入微导管或微弹簧圈时最好使用示踪图,一定不能盲目送入微导管,送入微弹簧圈时动作要轻柔。

2. 颅内巨大动脉瘤内附壁血栓脱落:在术中可发生急性脑栓塞,严重者可危及患者生命。术前造影应严格审视颅内动脉瘤走行以及瘤内有无附壁血栓,操作过程中动作应轻柔、熟练。

3. 脑血管急性血栓形成:脑血管急性血栓形成的主要原因是在进行介入治疗时,局部血液循环速度减慢,还有可能是术中抗凝药物使用不足。防治的主要措施是术中严格应用肝素剂量,术后给予抗凝和扩容药物。

4. 脑组织水肿:在进行脑血管造影时,造影剂可对脑组织及其血管造成一定刺激,使脑组织产生水肿。一般在进行脑血管造影发现动脉瘤病变时立即进行静脉注射地塞米松 10 mg,目的在于减轻造影剂对脑组织及其血管的刺激,从而预防水肿的产生。

5. 血管损伤:血管损伤是相对较多的并发症,一般是毛细血管出血或者是介入治疗过程中小血管破裂。可在术中表现为蛛网膜下腔出血或颅内血肿,患者可突然出现头痛、呕吐、脑膜刺激征等，严重者出现意识丧失、呼吸障碍等。防治措施是谨慎操作，严禁强力置管或反复穿刺。

6. 穿刺部位出血：主要表现为穿刺部位的渗血以及皮下血肿。预防措施主要是术后指导患者严格平卧，密切观察伤口敷料情况、穿刺部位有无出血、周围有无渗血及皮下血肿。

7. 药物过敏：脑血管造影过程中患者可能对造影剂过敏，出现过敏反应时应立即抗过敏处理。

（鲁军体　黄宽明）

第七节　脑　肿　瘤

脑肿瘤的介入治疗大多数为术前栓塞，目的在于减少术中出血、提高手术安全性。对于失去手术机会的患者可进行姑息治疗以控制肿瘤进展。以下以脑膜瘤为例讲述。

【概述】

脑膜瘤是起源于脑膜及脑膜间隙的衍生物，大部分起源于网膜细胞，其发病率在脑肿瘤中仅次于星形胶质细胞瘤，占颅内肿瘤的15%～20%，是颅内常见肿瘤之一。多见于中年人，以女性多见，男女之比为1∶2。肿瘤生长缓慢，接受颈外动脉、颈内动脉或椎动脉系统的双重供血；手术中暴露困难、出血较多。术前栓塞脑膜瘤，可减少术中出血，增加手术全切率，减少并发症发生均有十分重要的临床意义。

【病因与病理】

以肿瘤细胞的丰富程度、生长活跃状态、异型及核分裂情况、有无瘤组织坏死和脑组织浸润等作为病理分级标准。WHO(2007)中枢系统肿瘤分类方法将脑膜瘤分为3级15个亚型。

1级包括脑膜上皮型、纤维型、过渡型、砂粒体型、血管瘤型、微囊型、分泌型、富于淋巴细胞-浆细胞型、化生型。

2级包括透明细胞型、脊索瘤样型、非典型性。

3级包括乳头状型、横纹肌样型、间变型(恶性)。

脑膜瘤多为良性(WHO 1级)，仅2%～10%的脑膜瘤具有恶性肿瘤的生长特征。

【临床表现】

脑膜瘤多起病缓慢，病程较长，急性囊变出血者则病程短，易误诊。早期常无明显症状、体征，当出现头痛、呕吐、视盘水肿的颅高压症状时，常提示脑膜瘤体积已较大或生长迅速，或肿瘤周围出现了反应性血管源性水肿。因肿瘤对脑组织或颅神经的压迫部位不同出现局灶症状各异并有一定定位诊断意义。前颅底脑膜瘤可出现人格分裂、性格改变等精神症状；海绵窦脑膜瘤可累及动眼神经、三叉神经导致眼球运动障碍和面部感觉异常；视神经鞘脑膜瘤表现为无痛性进行性视力丧失、突眼、视盘水肿、视野缺损等特征性症状。有些出现局部颅骨呈骨瘤样增生；巨大脑膜瘤可突发剧烈头痛、呕吐、昏迷、瞳孔改变等脑疝危象。

【影像学表现】

CT平扫脑膜瘤多呈球形、半球形高密度或稍高密度、等密度，有宽基底附于硬脑膜表面，边缘清晰；肿瘤相邻部位颅骨骨质反应性增生、破坏或侵蚀。有时瘤周可能出现大片水肿带或出现广泛的骨质破坏，应考虑恶性脑膜瘤可能。CT 增强扫描呈现中等以上的增强，增强后肿瘤的边缘更清晰，可见硬膜尾征。MRI 下肿瘤与颅骨或大脑镰存在依附关系，脑外肿瘤具有假包膜征象、硬膜尾征、脑白质挤压征、局部骨质异常，MRI T_2 加权像往往呈低信号，异常对比增强。

CT 和 MRI 是目前诊断脑膜瘤的主要影像学手段。多数脑膜瘤由于发现时体积较大，又具有典型的影像学表现，诊断并不困难。CT 对密度的分辨率较高，对于钙化及骨结构的显示优于 MRI。MRI 比 CT 更能清楚地显示肿瘤与脑膜的关系、与脑组织间的界面及神经血管的包绕情况，特别是对于某些颅底脑膜瘤如颅底扁平脑膜瘤、枕骨大孔区脑膜瘤，MRI 检测优于 CT。CT 和 MRI 结合可使脑膜瘤的术前临床诊断率提高。约 15%脑膜瘤的影像学上表现为不典型脑膜瘤，如：少数脑膜瘤表现为整个瘤体呈钙化灶；囊性脑膜瘤因瘤体坏死、出血，大部分或完全囊性变。

血管造影可显示中心型肿瘤血管和双重血供等特征性表现。动脉期显示血供来源常为脑膜动脉或颅外动脉分支，肿瘤部位出现异常血管，形成粗细较为一致、均匀的小动脉网，常呈轮状或网状排列，肿瘤周边常形成环状或半环状的网状血管带，由脑动脉分支供血；在毛细血管期至静脉期，肿瘤出现毛细的肿瘤染色，其边缘可见粗大、迂曲的引流静脉。一般情况下颈内、外动脉分支分别为脑膜瘤的不同部位供血。

【临床治疗选择】

手术治疗：脑膜瘤治疗最直接、最有效的方法，但不应盲目追求肿瘤切除，在制定手术方案时应综合考虑肿瘤的大小、部位、与周围组织的关系及手术并发症和手术死亡风险，使患者经受最小创伤获得最佳治疗效果。

放射治疗：作为降低脑膜瘤术后复发的一种辅助治疗手段已得到国内外众多学者认可。

介入治疗：选择性血管栓塞治疗可作为一些不适合开颅手术患者的单独治疗，可减缓或停止肿瘤的生长，缓解临床症状、改善生活质量。也可作为术前的辅助治疗，减少术中出血、降低手术难度，提高预后。

【介入治疗适应证】

脑膜瘤术前栓塞术适用于供血丰富的脑膜瘤。凡有颈外动脉参与供血者，均可实施颈外动脉供血支术前栓塞，作为手术的一项重要辅助措施。

【介入治疗禁忌证】

1. 脑膜瘤主要为颈内动脉供血者。
2. 脑膜瘤虽有丰富的颈外动脉供血，但由于供血的颈外动脉分支与颈内动脉或椎基底动脉间有危险吻合，且超选择性插管导管无法避开危险吻合者。

【介入术前准备】

1. 详细了解病史，全面体检，做神经系统的全面检查。
2. 有癫痫病史者，术前给予抗癫痫药物治疗。
3. 术前根据病情行 CT 平扫加增强扫描，MRI、MRA 检查。
4. 术前进行血、尿常规，出血、凝血时间，肝、肾功能，胸部透视，心、脑电图等检查。
5. 术前禁食，做碘过敏试验，留置导尿管。
6. 用布带约束四肢。

【介入操作技术】

1. 一般多采用经股动脉穿刺插管。

2. 将4 F或5 F脑血管造影导管经6 F导管鞘分别选择插入左、右颈内外动脉和椎动脉行选择性血管造影，了解脑膜瘤的供血来源、肿瘤染色情况、引流静脉、静脉窦受累情况，颈外动脉供血情况及其与颈内、椎基底动脉有无危险吻合。

3. 如患者为术前栓塞的适应证，将导管超选择性插入颈外动脉的供血分支，并避开危险吻合。如普通导管无法达到超选择性插管目的，在给肝素化后，更换微导管行超选择性插管。

4. 超选择性插管成功后，将明胶海绵微粒在电视监视下经导管间断推注，同时注意观察患者病情变化，及时用生理盐水冲洗导管，以防微粒将导管堵塞，同时间断注入造影剂监视栓塞情况，如见造影剂流速变慢或有反流时即停止推注栓塞剂。

5. 经造影导管或导引管造影了解栓塞结果。

6. 栓塞结束，酌情用鱼精蛋白中和肝素，拔出导管与导管鞘，穿刺部位压迫15～20分钟，无出血时局部盖无菌纱布，加压包扎。

【术后处理】

1. 严密观察病情变化，注意有无因反流或通过危险吻合栓塞颈内或椎基底动脉系统而产生的神经功能缺失并发症。注意穿刺部位有无出血、穿刺侧足背动脉搏动及肢体血循环情况等。

2. 因颈外动脉系统栓塞后可因缺血出现局部疼痛、张口与伸舌困难等反应，故术后应给予皮质激素治疗以减轻症状。

3. 应用抗生素防治感染。

【并发症及处理】

常见的并发症包括误栓、脑水肿、颅内压增高及瘤内出血等情况。

误栓是最严重的并发症，主要是栓塞了颅神经的滋养血管、颅内外的危险吻合或者是由于栓塞剂反流到正常血管等。某些颈内外动脉的分支是颅神经的滋养血管，当选择的PVA颗粒较小时(在100 μm以下)，即可能误栓。

脑肿瘤的缺血、水肿也可能导致颅内压的进一步增高，术后可以使用适量激素及脱水剂，减轻患者的症状。颅内压增高的原因常为瘤体巨大、血供丰富、栓塞比较完全，造成了肿瘤的急性缺血坏死和肿胀，引起急性颅内压增高。在栓塞术前及术后可以给予激素和脱水药物降低颅压，并根据病情尽早手术，可减轻或避免严重并发症的发生。

(江广斌)

第八节　脊髓血管畸形

【概述】

脊髓的血液供应来源于脊髓前动脉、脊髓后动脉和根动脉。脊髓前动脉起源于椎动脉，供应脊髓前三分之二的区域。脊髓后动脉起源于椎动脉，供应脊髓后三分之一的区域。脊髓后动脉的分支间吻合较多，较少发生供血障碍。脊髓血管畸形(AVM)是指脊髓血管先天发育异常形成的血管病变。它可分为髓内动静脉瘘(SAVM)、髓周动静脉瘘(PMAVF)(Ⅰ、Ⅱ、Ⅲ型)、硬脊膜动静脉瘘(SDAVF)。AVM发病率很低,仅占脊髓疾病的2%～4%,因难以被发现和重视,常会导致严重的临床症状,危害较大。

【病因与病理】

1. 先天性发育异常:先天性脊髓血管发育异常造成血管管壁薄、引流静脉压力高,特别是并发动脉瘤或静脉瘤时,如有突然的动脉血压增高或静脉回流受阻的因素,则畸形血管极易破裂出血而引起严重的临床症状。

2. 性别因素:男性患者总的发病率较女性患者明显要高。但髓内隐匿型AVM的发病率男性与女性无明显的差异,而其他各种类型的病变男性患者明显多于女性。

3. 年龄因素:髓内AVM多起病于40岁以前,平均年龄21.4岁;髓周AVFⅠ型及Ⅱ型以30～50岁起病较多,AVFⅢ型多于30岁以前发病;而硬膜型AVF以中、老年人多见,多于50岁后起病。

4. 发病部位、临床症状与分类的关系:髓内隐匿性血管畸形以颈、腰髓好发,多数以急性发作而发病,临床多表现为突然的颈、胸部疼痛,继之出现肌力下降、感觉障碍及括约肌功能障碍。

5. 其他因素:如合并脊柱畸形、椎间盘退行性等病理状态,可导致脊髓血管畸形发生率增加。

【临床表现】

脊髓血管畸形的致病机理主要为脊髓内血液灌流、脊髓缺血、髓内出血及椎管内静脉高压。临床表现缺乏特征性症状和体征,与椎管内肿瘤、椎管狭窄和椎间盘突出等疾病的临床表现相似,故易误诊。部分患者可表现为脊髓横贯性损伤或以亚急性、慢性脊髓功能受损而就诊。

所有患者的初始症状多为肌力减退和感觉障碍,如有髓内或蛛网膜下腔出血,则有突发性的颈胸背部剧烈的疼痛和大小便失禁。

1. 进行性神经根和脊髓功能障碍:表现为不同部位,不同程度的运动、感觉和括约肌功能障碍;肌力弱、间歇性跛行、感觉减退或消失、大小便失禁等。典型症状为间歇性跛行,患者在行走一段距离后感到肌力弱、疼痛,休息后症状消失,再行走一段距离后症状反复。其原因为畸形血管盗血现象使脊髓慢性缺血;当运动时血液重新分布,多积聚在骨骼肌,则脊髓缺血加重而产生症状。

2. 神经根性疼痛:在病变所在神经根分布区有放射性痛,如颈、背、腰或双下肢放射痛。体位改变可诱发疼痛,休息后可自行缓解。疼痛可影响两个以上神经根分布区。

3. 急性出血:突然出现剧烈神经根性疼痛、四肢瘫或截瘫,血液可逆流入颅,产生头痛、呕吐或抽搐,可有意识障碍。当形成血肿后,对脊髓的直接破坏或压迫,使脊髓功能迅速丧失。

4. 合并其他畸形:常合并脊柱畸形、病变相应节段的背部皮肤血管瘤、颅内血管畸形、动脉瘤、肝或肾血管瘤。

【影像学表现】

影像学检查包括X线、CT和MRI扫描以及脊髓造影和脊髓血管造影(DSA)。

1. X线检查:部分患者可见椎体血管瘤,可见椎体有栅状疏松;髓内血管畸形可见椎管及椎弓根间距增宽，类似髓内肿瘤。

2. CT扫描：在脊髓造影之后进行，将会对病变有一个更全面的认识。平扫可检出髓内血肿和钙化。鞘内注射造影剂可见蛛网膜、硬膜下腔有异常的充盈缺损。造影增强后，可显示髓内、外异常的血管团。

3. MRI扫描：MRI为该病的重要筛选工具，它能显示扩张的蚯蚓状畸形血管流空影及病灶，可明确病变的部位、有无合并出血水肿等改变，可以初步鉴别髓内外AVM，尤其对隐匿性AVM和海绵状血管瘤的诊断优于DSA。因此对怀疑脊髓病变的患者应常规行MRI检查。

MRI对诊断蛛网膜下腔出血有一定困难，但髓内出血灶在MRI上较易识别。髓周动静脉瘘在MRI显示有明显的血管流空效应，脊髓内还可有出血和水肿表现。硬脊膜动静脉瘘在MRI显示脊髓背侧软脊膜静脉扩张致点状增强，是主要的诊断依据。

4. 脊髓造影：脊髓造影增粗，提示髓内血管畸形，脊髓表面的静脉团可致梗阻。椎体血管瘤可造成硬膜外压迫。另外，在脊髓周围或椎管圆锥部可见扩张或迂曲的血管影。

5. 脊髓血管造影：脊髓AVM首选选择性DSA，它可清晰显示畸形血管及供血动脉和引流静脉，明确血管畸形的类型（AVF或AVM）、畸形的部位，是脊髓血管畸形分型及选择治疗方案的依据（图5-8-1）。

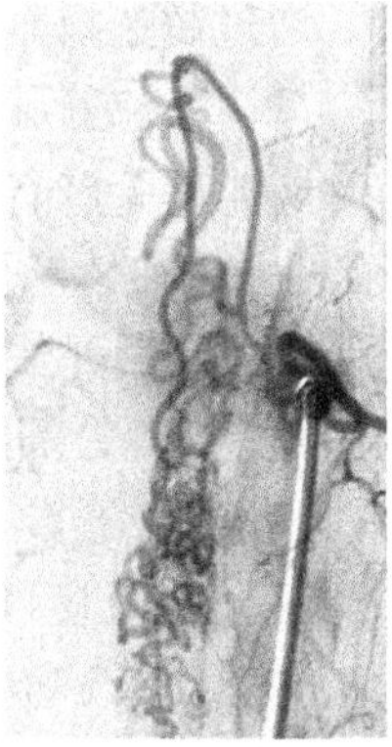

图5-8-1 脊髓硬膜动静脉畸形

对于隐匿型血管畸形造影常不能显示，可能是因为病灶较小，供血动脉纤细，畸形血管出血后血管痉挛。血管造影可显示髓周动静脉瘘瘘口的位置、大小及供血动脉、引流静脉的来源和数量。硬脊膜动静脉瘘血管造影时由于病变血流速度缓慢，动脉显影后静脉显影明显延迟。

【临床治疗选择】

脊髓血管畸形的治疗效果取决于术前的脊髓功能状态，应熟悉其临床及影像学特点，早诊断、早治疗，方能取得较好疗效。因此，临床上针对脊髓血管畸形的治疗应密切结合患者的病情予以合理选择，治疗原则是在脊髓损伤最小的情况下，去除出血因素，切除畸形血管团或闭塞瘘口。

1. 髓内AVM：虽然手术是根治髓内血管畸形的可靠方法，但由于髓内血管畸形位置深在，手术分离和切除对脊髓组织损伤较大，故此类疾病仍首选栓塞治疗；栓塞不完全、复发或隐匿型患者选择手术治疗。

2. 髓周动静脉瘘：Ⅰ型瘘的供血动脉细长，栓塞导管和栓塞剂难以到达瘘口，故主张显微外科手术结扎切除瘘口。Ⅱ型瘘因瘘口位置无法直接达到，可先将相对不重要的动脉主干闭塞以减少血流，为安全顺利行手术切除瘘口作准备。但必须指出单纯供血动脉干闭塞不能根本解决问题。Ⅲ型瘘手术暴露困难，易致突发性出血，治疗以栓塞为主，因微粒和液体栓塞剂均有通过接口闭塞引流静脉的危险，故主张用可脱性球囊技术。

3. 硬脊膜AVF：以手术夹闭或切除瘘口为主，但应注意保护脊髓表面的引流静脉，防止损伤和自发性血栓形成，因为该静脉同时也是正常脊髓的回流静脉。

另外，如果DSA检查阴性，而临床症状及MRI均支持有脊髓AVM存在，应行手术探查。

【介入治疗原理】

脊髓血管畸形临床表现复杂、多样，无特征性，大部分缓慢起病，合并腰椎间盘突出或肿瘤、或仅表现为蛛网膜下腔出血(SAH)而无脊髓损害征象时更易误诊。脊髓内盗血、缺血是其公认的病理机理。因脊髓血管构形复杂，故治疗存在很高难度。手术结扎、切除畸形血管因操作复杂、损伤大、并发症多，应用受到限制。脊髓血管畸形的介入治疗与其他治疗的目的一致，总的治疗原则是减少动脉偷流、减少出血危险和减轻椎管内静脉高压等。

1. 通过超选择血管内栓塞闭塞瘘口，提高供血动脉及其正常分支血压。

2. 减少引流静脉引流量，降低引流静脉压，改善正常脊髓血液灌注。

3. 防止血管破裂。

脊柱脊髓血管畸形介入诊疗的理论基础依据于脊髓血管胚胎发育和血管构筑学。脊髓DSA明确病变后评估能否即时行栓塞治疗，评估要点包括微导管能否到位及栓塞对脊髓功能的影响。若血管条件允许，可试行栓塞，将5 F导引导管选择性插入相应的节段动脉，增加对比剂量再行造影，进一步明确病变。同轴导入Marathon微导管，在路图下超选病变供血动脉，尽量靠近瘘口，再次行微导管手推造影，确认与供应脊髓的脊髓动脉主轴有足够安全距离。行丙泊酚功能试验[5 mg(0.5 mL)丙泊酚稀释至1 mL，从微导管中推注]，确认患者无感觉和运动功能障碍后进行栓塞。栓塞选用非黏性液态栓塞剂Onyx-18(EV3公司，美国)，采用“推注—等待—推注”技术，使Onyx-18充分在畸形团或动静脉瘘引流静脉铸型，终止推注，拔出微导管和导引管，完成栓塞治疗。

【介入治疗适应证】

适应证选择的基本原则是DSA造影确诊为脊髓血管畸形。一般地讲，脊髓血管畸形均是血管内栓塞术的适应证，尤其对于硬脊膜和脊髓周AVF患者是首选治疗方法。根据脊柱脊髓血管畸形的特征和各类型的特性，并通过对脊髓血管的功能解剖的深入理解，明确病变的发展历程与治疗靶点，合理地应用栓塞治疗手段，可以达到较好的治愈率。

1. SAVM：因畸形血管团位于髓内，手术难度大，致残率高，宜采用单纯栓塞治疗。

2. PMAVF：Ⅰ型以手术夹闭瘘口为主；Ⅱ型根据病变血管结构选择不同的治疗方法，手术和栓塞并重；Ⅲ型以介入栓塞为主，只有少数患者可直接手术。

3. SDAVF：介入栓塞简便有效，但存在介入栓塞与手术治疗两种不同意见。

【介入治疗禁忌证】

脊髓血管畸形介入治疗一般无绝对禁忌证，对下述情况应谨慎处理。

1. 脊内广泛AVM、孤立的假性动脉瘤。

2. 对于Ⅰ型髓周AVF，瘘的供血动脉细长，栓塞导管和栓塞剂难以到达瘘口。

3. 术前评估微导管难以到位及栓塞对脊髓功能有较大的影响。

4. 无法超选择性插管者。

5. 出血急性期者(6周内)。

6. 血管内介入栓塞后复发者。

7. 穿刺部位有软组织感染，需完全消除感染后再行介入治疗。

【介入术前准备】

脊髓血管畸形介入治疗术前准备除一般项目外，重点是介入材料的准备应做到心中有数，应对栓塞材料做好充分准备，以备术中使用。由于脊髓血管畸形介入治疗相对时间较长，因此术前留至导尿管保留导尿。在消毒铺巾之前应用铅字号码标明椎体各阶段，明确定位。避免脊髓血管之间相混遥。为了避免呼吸运动对图像质量的影响，应对患者进行呼吸训练。

【介入操作技术】

1. 体位：患者俯卧，透视下在患者胸背部用铅字准确标出椎体序号（如 T_3、T_6、T_9、T_{12}、L_3 等椎体），后再取仰卧位。

2. 定位：参照造影结果，确定病变部位、范围和类型，明确供血动脉、瘘口部位、引流静脉和循环时间，是否存在动脉瘤和静脉瘤。

3. 消毒与麻醉：穿刺点为中心消毒皮肤，范围尽可能扩大，铺巾后，用 2%利多卡因皮下浸润麻醉。

4. 穿刺：采用仰卧位改良 Seldinger 技术，常规股动脉入路，引入 5 F 造影导管，常用导管有 HS1、HS2、Simmons1 和 Simmons2 型等，先后行双侧椎动脉、甲状颈干、肋颈干、双侧肋间动脉、腰动脉、双侧髂内动脉造影。

5. 留置微导管：确诊后根据病变情况和临床症状行血管内介入栓塞治疗，常规神经介入操作，充分肝素化下使用 Marathon 或 Echelon10 微导管超选择性插管进入靶血管，超选择性插管造影显示其详细的血管构造和血流动力。

6. 栓塞材料：可以使用的栓塞材料为 PVA 颗粒、NBCA 和 Glubran 胶以及可解脱弹簧圈（弹簧圈用于栓塞动脉瘤），我们习惯使用 NBCA 胶。

7. 进行栓塞：栓塞过程中，缓慢注射液体胶，可随时推入对比剂动态观察栓塞情况，评价栓塞效果，争取栓塞瘘口后闭塞引流静脉的近端(图 5-8-2)。

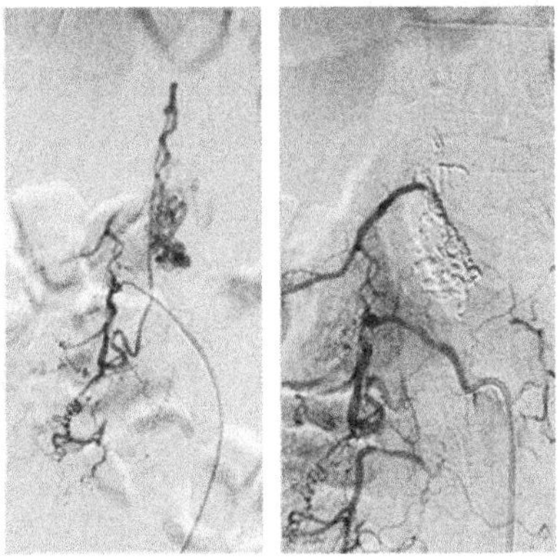

图 5-8-2　脊髓硬膜动静脉畸形部分栓塞术后

8. 拔管包扎：操作结束后拔除穿刺针或套管，局部加压包扎，随即检查患者的症状和体征变化情况，以便于了解近期效果和初步判断有无手术并发症。

【术后处理】

1. 静卧休息：脊髓血管介入治疗后，应严格要求患者卧床休息，观察穿刺点有无出血情况。动脉鞘拔除加压包扎后，应严密观察伤口敷料情况，穿刺部位有无出血，周围有无渗血及皮下血肿。

2. 饮水：由于介入治疗过程中，应用非离子型造影剂的量比较大，为了加快排泄速度，术后应嘱咐患者多饮水，适量补液，观察尿量和尿色。

3. 药物处理：术后抗凝和扩容治疗，以防止脊髓血管急性血栓形成等并发症，必要时给予激素和脱水治疗缓解脊髓水肿等。

4. 康复治疗：术后注重预防并发症发生。注重患者肢体康复锻炼，使患者早日恢复健康。

5. 随访复查：临床随访包括门诊随访、定期复查和电话随访，术后 1、3、6 和 12 个月和以后每年随访。

【并发症及处理】

脊髓血管畸形介入治疗常见的并发症包括脊髓血管急性血栓形成、脊髓水肿、血管损伤、穿刺部位出血和药物过敏等。

1. 脊髓血管急性血栓形成:脊髓血管急性血栓形成的主要原因是脊髓血管畸形行栓塞治疗,局部血液循环速度减慢,还有可能是术中抗凝药物使用不足。防治的主要措施是术中严格应用肝素剂量,术后给予抗凝和扩容药物。

2. 脊髓水肿:在进行脊髓血管造影时,造影剂可对脊髓及其血管造成一定刺激,使脊髓产生水肿。一般在进行脊髓血管造影发现脊髓血管畸形病变时应立即进行静脉注射地塞米松 10 mg,目的在于减轻造影剂对脊髓及其血管的刺激,从而预防水肿的产生而加重患者的症状。

3. 血管损伤:血管损伤是相对较多的并发症,一般是毛细血管出血或者是介入治疗过程中畸形血管破裂。可在术中表现为蛛网膜下腔出血或脊髓内出血,患者突然出现颈胸部疼痛、头痛、呕吐、脑膜刺激征等,严重者出现意识丧失、呼吸障碍等。防治措施是谨慎操作,严禁强力置管或反复穿刺。

4. 穿刺部位出血:主要表现为穿刺部位的渗血以及皮下血肿。预防措施主要是术后指导患者严格平卧,密切观察伤口敷料情况、穿刺部位有无出血、周围有无渗血及皮下血肿。

5. 药物过敏:脊髓血管造影过程中患者可能对造影剂过敏等,引起过敏反应,应立即抗过敏处理。

(张 力 付 锐 黄宽明 鲁军体)

第九节 三叉神经痛

【概述】

三叉神经痛又称痛性抽搐,是最常见的面部疼痛性疾病,是指在三叉神经分布区内反复发作的针刺、刀割样剧烈疼痛。该病的特点是:在头面部三叉神经分布区域内,骤发、骤停,闪电样、刀割样、烧灼样、顽固性、难以忍受的剧烈性疼痛。说话、洗脸、刷牙或微风拂面,甚至走路时都会导致剧烈疼痛。疼痛历时数秒或数分钟,疼痛呈周期性发作,发作间歇期同正常人一样。发病率 52.2/(10 万),女略多于男,约为 3∶2,发病率可随年龄而增长。三叉神经痛多发生于中老年人,右侧多于左侧。

原发性(特发性)三叉神经痛的病因及发病机制尚不清楚,大多数病例无第Ⅴ对脑神经或中枢神经系统的器质性病变,其发病机制可能是一种致伤因素使感觉根半月节和邻近的运动支发生脱髓鞘改变。部分所谓原发性三叉神经痛,经临床证明有以下原因,如在手术中发现供应神经的血管发生硬化、异位血管的压迫、增厚的蛛网膜和神经通过的孔发生骨膜炎,狭窄的骨孔等,而致神经根的压迫。

对原发性三叉神经痛的病因有以下几种学说:周围病原学说、中枢病因学说、变态反应学说、病毒感染学说、家族遗传学说、综合病因学说。Dott(1951 年)认为三叉神经痛的起因在脑干内,动作或触动扳机点可引起短的冲动(short circuit)在脑干内迅速叠加,从而引起剧烈疼痛发作。

继发性三叉神经痛的病因：三叉神经系统的所属部位或邻近部位的各种病灶均可引起三叉神经痛。

病程呈周期性发作，每次疼痛发作时间由开始数秒钟到1～2分钟，即骤然停止。每次发作周期可持续数周至数月，以后症状常可逐渐减轻而消失或明显缓解。在此缓解期间患者往往期望不再发作，但过一段时间后，剧痛又重新发作，自行痊愈的机会很小，而是越发越频，疼痛程度亦随之加重，但此病不直接危及生命。

【临床表现】

三叉神经痛是最常见的脑神经疾病，以一侧面部三叉神经分布区内反复发作的阵发性剧烈痛为主要表现，如刀割、针刺、撕裂、烧灼或电击样剧烈性疼痛，常人难以忍受甚至痛不欲生；右侧多于左侧，疼痛由面部、口腔或下颌的某一点开始扩散到三叉神经某一支或多支，以第二支、第三支发病最为常见，第一支者少见。其疼痛范围绝对不超越面部中线，亦不超过三叉神经分布区域。偶尔有双侧三叉神经痛者，占3%。

根据临床表现三叉神经痛分为典型三叉神经痛和非典型三叉神经痛两种。

1. 典型三叉神经痛具有以上描述的突发、针刺样剧痛，无面部麻木感，有明显的间歇期，间歇期时无任何症状。

2. 非典型三叉神经痛患者所描述的症状与典型症状并不完全一致，除刺痛外，许多患者有过多种痛觉类型经历，如烧灼痛、跳痛、撞痛等，这类疼痛发作无明显间歇期，并且难以治疗。

3. 特发性三叉神经痛患者的疼痛无论剧烈与否，绝大部分患者均不伴有抑郁，女性稍多，平均发病年龄55岁。通常看不到包括三叉神经的脑神经系统的神经学异常，疼痛局限于三叉神经支配区域，如第一支为前额部，第二支则从眼下部到鼻翼、上唇，第三支为下唇、舌、下颌部，由于侵犯第一支极罕见，大部分患者为单支病变。

【影像学表现】

可行MR检查，以了解三叉神经本身以及周围组织、血管病变情况，也可以了解颅内病变情况。

【治疗策略】

1. 内科药物治疗，三叉神经痛首选药物治疗，包括全身用药和局部用药、压迫性三叉神经痛的全身用药首选抗癫痫药卡马西平或奥卡西平；加巴喷丁作为新型抗癫痫药，也能够有效控制三叉神经痛。其他二线用药还有巴氯芬、拉莫三嗪、丙戊酸钠、普瑞巴林、氯硝西泮等。

2. 局部用药是指局部注射酒精、甘油、麻醉药，以阻滞或破坏三叉神经末梢而缓解疼痛。局部注射2%利多卡因阻滞三叉神经治疗三叉神经痛，疼痛可以得到缓解，但是持续时间较短。

3. 外科治疗，当药物治疗无效或患者难以耐受药物副作用时需采取外科治疗NT的外科疗法较多，主要包括无创的微血管减压术及有创经皮穿刺术（球囊压迫术和甘油毁损术），还有一些其他治疗方法，如微血管减压术、神经根切断术等。

4. 立体定向放射治疗，立体定向放射治疗是利用γ刀或射波刀对特定部位进行聚集照射治疗，周围组织很少受伤害，从而可避免经皮手术所致的眼神经麻木或角膜炎的发生。双靶点照射治疗三叉神经痛有时可增加治疗有效率。γ刀治疗的主要缺点是疼痛控制延迟，而且复发率较高，常会发生面部麻木、感觉减退、三叉神经运动障碍，甚至导致神经萎缩或移位。

5. 外周治疗主要是周围神经被破坏的过程，适用于严重耐药或者不愿接受其他治疗方法的患者。包括周围神经切断术、冰冻治疗、周围针刺、周围高频热凝术等，这些治疗无严重风险及并发症，但可能会引起局部麻木或感觉缺失，且易复发。

6. 中医治疗，方剂加减疗法和针灸治疗在中医治疗最为常见，针剂联合治疗效果更佳。

7. 心理治疗，三叉神经痛作为一个慢性疼痛综合征，常常会影响患者的生活质量，给患者带来极大的心理负担，最终产生抑郁、焦虑、恐惧等情绪，所以对三叉神经痛患者行医学治疗的同时配合心理干预。

【介入治疗适应证】

1. 年老体弱不适合微血管减压术治疗的三叉神经痛患者。
2. 微血管减压术后复发的患者。
3. 长期服用较大剂量的卡马西平和(或)苯妥英钠的患者。
4. 不愿意接受微血管减压术治疗的患者。
5. 一般状况好的较年轻患者可采用三叉神经根的微血管减压术。
6. 控制性凝固术治疗后复发患者，可再次进行凝固治疗。
7. 微血管减压治疗后复发的患者，可采用控制性热凝术。

【介入治疗禁忌证】

1. 不配合或者不合作者，包括精神失常者。
2. 穿刺部位的皮肤和深层组织内有感染病灶者。
3. 有出血倾向或正在进行抗凝治疗者。
4. 对局麻药过敏者。
5. 低容量血症者。
6. 严重的心、脑血管疾病的不稳定期。

【介入治疗技术】

(一) 术前准备

1. 术前向患者及家属说明手术效果、可能的并发症及不良反应，取得患者和家属的理解与合作，并签订手术协议书。

2. 对于高龄者可以行心电图、胸透、血常规和出凝血时间检查，以排除严重心肺疾病。术中有诱发心肺疾病的可能。

3. 术前利多卡因皮试，面部备皮。

4. 术前停用卡马西平等止痛药物。

5. 严重高血压者要求术前控制血压，使之接近正常范围。

6. 术前给药：术前半小时肌内注射阿托品 0.3 mg、安定 5 mg。

7. 连续监测心电图、血压和血氧饱和度。

(二) 基本操作过程

1. 患者取仰卧位，卵圆孔半月神经节定位穿刺时一般采用 Hartel 前人路穿刺法，即在患者患侧口角外下 3 cm(1)点(穿刺点选在患侧口角外方相当于上颌第 2 臼齿之上接近颧骨下缘），同侧瞳孔(2)点及患侧外耳孔(3)点三点做 1～2 及 1～3 连线（图 5-9-1）。

2. 常规消毒、铺巾，用 1%利多卡因行局部浸润麻醉。

3. 取 A、B、C 三点，A 点为进针穿刺点，使用前端裸露 0.5 cm 的 8 号绝缘穿刺针，针尖对准同侧卵圆孔，针保持通过 AB、AC 两线与面部垂直的两个平面上，缓慢进针，直到卵圆孔（图 5-9-2）。

4. 当针头接近或进入卵圆孔时，患者可出现剧痛，穿刺针有一种穿透筋膜的突破感。再进针 0.5～1 cm，即可达三叉神经半月神经节。如果针尖抵达卵圆孔边缘而进针受阻，可将针尖左右或前后稍加移动，即可滑过骨缘而进入卵圆孔，一般进针深度为 6～7 cm。

5. 在针尖确实进入卵圆孔后，拔出针芯时大多数可见到脑脊液流出，也可用 DSA 或 CT 证实。侧位片，可见针尖位于斜坡突出处最高处。全部过程最好在 DSA 监视下进行（图 5-9-3）。

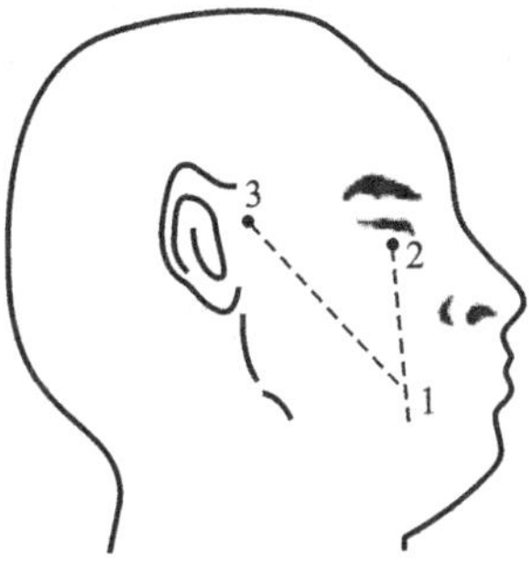

图 5-9-1 卵圆孔半月神经节穿刺定位示意图

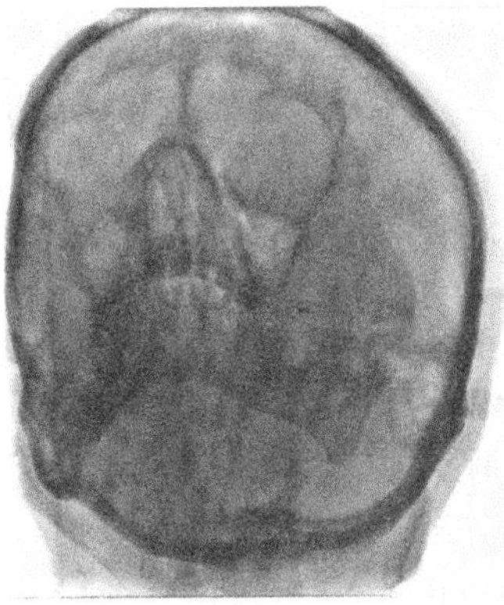

图 5-9-2 卵圆孔半月神经节穿刺(正位)

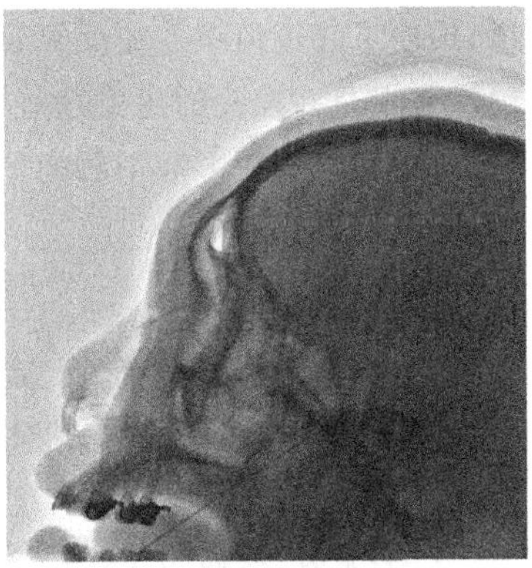

图 5-9-3 卵圆孔半月神经节穿刺(侧位)

6. 根据疼痛分布区的不同调整针尖的位置。

7. 先给予每秒 50 次的方波，延时 1 毫秒，电压 0.1～0.5 V 进行脉冲电流刺激。如相应的三叉神经分布区出现感觉异常或疼痛，证实电极已达到相应的靶点，否则应重新调整。若需要超过 2 V 的电压刺激才能引起疼痛，提示针尖位置不理想，术后可能效果不佳。在刺激过程中如发现有咬肌或眼球颤动，提示电极接近三叉神经运动根或其他颅神经，也需重新调整电极，直至满意为止。

8. 在电极位置确定准确后，以温控射频热凝对靶点进行毁损，逐渐加温，温度控制在 60～75 ℃，分 2～3 次毁损，持续时间每次 0.5～1 分钟。对同时多支疼痛者可以多靶点热凝。

9. 脉冲射频热凝：近年来应用的脉冲射频热凝技术的热凝温度不超过 42 ℃，连续 120 秒的间断脉冲频热，与传统的射频热凝术相比，其组织的损伤程度较轻，由于损伤温度较低，对于运动神经的损伤较轻，发生的并发症的可能性小。

【并发症的预防与处理】

1. 面部麻木：射频热凝术后发生面部感觉减退和麻木者较普遍，有的患者有面部异样不适感觉，是触觉神经纤维损伤后的表现，患者能理解，但须术前向患者交代清楚。长期存在的面部感觉障碍大约为12%。痛性感觉缺失在最近的文献报道中出现率仅为2%～5%。

2. 角膜反射迟钝或麻痹性角膜溃疡：射频热凝术的常见并发症，术后角膜感觉减退，同侧角膜反射迟钝或麻痹性角膜溃疡，多与进针过深有关，在CT引导下射频热凝毁损术由于定位准确，发生较少。

3. 咀嚼运动障碍，咀嚼无力或张口受限：多于射频热凝的温度过高和持续时间过长严重损伤三叉神经的运动纤维有关。一般当温度控制在80 ℃以下时，较少发生。

4. 视力减退、复视：穿刺方向偏内、偏深误伤视神经引起视力减退、误伤动眼神经或滑车神经引起复视等。

5. 其他并发症：可发生口角流涎、术后患区窜跳感、面部带状疱疹等并发症。严重并发症的发生率（永久性的大脑功能缺失、麻木、感觉异常）有时可达3%。

并发症的主要原因是穿刺不准确，穿刺针损伤了邻近组织，或者是由于穿刺针位置不合适，损伤了邻近组织。在反复盲目穿刺时这些意外的情况是难以避免的。因而，提高穿刺准确性是规避并发症的主要途径，在CT或DSA的监视和引导下穿刺则可以确保穿刺的准确性，并通过观察造影剂扩散的范围预先判断针尖的位置和热凝毁损的范围，这样就可以在减少并发症，保证疗效。

【疗效评价】

1. 疗效评定：于治疗前、治疗中镇痛，治疗后当日、术后24小时、术后3个月、术后半年、术后1年随访，分别记录患者VAS评分及并发症。采用VAS加权计算方法评价疼痛缓解情况。

2. ①无效：疼痛VAS评分降低幅度在25%以内。②有效：疼痛VAS评分降低幅度在25%～50%。③显效：疼痛VAS评分降低幅度在51%～75%。

3. 临床治愈：疼痛基本消失，VAS评分降低幅度在75%以上。临床治愈例数＋显效例数＋有效例数＝有效例数。

4. 疼痛消失后再次出现原有部位疼痛视为复发。

（杜恩辅）

第六章　头颈部疾病

第一节　头颈恶性肿瘤

【概述】

头颈部恶性肿瘤包括耳鼻喉部肿瘤、口腔颌面部肿瘤与颈部肿瘤。耳鼻喉部以鼻咽癌最多见，颈部以甲状腺肿瘤多发病，口腔颌面部肿瘤则以口腔黏膜上皮及涎腺上皮肿瘤来源为多见。头颈部癌瘤占全身癌瘤中16.4%～39.5%，头颈部癌瘤中口腔颌面部肿瘤占1/3左右。发病年龄高峰在40～60岁，74%病例在60岁以内。

85%以上的头颈部恶性肿瘤患者有饮酒和(或)吸烟史。其他可能原因包括抽鼻烟或咀嚼烟草，长时间暴露于阳光下，头颈部X线的照射，病毒感染，佩戴不合适的牙齿矫正器，慢性念珠菌病和不良口腔卫生。

Ⅰ期5年生存率接近90%，Ⅱ期75%～80%，Ⅲ期45%～75%，Ⅳ期在40%以下。生存率在很大程度取决于原发部位。Ⅰ期喉癌的肿瘤相对于其他部位肿瘤，有好的生存率。由病毒导致肿瘤的机制可能不同于吸烟引起的机制，其有更好的预后。

【临床表现】

大多数头颈部恶性肿瘤首先表现为无症状性肿块、溃疡或肉眼可见的黏膜损伤(例如黏膜白斑、增殖性红斑)。随后的症状依据肿瘤的位置和范围，包括疼痛、感觉异常、神经麻痹、牙关紧闭和口臭。由原位肿瘤引起的放射性疼痛常被忽视。由于进食困难和吞咽疼痛而导致体重减轻也很常见。

【影像学表现】

1. 确诊往往需要活检、影像学检查和内镜检查，以评估肿瘤的浸润范围。

2. 涎腺造影：主要用于涎腺肿瘤，可判断肿块在腺内或腺外。

3. CT或MRI：目前较为常用的诊断手段，特别是颞下凹、翼腭凹、上颌窦以及咽旁间隙等部位肿瘤的存在和侵犯范围的判断具有十分重要参考价值。

4. 血管造影或瘤腔造影：主要用于诊断血管瘤，包括海绵型血管瘤、蔓状动脉瘤及颈动脉，可以判断肿瘤的位置、大小以及侧支循环状态，此点对术前准备非常重要。颈动脉造影可以协助诊断颈动脉体瘤。

5. B超：常规诊断手段之一，特别适合于判断肿块的大小、周界，肿块的不同回声图均可提示肿瘤性质、肿瘤与血管关系。

【临床治疗选择】

1. Ⅰ期肿瘤，无论病灶部位，手术和放疗的疗效相仿时，需考虑其他因素以决定治疗方案(如患者的选择)。不同部位的病灶、不同的治疗手段有明显的优势。

2. 如果选择放疗作为主要治疗手段,对原发部位进行照射,有时包括双侧颈淋巴结。对于淋巴结的治疗,无论是放疗还是手术治疗,取决于病灶位置、组织学检查和淋巴结转移的风险。

3. 对于进展期(Ⅲ期和Ⅳ期)鳞状细胞癌,常采用联合化疗、放疗、手术及介入治疗的综合治疗。

4. 对于可切除的复发 SCCHN,应积极寻求根治性手术。

5. 对于不可切除的复发 SCCHN,应进行根治性放疗,并且对于较年轻(70 岁以下)及行为状态(performance status,PS)评分 0 和 1 的患者应考虑放疗同期联合化疗(铂类)或靶向药物(西妥昔单抗)治疗。

6. 对于没有局部治疗(手术和放疗)指征的复发及转移 SCCHN,姑息性化疗和(或)靶向治疗是主要的手段,治疗目的在于延长生存时间和维持一定的生活质量。

【介入治疗适应证】

1. 各种肿瘤合并药物难以控制的大出血。
2. 病变巨大,曾经发生过出血,为了减少手术中出血危险或减少输血量。
3. 恶性肿瘤的姑息性化疗栓塞。
4. 恶性肿瘤综合治疗的一部分。
5. 因各种原因不能耐受手术或放射治疗,但需要控制病情者。
6. 头颈部肿瘤术后复发。
7. 头颈部肿瘤放疗后复发。
8. 头颈部淋巴结转移癌,数目不足 3 个。
9. 肿瘤表面无破溃、直径小于 7 cm。
10. 因外科禁忌证无法实施再手术者。
11. 无法实施外照射者,或外照射难以达到根治剂量者(其中 6～10 项适用于 ^{125}I 粒子植入)。

【介入治疗禁忌证】

1. 一般情况极差或恶病质,难以承受手术后反应者。
2. 癌症晚期已经失去治疗价值者。
3. 供血血管不能超选择性插管,栓塞后必然会发生严重的脏器功能障碍者。
4. 影像检查发现危险吻合,且无法避开者。

【经动脉灌注介入治疗操作方法】

1. 患者仰卧位,常规准备,消毒铺巾。

2. 采用改良 Seldinger 技术,经右侧股动脉穿刺,置入 6 F 动脉导管鞘。

3. 在透视下将猎人头导管或 Simens 导管分别选择性插入左、右颈外动脉主干造影,对比剂注射速率 3～4 mL/s,总量 6～8 mL(图 6-1-1)。

4. 观察动脉形态改变,确定肿瘤的供血动脉,并视为靶动脉,导丝引导下超选择性插入靶动脉,再次造影确定病变的性质、大小、有无危险吻合等(图 6-1-2)。

5. 灌注:选择化疗药物采用 VBD 方案,联合冲击疗效。药物剂量:平阳霉素 8 mg,顺铂 60 mg(奥沙利铂 100 mg 或洛铂 30 mg),长春新碱 4 mg,局部缓慢灌注。

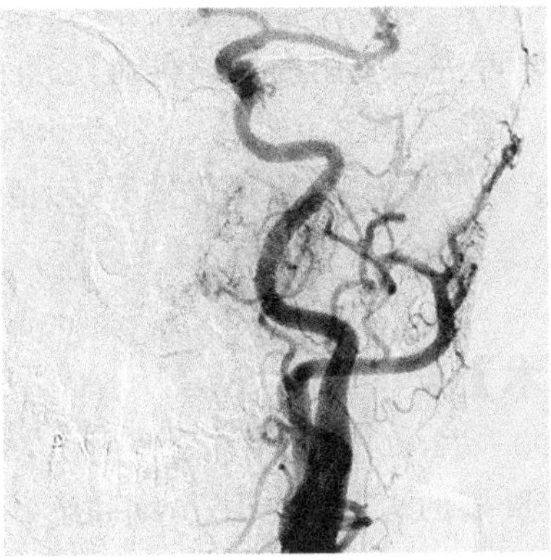

图 6-1-1　左侧颈总动脉造影时颌面部动脉分支

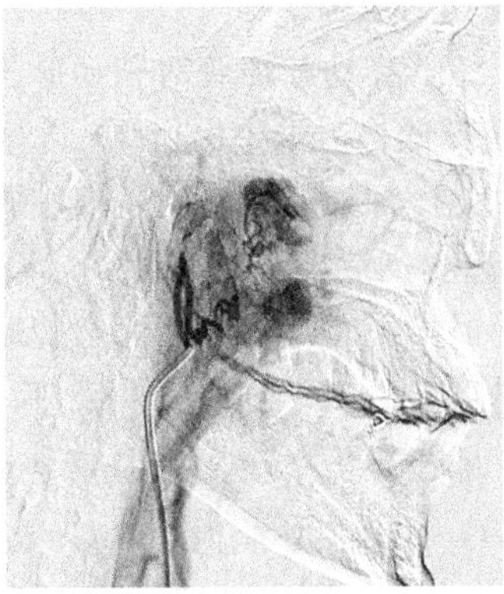

图 6-1-2　肿瘤供血动脉超选择性插管造影

6. 栓塞：所有供血动脉需逐一栓塞，用超液化碘油，或者明胶海绵颗粒（条件允许的情况下可以用恩度浸泡），尤其是伴有出血者，一般不用生物胶或不锈钢圈等进行栓塞。栓塞需在 DSA 监控下缓慢、低压、间歇进行。一旦观察到栓塞剂流速减慢，立刻停止栓塞，造影复查，视情况决定是否进一步栓塞（图 6-1-3）。

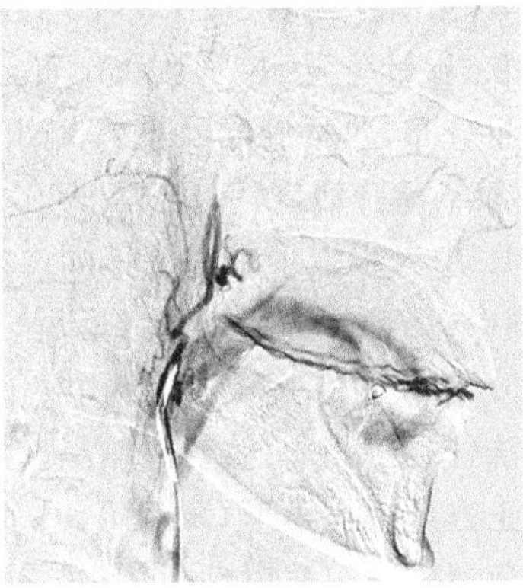

图 6-1-3　栓塞后肿瘤动脉分支闭塞

7. 遇到血管迂曲或痉挛严重，难以成功超选时，可选择微导管栓塞，必要时可行颈外动脉主干进行栓塞。

8. 也可选择颞浅动脉插管栓塞术。

9. 双侧颈外动脉造影均未见明显供血动脉者可考虑局部治疗。

【并发症与处理】

1. 组织坏死：其原因有栓塞导管未能到达供血动脉内便行栓塞，引起周围正常组织的缺血坏死；栓塞速度过快，栓塞剂反流如面部血管，可进行局部热敷和使用血管扩张剂，以减少坏死的面积。

2. 误栓或意外栓塞：误栓可导致相应的神经功能障碍。主要原因是栓塞剂通过“危险吻合”栓塞了供应正常的脑组织的动脉。为防止误栓的发生，首先要孰知颈外动脉系统的血管解剖，明确颈外动脉与颈内动脉以及颈外动脉与椎动脉“危险吻合”的存在部位，栓塞前仔细造影，认真观察并加以避免；特别是最后栓塞时需掌握栓塞剂的注射量、注射速度，以防止反流；其次可在栓塞前做区域性功能试验，以避免误栓的发生。

3. 心肺功能意外：患者出现剧烈咳嗽和呼吸困难，可伴不同程度的血氧饱和度下降。症状轻者可通过暂停注射、吸氧等治疗自动缓解；症状重者需静脉注射硝酸甘油，硝酸甘油是平滑肌强有力的扩张药，对静脉作用明显，使肺血管床扩张，肺动脉压下降。

4. 栓塞后综合征：局部或全身发热、恶心、呕吐等。对症支持治疗即可。

【疗效评价】

1. VBD 联合冲击疗法对各期癌细胞均有显著杀伤作用，化疗药物到达局部病灶的浓度更高,杀伤力更强。

2. 超选择动脉插管对靶动脉选择更为准确,栓塞可进一步阻断肿瘤供血,强化化疗效果,明显降低根治术中出血。

3. 化疗加栓塞术起到了缩小肿瘤作用,使癌灶容易切除干净,降低复发率,为范围较大的癌症患者创造了手术机会。

4. 但尚不能达到完全治愈肿瘤的目的。

【超声、CT、MR 引导下^{125}I 粒子植入术】

1. 推荐粒子治疗剂量:单纯粒子治疗 MPD 为 90～120 Gy;既往有外照射史,MPD 为 80～90 Gy。既往外照射 100 Gy 以上者慎用,应根据肿瘤的病理学类型、分期和患者身体一般状况决定是否联合外照射或化疗。

2. 患者植入前,用影像学方法(CT、MRI、超声等)或术中确定靶区(图 6-1-4)。

3. 在治疗计划系统(TPS)上进行治疗计划设计,制定治疗前计划(preplan),确定植入导针数、导针位置、粒子数及位置,选择粒子种类及单个粒子活度,计算靶区总活度,预期靶区剂量分布,包括肿瘤及正常组织的剂量分布。推荐应用单纯粒子治疗:MPD 为 90～120 Gy。粒子治疗活度:^{125}I 粒子为 0.5～0.7 mCi。

4. 患者根据手术部位不同选择合适的体位,可采用气囊固定患者于 CTS 床上。常规消毒,铺巾,局部麻醉或者基础麻醉。

5. 用模板、超声、CT 等引导下进行粒子植入,选用均匀分布或外围密集、中心稀疏的布源方法(图 6-1-5)。放射源应呈直线排列,相互平行;各放射源(粒子)之间等距离。粒子排列呈正方形或三角形,源间等距,直视下以 1 cm 间距排列穿刺针,以 1 cm 间距植入粒子。为避免周围组织放射性损伤,进针点应远离肿瘤边界 1 cm 以上。粒子植入肿瘤内应距离皮肤 1 cm 以上。

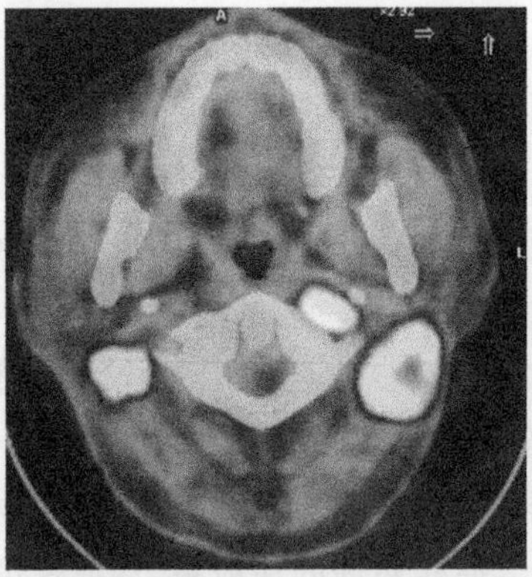

图 6-1-4　^{125}I 粒子植入术前确定靶区

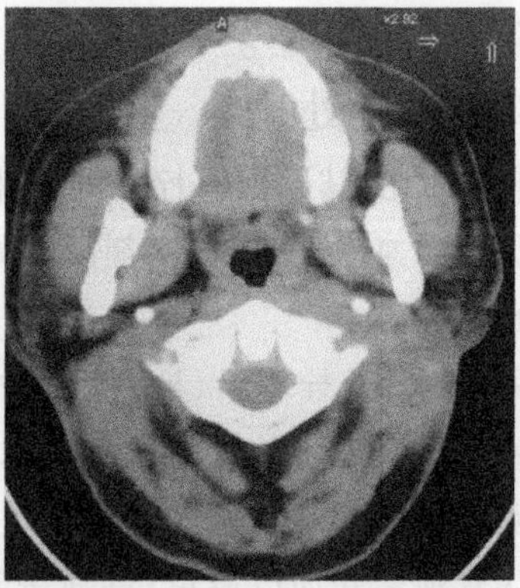

图 6-1-5　^{125}I 粒子植入术前 CT 定位

6. 植入粒子时,用 TPS 进行剂量优化,优化剂量要求:正确勾画实际肿瘤靶区,重建核算植入针及粒子数;计算靶区放射性总活度;调整粒子位置,纠正不均匀度,保护靶区相邻的重要器官。

7. 将插植针与针芯同时拔出后,立即用检测仪检验每一只插植针,以防粒子残留在插植针内,造成不必要的放射性污染。术后应对操作区、手术器械再次进行检查,确保没有粒子脱出后方能对伤口进行包扎。

8. 粒子植入后，必须进行质量评估，包括粒子及剂量重建两项内容。

9. 植入后 30 天内行 CT 检查，尽快拍照靶区正、侧位 X 线片，确认植入的粒子数目，必须记录植入术与质量评估间隔时间。根据 CT 检查结果，用 TPS 计算靶区及相邻正常组织的剂量分布，根据评价结果必要时补充治疗(图 6-1-6)。

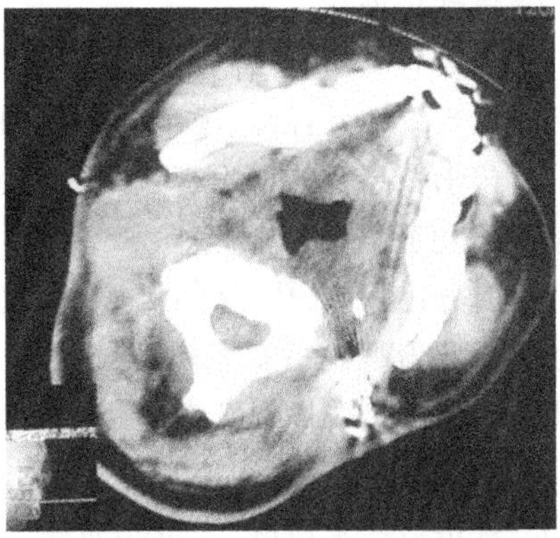

图 6-1-6　^{125}I 粒子植入术后粒子分布

【并发症与处理】

1. 发热：术后会出现发热，体温在 37.5～38.5 ℃波动，发热是由于种子源在照射肿瘤后引起肿瘤组织的坏死所致。嘱患者多饮水，遵医嘱给予物理降温或肌内注射阿尼利定 1 支，并注意休息。

2. 局部疼痛：表现为穿刺局部的触痛、胀痛，大部分患者可自行缓解。疼痛较重，可按医嘱给予镇静止痛药。

3. 伤口渗血：由于穿刺点小，出血少，穿刺完毕后给予加压包扎止血即可。

4. 肺栓塞：肺栓塞是最严重的并发症，^{125}I 粒子作为异物可发生肺栓塞，短时间内患者即可出现胸闷、胸痛、咳嗽、咯血、呼吸困难等表现，因此应密观察患者的呼吸情况。

【疗效评价】

1. 完全缓解：肿瘤病变完全消失。

2. 部分缓解：肿瘤病灶的最大径及最大垂直径的乘积减少 50%以上，无新的病灶出现。大部分患者会明显部分缓解。

3. 无变化：肿瘤病灶的长短径乘积缩小 50%以下或增长 25%以下，无新病灶出现。

4. 恶化：肿瘤病灶长短径乘积增大 25%以上或出现新病灶。

（杜恩辅）

第二节　鼻腔大出血

【概述】

鼻出血又称鼻衄，是临床常见症状之一，多因鼻腔病变引起，也可由全身疾病所引起，偶有因鼻腔邻近病变出血经鼻腔流出者。短时间内出血量成人 500 mL 以上、儿童 100 mL 以上，或出现休克危及患者生命时，称为鼻腔大出血。鼻出血病因大致可分局部和全身两大类。

局部原因：外伤、气压性损伤、鼻中隔偏曲、鼻中隔穿孔、炎症（干燥性鼻炎、萎缩性鼻炎、急性鼻炎，急性上颌窦炎、鼻结核，鼻白喉，鼻梅毒等，因黏膜溃烂，易致鼻出血）、肿瘤（主要为鼻咽纤维血管瘤）、鼻腔异物、鼻腔水蛭等。

全身原因如下。

1. 血液疾病：血小板量或质的异常、凝血机制异常。

2. 急性传染病。

3. 心血管疾病：各种导致动脉压过高或静脉压增高的器质性心脏病和胸部疾病。

4. 维生素缺乏：缺乏维生素 C、K、P 等。

5. 化学药品及药物中毒：磷、汞、砷、苯等中毒，可破坏造血系统的功能；长期服用水杨酸类药物，可致凝血酶原减少。

6. 内分泌失调：代偿性月经不调先兆性鼻出血常发生于青春发育期，多因血中雌激素含量减少，鼻黏膜血管扩张所致。

7. 遗传性出血性毛细血管扩张症，肝、肾慢性疾病以及风湿热等。

【临床表现】

1. 鼻出血多为单侧，亦可为双侧；可间歇反复出血，亦可持续出血；出血量多少不一，轻者仅鼻涕中带血，重者可引起失血性休克；反复出血则可导致贫血。

2. 出血可发生在鼻腔的任何部位，但以鼻中隔前下区最为多见，有时可见喷射性或搏动性小动脉出血，鼻腔后部出血常迅速流入咽部，从口吐出。

3. 局部疾患引起的鼻出血，多限于一侧鼻腔，而全身疾病引起者，可能两侧鼻腔内交替或同时出血。

【影像学表现】

1. CT 及 MR 检查，可了解部分鼻出血的原因。多显示为局部动脉分支增粗增多等局部供血丰富征象。

2. 将栓塞术作为鼻出血首选治疗方法时，应遵循先鼻腔填塞后动脉造影诊断和栓塞术的程序。

3. 外伤性或肿瘤引起的鼻腔大出血可见肿块和出血的动脉分支破裂造影剂外溢。

【临床治疗选择】

鼻出血的治疗原则应是“先治标、后治本”，即首先尽快把血止住，然后施以病因治疗。

1. 小量出血，用一般鼻镜发现出血部位时，采用烧灼法、黏膜下剥离、瘢痕形成法、鼻内窥镜下电灼术即可达到良好止血效果。

2. 突发性严重出血，迅速止血甚为重要，可采取前鼻孔鼻腔填塞法、止血套填塞法、气压迫止血法、鼻后孔填塞法等，再进一步查找病因进行治疗。

3. 血管阻断术，鼻腔填塞后仍不能有效止血者，可考虑血管阻断术，包括颈外动脉结扎术、颌内动脉结扎术、筛前动脉结扎术、上唇动脉结扎术、翼腭窝注射法等。

4. 多数外伤性、血管性或其他局限性大出血应优先考虑动脉分支栓塞治疗，包括动脉分支栓塞术、假性动脉瘤孤立术、可脱性球囊栓塞术等。

5. 注重鼻出血的全身治疗：输血与输液、止血药物、相关疾病的病因治疗等。

【介入治疗适应证】

1. 外伤性或肿瘤引起的鼻腔大出血应将栓塞术作为首选方法。

2. 对于其他因素引起的鼻腔大出血应循鼻腔填塞后再动脉造影诊断和栓塞术的程序进行。

【介入治疗技术】

1. 造影前做好栓塞准备，患者造影后再次出血或出血加重，能迅速进行栓塞。

2. 常规股动脉途径血管穿刺和插管。

3. 选择性插管进入左、右颈总动脉和颈外动脉分支进行造影检查，初步了解出血部位和原因。

4. 超选择性插管进入靶动脉分支(图 6-2-1)，应尽可能超选择性插管，尽量接近出血点进行栓塞，必要时应使用微导管，超选择性插管后再行栓塞。

5. 根据疾病类型和出血部位选择栓塞剂，常选用明胶海绵颗粒或细条、不锈钢圈、微钢圈等。

6. 栓塞需在 DSA 监控下缓慢、低压、间歇进行。一旦观察到血流缓慢或栓塞剂反流，立刻停止栓塞。

7. 双侧颈外动脉造影均未见明显供血动脉，但患者出血症状明显，可行双侧颌内动脉及面动脉栓塞，栓塞完毕后再次造影以确认栓塞效果(图 6-2-2)。

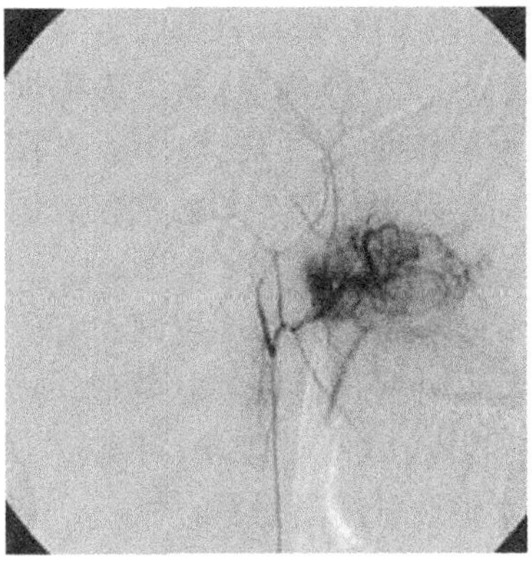

图 6-2-1　鼻咽部超选择靶血管造影显示分支增多聚集

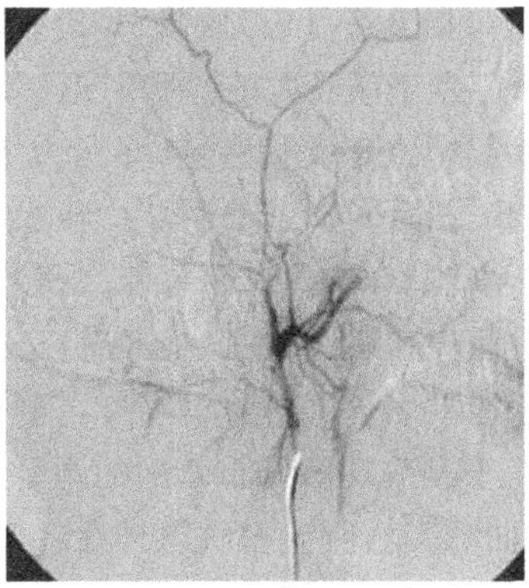

图 6-2-2　栓塞后造影复查显示异常分支闭塞

【常见并发症与处理】

1. 局部缺血症状：最常见，如头痛、发热、面部感觉减退等。一般只需对症处理即可，大多于 1 周后症状即消退。

2. 误栓：可产生严重的神经并发症如脑梗死、脑血管痉挛及偏瘫等。防治的关键在于栓塞前造影了解颈外动脉与颈内动脉及椎动脉有无异常“危险吻合”，明确供血动脉后应尽量在靶动脉分支深处进行栓塞。

3. 黏膜坏死或面神经缺血性麻痹：选择合适的栓塞剂，避免毛细血管水平的栓塞。

【疗效评价】

选择性动脉栓塞治疗鼻腔大出血的关键是能否发现出血动脉分支和进行有效地栓塞，若顺利完成超选择性插管和栓塞治疗，其治愈率为 97%。

（杜恩辅）

第三节　头颈颌面部血管畸形

【概述】

头颈颌面部血管畸形一般出生时即被发现，是胚胎血管丛异常发育所致，逐渐增大而终生不会发生自然消退。血管内皮细胞与正常血管细胞无差异性，组织内肥大细胞计数正常。有 34%可累及骨而表现为脱矿、萎缩、肥大和破坏。

【临床表现】

主要由静脉起源或微静脉、动脉、淋巴管组合而成，由大小不等的血窦组成。

1. 中线型微静脉畸形（鲑鱼斑）：位于中线部位项部多见，也可位于额或眉间、人中，表现为淡粉色红色斑点，可融合，界限清楚。

2. 微静脉畸形（葡萄酒色斑）：多发生于头颈部，常沿三叉神经分布，病变与皮肤表面平，周界清，呈粉红、鲜红色，大小不一，指压退色可恢复。可逐渐增大、不消退。

3. 静脉畸形（海绵状血管瘤）：好发于口面部如颊、颈、眼睑、唇、舌、口底、腮腺及颈部。一般在皮下或黏膜下，呈淡蓝色或紫色，较深者皮肤、黏膜色泽正常，界欠清，压之体积缩小可恢复，可扪及静脉石，质软、光滑，体位试验阳性，穿刺抽出血液，血液可凝固。

4. 原发于颌骨内的静脉畸形（颌骨中心性血管瘤）：主要为海绵型，其次为毛细血管型或两者混合，青年女性多见，80%为 30 岁以下，多见于下颌体部，上下颌 1∶10。牙龈出血为常见症状，拔牙可引起喷射状大出血，也可突发大出血而危及生命。少数病例仅有颌骨膨胀而无出血症状。

5. 动静脉畸形（蔓状血管瘤，又称葡萄状血管瘤）：一种迂回弯曲、不规则和有搏动性的血管瘤，主要由显著扩张的动脉与静脉直接吻合而成，故又称先天性动静脉畸形。成年人多见，好发于颞浅动脉分布范围的颞部或头皮下组织，皮色不变或呈红斑状，可见皮下血管念珠状迂曲、搏动，听诊有吹风样杂音，局部皮温高，可与其他脉管畸形同在。

【影像学表现】

1. 造影见病变界限清楚，为高密度多叶实质显影，伴相应大小的滋养和引流血管。

2. CT 表现为病变边界清，静脉期增强，对伴发的骨质损害有鉴别诊断价值。

3. MR 对了解血管瘤部位大小、毗邻关系有很高价值。

4. DSA 和彩色多普勒能较好地了解肿瘤血流动力学形态。

5. 彩色多普勒检查可了解病变大小、血管所占比例，对疗效评判亦有较高的参考价值。

【临床治疗选择】

表浅的病变可行物理治疗，深部病变需要美容手术或介入治疗。

任何原因引起外观及色泽改变的颌面部血管畸形均可采用动脉内栓塞或瘤腔内硬化注射治疗。

动脉栓塞治疗是目前较为常用且疗效肯定的方法，将栓塞剂通过供血动脉注入病灶内，达到血栓形成阻断血供的目的，适用于动静脉畸形及颌骨中心性血管畸形，特别对儿童颌骨血管畸形可防止手术导致的骨生长障碍，引起面部畸形、功能障碍和牙齿发育障碍等。

栓塞方法，临床有血流冲击法和直接经皮穿刺栓塞两种方法，前者在超选择性动脉造影基础上，选择恰当的栓塞剂、剂量和注射速度，栓塞后应常规动脉造影检查血流阻断范围，可重复多次动脉栓塞。后者则是在影像技术导向下，直接经皮穿刺供血动脉将栓塞剂注入病灶内，限于颈外动脉结扎或供血动脉近心端阻塞而侧支循环建立及微血管开放状态情况下的选择。

【介入治疗适应证】

1. 血管畸形引起局部形态变化或器官外观异常者。

2. 因病变较大影响器官功能者。

3. 病变占位效应明显可能造成后果者。

4. 手术后或硬化剂注射后复发者，可以在再次栓塞或硬化剂注射治疗。

【介入治疗禁忌证】

1. 造影检查有“危险吻合”，且无法避开者。

2. 无水酒精过敏者，可考虑用平阳霉素。

3. 心肺肾功能不全者。

【介入治疗技术】

高流量病变，一般采用血管内介入治疗。

1. 小儿手术操作过程应在插管全身麻醉下进行，成人在局麻下即可。

2. 常规行全脑血管造影 DSA 检查，并分别行颈内动脉、颈外动脉及椎动脉造影，详细了解供血动脉、瘘口位置、引流静脉及类型(图 6-3-1)。

3. 将导引导管或造影导管引至颈外动脉的靶血管内。

4. 微导管同轴超选择性进入到异常血管团内，栓塞前造影显示的只能是异常血管团和回流静脉，而供应动脉分支近端不显示，表明微导管位于异常血管团的中央。

5. 用微小的颗粒栓塞剂栓塞动脉分子，或注射平阳霉素＋碘油悬混液。一般应严格禁止使用无水乙醇等液态栓塞剂，以免造成皮肤或黏膜坏死。

6. 若病变与皮肤黏膜血管无关，可经到位的导管推注无水乙醇进行细致栓塞，每一次推注后需等待 10～15 分钟后再次行造影，根据造影情况判断是否再次推注以及推注多少。无水乙醇一次用量需低于每千克体重 1 mL，每次总量小于 50 mL。

7. 颌骨中央性动静脉畸形的单囊型，需首先直接穿刺到达颌骨中央释放弹簧圈降低病变的流速，然后注射无水乙醇或平阳霉素。

8. 术后动脉造影，了解异常血管团是否完全闭塞(图 6-3-2)。

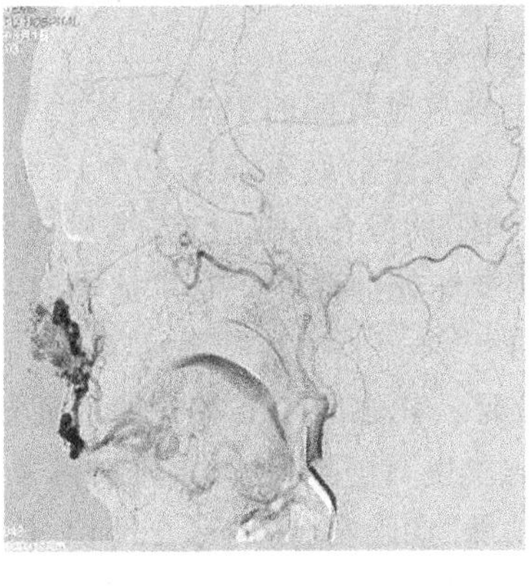

图 6-3-1　颜面部血管畸形

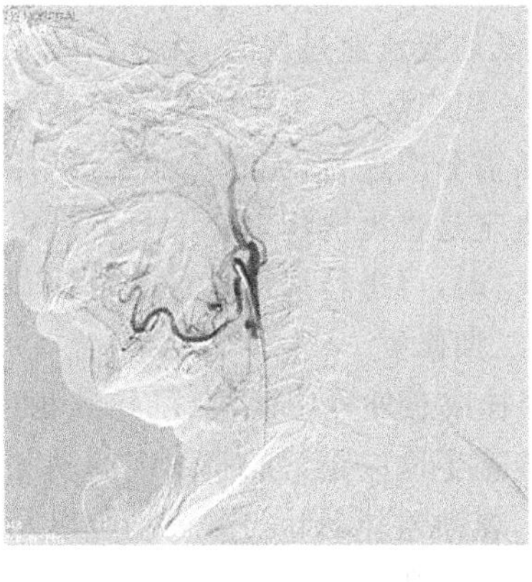

图 6-3-2　颜面部血管畸形栓塞术后异常分支闭塞

9. 穿刺部位加压包扎。

10. 全身麻醉患者苏醒后行常规神经系统检查，观察有无神经缺失体征，特别注意观察视力情况以及有无面瘫发生，有则对症处理。

11. 严密观察患者的生命体征，检测血压、心率、呼吸、瞳孔、意识、语言、感觉和运动等。

12. 消肿和预防感染术后静脉滴注地塞米松和抗生素 2～3 天。

低流量的病变，其供养动脉细小，不能经血管内栓塞治疗，一般采用局部直接穿刺硬化剂治疗。

常用的血管瘤硬化剂有鱼肝油酸钠、奎宁、乌拉坦、无水酒精等，使用时与一定量的造影剂、地塞米松和平阳霉素混合呈乳剂，按照肿瘤的大小确定注射剂量，直接注入瘤体内。其中，硬化剂可造成血管内凝血、动脉细小分支强烈收缩、血管内皮细胞皱缩、肿胀、坏死；平阳霉素(pingyangmycin，PYM)是平阳链球菌产生的抗肿瘤抗生素，主要成分具有破坏血管内皮细胞、抑制异常内皮增生的作用；造影剂主要是观察注射时硬化剂的分布和扩散范围；皮质激素可以减轻硬化剂治疗后的水肿和疼痛。

使用时将硬化剂、激素、造影剂和平阳霉素按一定比例配合，常用的两种硬化剂配用比例如下：①平阳霉素 8 mg＋地塞米松 4 mg＋2％利多卡因 4 mL＋76％泛影葡胺 4 mL，配制成 10 mL 的治疗单位；②无水酒精与造影剂的比例为 2∶1。具体方法如下。

1. 常规影像学检查，了解病变范围及其与周围重要结构的关系，特别了解是否侵犯颅内。

2. 用细针穿刺瘤体，将针尖尽可能接近瘤体中央或基底部。

3. 注射一定量造影剂，了解造影剂在瘤体内的扩散速度、范围、有无明显的引流静脉、对周围组织有无明显刺激等，确定可否注射硬化剂及其用量。

4. 待组织内造影剂消散后，将穿刺针尖调整到瘤体中部，缓慢注射硬化剂，直至混合造影剂的硬化剂接近边缘或到达瘤体包膜。但一次使用剂量不能超过一个单位，较大的病变需要分散注射。

5. 注射结束后局部轻压包扎，对局部症状做对症处理。

【特殊并发症与处理】

1. 组织坏死：①栓塞微导管未能到达异常血管团中央，在供血动脉内便行栓塞；②采用局部穿刺进行栓塞时，病变破裂、造影剂积聚，无水酒精未能弥散；③注射无水乙醇后，未能耐心等待 10～15 分钟后便开始再次注射，注入量过多并反流入动脉；④采用压迫回流静脉的方法降低病变流速过快时，无水乙醇发生逆流入供血动脉。

为防止组织坏死，术中一定需将微导管或穿刺针置于异常血管团的中央；每次治疗不能急于求成，需分次进行；无水乙醇的注射剂量需严格控制，每次注射后需等待 10～15 分钟后造影，再决定是否再次注射。一旦发生组织坏死，坏死区组织的颜色首先变暗、然后变黑，最后脱落。这时，可进行局部热敷和使用血管扩张剂，以减少坏死的面积。时机适当时，行局部清创和二期修复。

2. 误栓或意外栓塞误栓：可导致相应的神经功能障碍。其原因主要有栓塞剂通过“危险吻合”栓塞了供应正常的脑组织的动脉。为防止误栓的发生，首先要孰知颈外动脉系统的血管解剖，孰知颈外动脉与颈内动脉以及颈外动脉与椎动脉“危险吻合”的存在部位，栓塞前仔细造影，认真观察并加以避免；另外，一定要保证将无水酒精注入异常血管团的中央，特别是最后栓塞时需掌握栓塞剂的注射量、注射速度，防止反流；其次可在栓塞前做区域性功能试验，以避免误栓的发生。

3. 心肺功能意外：部分无水酒精流入肺动脉，肺动脉的毛细血管痉挛，并导致肺动脉压力升高。如果这种状况得不到及时纠正并进一步恶化，则会发生心源性心律失常以及心肺功能意外。局麻病例中表现为患者的剧烈咳嗽和呼吸困难，全麻病例中表现为气道阻力突然增加，可伴不同程度的血氧饱和度下降。症状轻者可通过暂停注射、吸氧等治疗自动缓解；症状重者需静脉注射硝酸甘油，硝酸甘油是平滑肌强有力的扩张药，对静脉作用明显，肺血管床扩张，肺动脉压下降。一旦发生肺动脉压力升高，立即停止注射无水乙醇；如果肺动脉压力仍不能恢复，可经 Swan-Ganz 导管滴注硝酸甘油，这样可有效地缓解肺动脉压力。有经验显示肺动脉高压往往是一次性大剂量无水乙醇流过肺动脉所致，因此应采取分次、少量推注无水乙醇的方法。

4. 暂时性血红蛋白尿：主要出现在大剂量使用无水乙醇栓塞的病例中。无水乙醇进入血液循环系统后直接破坏红细胞、血小板等。导致大量血红蛋白入血，并通过肾脏排泄。临床上观察到尿液成深红色或酱油色。一般注射较大剂量的无水乙醇后应该注意加大补液量并碱化尿液。目前文献报道和我们临床中均未观察到肾脏损害病例。

5. 无水乙醇过敏：静脉推注地塞米松可明显改善过敏症状。治疗前应仔细询问乙醇过敏史，术中应严密观测患者局部及全身情况变化。出现过敏后应立即中止无水乙醇注射并视病情轻重予相应脱敏、镇静、吸氧、抗休克治疗。

【疗效评价】

1. 成功的颅面部血管畸形的无水乙醇栓塞，对于局限性的病变可以达到根治的目的。

2. 对于晚期的弥散性病变，可以达到控制病变发展以及缓解临床症状的目的。临床表现为栓塞后局部搏动消失，表面的紫红色泽变暗，动静脉畸形所引起的膨隆明显改观，局部的皮温下降以及扩张的回流静脉复原。

3. 栓塞治疗后 1、2、3 年的随访造影，异常血管团完全消失，可以作为颅面部血管畸形的首选治疗。栓塞治疗的并发症小于 5%。

4. 颅面部血管畸形介入栓塞治疗中，常见的医源性错误是靠近病变的弹簧圈栓塞，这不仅不能治疗病变，还会进一步恶化病变并阻止后续的血管内治疗。面上 1/3 以及鼻背部动静脉畸形的血供来自颈内动脉的眼动脉支，血管内栓塞有导致失明的危险，该部位动静脉畸形的治疗应以局部穿刺栓塞为主。

（杜恩辅　徐　霖）

第四节　鼻咽纤维血管瘤

鼻咽纤维血管瘤（angiofibroma of nasopharynx）常发生于 16～25 岁男性青年，瘤中含有丰富血管，容易出血，故又名“男性青春期出血性鼻咽血管纤维瘤”。一般在 25 岁以后可能停止生长。因其源于颅底，肿瘤生长扩张能力强，又有凶猛的大出血，发展迅速，故临床上虽属良性，但一般按急重症处理。

【病因病理】

本病病因尚不明确，可能与性激素、发育异常、炎症刺激等因素有关。肿瘤起源于鼻咽顶部的纤维组织及血管组织，多为圆形、椭圆形，基底广或有蒂，瘤体深红或灰红色，表面光滑，有类似鼻黏膜的上皮覆盖，但无包膜，上皮下可见明显扩张的血管，血管壁薄，为单层上皮，其下为平滑肌，缺乏弹性组织，不易收缩，易大出血。组织学特点是成熟的结缔组织内有丰富的管壁薄弱而无弹性的血管，故极易出血。虽然组织学上为良性肿瘤，但无包膜，具有浸润性生长的特点，肿瘤可逐步增大，可压迫邻近骨壁，侵入鼻窦、眼眶、翼腭窝，甚至破坏颅底而造成严重后果。

【临床表现】

可因肿瘤原发部位、大小、生长速度、扩展方向及有无并发症而异。

1. 反复鼻出血：为最重要的症状。小的肿瘤仅局限在鼻咽部者，出血量并不多，有时仅涕中带血。待瘤体长大，则易反复鼻出血，或由口中吐出，有时出血量可达数百毫升，往往不易止住，即使填塞也难以控制。由于大量或长期出血，患者多伴有不同程度的贫血。

2. 进行性鼻阻塞：肿瘤向前伸展，堵塞后鼻孔，可引起一侧或两侧鼻阻塞，鼻塞重时用口腔呼吸，睡眠发出鼾声，说话呈闭塞性鼻音，咽部常有干燥感。

3. 邻近器官的压迫症状：如肿瘤压迫咽鼓管咽口，则可发生耳鸣、耳痛及听力减退等症状。破坏颅底及压迫脑神经，则有头痛及脑神经麻痹。若肿瘤侵及眼眶、翼腭窝或颞下窝，则致眼球突出、视力减退、颊部或颞颥部隆起及三叉神经痛。较大肿瘤突入口咽部，可使软腭膨隆、饮食困难。

4. 扩展方向及范围：①直接扩展→蝶窦、筛窦、鼻腔及口腔；②经蝶腭孔，咽鼓管咽口处→翼腭窝；③经翼腭窝→眶下裂、颞下窝；④经眶下裂→眼眶；⑤经蝶窦→颅中窝。

【影像学表现】

1. 鼻咽部软组织肿块，大小不一。

2. 肿块大部分边界清楚。

3. 质控大部分密度或信号均匀，较大病灶内可见坏死区。

4. 翼腭窝的扩大增宽，上颌窦后壁受压前移但无骨质破坏，这是其特征性表现。

5. 有沿自然孔道蔓延趋势，可造成对周围骨质的压迫塑形或吸收破坏。

6. 增强后显著强化。

【临床治疗选择】

鼻咽部纤维血管瘤属于高血供良性肿瘤，目前治疗仍以手术切除为主。

因在鼻咽部缝隙中生长，术中出血凶险，手术难度大且术后常易复发。因此血管造影及介入栓塞为了解肿瘤的血供来源及防止书中出血过多、术后复发情况有很大帮助。其优点归纳如下：造影诊断及介入栓塞紧密结合，可为手术提供精准的解剖信息；栓塞后可大大减少术中出血量，降低手术风险；栓塞后术中出血减少，可为手术提供良好视野，缩短手术时间；介入栓塞后一定时间内，肿瘤体积因缺血会逐渐减小，提高手术全切率；介入造影可明确肿瘤血供，提高术中止血效率；减少术后肿瘤复发率。

【介入术前准备】

1. 血液常规、出凝血时间、血型检查。

2. 心电图、肝肾功能检查。

3. 影像检查：确定病变侵犯的范围和排除肿瘤性病变。

4. 造影栓塞材料：穿刺针、5 F 导管鞘、4～5 F 猎人头或西蒙导管、微导管、非离子型造影剂，栓塞用明胶海绵、聚乙烯泡沫醇、丝线或弹簧圈等。

【介入治疗程序】

1. 手术准备：常规消毒铺巾，常规选择右侧股动脉入路，大多数患者采用局麻即可。

2. 穿刺插管：采用 Seldinger 技术动脉插管，在导丝引导下，采用适当插管技术进入双侧颈动脉。

3. 造影检查：行双侧颈内动脉及颈外动脉造影，明确肿瘤供血动脉及肿瘤染色情况、有无静脉早现、颅内外动脉之间有无危险吻合等情况，以确定介入治疗方案（图 6-4-1）。

4. 超选择性插管：超选择性插管至肿瘤供血动脉分支，一般为颈外动脉的上颌支，超选择性插管到位后即可行栓塞治疗，若存在颈内、外动脉危险吻合，则用微导管避开正常血管分支和危险的吻合通道再行栓塞治疗。

5. 血管分支栓塞：选取明胶海绵颗粒（0.5 mm×1.0 mm）或聚乙烯醇（PVA）颗粒（250～300 μm），与适量对比剂混匀后进行栓塞；血管分支粗大且超选择性插管满意者亦可选择适当规格弹簧圈进行栓塞。栓塞时应在透视监视下缓慢、匀速地推入，如见对比剂流速缓慢或出现停滞时应停止推注（图 6-4-2）。

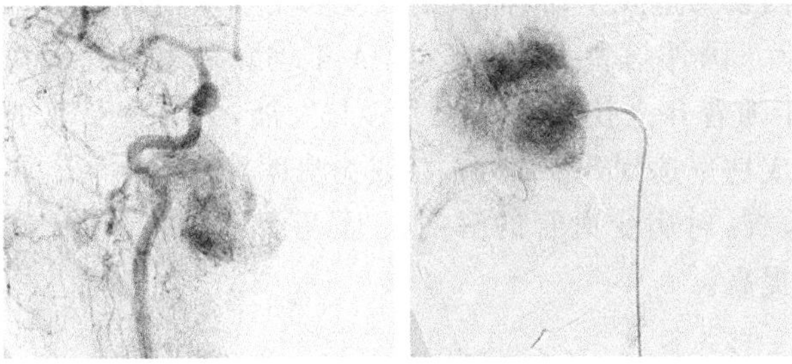

图 6-4-1　鼻咽纤维血管瘤影像（左图为正位；右图为侧位）

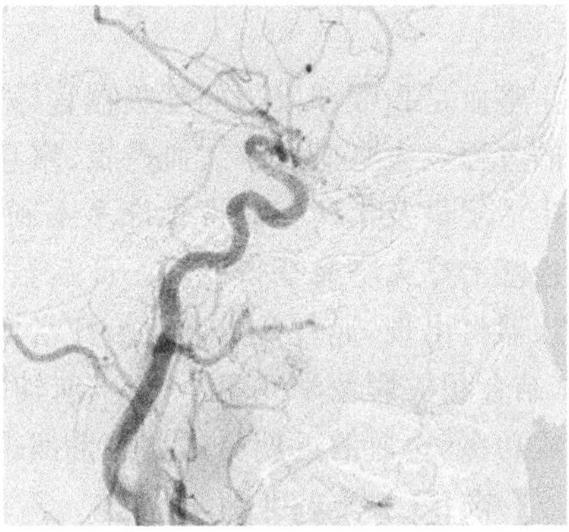

图 6-4-2　鼻咽纤维血管瘤栓塞术后（侧位）

6. 造影复查：略后退导管并确认导管内无栓塞剂残留，用较低的速率注射造影剂复查栓塞情况，以防止导管内残留栓塞剂溢出导致其他血管特别是颈内动脉分支的意外栓塞，直至肿瘤染色大部或全部消失则可结束治疗。

7. 术后处理：严密观察判断有无颈内动脉栓塞并发症，拔管后局部压迫止血后加压包扎，严格制动 24 小时，并观察穿刺点有无渗血或出血，检测患者生命体征。

【并发症与处理】

1. 颈内动脉分支栓塞：最危险的并发症，可立即显现偏瘫、失语等颅内栓塞症状。应尽量使用微导管，超选插入肿瘤供血血管，尽量减少正常血管被误塞；注入栓塞剂时应在透视下尽量缓慢注入，防止栓塞剂反流造成血管误栓；造影复查应时应确认导管内无栓塞剂残留，适当后退导管并低速注射以免将栓塞剂冲出栓塞的分支。

2. 颈外动脉分支栓塞：颞浅动脉、枕动脉、颌内动脉栓塞后可发生周围性面瘫，部分患者也可出现头皮痛。用地塞米松及改善微循环药物即可缓解症状。

（张晓龙）

第七章　呼吸系统疾病

第一节　大　咯　血

咯血是指喉部以下的呼吸器官(即气管、支气管或肺组织)出血,并经咳嗽动作从口腔排出的过程。大咯血由于失血严重、窒息等因素易危及生命,而长期反复的中少量咯血则给患者生活质量及疾病控制带来许多不利因素。国外学者 Remy 于 1974 年首次采用支气管动脉栓塞治疗大咯血获得成功。此后数十年随着介入技术的不断完善与发展,微导管及其他介入器材出现,通过介入方式治疗咯血的成功率达到 80%以上,已成为临床首选的方法。同时,结合相关影像学(CTA 等)术前辅助检查,对病变血管的解剖、变异等熟悉,提高了栓塞的成功率,止血的近期与远期效果都得到提高。

【病因与病理】

1. 气管、支气管疾患:急慢性支气管炎、支扩(支气管扩张)、肿瘤、异物、创伤、血管畸形。

2. 肺实质疾患:感染(TB、肺炎、脓肿、肺吸虫)、免疫性疾病。

3. 肺血管疾患:肺栓塞、左房高压(二尖瓣疾病)。

4. 其他:凝血功能异常、子宫内膜异位。

5. 大咯血的出血来源主要是支气管动脉。支气管动脉担负着支气管壁、肺间质、胸膜、肺动脉壁及部分纵隔结构的血供,病变对支气管或肺间质造成破坏,支气管动脉分支破裂,即可发生咯血乃至大咯血。某些少见病变侵蚀的是肺动脉分支,如肺动静脉畸形、肺动脉瘤等,肺动脉成为出血的主要来源。

【支气管动脉解剖基础】

支气管动脉发自降主动脉,变异很多,主要分为以下几种。

1. 开口通常在气管隆突水平附近第 5～6 胸椎高度:左侧支气管动脉多有两支,通常从主动脉左后壁发出;右侧支气管动脉多为 1 支,且多与右侧第 3 或第 4 肋间动脉共干,称为肋间-支气管动脉干,发自主动脉右侧壁或右侧壁偏后方。左右支气管动脉开口彼此接近。

2. 异位支气管动脉:起源超出第 5～6 胸椎高度水平,如主动脉弓、胸廓内动脉、甲状颈干、头臂动脉、心包膈动脉、腹主动脉等。异位支气管动脉的分支走向与主支气管基本一致。

3. 非支气管性体动脉侧支:来源于肋间动脉、锁骨下动脉、胸廓内动脉、膈下动脉等,个别起源于肝动脉、肠系膜上动脉等,其特点是来自胸部体动脉向支气管和肺动脉供血的侧支,经粘连的胸膜或肺韧带进入肺实质,走向与主支气管不一致。

4. 侧支循环:支气管动脉以外的侧支血管参与病灶供血是最常见的介入治疗大咯血后急性复发出血的原因之一,也是内瘘血栓常见原因,因此进行支气管动脉及非支气管体动脉造影是避免内瘘血栓的前提(图 7-1-1)。

【临床表现】

1. 症状：发热、胸痛、呛咳、脓痰。

2. 咯血量：少量咯血指 24 小时咯血量不足 100 mL 者；中量咯血指 24 小时咯血量在 100～500 mL；大量咯血指 24 小时咯血量超过 500 mL，或一次咯血量超过 100 mL，或每天咯血量 100 mL 以上持续 3～7 天者。后者约占整个咯血患者的 5%，但死亡率高达 7%～32%。

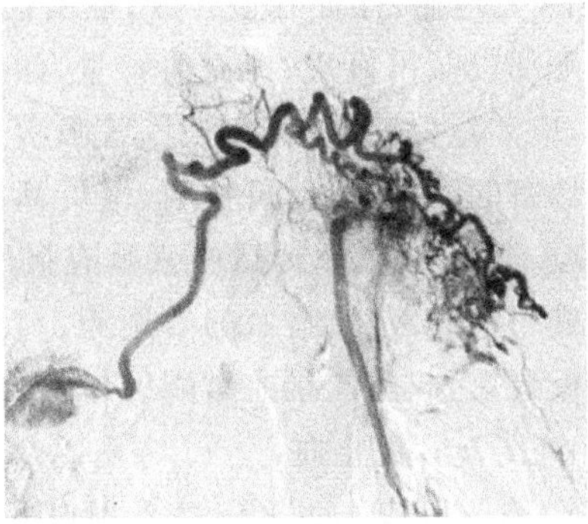

图 7-1-1　支气管动脉分支增粗及侧支循环建立

3. 常见病因推断：痰中带血为肺癌、肺结核、慢性支气管炎、肺炎、支气管结核；少量咯血为肺结核、肺脓肿；中量咯血为肺结核、支扩、二尖瓣狭窄；大量咯血为支扩、肺结核空洞、晚期肿瘤等。

4. 颜色和性状：鲜红为肺结核、支扩、支气管结核等；铁锈色为肺炎球菌肺炎、肺吸虫病、肺泡出血；砖红色胶冻样为肺炎杆菌肺炎；暗红色为二狭肺淤血；浆液性粉红色泡沫样为左心衰肺水肿；黏稠暗红色为肺梗死。

【影像学表现】

影像学检查包括 X 线摄影、CT、DSA 及纤维支气管镜。

1. X 线检查：可表现为肺叶内斑片状高密度影，以下肺叶多见，当肺内积血咳出后，短期内病灶影像可见明显变化。

2. CT 及 CTA 检查：除显示原发病灶部位外，可直接显示咯血的责任血管及其他异常情况，如右肺动脉缺如、肺动静脉瘘、肺动脉广泛栓塞，减少难治病例和复发病例的发生。最大密度投影技术(MIP)对细小支气管动脉显示最好；容积再现(VR)图像最直观，可立体显示支气管动脉的三维解剖情况，多平面重组技术(MPR)作为横断位图像的补充，最新方法是支气管动脉智能追踪技术的应用(图 7-1-2)。

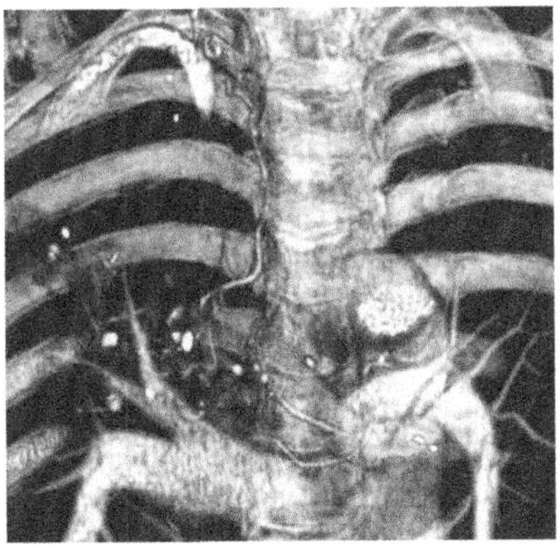

图 7-1-2　支气管动脉分支增粗增多 MPR 像

3. DSA：选择性动脉造影是确认责任血管最直接和重要方法。常见表现为支气管动脉增粗、走行纡曲，病灶血管增多、紊乱异常，造影剂渗漏，支气管动脉、肺动脉瘘形成，体循环与肺循环分流等。肱动脉与腋动脉阻断方式、锁骨下动脉造影方式对于显示异位起源(如以锁骨下动脉近端的血管)有很高的实用价值。

4. 纤维支气管镜：对病因诊断不清，疗效不佳，主张咯血期间及早施行。可更准确地明确出血部位、显著提高咯血病因诊断的正确率，为治疗方法的选择和实施提供依据(如手术、动脉栓塞术等)，亦可直接对出血部位进行局部止血。

【临床治疗选择】

1. 少量咯血：一般治疗，镇静、休息和对症治疗。

2. 大咯血：保证气道开放，取头低脚高45°俯卧位，拍击健侧背，保持充分体位引流，或刺激咽部以咳出血块；补充血容量，纠正休克；高浓度吸氧，保持气道通畅和供氧；有休克的患者，应注意保温；经鼻插入气管吸引，以排除管腔内的堵塞；危急者应立即做气管内插管，吸除堵塞的血块；注射可拉明、洛贝林，注意纠正心力衰竭。

3. 药物止血：垂体后叶素具有强烈的血管收缩作用，可使肺小动脉收缩，血管破裂处血栓形成而止血，是大咯血的常用药。立止血(巴曲酶)为一种新型的止血药，可促进出血部位血小板聚集，起类似凝血激酶的作用。维生素K能促使肝脏合成凝血酶原，促进血凝。

4. 支气管镜止血。

5. 人工气腹、人工气胸：若出血部位明确，可采用人工气胸法；若出血部位未明，出血来自下肺者，或无手术指征者，可用人工气腹疗法。

6. 紧急外科手术治疗：手术时机十分重要，过早则患者咯血不止，一般情况差、移动、插管等均可能引发再次大咯血；过晚则随时有危险发生，原则上不宜久等。手术原则：以切除最小肺组织，达到根除最大出血病肺为目的。为保留更多健肺功能，以单肺切除为主。

【介入治疗适应证】

1. 急性大咯血，内科治疗无效。

2. 反复咯血，不适宜手术治疗或拒绝手术治疗者。

3. 经手术治疗又复发咯血者。

4. 不明原因咯血，纤维支气管镜检查仍不能明确诊断者。

【介入治疗禁忌证】

1. 肺淤血。

2. 双肺弥漫性小动静脉畸形；支气管动脉与脊髓动脉有交通，解剖关系复杂无法超选。

3. 严重出血、感染倾向；碘造影剂过敏；严重心、肝、肾功能衰竭。

【介入术前准备】

1. 患者准备：碘过敏试验、建立静脉输液通道、镇静、保持呼吸道通畅、吸氧等。因大咯血病情变化快、病情危重，应及时施治。尽可能向患者介绍手术过程，争取患者配合。

2. 器械准备：除穿刺针、导丝、导管鞘外主要是导管，常用Cobra导管、Yashiro导管、Headhunter导管等；气管切开包、吸痰器等。

3. 药物准备：造影剂、各种抢救药物、栓塞物质如明胶海绵颗粒、弹簧钢圈、微球、组织黏合剂(IBCA)、无水乙醇等。

【介入治疗操作规程】

1. 血管穿刺：腹股沟区备皮、消毒、铺巾，局部浸润麻醉。采用Seldinger技术穿刺股动脉，并插入6 F动脉鞘。

2. 插管造影：一般选用5 F或6 F Cobra导管，在透视下将导管口送至胸主动脉气管隆突水平后，缓慢、轻柔地上下推拉并轻轻地旋转导管，重点在第5～6胸椎水平主动脉后壁和侧壁。当导管头有嵌顿或挂钩感时固定导管，用1～2 mL造影剂试注确认是否为支气管动脉开口。技术要点是首先寻找正常起源的支气管动脉及肋间动脉，在不能显示支气管动脉分支与出血的关系时可行肱-腋动脉阻断后于锁骨下动脉(左或右)造影，可使同侧锁骨下动脉近端、胸廓内动脉全程及终末血管充分显影，最后探查腹主动脉起源的膈动脉、食管固有动脉、腹腔干等。

3. 栓塞治疗：当造影明确出血部位时，可用微导管避开脊髓动脉分支超选择性插入靶血管，即可进行栓塞治疗。常用栓塞剂有明胶海绵、弹簧钢圈、聚乙烯醇(PVA)、组织黏合剂等。使用明胶海绵栓塞时，将明胶海绵颗粒与稀释造影剂混合，然后用 1 mL 超滑注射器在 X 线透视监视下缓慢将栓塞剂经微导管注入靶血管内，至靶血管血流明显减缓或停止。若为多支支气管动脉出血，应采用相同的方法一一栓塞。异常粗大病变血管可以先行大直径 PVA 或弹簧圈栓塞，再用明胶海绵填堵主干，达到巩固栓塞效果(图 7-1-3)。若遇到广泛纤细病变血管，微管无法插入时，多采用弹簧圈进行远端血管截流。

4. 侧支循环处理：出血动脉被栓塞后，通过对其余支气管动脉或肋间动脉等全面仔细检查，确认出血血管均被栓塞后再拔除导管。

5. 灌注治疗：如果导管无法避开脊髓动脉或导管不能牢固地楔入支气管动脉，则可采用灌注治疗，即经导管向出血的支气管动脉内低速灌注止血药物。常用的止血药物是血管加压素，灌注剂量以 0.2 U/min 为宜，灌注 20～30 分钟后复查血管造影。注意灌注止血亦可引起脊髓缺血并发症，应根据观察情况处理。肺癌合并大咯血在栓塞的同时行化疗灌注，促使肿瘤缩小，降低术后咯血复发的概率(图 7-1-4)。

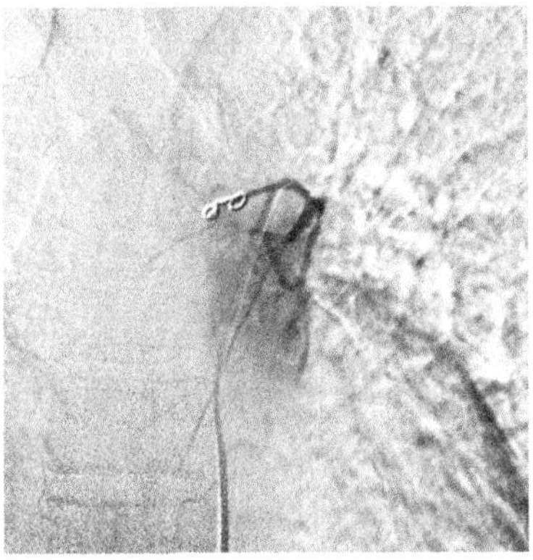

图 7-1-3　弹簧圈栓塞支气管动脉分支后远端分支闭塞

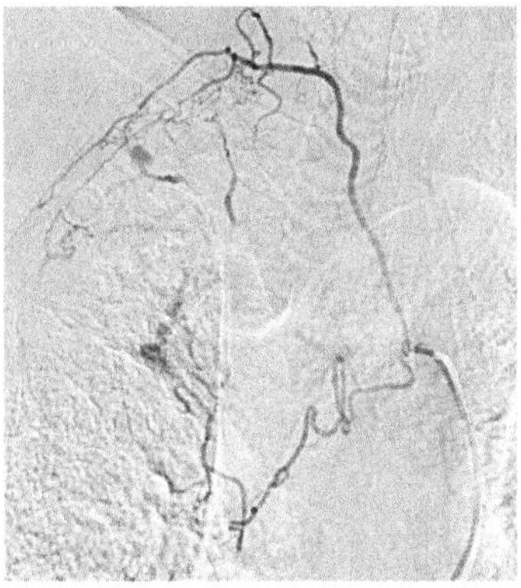

图 7-1-4　右上支气管动脉栓塞后侧支循环供应，需要局部灌注止血

【术后处理】

确认出血动脉均被栓塞后拔除导管，穿刺点压迫止血后用绷带加压包扎。穿刺侧肢体制动 6～8 小时，平卧 24 小时。

临床监护脉搏、血压、呼吸、穿刺局部有无渗血、出血或血肿形成、足背动脉搏动等。吸氧、及时清除咳出的凝血块以保持呼吸道通畅。使用抗生素预防感染。

【并发症及防治】

1. 血管损伤：多与术者操作不当有关，多见于血管硬化病例，遇此情况时，尽量避免导管及导丝反复插入病变血管，尽可能选用微导管栓塞。一旦血管内膜损伤，易导致动脉分支开口闭合，手术无法进行；其次可形成血肿，患者出现背部疼痛。

2. 脊髓损伤：支气管动脉栓塞最严重的并发症，其直接原因是高浓度的造影剂进入脊髓动脉造成脊髓细胞损伤和栓塞剂阻断了脊髓血供。术后数小时即可出现感觉障碍、尿潴留、偏瘫甚至截瘫，2～3 天达到高峰。防治措施包括使用非离子型造影剂、超选择性插管避开脊髓动脉、防止栓塞剂反流等。一旦患者出现剧烈背痛、下肢异常感觉时，应迅速注入地塞米松 5 mg 并撤出导管。如脊髓损伤已经发生,静脉滴注低分子右旋糖酐、地塞米松,等渗生理盐水置换脑脊液等治疗措施可减轻症状。绝大部分患者经治疗在数天至 2 个月内可逐渐恢复或部分恢复,也有少数患者为不可逆性损伤。

3. 异位栓塞:主要原因是导管头没有深入支气管动脉或栓塞剂反流,造成非靶器官的栓塞,异位栓塞部位多为下肢和肠道。

4. 栓塞后反应:发热、胸闷、肋间痛、胸骨后烧灼感、吞咽疼痛等是支气管动脉栓塞后常见的反应,主要是由于纵隔和肋间组织缺血引起,常见于支气管动脉与肋间动脉共干者。一般经对症处理 1 周内可逐渐缓解。液态栓塞剂如无水乙醇等可造成末梢血管床栓塞,引起较严重的缺血,从而导致肋间皮肤的带状坏死,一般应禁用。

(崔　宁)

第二节　支气管肺癌

【概述】

支气管肺癌是肺部最常见的原发性恶性肿瘤,首选的治疗方法是外科手术,对失去手术机会、术后复发的患者常采用局部放疗、静脉化疗等方法治疗。支气管动脉灌注及栓塞也已成为肺癌姑息治疗的主要方法之一。

【病因与病理】

1. 病因:肺癌发病原因不明,其发生与吸烟、空气污染、肺内慢性炎症等有关。

2. 大体类型:根据肿瘤的发生部位,肺癌分为中央型肺癌、周围型肺癌和弥漫型肺癌等三型。

3. 组织学类型:鳞状细胞癌多位于较大支气管,男性多于女性,生长较慢,转移出现晚。腺癌发生在支气管黏膜上皮和腺体,多为周围型,女性较多,容易转移。小细胞未分化癌的恶性程度高,多发于肺门附近的大支气管,倾向于黏膜下层生长。常有明显浸润和淋巴结转移。大细胞未分化癌可发生在肺门附近或肺边缘的支气管。

4. 肺癌血供:肺癌的血供主要来源于支气管动脉,部分尚有肺动脉供血。靠近内侧的病灶以支气管动脉供血为主,越靠近外围的病灶肺动脉供血越多。还有部分肿瘤接受双支气管动脉血供和其他体循环血管供血。肿瘤越大,接受多支供血的机会越多。肺门或纵隔淋巴结转移时,由该区域的支气管动脉分支供血。由于支气管动脉是中晚期肺癌的主要供血血管,因此支气管动脉血管造影基本上能够了解肿瘤的血供情况。依据支气管动脉分支、新生肿瘤血管及肿瘤染色情况,可将支气管肺癌分为富血型、乏血型和较多血型三种。

【临床表现】

肺癌早期可无任何症状,多在体检时发现。常见症状为刺激性干咳、痰中带血,还可有胸痛、胸闷、气短、呼吸急促、发热等症状。肺癌转移可出现持续性胸痛、膈肌麻痹、声嘶和上腔静脉压迫综合征等。

晚期肺癌有消瘦、贫血、恶病质以及肺外表现,如杵状指(趾)和肺性骨关节病等。

【影像学表现与诊断】

1. X 线表现:肺癌的直接征象主要有肺门或肺野肿块、支气管壁增厚、支气管腔内肿块、支气管腔狭窄、阻塞等。间接征象有阻塞性肺气肿、阻塞性肺炎及阻塞性肺不张等。

2. CT 表现：除更清楚地显示肺内或肺门区肿块、支气管壁增厚、狭窄、阻塞外，更易显示纵隔淋巴结肿大、纵隔胸膜侵犯等。而 CT 引导下经胸肺肿物穿刺活检是重要的获取细胞学、组织学诊断的技术。

3. 支气管动脉 DSA：富血供的肿瘤可显示支气管动脉增粗、扭曲，丰富的新生肿瘤血管呈粗细不均、网状分布、紊乱、僵硬、不规则狭窄，肿瘤染色浓、深。肺门或纵隔淋巴结转移时，该区域亦可见肿瘤血管及肿瘤染色。乏血型肿瘤少见，支气管动脉分支少或无，亦见不到明显的新生肿瘤血管，肿瘤染色很淡或看不到。

【临床治疗选择】

肺癌应当采取综合治疗的原则，即根据患者的身体状况，肿瘤的细胞学、病理学类型，侵及范围（临床分期）和发展趋向，采取多学科综合治疗（MDT）模式，根据疾病分期，有计划、合理地应用手术、化疗、放疗等治疗手段，以期达到根治或最大程度控制肿瘤，提高治愈率，改善患者的生活质量，延长患者生存期的目的。经导管支气管动脉内靶向性化疗药物灌注，可以显著提高化疗药物的血药浓度。

随着人口老龄化，肺癌患者的并发症或基础疾病越来越多，不适合做传统的开胸手术，而各种微创治疗（血管性介入及射频消融、微波消融、冷冻消融、放射性粒子植入等非血管性介入）以及分子靶向治疗等疗法可作为不能或不愿手术患者的治疗选择。本节以介绍血管内介入为主，局部消融可参考有关章节。

【介入治疗适应证】

1. 肺癌晚期，已发生近距离和（或）远距离转移，失去手术治疗机会者。
2. 患者高龄，重要脏器功能不良，不能耐受外科手术治疗者。
3. 拒绝外科手术治疗者。
4. 外科手术治疗后肿瘤复发。
5. 外科手术前介入治疗，以防止肿瘤扩散，便于肿瘤切除。

【介入治疗禁忌证】

1. 严重出血，有感染倾向，碘造影剂过敏。
2. 严重心、肝、肾功能衰竭。

【术前准备】

1. 明确诊断：除常规影像学检查外，必须行纤维支气管镜或经皮穿刺活检明确诊断，必要时行头颅 CT 扫描，了解颅内有无转移。

2. 患者准备：碘过敏试验、出凝血时间、心电图、肺功能等检查，告知病情，签手术同意书。

3. 器械准备：穿刺针、超滑导丝、导管鞘、导管。

4. 药物准备：造影剂、化疗药物、明胶海绵颗粒（1 mm×1 mm×2 mm）。

【介入治疗操作常规】

1. 穿刺插管：腹股沟区消毒、铺巾，局部浸润麻醉。采用 Seldinger 技术穿刺股动脉，并插入 6 F 动脉鞘。选择合适的导管，一般选用 5 F 或 6 F 的 Cobra 导管，于透视下将导管口送至胸主动脉气管隆突水平，缓慢、轻柔地上下推拉并轻轻地旋转导管，当导管头有嵌顿或挂钩感时固定导管，用 1～2 mL 造影剂试注。根据病变位置行左侧、右侧或双侧支气管动脉插管。

2. 造影:一般造影剂用量为 4 mL,流速 1~1.5 mL/s。造影时用高压注射器更易控制造影剂流率,可减少并发症的发生。若实质期肿瘤染色不完整、边缘出现残缺,往往说明是多支动脉供血,应仔细寻找。

3. 灌注化疗:需确认导管头已避开脊髓动脉开口。化疗药物的选用及配伍应根据肺癌的不同组织学类型,非小细胞肺癌一般为 PDD 100~150 mg、EADM 80~100 mg、MMC 10~20 mg,小细胞肺癌用 PDD 100~150 mg、EADM 100 mg、VP-16 400 mg。将选择的化疗药物分别溶于等渗盐水中,在 30 分钟内依次经导管灌注。

4. 栓塞治疗:多用于肺癌患者大咯血的治疗。支气管肺癌栓塞常用大小为 1 mm×1 mm×2 mm 的明胶海绵颗粒,栓塞前务必将导管头牢固地楔入支气管动脉,试注时无造影剂向胸主动脉反流。将明胶海绵颗粒置于小杯中与稀释造影剂充分混合,然后将其抽入 2 mL 注射器内并排净空气,在 X 线监视下用手推法将栓塞剂经导管注入靶血管内,至靶血管血流明显减缓或停止。若肺癌为多支支气管动脉供血,应将化疗药物按动脉供血比例分割并灌入。操作中,如果导管无法避开脊髓动脉或导管不能牢固地楔入支气管动脉,则不能实施栓塞治疗(图 7-2-1)。

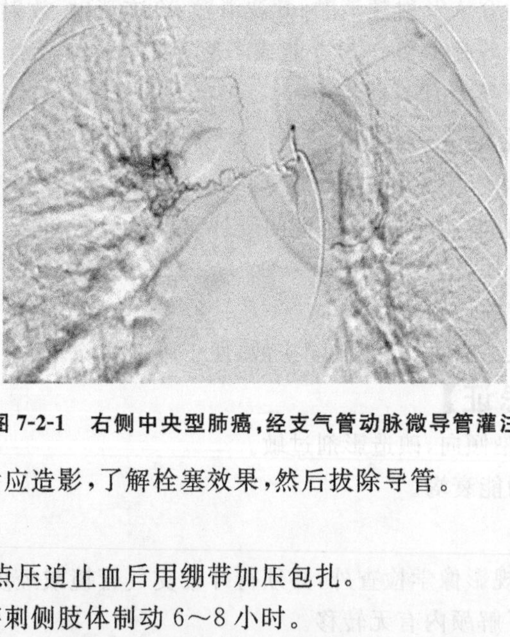

图 7-2-1　右侧中央型肺癌,经支气管动脉微导管灌注

5. 栓塞治疗结束后应造影,了解栓塞效果,然后拔除导管。

【术后处理】

1. 拔除导管,穿刺点压迫止血后用绷带加压包扎。

2. 平卧 24 小时,穿刺侧肢体制动 6~8 小时。

3. 临床监护脉搏、血压、呼吸、穿刺局部有无出血或血肿形成、足背动脉搏动等。

4. 适当水化治疗,减轻药物的毒副作用;使用抗生素预防感染。

【并发症及防治】

支气管动脉介入治疗肺癌一般是安全的,但也因多种原因治疗后发生并发症。

1. 出血:术后因护理和观察不仔细发生股动脉穿刺点出血或局部皮下血肿。

2. 肺水肿:肺癌患者多数年龄较大,肺代偿功能较差,术后水化治疗时输液速度过快,引起肺水肿或左心功能不全,所以此类患者应严格控制输液速度。

3. 胸壁疼痛或坏死:少数患者因病变与胸壁相连或靶血管分支与相应的肋间动脉共干,在治疗中部分治疗药物经上述通道分布于胸壁肌肉或皮下组织,出现胸壁疼痛或局部软组织坏死，因此当支气管动脉造影发现与肋间动脉有共干时，应以试注造影剂进入病变区而不进入肋间动脉为度来推注药液。

4. 下肢感觉、运动障碍：肺癌经支气管动脉介入治疗后，出现双下肢感觉、运动障碍，严重者发生难以恢复的高位截瘫，发生率为1.5%～5.0%。发生原因：①患者的支气管动脉与肋间动脉共干，而共干的肋间动脉参与脊髓前动脉供血，一旦这种小分支动脉受损或痉挛导致管腔闭塞，影响脊髓的供血，脊髓则因缺血受损而出现症状；②反流的化疗药液反流入脊髓动脉分支，造成内膜受损、水肿、内皮细胞脱落、管腔变窄甚至完全阻塞。预防措施包括使用非离子型造影剂、缓慢注射化疗药、严防栓塞剂反流等。发生脊髓损伤后可采用静脉滴注低分子右旋糖酐、地塞米松，等渗生理盐水置换脑脊液等治疗措施。

5. 异位栓塞：少数患者栓塞治疗后出现异位栓塞，如肠道、下肢动脉栓塞。与操作技术和栓塞原则把握不准有关。主要原因是栓塞时导管头端没有牢固地楔入支气管动脉内，注入栓塞剂时压力过大、速度过快，致使栓塞剂反流，随血流到达其他部位，造成非靶器官的栓塞。

（江广斌）

第三节　肺动静脉畸形

【概述】

肺动静脉畸形(pulmonary arterio-venous malformations，PAVM)是一种少见的肺部血管性疾病，又称为肺动静脉瘘，是指肺内的动脉和静脉直接相通引起的血流短路。PAVM约80%为先天性，其中40%～80%的患者合并有遗传性出血性毛细血管扩张症(hereditary hemorrhagic telangiectasia，HHT)。该病发病率为2～3/(10万)，男女比例为1∶(1.5～1.8)，主要好发于中年人，但有约10%的PAVM在婴幼儿或儿童时期即可被确诊。随着年龄增长，PAVM体积增大及数目增多，临床症状愈加明显，严重者可出现脑梗死或致命性大咯血，在未经治疗的患者中死亡率可达11%，所以早期诊治极为重要。

【病因与病理】

1. 先天性PAVM：一种肺毛细血管的发育异常，较为广泛认同的发病机制为血管间隔形成障碍。在胚胎发育过程中肺芽周围的静脉丛与第六对主动脉弓衍生的肺动脉树相吻合，胚胎发育过程中此处的血管床出现血管间隔，形成肺毛细血管并将肺芽水平的原始动静脉丛分隔开。一旦上述血管间隔的形成发生障碍，使毛细血管的发育不全或退化，肺动静脉直接相通形成短路。在肺动脉压力下异常血管团逐渐扩大形成血管瘤样改变，后期则发展成为扩大的动脉经非薄囊壁的动脉瘤样囊腔直接与扩张的静脉相通。

2. 后天性PAVM：较少见，外伤、肿瘤、长期肝硬化、手术、血吸虫病、肺放线菌病、结核病、二尖瓣狭窄、系统性淀粉样变性、转移性甲状腺癌等均可能引起肺部继发性改变。此外，怀孕也可导致PAVM生长加快。

3. 位置：大多数位于双肺下叶，尤其是左肺下叶。病变可单发、多发或散发，也可单侧或双侧发生，多发性PAVM约占1/3，常紧贴脏层胸膜或深入到外1/3的肺实质内。

4. 供血：按输入血管的来源可分为两型，包括肺动脉与肺静脉直接相通型，占95%以上，体循环的主动脉分支（支气管动脉、肋间动脉等）与肺静脉直接相通型。

5. 分类：按病理特点可分为单纯型、复杂型及弥漫型。单纯型指输入肺动脉与输出肺静脉各 1 支，交通血管呈瘤样扩张，瘤囊无分隔，该型占 80%～90%；复杂型指输入和输出的肺动、静脉为多支，瘤囊常有分隔，或为迂曲扩张的血管，也可为相互连通的多支小血管；弥漫型为肺小动、静脉之间由扩张的细小窦道网相连，而无囊瘤形成。受累动、静脉扭曲、扩张，静脉可出现钙化，囊瘤易自发破裂，出现局限性含铁血黄素沉着。

【临床表现】

PAVM 症状多样，缺乏特异性，且因病变大小和范围的不同，症状出现时间和严重程度差别也较大。常于 40～60 岁时出现症状，伴发 HHT 时症状更明显。

呼吸系统：心外的右向左分流导致血氧饱和度降低，多数患者仅表现为工作负荷能力降低、不明原因的呼吸困难、气急等，活动后可加重；偶见平卧呼吸和直立低氧血症，因患者平卧位变为直立位时，血液多分布于 PAVM 多见的双下肺，肺气血交换率降低导致低氧血症。咯血常为少量，严重时可出现大量咯血甚至 PAVM 破裂导致致命性大咯血和（或）胸腔积血。怀孕的女性患者发生致命性肺出血的概率更高。肺部可闻及收缩期杂音或血管杂音，合并肺不张或胸腔积液时可出现相应体征。

心血管系统：心外右向左分流较少时可出现胸闷、气急、乏力、头晕，活动后加重；当分流量超过 20%时，可出现发绀、杵状指、红细胞增多症等。听诊心脏可闻及收缩期杂音。

神经系统：为 PAVM 最严重的并发症，轻者出现头晕、头痛、不安、短暂性脑缺血发作，重者出现脑脓肿、中风、癫痫等症状。系由血栓、菌栓等避开正常肺组织滤过通过 PAVM 造成颅内异位栓塞所致，多见于弥漫性肺小动静脉畸形患者。

PAVM 合并 HHT 时常见鼻出血、便血、血尿等症状，也可出现颜面、口唇、耳部和甲床血管扩张。

【影像学表现】

1. 胸片：典型征象为局限性肺部结节样阴影并与肺门有异常血管相连，其诊断特异度和敏感度高达 92%和 83%。弥漫型 PAVM 多缺乏典型 X 线征，仅显示肺纹理增强，需进一步检查确诊。

2. MSCT：增强 MSCT 可清楚显示血管囊瘤本身和供血动脉、引流静脉，可精确判断供血动脉和引流静脉数量，提供细微的解剖结构，在显示外周 PAVM 方面甚至可能优于血管造影。

3. 超声心动图：含有微泡的超声对比剂经外周静脉经过正常肺毛细血管时被过滤，当肺动静脉瘘存在时，微泡可直接通过并进入左心，右心房显影后 3～5 个心动周期时可出现左心显影，是 PAVM 的特征性表现。超声造影诊断 PAVM 的敏感性可达 92%，甚至能发现很小的没有临床意义的 PAVM，但不能精确定位病变的部位和范围。

4. MRI：三维增强 MRA 诊断 PAVM 的敏感度和特异度分别可达 78%和 100%，对于 10 mm 以上的病灶，图像质量可与 DSA 媲美。但对小病症的显示仍较差，且因为金属弹簧圈伪影影响不能用于介入栓塞术后评价。

5. 肺动脉造影：主要表现为供血动脉增粗、畸形血管迂曲蜿蜒扩张或呈球状扩大、引流静脉粗大、循环速度增快、左心房早显、肺部染色明显（图 7-3-1）。超选择性肺动脉造影敏感性达 100%，目前仍是诊断 PAVM 的金标准。

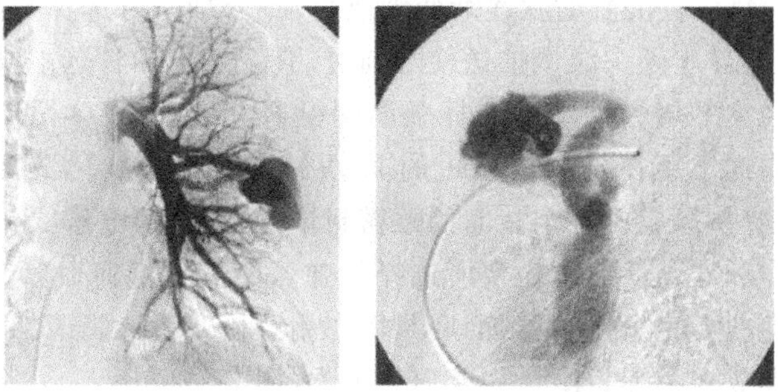

图 7-3-1　肺动静脉畸形选择性和超选择性造影

【临床治疗选择】

分流量较小、无明显脑部并发症的患者可不予治疗。

分流量较大、有临床症状的 PAVM 需要积极的手术干预治疗，血管内介入栓塞治疗目前是首选治疗方案。

复杂型和弥漫型的 PAVM，手术治疗难以取得满意效果，必要时仍首选介入栓塞治疗，但存在治疗不彻底易复发的可能。

而对于瘘口较大和分流量很大的病例，在介入栓塞不能取得满意效果时，手术治疗方案也仍需考虑。但手术创伤大，如为双侧多发 PAVM 则手术受到严重限制。

【介入治疗适应证】

1. 影像检查确认的肺动静脉畸形，患者有明显缺氧、出血、脑部感染症状或病史者。

2. 供应畸形血管的肺动脉直径≥3 mm 的 PAVM 患者，无论有无症状都应当接受栓塞治疗。

3. 病变供血血管直径较小(2 mm)，但在随访过程中有增大趋势或伴有神经系统并发症者。

4. 病变弥漫、外科治疗难度大的患者，不能耐受或拒绝外科手术者。

5. 外科手术失败或手术后复发者。

【介入治疗禁忌证】

1. 造影剂过敏患者。

2. 心、肝、肾功能不全，不能耐受栓塞治疗者。

3. 有呼吸道感染，合并中度以上肺动脉高压患者。

4. 介入栓塞治疗失败患者。

【介入操作技术】

1. 术前准备：患者准备和器械准备与一般性血管内介入治疗相同。

2. 血管穿刺：一般采用 Seldinger 技术穿刺股静脉，插入导管鞘。

3. 插管造影：从导管鞘插入导管，透视下导管经下腔静脉、右心房至右心室，分别插入左、右肺动脉内造影，确认病变的位置、范围和数量，任何直径≥3 mm 的病灶供血动脉都是栓塞目标。

4. 超选择性插管：插入导引导管至栓塞侧肺动脉，使用导引导管可避免术中换管刺激心率，诱发心率失常。栓塞治疗前经导管注入 5000 U 肝素，防止导管尖端形成血栓。将导管超选择性插入病变供血动脉内，再次造影，根据造影结果选择栓塞材料。

5. 弹簧圈栓塞治疗：若供血动脉逐渐变细或直径一致时，可选择金属圈栓塞，将选择的弹簧圈送入导管内，用导丝硬头缓慢推送使之前进，直至送出导管远端被安全释放。若供血血管邻近病灶时直径突然增大则不应选择金属圈栓塞，以免出现体循环异位栓塞。可控的推送式不锈钢弹簧圈通常用在供血血管短的 PAVM；铂金弹簧圈柔软性及柔韧性更好，更容易在血管内卷曲，容易形成血管全截面的致密封堵栓；可控的电解式铂金弹簧圈和机械式钨丝弹簧圈栓塞精度和安全性好。栓塞所选择的弹簧圈应比供血血管直径大 1～2 mm，直径过大的弹簧圈会卷曲不完全，达不到彻底封堵作用。栓塞后造影了解畸形血管闭塞情况，根据造影结果可再释放多个弹簧圈至病变血管消失(图 7-3-2)。

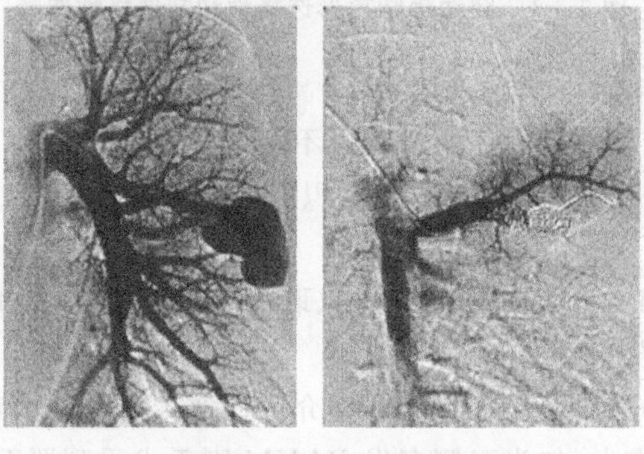

图 7-3-2　肺动静脉畸形弹簧圈栓塞术前、术后表现

6. 球囊栓塞治疗：常用可脱式硅树脂微球囊、可脱式硅树脂球囊和可脱式乳胶球囊。优点在于可以随血流漂到目的血管，可用于栓塞难以进行选择性插管的供血动脉；释放球囊前可以先定位确认。缺点在于高压释放球囊时可能造成血管损伤，球囊早期或中晚期回缩发生率可达 7%，供血血管弹力重塑挤压球囊造成移位。可脱球囊可用于栓塞直径≤9 mm 的血管，其最佳适应证是供血血管较短的结构简单的 PAVM。常用的球囊释放装置是一个同轴系统，应用时将球囊装配在内导管的远端，球囊进入病变血管并定位后即膨胀球囊，同时回拉球囊，使之抵住同轴系统尖端再推动外套管，使球囊安全投送到靶血管中(图 7-3-3)。可投送多个球囊直至栓塞满意，也有同时使用多个球囊和弹簧圈栓塞的报道，但近些年来球囊在 PAVM 中的使用逐渐减少。

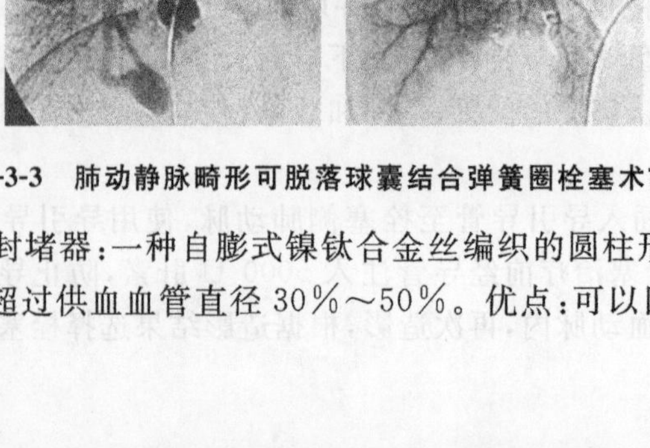

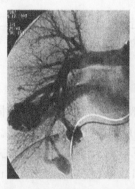

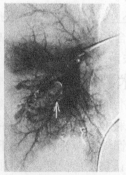

图 7-3-3　肺动静脉畸形可脱落球囊结合弹簧圈栓塞术前后

7. Amplatzer 血管封堵器：一种自膨式镍钛合金丝编织的圆柱形网篮结构，直径范围为 4～16 mm，选用直径应超过供血血管直径 30%～50%。优点：可以回收并重新定位、移位发生率低、MRI兼容性好和单个即可达到封堵目的。缺点：输送装置粗大难以进入严重扭曲的供血血管；装置释放后通常需要5～35分钟才能彻底封堵；血栓形成过程中有小纤维素栓子脱落造成体循环栓塞的可能。

8. PDA和ASD封堵器：对于广泛弥漫或存在巨大瘤囊并伴有粗大供血动脉的PAVM患者，应用动脉导管未闭及房间隔缺损封堵器有较明显的优势。PDA和ASD封堵器具有自膨胀及可回收等性能，具有定位可靠、栓塞技术简单等优点，一般一步操作即可达到完全栓塞效果，且移位、脱落、异位栓塞等并发症明显减少。术中应选择比供血动脉直径大2～4 mm的封堵器，在结束栓塞前，应使患者在不吸氧的情况下血氧饱和度维持90%以上至少10分钟后再复查肺动脉造影，观察是否有残余分流或未封堵瘘口。

9. 造影复查：栓塞完成后肺动脉造影复查，应尽最大可能将所有的供血血管都堵住，甚至包括那些直径小于3 mm的血管，因为这些小血管可能在不久以后成为异常血管团的主要供血血管。

【术后处理】

1. 拔除导管，穿刺点加压包扎。

2. 平卧24小时，穿刺侧肢体制动6～8小时。

3. 监测脉搏、血压、呼吸、足背动脉搏动以及穿刺局部有无渗血、出血或血肿形成。

4. 留院观察并使用抗生素2～3天。

【注意事项】

1. 操作中应严格避免空气、血栓或栓塞剂进入体循环造成异位栓塞。

2. 不应使用PVA或明胶海绵作为栓塞剂治疗PAVM。

3. 大多数PAVM只有一条供血动脉，但这不代表其栓塞治疗简单易行，相反，一个较短的供血动脉的PAVM可能是最难栓塞的，因其潜伏着体循环栓塞的巨大风险。

4. 因栓塞治疗时导管经由腔静脉、右心房、右心室及肺动脉，操作中轻微的动作可能引起导管头较大幅度的运动从而导致严重的后果。

5. PAVM栓塞治疗中应采用较大的栓塞材料和导引导管以增强栓塞稳定性。

6. 栓塞点应尽量靠近瘘口部位，如栓塞点离动静脉瘘口过远，残留的供血动脉与周围血管沟通形成侧支可致病变再通。

7. 多发性、复杂型PAVM一次难以完成时可分次栓塞，先栓塞大的病症，间隔时间4～8周。

【并发症及处理】

1. 一过性胸膜反应：发生率为10%～35%，多出现于术后1～2天，可持续数天，极少数病例在治疗数周后才出现症状。临床表现为胸痛、低热，部分病例合并胸腔积液。主要是由于邻近胸膜的畸形血管团经栓塞后形成血栓，刺激局部胸膜，绝大多数属自限性疾病，给予对症处理即可。

2. 栓塞后复发与再通：首次治疗后复发率为2%～10%，主要原因为栓塞不彻底，未能栓塞全部畸形血管的供血动脉；栓塞材料选择不当或数量不够；新的畸形血管生成或原有微型畸形血管生长；支气管动脉同时参与供血的病例，栓塞肺动脉供血血管后，支气管动脉侧支形成造成病变复发；但也有文献认为支气管动脉供血不会引起严重的后果，一般不会导致体循环栓塞和肺出血。

3. 异位栓塞：出现概率 0.5%～2.5%，其发生原因与畸形血管瘘口较大、血流速度过快及栓塞材料偏小有关。异位栓塞的部位常见的有腹腔动脉、肠系膜上动脉、髂动脉、颈动脉、左心房或肺静脉等，大多数可用圈套器取出；对于栓塞于无血流动力学意义的部位且较小的难以取出的弹簧栓子，可随访观察；少许病例需外科手术处理。精确测量栓塞血管直径，选择适当的栓塞材料是预防的关键，如异位栓塞患者出现症状则必须立刻抗凝治疗直到栓子取出为止。

4. 空气栓塞冠脉：发生率 1%～5%，主要由于输送鞘管内气泡经肺动静脉瘘—左心房—左心室到达升主动脉，右冠脉开口向上，空气易进入，引起右冠状动脉栓塞。主要症状为胸痛、胸闷、心电图 S-T 段抬高、心率减慢等，可给予硝酸甘油、阿托品及血管扩张剂等对症处理，一般 20 分钟内可缓解。

5. 其他：栓子可移位至非靶血管肺动脉内引起栓塞，也有个案报道栓塞后肺叶梗死并继发感染，深静脉血栓、血管损伤、心脏破裂等也有报道。多发性 PAVM 栓塞后可出现肺动脉高压。

【疗效评价】

经导管栓塞术已经作为肺动静脉瘘的首选治疗方法，对于熟练的介入医师，技术成功率可达 95%～98%。术后患者血氧饱和度可有不同程度的提高，临床治愈率达 85%～95%。即使是必须分次栓塞的患者，闭塞主要畸形血管后仍可明显改善低血氧症状，这大大地减少了中枢神经系统并发症和咯血的发生率。

（吴　磊）

第四节　气管与支气管狭窄

气管和支气管狭窄可引起呼吸困难、顽固性咳嗽、咯血、感染等症状，严重的大气道狭窄随时有窒息的危险，严重威胁患者的生命。气道狭窄的传统外科手术治疗不适用于晚期肿瘤造成的气道狭窄、较长的狭窄或多处狭窄、术后复发再狭窄及年龄大、一般情况差的患者。气道内支架置入治疗气道狭窄可取得显著疗效。气道内支架置入因操作简单、安全、能迅速有效地解除狭窄引起的呼吸困难而越来越广泛地应用于临床。

【气道狭窄病因】

气道狭窄依据病理机制可分为外压型、环气道壁型和腔内型三种，按来源可分为良性和恶性气道狭窄。

1. 良性气道狭窄：常见的病因有气道良性肿瘤、气道外良性肿瘤外压、支气管结核、复发性多软骨炎、气管软化症、气道淀粉样变、气管切开术后狭窄、外伤后狭窄、气管插管后狭窄、支气管吻合术后狭窄等。

2. 恶性气道狭窄：肺原发性恶性肿瘤是导致恶性气道狭窄的主要原因，肺外原因排第一位的是食管癌，其次是甲状腺癌、喉癌、纵隔恶性肿瘤等。

【气道支架种类及特点】

1. 非金属支架：Dumon 支架由硅酮或硅胶制成，具有价格便宜、容易重新定位、移出和更换的特点，缺点是支架壁较厚、贴壁性差、管腔小，不宜用于不规则或凹凸不平的气道狭窄，须在全麻下经硬质镜植入。Polyflex 支架属于自膨式支架，由聚酯纤维紧密编织而成，表面被覆硅酮，具有壁薄腔大的特点。但外表面光滑，移位发生率较高。

2. Gianturco 支架：又称 Z 型支架，由数节 Z 形网格状不锈钢丝形成的单节骨架相互连接而成。优点是支撑力强，金属丝间距大，对气流和黏液排送功能影响较小。缺点是硬度较大，患者不适感明显，组织易向裸支架内生长，不可回收。改进的覆膜 Gianturco 支架可以回收，但对分泌物排出有一定影响。

3. Wallstent 支架：由镍钛记忆合金网状编织而成，为自膨式支架。柔韧性好，对管壁剪切力小，置入后允许进行球囊扩张，对分泌物排出影响小。缺点是支架放置时长度会发生变化；而且放置后肉芽组织可向支架内生长，覆膜支架则可以避免此类问题。国内目前使用较多的镍铁合金自膨式支架（覆膜或不覆膜）与 Wallstent 支架构型相似（图 7-4-1）。

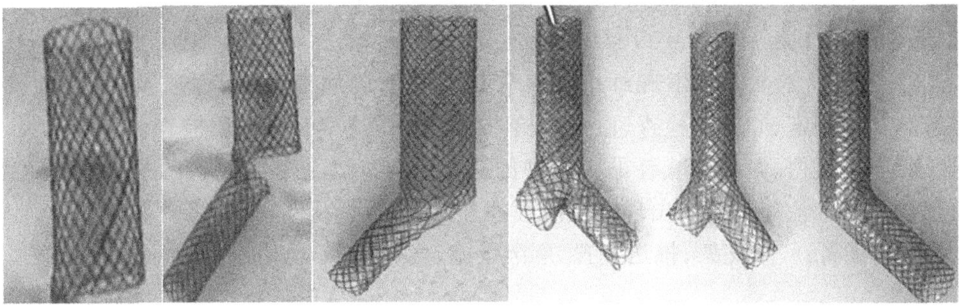

图 7-4-1　常用各型气管支架

4. Ultraflex 支架：由镍钛合金丝针织样编织而成，质地柔软，纵向顺应性好，适用于不规则、表面凹凸不平或成角的气道狭窄；缺点是一旦释放不能回收和再定位，而且价格昂贵。

5. 可降解药物缓释支架：该类型支架现仍处于动物试验阶段，常用的有丝裂霉素涂层和顺铂涂层支架。

【临床治疗选择】

1. 当气道狭窄程度低、不影响患者日常生活时，应积极采取内科保守治疗、放疗、化疗或者手术治疗，防止气管进一步狭窄。

2. 出现呼吸困难症状、放疗引起的局部组织坏死、水肿将加重呼吸困难症状甚至窒息，需要紧急治疗。针对原发病因的外科手术也会增加风险或者根本不能耐受麻醉和手术，而内科治疗只能祛痰不能解除狭窄。

3. 常用的治疗气道狭窄的外科术式包括节段性切除＋端端吻合术和袖状切除＋气道成形术；外科手术治疗对于病变范围小、局限性的气道狭窄疗效较好。

4. 在介入治疗方面，良性增生性狭窄尽量使用冷冻治疗，轻度瘢痕性狭窄使用多次球囊扩张，气道塌陷、外压性狭窄、气道恶性肿瘤可选择放置支架，对增生、瘢痕、软化、外压等多种病理机制并存或顽固性肉芽组织增生、瘢痕狭窄的患者，采用联合介入治疗。

【气管支架选择】

根据胸部 MSCT 软组织窗测量气道狭窄段位置、长度、程度以及气道分叉角度等，根据引起狭窄的原因个体化选择支架。气道良性狭窄者可选择临时性编织支架，气道内恶性肿瘤者选用覆膜编织网状支架，气管外压性狭窄者选用 Z 型或编织网状支架。一般气管良恶性狭窄用直管型气管内支架；主支气管内膜结核瘢痕性狭窄、主支气管恶性狭窄使用气管-

主支气管分支型气道内支架；气道复合狭窄使用倒 Y 形气道内支架。一般支架长度应大于狭窄段 2～3 cm，支架直径大于 CT 测量正常段气管直径 10%～20%。

【介入治疗适应证】

所有失去手术机会或不愿接受手术的良恶性气管、主支气管，甚至段支气管狭窄均可用支架治疗。

【介入治疗禁忌证】

1. 儿童气管在不断发育变化，而支架内径、长度一经选择就定形，所以不宜放置。
2. 气管、支气管存在严重感染者；气道活动性出血者。
3. 声门及声门下狭窄者；广泛气道狭窄、预计支架置入后效果不佳者。
4. 患者体质虚弱，不能耐受支架置入术者；心肺功能严重受损者。

【术前准备】

1. 患者准备：术前影像学和纤维支气管镜检查明确病变部位、性质及范围、狭窄程度等；完善肺功能测定、心电图检查、血常规检查、肝肾功能检查、电解质检查。应用抗炎、祛痰以及脱水剂、白蛋白、激素等减轻黏膜水肿的药物。向患者及其家属说明病情、介入治疗方法、价值以及介入治疗中可能出现的危险性和并发症，取得认同，缓解患者紧张情绪。

2. 用物准备：气道支架、推送装置、麻醉设施、气道镜、心电监护仪、急救药品、气管切开器械等。

【介入操作技术】

气道支架有多种放置方法，包括全麻下置入、外科术中置入、气管切开置入、气管镜下置入和 X 线透视下置入等。下面以国内常用的自膨式编织网状支架为例介绍 X 线透视下支架放置操作技术。

（一）管状自膨式内支架

1. 患者仰卧于检查床上，垫高肩部，头部尽量后仰，减少上呼吸道的弯曲度，经鼻腔高流量吸氧，多导生理监护仪监测心率、血氧饱和度、心电图等。

2. 置开口器，X 线透视监视下，猎人头或 Cobra 导管与导丝配合下插至喉咽上方。嘱患者吸气，待声门开放时导丝迅速插入，使导管越过声门，经导管快速推注 2% 利多卡因 2～3 mL，经导管注入 1～2 mL 水溶性碘对比剂造影证实病变位置，在导丝的配合下越过狭窄段将导管插至左或右下肺支气管，经导管造影确认导管位于气道内，交换长加强导丝。

3. 沿导丝引入内支架推送器套装，经口腔-声门将推送器送入气管，推进内支架推送器套装越过狭窄段 2 cm 以上。

4. 释放部分内支架（2 cm 以上），使其完全膨胀，回拉内芯至外鞘头端；然后整体回拉推送器与内支架于狭窄以远正常气管 1 cm 左右；嘱患者屏气，快速释放全部支架；撤出推送器，保留导丝。

5. 经导丝引入导管，复查造影并局部喷洒肾上腺素止血。退出导管，经导丝引入吸痰管充分吸痰后可退出导丝。

（二）倒 Y 形一体化自膨式内支架

1. 前期步骤同管状自膨式内支架前 1、2 条，置入一侧加强导丝后，重复以上步骤引入对侧支气管另一加强导丝。两条加强导丝可选用不同颜色以便区别。

2. 沿两根导丝经口腔-声门，将推送器送入气管中上段，整体旋转调整推送器使内支架分支与导丝位于同侧。

3. 固定外鞘推进内支架推送杆释放内支架双分支于气管中下段；固定推送器前推内支架双分支完全进入支气管，牵拉固定线分别解脱双分支支架；确认支架双分支位置良好后，固定推送杆后撤外鞘管快速释放主体支架。

4. 前推外鞘至隆突处轻抵内支架；缓慢后撤出推送器，防止钩带出内支架；保留双导丝。

5. 再次沿导丝引入导管复查造影；经导管注射肾上腺素局部止血。退出导管，经导丝引入吸痰管至支气管深部，反复吸痰与冲洗后可退出导丝(图 7-4-2)。

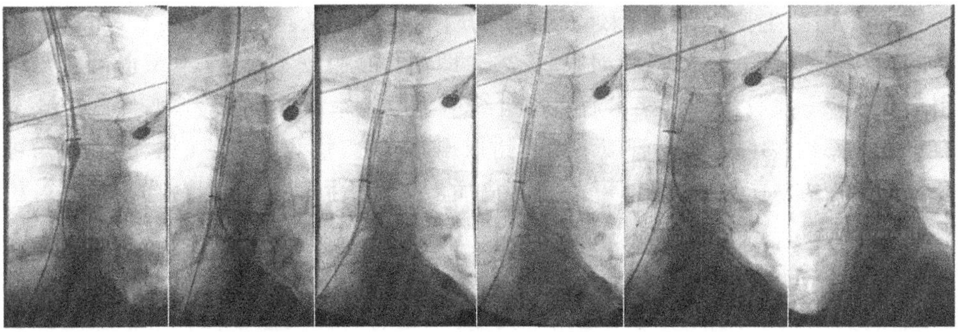

图 7-4-2 气管、支气管倒 Y 形支架植入过程

【术后处理】

1. 密切观察生命体征变化，尤其是心率、呼吸及血氧饱和度的监测，有无大咯血，呼吸困难程度等。禁食 2～4 小时以免误吸，之后鼓励进食流食或半流食，加强营养支持。

2. 给予常规抗炎、化痰、雾化吸入(生理盐水 20 mL＋2%利多卡因 5 mL＋阿米卡星 0.2 g＋地塞米松 5 mg＋糜蛋白酶 8000 U)，消除疼痛，局部抗炎。鼓励患者做深呼吸及轻度咳嗽，利于分泌物排出，必要时可气管镜下吸痰。

3. 向患者解释术后不适与刺激性咳嗽等常见反应，帮助患者坚定战胜疾病的信心。

4. 定期复查胸片、胸部 MSCT 及纤维支气管镜检查，了解支架扩张情况、有无移位，肿瘤有无支架内生长。

5. 复查血气分析评价支架治疗效果。根据病变性质视情况给予相应的病因治疗，如抗肿瘤、抗感染和支持治疗等。

【注意事项】

1. 支架置入成功的关键在于准确定位，因为支架一旦放置后位置很难调整；同时由于患者气管严重狭窄，导管、导丝、支架输送系统通过将会加重狭窄程度，随时存在窒息的危险，所以术中手法要轻、快、准。

2. 术中麻醉、高流量吸氧和支架取出前后局部喷洒肾上腺素是手术成功的重要保证。有学者主张采用全麻下行气管内支架置入术，但也有文献认为术中经导管注入麻醉药物进行气管、隆突黏膜表面麻醉，抑制了咳嗽反射，术中高流量给氧使 SpO_2 达到 95%以上，提供了足够的时间进行操作，没有必要全麻。

3. 支架放置后应立即透视复查，此时必须保留气道内导丝以备急需。扩张不满意时可再行球囊扩张。

【并发症与处理】

1. 不适与刺激性咳嗽：术中器械对患者鼻、咽、喉部的刺激，术后会出现咽喉部、胸骨后疼痛不适和刺激性咳嗽，如积极给予雾化，一般3～7天逐渐消失。其发生与麻醉是否充分或气道本身病变有关，也可能与气管插管中造成的咽喉部损伤有关。

2. 分泌物潴留：气管支架置入后发生分泌物潴留可高达40%以上，一般发生在术后3～5天。支架置入后，由于支架段支气管上皮纤毛摆动及支架嵌入支气管内膜，分泌物易黏附在支架上，严重者可引起呼吸困难。气道内雾化吸入及服用祛痰药有助于分泌物排出，严重者可于气管镜下给予吸痰，部分病例可能需终生湿化气管。

3. 肿瘤或肉芽生长：恶性肿瘤通过支架的"网眼"内生长可引起再狭窄，而机体排异反应造成的肉芽组织增生也可通过"网眼"长入。即使是覆膜支架，肉芽组织也可在支架两端生长引起再狭窄。良性狭窄支架术后肉芽组织增生发生率12%～46%；恶性气道狭窄支架后再狭窄发生率约23%。支气管镜下活检钳取出、氩气刀烧灼、激光气化、电凝等均可作为解除狭窄的治疗方法，治疗后局部可给予糖皮质激素；恶性病变除以上方案外，还需积极进行抗肿瘤治疗。

4. 支架移位：主要由于支架选择不当、置入不到位或患者剧烈咳嗽引起；恶性肿瘤接受放、化疗后病变体积缩小，支架与气道间压力下降，也有可能发生移位。术中应选择合适的支架，嘱患者术后24小时内避免剧烈咳嗽、少讲话，同时雾化吸入止咳、祛痰药，减少气道反应。有文献认为Z型不锈钢支架释放时因其结构因素，容易发生术中移位；而记忆合金编织网状支架释放后纵向顺应性好，不会出现弹跳移位。支架移位发生后，如不影响病灶以外的气管通气，可再次在病灶处放置新支架；如引起呼吸道阻塞，则应取出支架。

5. 支架断裂、解体：支架置入后，气管带动支架随着呼吸运动持续不间断收缩和扩张，一定时间后可能引起金属疲劳；如支架外应力不均匀，使支架承受剪切力，或支架编织金属丝刚性过大、结构弯曲过多，可致支架断裂；此外还与金属丝直径和质量有关，故临床上支架断裂以长期置入金属支架的良性气管狭窄多见。有文献报道不锈钢材质Z型支架易产生金属疲劳、塌陷，受压时易变形、断裂，甚至穿破锁骨下动脉而产生气胸、咯血等致死性并发症。

6. 咯血：主要表现为少量痰中带血，多与支架压迫损伤周围血管有关。覆膜支架具有封闭压迫出血部位的作用，所以此类并发症较少。患者一般无需特殊处理，咯血量大时给予止血治疗；必要时行气管镜检查。

7. 食管气管瘘：该并发症发生主要由于本身肿瘤已侵犯气管及食管，在术后放疗中肿瘤坏死引起，是否与支架引起压迫性坏死有关，尚需进一步研究。可在食管内置入带膜支架封闭瘘口。

8. 感染：长期的局部摩擦，易形成慢性细菌感染，可造成血管糜烂出血，甚至大出血，危及患者生命。

【支架的取出】

长期置入气管内支架，患者会出现咽喉及胸骨后不适感，各种并发症的发生概率也增加；所以根据病情的需要，临床上需要将放置的气管内支架取出。下面以常用的自膨式编织网状支架简要介绍取出的注意事项。

1. 术前准备和器械准备基本同支架置入术，除支架取出钩及其鞘管外，还需备齐抢救器械和药品。为预防支架取出后气道狭窄、出血、呼吸困难等并发症，必须备齐各型气管插管导管和适合的气道内支架。取出前必须用气管镜了解支架内和两端肉芽组织增生情况，增生严重者需先行微波烧灼治疗。

2. 取出前经导管向支架周围气道推注 2%利多卡因 3～5 mL 和 0.02%肾上腺素 5 mL。

3. 沿导丝送入支架，取出钩及其长鞘管到达支架下段，将支架取出钩伸出鞘管头端 2～3 cm，钩住支架编织丝后鞘管固定并拉出体外，保留导丝；迅速沿导丝插入导管，于原支架置入部位经导管局部喷洒肾上腺素 3～5 mL。

4. 如支架内存在肉芽组织增生，支架取出钩应钩住支架下端并外拉，使支架内翻、剥脱拉出体外。支架取出钩钩挂支架时，应注意取出钩伸出鞘管的长度，避免穿破气道壁而造成纵隔脓肿。

5. 如取出时支架金属丝发生断裂，则应立刻用取出钩重新钩挂支架。有病例报道 1 枚置入 5 个月的倒 Y 形支架由于长期腐蚀，每次只能钩挂出一根金属丝，反复操作支架金属丝才完全取出。

6. 操作熟练、充分的止血治疗是支架取出技术的关键。气道支架取出比置入风险更大，要求操作者技术娴熟。

【疗效评价】

由于气道阻塞患者多出现咳嗽、胸闷、憋气、呼吸急促，甚至濒死感，气管内支架置入能迅速改善患者症状，尤其对失去手术适应证患者，可立刻提高生存质量，它的应用已使大量良、恶性气道疾病患者从中获益。但气道支架价格较为昂贵，部分患者可能需多次放置和取出支架；对于晚期肿瘤患者，生存期并未得到明显延长，且相关并发症严重影响远期疗效；同时，支架的放置和取出、特别是后者危险性大，对操作者技术要求较高。所以，在放射性支架、可降解支架等新型支架广泛应用于临床前，气道内支架的植入和取出应严格掌握适应证，选择有资质和熟练的人员进行操作。

(吴　磊)

第五节　肺　脓　肿

肺脓肿是指肺部的局限性化脓性坏死性炎症导致形成的脓腔。多属混合感染，其中厌氧菌感染占重要地位。此外有需氧和兼性厌氧菌(金黄色葡萄球菌、化脓性链球菌、肺炎克雷伯杆菌和铜绿假单胞菌)。

【病因与病理】

1. 吸入性肺脓肿(原发性肺脓肿)：病原体在各种诱因的影响下经口鼻咽腔吸入至肺引起肺化脓病灶。常见扁桃体炎、鼻窦炎、凿槽溢脓等脓性分泌物，口腔、鼻、咽手术后的血块，呕吐物。多见于神志昏迷、麻醉、机体抵抗力下降等患者。

2. 继发性肺脓肿：见于原有肺部疾病如肺炎、支扩、支气管囊肿、肺结核空洞等继发感染所引起的肺脓肿；肺部邻近器官化脓穿破至肺(如肝阿米巴脓肿穿破膈至右下肺)。

3. 血源性肺脓肿：皮肤外伤感染、痈疖、骨髓炎所致的菌血症，脓毒菌栓经血行播散致肺,引起化脓。

4. 病理表现:肺组织炎症、坏死、液化、肉芽组织包绕,脓液破溃至支气管被咳出,形成有液平面的空洞,经治疗脓液排出、吸收、空洞消失。脓肿伴咯血原因:坏死的肺组织内有残存的血管,它失去肺组织的支持易形成血管瘤并破裂;肉芽组织的血管较丰富。

5. 吸入性肺脓肿右侧多于左侧,仰卧位见于上叶后段及下叶背段,右侧卧位见于上叶前段和下叶后段,坐位见于下叶后基底段;血源性肺脓肿多为双侧、多发。

【临床表现】

吸入性肺脓肿常急性起病,畏寒、高热、咳嗽、咳痰(先痰量不多,后大量脓臭痰)、胸痛、咯血(1/3);全身毒性症状,精神不振、全身乏力、纳差;慢性肺脓肿,伴有贫血、消瘦、杵状指。

血源性肺脓肿先有全身脓毒血症的表现,经数日或数周后才出现咳嗽、咳痰,痰量不多,极少咯血。

【影像学表现】

1. 典型影像学表现:大片浓密阴影中出现含液气平面的空洞,内壁光滑或略不规则。恢复期肺脓肿周围炎症吸收,脓腔逐渐缩小、消失,最后仅残留纤维条索阴影。慢性肺脓肿脓腔壁增厚,内壁不规则,空洞内仍可见液平面,周围炎症浸润较少,纤维组织增生明显,可呈现粗毛刺征(需与肺癌空洞鉴别),及邻近胸膜增厚,肺叶收缩,纵隔可向患侧移位。并发脓胸时,患者胸部呈大片浓密阴影,若伴发气胸则可见到液平面。

2. 血源性肺脓肿:在一侧或两侧肺外周有多发性片絮状圆形或类圆形浓密阴影,可见多发性含液气平面的小空腔,短期内阴影变化大、易形成气囊肿为其特点。

3. CT:胸部定位更准确,可区别有局限性气液平面的脓胸,发现较小的肺脓肿,发现葡萄球菌引起的肺气囊。

4. 纤维支气管镜检查:明确病因和病原学诊断,取病理标本及引流脓液、局部给药。

【临床治疗选择】

肺脓肿治疗目前仍以抗生素药物治疗为主,顽固的肺脓肿需要介入或外科手术治疗。

1. 控制感染:根据病原体及病情选择抗生素及用药途径。通常应大剂量、长疗程应用。

2. 脓液引流:包括体位引流,使用去痰药物、支气管舒张剂,气道湿化,在纤维支气管镜下吸引。

3. 外科治疗:顽固的慢性肺脓肿、合并脓胸者需要外科手术,血源性肺脓肿要积极处理败血症及肺外化脓性病灶。

【介入治疗适应证】

1. 由于呼吸道感染没有及时合理治疗或者长期应用糖皮质激素、免疫抑制剂等而发生肺脓肿,尤其是较大的肺脓肿,吸收比较缓慢,有可能转化为慢性肺脓肿,使病程延长,迁延不愈。

2. 体质弱者难以承受肺脓肿切除术者。

3. 严重出血、有感染倾向,碘造影剂过敏,严重心、肝、肾功能衰竭患者为相对禁忌。

【介入操作技术】

1. 患者准备:碘过敏试验、建立静脉输液通道、镇静、保持呼吸道通畅、吸氧等。因大咯血病情变化快、病情危重,应及时施治。尽可能向患方介绍手术过程,争取患者配合。

2. 器械准备:穿刺针、导丝、导管鞘;导管如 Cobra 导管、Yashiro 导管、RH 导管、Milk

导管、Simmon 或 Headhunter 导管等；气管切开包、吸痰器等。

3. 药物准备：造影剂、各种抢救药物，栓塞物质如明胶海绵颗粒、弹簧钢圈、微球、组织黏合剂(IBCA)、无水乙醇等。

4. 确定穿刺点：穿刺前术者充分查阅胸部影像学检查，根据肺脓肿所在位置取仰卧位或俯卧位，训练患者呼吸，在患者体表拟穿刺区域放置自制网状标记。用数字平板血管机，透视定位，经 C 臂 CT 扫描旋转，图像重建，充分显示靶病灶的位置、与邻近组织的关系，选择合适的体表部位作为穿刺点，选择可以避开心脏、大血管、肋骨等组织的最佳进针途径，测量进针深度。

5. 穿刺：常规消毒、铺巾，局麻穿刺后用穿刺针按测量深度经皮肤穿刺至肺脓肿，行 C 臂 CT 扫描及二、三维重建，确认针尖穿入脓肿内。

6. 引流：经穿刺针抽得脓液后用生理盐水冲洗脓腔并注射尿激酶，反复 3 次。以后根据具体病灶吸收情况，给予适当次数的脓肿冲洗和注入尿激酶。

【术后处理】

肺脓肿穿刺术毕后，止血包扎伤口，注意伤口有无渗血、消毒区域有无污染。嘱患者卧床 24 小时，避免用力咳嗽和剧烈活动，告知患者及家属留意穿刺后有无胸闷、咳血痰等症状，注意伤口包扎处有无渗血。将患者穿刺后具体情况、注意事项详细反馈病房医生和护理人员，做好交接工作。

【并发症及处理】

1. 气胸：若脓肿在肺内位置病灶较深，穿刺针在肺内走行距离越长，出现气胸的可能性就越大。位于上肺野的病变，由于穿刺时患者吸气，上肺野呼吸动度较小，针尖划破肺实质造成气胸的可能性就小，位于下叶基底段的病变，由于肺野呼吸动度越大，针尖划破肺实质造成气胸的可能性就越大；病变越小，穿刺针在肺内再次调整进针方向的可能性越大，诱发气胸可能性越大；穿刺次数、穿刺针是否经过叶间胸膜都可以影响气胸发生。

2. 咯血：原因常见的是穿刺时误穿到肋间动脉，或呼吸幅度不一，进针时刺破血管等。常规选择穿刺点一般都在肋骨的上缘，可以避开肋间神经和动脉，但实际操作时根据患者呼吸的不同，进针轨迹往往改变。

3. 疼痛：穿刺针穿刺壁胸膜时容易引起胸膜反应，症状有疼痛、呼吸急促和困难、心慌、大汗淋漓等。出现上述症状时，立即停止穿刺，给予吸氧。一般情况平稳后重新局部麻醉，特别是壁层胸膜的麻醉，以减少穿刺时对胸膜的刺激。术后患者常诉胸部疼痛，充分理解患者的疼痛反应，正确评估疼痛性质及强度，根据患者对疼痛的感知程度进行解释和安慰，积极进行心理护理，稳定患者情绪，缓解患者术后顾虑，分散其注意力，调整舒适体位，多数患者疼痛可得到缓解。患者重度疼痛时，应及时处理。

（崔　宁）

第六节　纵隔肿瘤

【概述】

纵隔内原发性肿瘤包括胸腺瘤、恶性淋巴瘤、畸胎瘤、神经源性肿瘤、食管癌等。继发性肿瘤主要指淋巴结转移瘤。

纵隔肿瘤的治疗多以手术切除、放疗及化疗为主。因纵隔内含有心脏、众多大血管及其分支等复杂结构，纵隔区内恶性肿瘤常常邻近或包绕这些大血管，部分肿瘤位置深、对全身化疗不敏感，临床治疗比较棘手。近些年来，多种介入治疗手段在纵隔肿瘤的治疗应用日益广泛并取得了较好的效果。

【纵隔肿瘤介入治疗手段】

1. 临床观察：无症状、小的良性肿瘤以定期观察为主，一般无需处理。

2. 外科手术治疗：较大或合并压迫症状的纵隔肿瘤一般首选外科手术切除。

3. 局部消融治疗：较大的良性肿瘤、恶性肿瘤复发转移者可选择各种物理、化学性局部消融治疗，在影像设备引导下经皮肤、腔镜或开放式外科手术途径对局部组织进行消融处理，如射频、微波、冷冻、酒精注射等。

4. 内镜下治疗：包括经内镜的冷冻消融、微波消融、激光治疗、高频电刀治疗等方法，可作为晚期食管癌的姑息治疗和改善食管梗阻的方法。

5. 放射性粒子植入：现代放射性粒子植入为永久性放射源组织间植入，属近距离治疗范畴；其治疗特点是局部剂量高，足以达到根治肿瘤细胞所需用的剂量。常用的放射性核素有^{123}I、^{103}Pd、^{131}Cs、^{198}Au、^{169}Yb 等，其中应用最为广泛的是^{123}I。放射治疗计划系统 TPS (treatment planning system)现已经发展到三维，3DTPS 系统允许医生在三维体空间中直接进行计划设计、优化，国外的 TPS 系统除完善的治疗计划软件外，还包括配套的定位、定向系统硬件。

6. 血管内灌注栓塞：化疗药物灌注并栓塞纵隔肿瘤供血动脉以达到治疗目的。

【常用定位导向技术】

1. CT 引导定位：检查方便、迅速，易为患者接受；CT 图像质量、空间和密度分辨率高，解剖关系明确；增强扫描可准确判断病灶与周围血管关系；CT 导向精度较高，可靠性、安全性好。但 CT 有辐射性，穿刺时不能动态追踪。

2. MRI 引导定位：密度分辨率高、解剖结构显示清晰、多维成像、没有辐射、穿刺时可动态追踪。但扫描和穿刺设备昂贵、价格高，临床应用较少。

3. 超声引导定位：操作简单、准确，穿刺时可动态显示，无电离辐射；但对深部组织及骨骼遮挡部位效果较差。结合导航架能够更好地提高穿刺准确性和可靠性。

4. 平板 DSA 的类 CT 成像：平板 DSA 的类 CT 成像技术也可为穿刺定位提供较好的引导，常见的有西门子的 DynaCT、飞利浦的 XperCT、GE 的 InnovaCT 等。

【临床治疗选择】

1. 无症状或较小的纵隔良性肿瘤无需治疗。

2. 较大的纵隔良性肿瘤和局限性的恶性肿瘤以外科手术为主。微创手术已经用于纵隔肿瘤的切除。

3. 大部分纵隔肿瘤的介入治疗可行放射性粒子植入，也可行经皮穿刺肿瘤消融治疗，但临床上主要以前者为主。其中恶性胸腺瘤有冷冻消融联合粒子植入治疗的报道，胸骨后甲状腺肿、恶性淋巴瘤、纵隔淋巴结转移瘤的介入治疗都以粒子植入治疗为主。

4. 恶性淋巴瘤全身化疗效果满意，可行经皮穿刺放射性粒子植入治疗配合化疗。

5. 纵隔肿瘤的血管栓塞治疗可作为手术治疗前的辅助，可以大大减少手术风险和并发症，也可单独作为姑息治疗手段。

6. 食管癌患者可行术中粒子植入；晚期食管癌或复发患者可行放射性粒子支架置入和经动脉灌注化疗。

【放射性粒子植入操作技术】

1. 适应证：肿瘤病例诊断明确；肿瘤位于纵隔内，没有手术切除指征且 KPS 评分不低于 50 分；增强扫描提示病灶缺乏血液供应；患者出现明显临床症状如气促、食管梗阻等；淋巴结转移瘤压迫主气管、上腔静脉并有明确的临床症状。

2. 禁忌证：KPS 评分 40 分以下，不能耐受有创性操作；严重的肺、肝、肾或心功能衰竭；有明显出血倾向等。

3. 术前准备：常规术前实验室检查及胸部 CT 检查，必要时增强 CT。应用 TPS 计划系统精确制定剂量曲线、粒子数和放置部位。术前根据 CT 详细制定穿刺计划，避开重要血管、器官及囊性变区域。术中应监测患者生命体征。

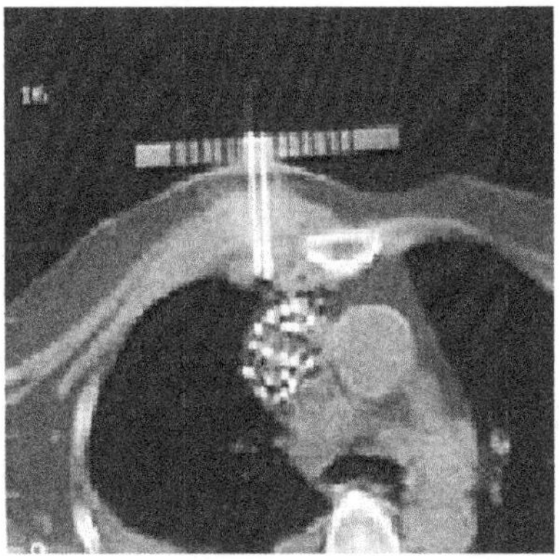

图 7-6-1 仰卧位垂直进针，胸骨旁入路纵隔肿瘤粒子植入

4. 穿刺途径：

(1) 前纵隔病变有三条穿刺路径：当病变位于前纵隔且其边缘超出胸骨缘时，用针尖离去法沿胸骨旁路进针可保证心脏大血管的安全(图 7-6-1)；突破胸骨共轴针法穿刺适用于胸骨后病变边缘未超出胸骨边缘者；胸骨后病变需要多点操作时，可采用经皮、肺平行胸骨横径方向穿刺。

(2) 中纵隔病变应根据病变部位采用不同的体位：主动脉窗、主动脉弓旁病变采用左前胸骨旁入路(图 7-6-2)，应用钝性分离接近法通过主动脉、上腔静脉间隙抵达病变部位，更换锐利针芯刺入病变区域，再行取材、植入粒子、注射药物等操作；气管-上腔静脉间隙的病变采用右前胸、右腋中及右后背三个进针方向穿刺行粒子植入(图 7-6-3)；隆突前病变采用经

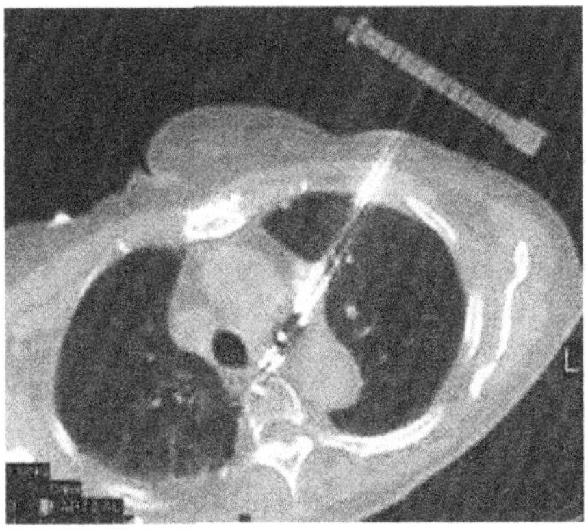

图 7-6-2 仰卧位左前胸骨旁入路纵隔肿瘤粒子植入

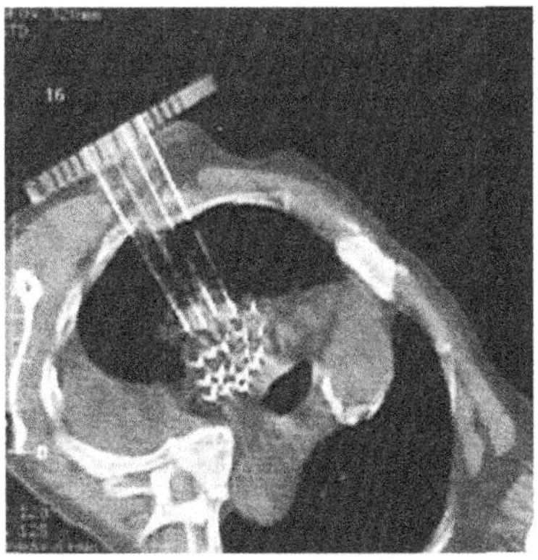

图 7-6-3 右侧卧位右腋中线入路纵隔肿瘤粒子植入

后胸壁或前胸壁斜行入路穿刺；主动脉和心脏旁小结节病变采用 CT 透视结合针尖离去法，穿刺针切线贴近主动脉或心脏，针尖挑起病变刺入。

(3) 后纵隔病变、隆突下病变及食管旁淋巴结可采用经右胸壁和脊柱两侧入路穿刺。

5. 术后处理：对于胸痛、发热等症状给予对症处理；穿刺路径经过肺组织的可能出现气胸，应及时复查胸片或 CT，必要时行胸腔闭式引流。

【食管癌的放射性粒子植入操作技术】

(一) 开胸术中放射性粒子植入法

柴树德等将粒子按治疗计划系统确定的数目和位置种植在明胶海绵中，用可吸收织布 Dexon 包被后用丝线缝合成“三明治”样粒子块，食管切除后对于瘤床可疑有肿瘤残留时，可将粒子块嵌入，缝合纵隔胸膜，医用蛋白胶喷涂固定。

(二) 食管癌放射性粒子支架治疗

1. 适应证：晚期食管癌，但髓质型慎用；吞咽困难Ⅱ-Ⅳ度；肿瘤位于第一胸椎以下；病变长度＜10 cm；预计生存时间大于 3 个月；外科术后吻合口复发。

2. 禁忌证：严重心、肺疾病，恶病质、无法配合或不能耐受手术者、食管穿孔患者。

3. 支架材料：常用镍钛记忆合金网状覆膜粒子支架。

4. 并发症预防及处理：支架脱落入胃内多因支架直径或上喇叭口直径过小所致，可在胃镜下注入冰盐水 200 mL 使支架缩小后，用胃镜取出钩钩住支架上口荷包线，拔出。置入过程中可能导致食管壁撕裂损伤、消化道穿孔，在操作中应轻柔、耐心，切忌使用暴力。置入术中急性左心衰竭多因患者体质衰弱、置入操作时间过长所致。

【纵隔淋巴转移瘤消融操作技术】

1. 适应证：病灶孤立且不适合手术切除；原发灶已达有效控制或可控，淋巴结转移是唯一复发部位；转移淋巴结与邻近结构有较清楚或相对清楚的界限。

2. 禁忌证：主要为穿刺禁忌，如无法纠正的凝血功能障碍、无进针路线等。

3. 术前准备：必要的实验室检查和影像学检查，术前禁食水，向患者及家属详细交代病情，签署知情同意书。

4. 操作步骤：

(1) 根据病灶位置决定患者体位，可局部麻醉联合静脉镇静、镇痛。也可全身静脉麻醉。

(2) CT 扫描相应靶区，观察淋巴结位置及与周围组织结构的关系，如显示不清可行增强 CT。

(3) 根据扫描所见设计穿刺点、进针路线，穿刺路径须避开神经、大血管及空腔脏器，测量进针深度和角度。

(4) CT 引导下穿刺针穿刺(化学消融)，在 CT 引导下分步进针，最后 CT 扫描确认穿刺针位置正确后方可开始消融治疗。

(5) 治疗结束，皮肤穿刺点覆盖包扎。

5. 注意事项：对于邻近重要脏器的病症，消融治疗应采用低功率、低温度、短时间、多点消融策略，化学消融则应多点布针、缓慢注药；应综合考虑治疗安全性和疗效之间的均衡。

6. 术后处理：检查患者生命体征，给予止血及抗感染治疗和对症处理。相应并发症与淋巴结所在部位及邻近组织因结构而不同。

【纵隔肿瘤的血管造影和栓塞操作技术】

纵隔肿瘤术前栓塞临床应用尚较少，全面的血管造影是彻底栓塞肿瘤的前提。纵隔肿瘤常见的供血动脉有甲状颈干、胸廓内动脉、支气管动脉、膈下动脉和肋间动脉，发生胸壁侵犯时可有胸壁外侧动脉供血，肝动脉也可向邻近纵隔肿瘤供血。栓塞前可先灌注化疗药物；栓塞颗粒以 300～700 μm 为宜，以永久性栓塞剂为主，如 PVA 颗粒，预期近期手术者可单用明胶海绵颗粒，估计无手术切除机会者不建议使用钢圈栓塞，以便将来重复治疗。

【食管癌的动脉介入治疗操作技术】

1. 适应证：失去手术时机的中晚期食管癌患者；其他因素拒绝手术患者；手术后残留病灶或复发患者；放疗效果不佳或放疗后复发者；动脉介入灌注化疗可于外科术前进行，也可与放疗同时进行，使其协同作用。

2. 禁忌证：造影剂过敏、凝血功能障碍、急性感染、败血症、心肝肾功能衰竭、年老体弱或恶病质患者；白细胞低于 3.0×10^9/L 或血小板低于 50×10^9/L。

3. 术前准备：必要的实验室检查和 CT、钡餐、内镜检查；术前向患者及家属告知情况。

4. 操作技术：颈段食管癌行双侧甲状颈干、甲状腺下动脉插管造影；胸段选择插管左右支气管动脉和食管固有动脉；胸上段主动脉弓处肿瘤同时行锁骨下动脉、甲状腺下动脉插管；胸下段近膈处肿瘤同时行左膈下动脉和胃左动脉插管造影。

5. 造影表现：多血管型表现为肿瘤供血动脉增粗、增多、扭曲、紊乱，实质期可见肿瘤染色，部分患者可合并动静脉瘘或溃疡造成的造影剂外溢；少血管型表现为供血动脉紊乱，实质期染色较淡。

6. 灌注化疗药物：顺铂、丝裂霉素、吉西他滨等。

7. 术后处理：术后平卧、穿刺点制动，给予保肝、抗炎、止吐治疗 3 天，定期检测肝肾功能，注意观察有无脊髓受损体征。

8. 并发症预防及处理：①脊髓损伤：给予脱水剂、血管扩张剂、神经营养药物、糖皮质激素等。②食管穿孔出血：灌注化疗时药物剂量不宜过大，浓度不宜过高，可以减少穿孔的发生率。

【疗效评价】

疗效评价以增强 CT 或增强 MRI 及联合 PET-CT 为评价方式，具体如下：①完全缓解(CR)：肿瘤完全消失。②部分缓解(PR)：肿瘤强化范围较前减少 50%以上。③稳定(SD)：强化范围较前减少在 50%以下或增加小于 25%。④进展：病灶强化范围较前增加 25%或出现新病灶。

纵隔肿瘤的介入治疗具有操作简单、安全性高、患者痛苦小、出血少、恢复快、局部控制疗效好等特点。纵隔肿瘤的各种治疗手段并不是单独存在的，实际临床应用中可结合多种介入和非介入手段共同治疗。

（吴　磊）

第八章　循环系统疾病

第一节　冠　心　病

一、冠状动脉造影术

1958 年 Sones 医生通过切开肱动脉，逆行插入导管，进行了首例选择性冠状动脉造影术。1967 年 Judkins 和 Amplatz 医生相继开展了逆行经皮经股动脉穿刺插入特制成形导管进行选择性冠状动脉造影术，使该技术进一步完善并在临床上得以推广应用。近 20 多年来，各种导管器械设备的改进、造影技术的提高及操作步骤的标准化，大大提高了冠状动脉造影术的成功率和安全性。尽管各种新型无创性诊断影像技术不断进展，但冠状动脉造影术仍是临床上诊断冠状动脉病变的“金标准”。通过冠状动脉造影可直接显示冠状动脉病变并确定其部位和程度，从而为临床医生提供确切的诊断依据，从而制定治疗方案。

【用于冠脉成形的适应证】

临床上冠心病诊断明确的患者，当考虑进行冠状动脉介入治疗(PCI)或主动脉-冠状动脉旁路移植术(CABG)时，需先行冠状动脉(冠脉)及左心室造影，明确病变部位，评估狭窄程度及左心室功能，以确定合适的治疗方案。

1. 急性心肌梗死：当急性心肌梗死出现以下情况时应急诊进行冠状动脉造影。

(1) 发病时间小于 12 小时的急性 ST 段抬高心肌梗死(STEMI)，或时间已超过 12 小时但仍有胸痛，拟行急诊冠脉介入治疗使梗死相关血管再通时。

(2) 急性心肌梗死并发心源性休克，血流动力学不稳定者，应在主动脉内囊反搏支持下，急诊冠脉造影，若病变适宜，可行介入治疗，若病变累及多支血管或病变弥漫，可进行急诊 CABG。

(3) 急性心肌梗死并发室间隔穿孔或乳头肌断裂等并发症，出现心源性休克或急性肺水肿，内科治疗仍不能使血流动力学稳定，拟行急诊外科手术时，应急诊冠脉造影，以了解病变血管及间隔穿孔部位，为手术方案提供依据。

(4) 心肌梗死后反复心绞痛发作是早期冠状动脉造影的指征。梗死后心绞痛往往提示冠脉早期再通但残余狭窄仍很严重，如不及时血运重建治疗，可能发生梗死后延展或再梗死。

(5) 急性非 ST 段抬高心肌梗死(NSTEMI)高危患者，如肌钙蛋白增高，新近再发 ST 段压低，心功能不全，有持续性室性心动过速，或血流动力学不稳定，既往 PCI(6 个月内)和 CABG 病史者，有急诊冠状动脉造影指征。急性冠状动脉综合征(ACS)诊断和治疗指南指出：NSTEMI 高危患者早期血运重建可降低心肌梗死和死亡风险。

2. 稳定型心绞痛：研究表明，介入治疗或冠状动脉旁路移植术可有效缓解冠心病患者的心绞痛，提高生活质量，CABG 还可延长严重冠状动脉病变患者的寿命。因此，当药物治疗效果不满意时应行冠状动脉造影，以便进行血运重建治疗。

3. 不稳定型心绞痛：心绞痛由稳定转变为不稳定，常提示冠状动脉病变发生了变化，使心绞痛发作加重。不稳定型心绞痛易发展成急性心肌梗死或猝死，故当药物治疗不能控制时，应及早进行冠状动脉造影以便血运重建。

4. 陈旧性心肌梗死：陈旧性心肌梗死伴有劳力或自发性心绞痛者。合并室壁瘤、充血性心力衰竭或二尖瓣反流者，该类患者内科治疗效果不好，且预后差。应进行冠状动脉及左心室造影以明确冠状动脉病变、室壁瘤大小及部位和二尖瓣反流情况，以决定外科手术。心肌梗死后无症状者，也应做冠状动脉造影评估冠状动脉病变，病变严重者应行血运重建。

5. PCI 和 CABG 术后心绞痛复发：这类患者心绞痛复发而药物治疗效果不满意时，应再次造影以便再次血运重建。

【用于冠心病诊断的适应证】

1. 胸痛症状不典型，临床上难以确诊的患者，应行造影以明确诊断。

2. 原因不明的心脏扩大，室性心动过速，心力衰竭，心电图异常 Q 波等，有做冠状动脉造影的指征。

3. 无症状但运动试验阳性，尤其是多导联 ST 段压低≥2 mm 或运动时 ST 段抬高≥2 mm，血压下降 10 mmHg 以上，出现室性心动过速者以及原发性心搏骤停复苏成功者，都应进行冠状动脉造影及左心室造影以明确诊断。

【用于非冠心病的适应证】

1. 瓣膜性心脏病：瓣膜性心脏病可同时合并冠心病，如瓣膜性心脏病患者伴有胸痛时，应行冠状动脉造影检查以明确诊断。

2. 外科手术前的常规检查：没有胸痛症状者，外科手术前也应常规行冠状动脉造影，以排除合并存在的冠状动脉病变。

3. 主动脉缩窄、升主动脉瘤、主动脉瓣及二尖瓣反流、左心室流出道狭窄等可通过主动脉造影和左心室造影来诊断。由于彩色超声心动图和多普勒检查可提供明确诊断，故这一适应证已不多用。

4. 肥厚型心肌病：肥厚型心肌病可与冠心病合并存在，故有胸痛症状者应行冠脉造影；梗阻性肥厚型心肌病如拟行化学消融治疗，应先行冠状动脉造影以确定手术方案。

【冠脉造影禁忌证】

1. 凝血功能异常：服用华法林抗凝治疗者，术前 48 小时应停服以防造影后止血困难。应用肝素者术前 2 小时应停用。血小板计数在 5 万以下可增加出血并发症。

2. 不能控制的严重心力衰竭和严重心律失常。

3. 急性心肌炎。

4. 活动性出血或严重出血倾向。

5. 感染性心内膜炎。

6. 严重的电解质紊乱，低钾血症。

7. 严重肝病、周身感染或其他不能控制的全身疾病。

8. 肾功能不全：中度或重度肾功能不全患者进行冠脉造影，造影剂可加重肾脏损害。

9. 碘造影剂过敏:术前应行造影剂过敏试验,用非离子碘造影剂可减少过敏反应。如有严重反应或既往严重过敏者,不能做冠脉造影。

10. 严重的外周血管疾病:股髂动脉严重病变、锁骨下动脉狭窄或闭塞者,导管无法通过外周病变血管。

11. 腹主动脉夹层:不能从股动脉途径,可从桡动脉途径完成冠脉造影。

【冠状动脉造影径路】

目前常采用的血管径路为股动脉径路和桡动脉径路,少数不能经股动脉或桡动脉径路者可穿刺肱动脉完成。

1. 股动脉径路:左心导管检查应用最广泛的血管入路,具备穿刺容易、操作方便迅速等优点。缺点是患者卧床时间较长,不易耐受,局部血管并发症相对较桡动脉径路高;髂动脉粥样硬化病变严重者,导管不能穿过弯曲及狭窄的部位,手术不易成功。

2. 桡动脉径路:由于手术器械的改进及操作技术水平的提高,经桡动脉径路进行选择性冠状动脉及左心室造影已被广泛采用,目前绝大多数手术经桡动脉径路完成,极少数经桡动脉不能成功前采用股动脉径路。经桡动脉径路优点为血管并发症少,患者不需长时间卧床,使用共用管可一次完成左右冠脉造影。缺点是桡动脉管径小,容易痉挛,穿刺相对较难,操作后桡动脉有闭塞的可能。选择桡动脉径路者,必须符合 Allen 试验阳性,如阴性,表示掌弓循环差,不能经桡动脉径路操作。

【冠脉造影技术】

1. 造影导管选择:股动脉径路常用的有 Judkins 左右(JL,JR)和 Amplatz 左右(AL,AR)造影导管,左冠脉造影管从 JL3.5~6,ALl~3,根据主动脉窦的宽度来选择。用于右冠脉的有 JR3.5~6 和 ARl~3;Judkins4 是最常用的导管,可完成大部分患者的冠脉造影(图 8-1-1)。少数开口异常的冠状动脉需选用特殊的造影管,如多功能造影管可用于左右冠脉及桥血管造影,左右内乳动脉可选专用于内乳动脉的造影(图 8-1-2)。桡动脉径路常选用适用于左右冠动脉的共用管,Judkins 和 Amplatz 导管同样也适用于桡动脉径路。左心室及主动脉造影用猪尾巴导管完成。

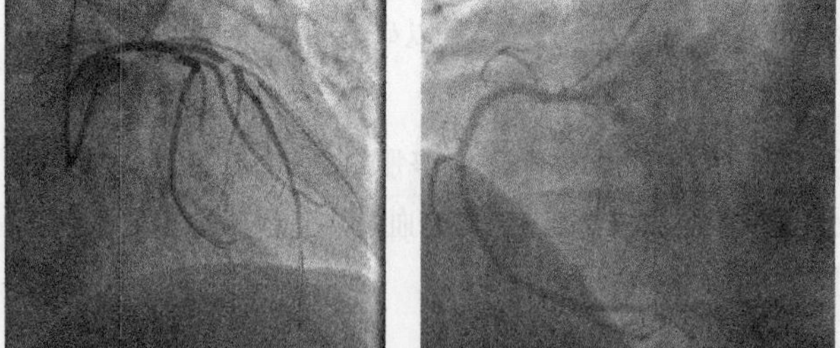

图 8-1-1　左右冠状动脉

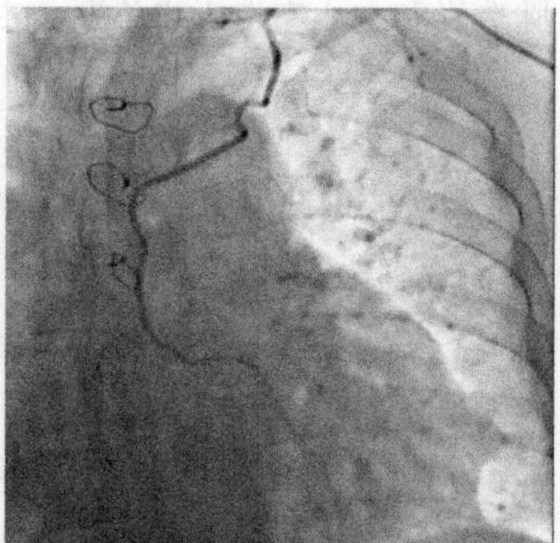

图 8-1-2　左侧内乳动脉桥血管

2. 术前准备:常规的检查包括血、尿、便三大常规,血生化全项(肝肾功能、血糖、电解质等),凝血酶原时间及活动度,乙肝五项、丙肝抗体、梅毒及艾滋病抗体及心电图、X 线胸片、超术前不需禁食,但不宜过饱,尽量食用易消化食物。术前一天备皮,做碘过敏试验。

3. 造影当日入导管室前建立静脉输液通道。如患者紧张可酌情给予地西泮 10 mg，肌内注射。造影后拟行介入治疗患者，术前一天应顿服阿司匹林 300 mg，氯吡格雷 300 mg（已服用氯吡格雷 75 mg/d 连续 6 天以上者不需顿服），以防止术中或术后支架部位出现急性血栓。另外，根据病情术前还需服用硝酸酯类或钙通道阻滞药、β 受体阻断药等药物，以防止术中血管痉挛或因紧张心率增快等。

4. 手术医生术前应查看患者，全面掌握患者的临床资料，检查桡动脉、股动脉及足背搏动并做 Allen 试验等，选择造影径路。与患者及家属交流，介绍病情和造影检查的必要性及可能的并发症，获得知情同意书。

5. 术中用药：

(1) 肝素：动脉鞘管插好后，经动脉鞘管注入 300 U 的普通肝素，以减少导管在体内操作带来的血栓并发症，如需行冠状动脉支架术，则应再补充肝素 7000 U（总计 10000 U），以防止支架置入后的血栓并发症。

(2) 硝酸甘油：造影发现冠状动脉狭窄时，应从相应冠状动脉注入硝酸甘油 0.2 mg，于相同体位重复造影，以排除冠状动脉痉挛；术中如出现冠状动脉痉挛或心绞痛发作，可立即于相应冠状动脉注入硝酸甘油 0.2 mg（如血压偏低给 0.1 mg），可重复应用，直到疼痛或痉挛解除。

(3) 阿托品：冠状动脉内注射造影剂时可引起显著心动过缓，可用阿托品对抗。预防性用阿托品仅适用于术前心率较慢者，一般可 0.5 mg 静脉推注。

6. 术后处理：

(1) 拔除鞘管：造影完成后立即拔除鞘管，压迫止血，严密观察穿刺部位有无出血、血肿等。

(2) 不需常规卧床。

(3) 返回病房后，应严密监测血压、心率的变化，常规检查心电图，复查血、尿常规和肾功能等，并心电监测 24 小时，如无特殊情况不应用抗生素。

(4) 适量多饮水，以利于造影剂排出，不宜过急过多，以免胃过度膨胀。

二、经皮冠状动脉支架植入术

【介入治疗适应证】

1. 心绞痛（稳定型和不稳定型）药物治疗效果欠佳，冠状动脉造影提示血管有 75%以上狭窄。

2. 心肌梗死（急性或陈旧性）。

3. 冠脉搭桥术后心绞痛。

4. PTCA 术中急性闭塞并发症。

5. PTCA 术后再狭窄或预防 PTCA 术后再狭窄。

【介入治疗禁忌证】

1. 有出血倾向、脑血管意外，有阿司匹林、波立维等抗栓和抗凝剂治疗禁忌者。

2. 冠脉病变狭窄在 70%者，病变血管直径小于 2.5 mm。

3. 病变血管部位或其近心端血管过度弯曲。

4. 病变部位大量血栓形成。

5. 过长的弥漫性病变，预计支架不能覆盖病变全部时。

6. 严重弥漫性粥样硬化的多支血管病变，球囊扩张成功可能性小而心外科冠脉搭桥手术更安全、效果更理想者。

7. 无保护的左主干病变。

8. 无心外科急诊冠脉搭桥手术者。

【术前准备】

1. 术前检查：各种实验室检查准备同前。

2. 对患者家属讲清楚治疗的必要性、可靠性及可能出现的危险性并签署知情同意书，给患者介绍治疗的大致过程及需配合的内容，使其解除紧张情绪并能在术中配合好。

3. 术前1天检查桡动脉搏动，并行 Allens 试验检查。

4. 术前1天波立维负荷300 mg，阿司匹林300 mg。

5. 术前当天临时医嘱：今日在局麻下行冠脉造影术及冠脉支架植入术、碘过敏试验。

6. 手术医生于术前必须查看患者、检查术前准备情况。

【介入治疗技术】

1. 常规消毒、铺巾、1%利多卡因注射液局麻，以 Seldinger 技术穿刺桡动脉。

2. 动脉鞘管和各种导管到位后必须用肝素盐水冲洗。

3. 动脉鞘插入后，即经鞘注入肝素100 U/kg，手术每增加1小时追加1000 U。

4. 严格检查，使各系统处于密闭状态，防止空气进入，保证压力，心电监测工作正常。

5. 插入合适导引导管至病变冠脉口，选择好最佳投照角度，进行介入治疗前造影（图 8-1-3），确保持续压力及心电监测。

6. 经导引导管送入导引导丝跨过病变部位至病变血管远端。

7. 沿导引导丝送入预扩张球囊，确认球囊抵达病变部位后以8～16 Pa，预扩张10～15秒。

8. 撤出球囊，沿导引导丝送入支架至病变处，精确确定支架位置（图 8-1-4）。

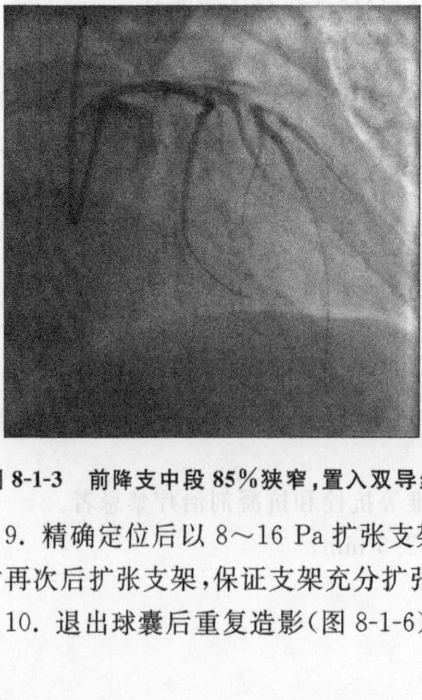

图 8-1-3　前降支中段85%狭窄，置入双导丝

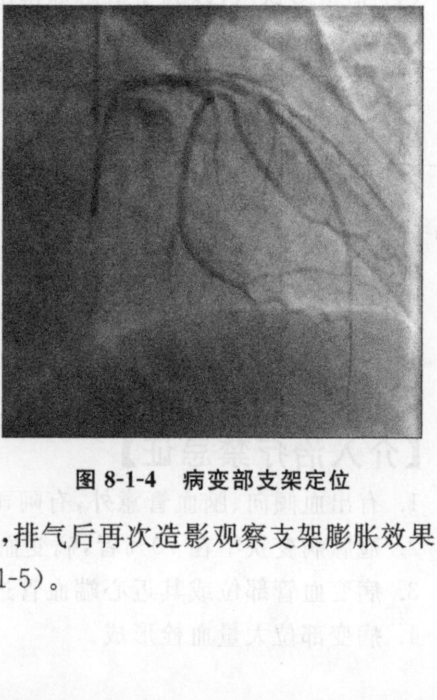

图 8-1-4　病变部支架定位

9. 精确定位后以8～16 Pa扩张支架10～15秒，排气后再次造影观察支架膨胀效果，必要时再次后扩张支架，保证支架充分扩张贴壁（图 8-1-5）。

10. 退出球囊后重复造影（图 8-1-6）。

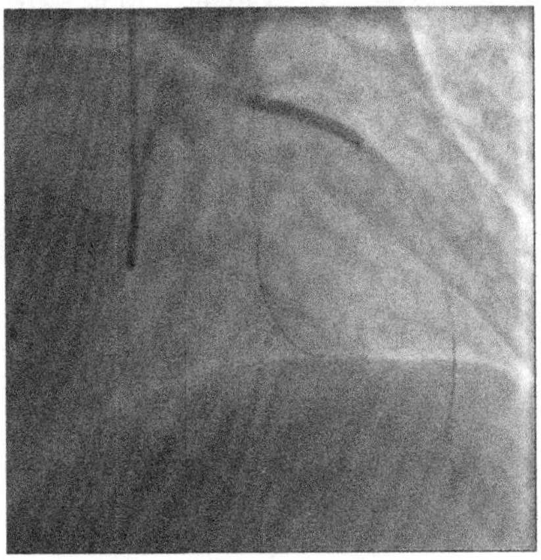

图 8-1-5 球囊扩张使支架撑开

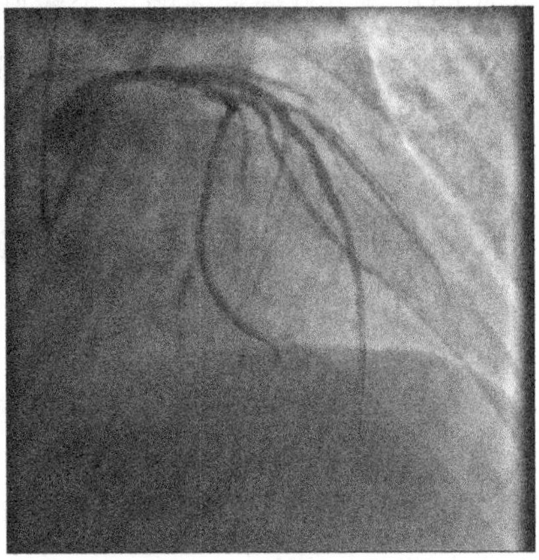

图 8-1-6 支架植入术后复查造影显示狭窄解除

11. 观察 15～20 分钟重复造影证实扩张满意，无并发症后撤出导丝、导管，固定动脉鞘管，无菌包扎，送返病房。

【术后处理】

1. 术后观察检查：血压、心率、心律，记录尿量至尿量达 800 mL，术后即刻行 12 导联心电图检查（必要时需查 18 导联心电图），必要时次日复查血常规、肾功能，酌情查电解质。

2. 伤口处理：桡动脉穿刺处加压包扎 4～6 小时，密切观察伤口出血、肢端皮肤颜色、皮温及远端桡动脉搏动情况，每 1～2 小时给予压迫器减压。

3. 术后用药（必需药物）：拜阿司匹林片 100 mg，每天一次，波立维片 75 mg，每天一次，立普妥片 20 mg，每天一次，酌情静脉泵入替罗非班 3～6 mL/h。

【并发症及处理】

1. 急性血管闭塞：出现后立即冠脉内注入硝酸甘油 200 μg，替罗非班 10 mL，酌情考虑重新进行冠状动脉球囊扩张术（PTCA）、冠脉内支架、冠脉内溶栓，必要时行紧急冠脉搭桥术。

2. 支架处再狭窄：再扩张、支架内支架、搭桥术。

3. 内膜撕裂：处理原则可选用低压力长时间扩张球囊贴附内膜、冠脉内支架，必要时行紧急搭桥术。

4. 冠脉痉挛：冠脉内注入硝酸甘油 200～300 μg。

5. 冠脉内血栓形成：予以冠脉内溶栓治疗或静脉推注替罗非班或行冠脉内血栓抽吸。

6. 冠脉穿孔或破裂：有心包填塞者，行开胸手术治疗。

7. 室性心动过速、室颤：电转复和抗心律失常治疗。

（曹 政）

第二节 风湿性心脏病二尖瓣狭窄

风湿性心脏病是临床常见疾病，二尖瓣狭窄为主的风湿性心脏瓣膜病常需要介入或手术治疗。经皮球囊二尖瓣成形术（percutaneous balloon mitral valvuloplasty，PBMV）是利用球囊扩张的机械力量使粘连的二尖瓣叶交界处分离，以缓解瓣口狭窄程度。根据所用扩张器械的不同可分为 Inoue 球囊法，聚乙烯单球囊法、双球囊法及金属机械扩张器法(DENG)，目前临床普遍应用的是 Inoue 球囊法。

【介入治疗适应证】

1. 尖瓣口面积在 1.5 cm^2 以下，瓣膜柔软，无钙化和瓣下结构异常(Wilkins 超声计分在 8 分以下)。

2. 窦性心律，无体循环栓塞史。

3. 不合并二尖瓣关闭不全及其他瓣膜病变。

4. 无风湿活动，年龄在 50 岁以下。

5. 有明确临床症状，心功能为 NYHA Ⅱ～Ⅲ级者。

6. 相对适应证：

(1) 二尖瓣口面积在 1.5 cm^2 以下，合并下列情况之一者。

(2) 二尖瓣叶弹性较差及钙化，Wilkins 超声计分在 8 分以上，或透视下二尖瓣有钙化者。

(3) 外科闭式分离术后或经皮球囊二尖瓣成形术后再狭窄者。

(4) 合并轻度二尖瓣关闭不全或主动脉瓣关闭不全。

(5) 心房颤动患者食管超声心动图证实无左心房血栓(需抗凝治疗 4～6 周)。

(6) 合并仅限于左心房耳部机化血栓或无左心房血栓的证据，但有体循环栓塞史者(需抗凝治疗 4～6 周)。

(7) 高龄患者(需行冠状动脉造影)。

(8) 合并中期妊娠患者。

(9) 合并急性肺水肿患者。

(10) 合并其他可能行介入性治疗的先天性心血管畸形患者，如房间隔缺损、动脉导管未闭、肺动脉瓣狭窄及肺动静脉瘘等。

(11) 合并其他不适合外科手术情况的患者，如心肺功能差或因气管疾病等不宜手术麻醉者。

(12) 合并其他心胸畸形，如右位心或明显脊柱侧弯者。

(13) 已治愈的感染性心内膜炎且经超声心动图证实无瓣膜赘生物者。

【介入治疗禁忌证】

1. 合并左心房新鲜血栓者。

2. 有活动性风湿病者。

3. 未控制的感染性心内膜炎或有其他部位感染性疾病者。

4. 合并中度以上的二尖瓣关闭不全、主动脉瓣关闭不全及狭窄者。

5. 瓣膜条件极差，合并瓣下狭窄，Wilkins 超声计分在 12 分以上者。

【介入治疗技术】

1. 术前准备：常规准备及准备各种心电监护抢救设备、临时心脏起搏器等。

2. 器械：血管穿刺针，动脉鞘管(5～7 F)，0.032 英寸导引钢丝(长 145 cm)，猪尾巴导管及端侧孔导管(5～7 F)，Inoue 球囊导管及附件，房间隔穿刺针及其鞘管。

3. 向患者说明术中需与医生配合的注意事项，签署知情同意书。

4. 局麻下经皮穿刺股静脉（或颈内静脉），股动脉插管，常规测左心室、主动脉及肺动脉压。

5. 将猪尾巴导管置于主动脉根部监测动脉压。

6. 穿刺房间隔后（图 8-2-1），撤出房间隔穿刺针，将房间隔穿刺针套管送入左心房并测左心房压力；猪尾巴导管送入左心室并测跨二尖瓣压差。

7. 经房间隔穿刺针套管将左心房导丝（环形导丝）送入左心房（图 8-2-2）；撤出房间隔穿刺针套管，用扩张管沿环形导丝依次扩张经皮穿刺点、股静脉及房间隔后退出体外，保留环形导丝于左心房内。

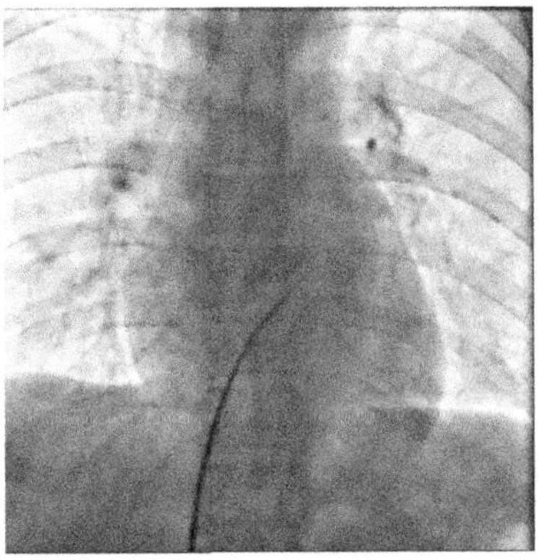

图 8-2-1　穿刺房间隔

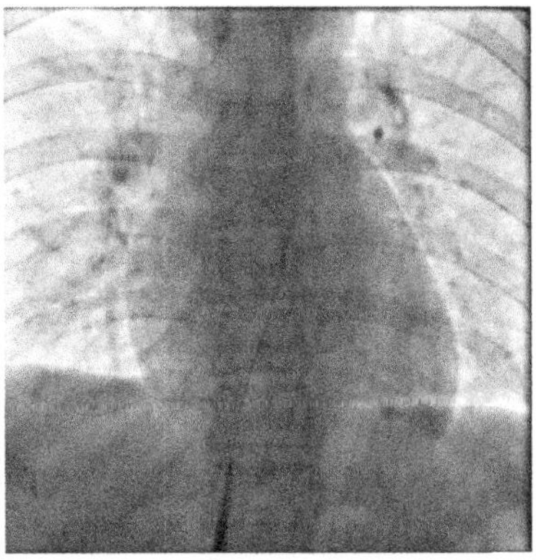

图 8-2-2　导入环形导丝入左心房

8. 观察患者症状、心率、心律、血压及透视下心脏搏动均无异常后，静脉推注肝素 0.5～1.0 mg/kg。

9. 球囊直径的选择：首次扩张直径的选择应根据患者的二尖瓣条件确定。对于理想适应证患者，首次扩张直径(mm)＝[身高(cm)/10]＋10。属于相对适应证患者，则应按上述公式减 2 mm 或更小直径开始扩张。

10. 将备好的 Inoue 球囊导管沿环形导丝送入左心房，撤出延伸器及环形导丝。在右前斜位透视监测下送入二尖瓣探条，逆时针方向旋转二尖瓣探条并同时前后推送球囊导管（前端球囊应酌情部分充盈），使其通过二尖瓣口达左心室心尖部。确定球囊于左心室处于游离状态后，将前端球囊进一步充盈并回撤球囊导管使其卡在二尖瓣口的左心室面，此时快速充盈后端球囊，然后迅速回抽使其退至左心房（图 8-2-3）。

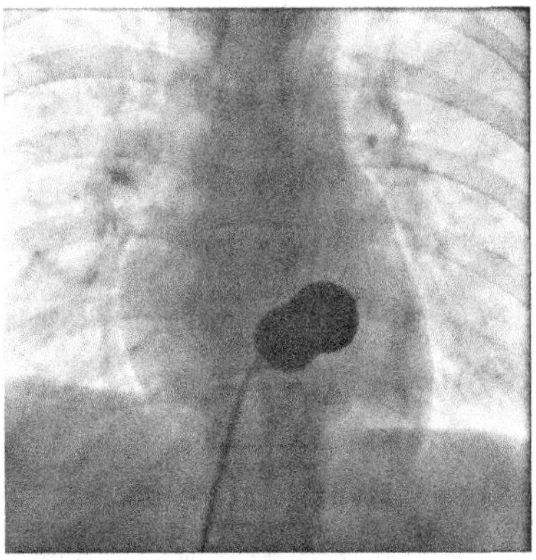

图 8-2-3　二尖瓣球囊扩张，蜂腰消失时球囊撤回左心房

11. 核对心尖部杂音，重复测定左心房压力及跨二尖瓣压差。

12. 效果满意后将球囊导管退至右心房，再用二尖瓣探条将球囊导管送至肺动脉，测定肺动脉压力。

13. 操作完毕后，撤出导管，局部压迫止血。

【疗效评价】

一般根据左心房压力、二尖瓣平均跨瓣压差及二尖瓣口面积的变化来判定，也要参考患者术前瓣膜条件、瓣口面积、左心房压力及二尖瓣跨瓣压差等。理想适应证患者术后二维超声心动图测得的二尖瓣口面积≥2.0 cm^2，心导管测量的左心房平均压＜11 mmHg，二尖瓣平均跨瓣压差≤6 mmHg，心功能提高1级以上的患者疗效为优。对于瓣膜条件差的相对适应证患者，术后二维超声心动图测得的二尖瓣口面积≥1.5 cm^2。左心房平均压及二尖瓣平均跨瓣压差术前测量值较正常增高的部分下降50%以上，心功能提高1级以上的患者疗效可判定为成功。另外，有些学者提出将术后二尖瓣口面积较术前增加25%或50%以上为PBMV成功的另一指标。

【术后处理】

1. 穿刺侧肢体制动8小时，卧床20小时，局部沙袋压迫6～8小时。
2. 严密观察心率、心律、心音、心脏杂音、呼吸及血压情况。
3. 密切注意穿刺部位有无血肿、渗血和下肢水肿，注意足背动脉搏动情况。
4. 经静脉给予抗生素1～3天以预防感染。
5. 口服肠溶阿司匹林150～300 mg，1次/天(2个月)。
6. 心房颤动患者，术后继续应用洋地黄或β受体阻断药控制心室率；若不复律者，应长期服用肠溶阿司匹林或华法林抗凝。
7. 术后24～48小时、6个月及12个月以上复查超声心动图、心电图、X线心脏正位及左侧位(服钡)片。

【并发症及处理】

1. 心脏穿孔、心脏压塞：穿刺房间隔后，注意心脏搏动，及时排除心脏压塞后再行肝素化。若术中发现大量心包积液，应立即行心包穿刺，将心包腔内的血液抽出后可经静脉通道注入体内，既能降低心包腔内的压力又可避免失血性休克。若发现扩张管已穿破心包腔，切忌退管，应尽快施行外科手术。

2. 二尖瓣关闭不全：对瓣膜条件较差者首次扩张球囊直径不宜过大，且重复扩张时应每次球囊直径增加0.51 nm为妥，以防止二尖瓣关闭不全发生。若PBMV术后发生轻至中度二尖瓣关闭不全，可酌情保守治疗随诊观察；重度二尖瓣关闭不全者应择期施行外科瓣膜置换术。

3. 冠状动脉栓塞、脑栓塞：术中应注意心导管腔内保持含肝素的生理盐水，球囊导管内要排气完全，防止血栓栓塞及空气栓塞的发生。心房颤动患者术前应行严格抗凝治疗。

4. 急性肺水肿：对合并重度肺循环高压患者，术前给予利尿药，术中应尽量简化操作程序，力争首次扩张成功。

5. 心律失常：包括房性期前收缩、室性期前收缩、心房颤动及房室传导阻滞等。术中操作要轻柔，房间隔穿刺点准确；酌情应用药物处理或安装起搏器。

6. 医源性房水平分流：撤出球囊导管前应尽量抽瘪球囊。一般因穿刺造成的房间隔损伤多于半年内愈合，一旦发生较大量的医源性房水平分流可采用介入方法进行封堵。

7. 股动静脉瘘：穿刺点要准确，防止入径困难及股动静脉瘘的发生。术中一旦疑有股动静脉瘘，切忌再插入更大直径的导管或扩张管。瘘口直径在3 m以下者可采用局部压迫法或随访观察；瘘口直径在3 mm以上者可施行外科手术或带膜支架置入术。

8. 死亡：发生心脏压塞或心脏穿孔等后判断应准确、及时，并采取适宜的处理措施。

【注意事项】

1. 对妊娠患者，术中应尽量简化操作程序，以降低 X 射线辐射剂量。

2. 窦性心律患者术后一般不用洋地黄类药物。

3. 有风湿活动患者，一般在风湿活动控制后 3 个月以上才施行 PBMV。

4. 有感染性心内膜炎者，若无赘生物，在治愈 3 个月后才施行 PBMV。

5. 应于术后 6 个月及 12 个月以上定期复查超声心动图、心电图及 X 线胸片。若发生术后再狭窄可酌情择期施行再次扩张术或二尖瓣置换术。

（曹　政）

第三节　室间隔缺损

【概述】

室间隔缺损(ventricular septal defect，VSD)是小儿最常见的先天性心脏病，占儿童先心病的 25%～50%，是室间隔发育过程中，室间隔组织的发育缺陷所致。可单独存在，也可和其他先天性心脏病合并存在。缺损可发生在室间隔的任何部位，多为膜周部室间隔缺损。膜周部室间隔缺损由位于室上嵴后下方的膜部向与之相邻的流入道、流出道或小梁肌部三个区域延伸而成。肌部室间隔缺损根据部位不同可分为窦部、漏斗部、小梁部肌肉缺损。缺损位于室上嵴之上的为干下型或嵴上型，易引起主动脉瓣关闭不全。

【病因与病理】

室间隔缺损病因不明确。多是遗传因素和环境因素相互作用的结果。遗传因素为多基因突变和染色体异常。第 21 号染色体长臂某些区带的过度复制和 22q11 区部分片段缺失可致室间隔缺损。此外，第 7、12、13、15 和 18 号染色体上也有形成室间隔缺损的相关基因。环境因素中，孕妇缺乏叶酸，孕早期(孕 2～8 周)宫内感染，接触放射线，服用药物(抗癌药、抗癫痫药等)，代谢性疾病(糖尿病、高钙血症、苯丙酮尿症等)，宫内缺氧等均可能与发病相关。

由于左心室压力高于右心室，室间隔缺损所引起的分流系自左向右，肺动脉不仅要接受来自上下腔静脉回流到右心室的血液，还要接受自左心室分流的血液，肺循环血流量增加，经肺循环回流到左心房、左心室的血量增多。分流量多少取决于缺损面积、心室间压差及肺小动脉阻力。根据血流动力学可分为三种类型。

(1) 小型室缺：缺损小，心室水平左向右分流量少，血流动力学变化不大，可无症状。

(2) 中型室缺：缺损较大，分流量较多，肺循环血流量大，但因肺血管床有很丰富的后备容受量，肺动脉收缩压和肺血管阻力可在较长时期不增高。

(3) 大型室间隔缺损：缺损巨大，缺损口本身对左向右分流量不构成阻力，血液在两心室自由交通，即非限制性室缺。大量左向右分流量使肺循环血流量增加，当超过肺血管床的容量限度时，出现容量性肺动脉高压，肺小动脉痉挛，肺小动脉中层和内膜层渐增厚，管腔变小、梗阻。随着肺血管病变进行性发展则渐变为不可逆的阻力性肺动脉高压。当右心室收缩压超过左心室收缩压时，左向右分流逆转为双向分流或右向左分流，出现发绀，即艾森曼格(Eisenmenger)综合征。

【临床表现】

临床表现取决于缺损大小,小型缺损可无症状,一般活动不受限制,生长发育不受影响。仅体检听到胸骨左缘第三、四肋间响亮的全收缩期杂音,常伴震颤,肺动脉瓣第二音正常或稍增强。缺损较大时左向右分流量多,出现体循环血流量减少的表现,如患儿生长迟缓、体重不增、消瘦、活动后乏力、气短、多汗等;以及肺循环血流量增多的表现,如咳嗽、气喘、喂养困难,易患反复呼吸道感染,易导致充血性心力衰竭等。有时因扩张的肺动脉压迫喉返神经,引起声音嘶哑。体检心界扩大,搏动活跃,胸骨左缘第三、四肋间可闻及Ⅲ~Ⅳ级粗糙的全收缩期杂音,向四周广泛传导,可扪及收缩期震颤。分流量大时在心尖区可闻及二尖瓣相对狭窄的较柔和舒张中期杂音。漏斗隔肌肉缺损发生主动脉脱垂致主动脉瓣关闭不全时,于第二主动脉瓣区听到高音调舒张期杂音。大型缺损婴儿期常有气促、吃奶困难、心力衰竭、肺水肿并发肺炎性心力衰竭。儿童或青少年期伴有明显肺动脉高压时,可出现青紫愈来愈重、杂音愈来愈轻、肺动脉瓣区第二心音愈来愈亢进的现象。

【影像学表现】

1. X线摄影:小型室缺心肺X线检查无明显改变,或肺动脉段延长或轻微突出,肺野轻度充血。中型缺损心影轻度到中度增大,左、右心室增大,以左心室增大为主,主动脉弓影较小,肺动脉段扩张,肺野充血。大型缺损心影中度以上增大,呈二尖瓣型,左、右心室增大,多以右心室增大为主,肺动脉段明显突出,肺野明显充血。若为肺动脉主支增粗,而肺外周血管影很少,宛如枯萎的秃枝,考虑艾森曼格综合征。

2. 超声心动图:主动脉内径正常或缩小,肺动脉内径增宽,左心房、左心室内径增宽,右心室壁肥厚,室间隔可见回声连续中断。彩色多普勒超声可显示收缩期五彩镶嵌的左向右分流束。频谱多普勒超声可测量分流速度,计算跨隔压差和右心室收缩压,估测肺动脉压。还可通过测定肺动脉瓣口和二尖瓣口血流量计算肺循环血流量(Qp);测定主动脉瓣口和三尖瓣口血流量计算体循环血流量(Qs)。

3. 心导管检查:评价肺动脉高压程度、计算肺血管阻力及体肺分流量,判定是否有梗阻型肺动脉高压或其他畸形。右心室血氧含量高于右心房1%,提示存在心室水平左向右分流。造影可示心腔形态、大小及心室水平分流束的起源、部位、时相、数目与大小,排除其他并发畸形等。

【介入治疗适应证】

1. 膜周部室间隔缺损:①年龄通常在3岁以上;②体重在5 kg以上;③ 有血流动力学异常的单纯性室间隔缺损;④室间隔缺损上缘距主动脉右冠瓣2 mm以上,无主动脉右冠瓣脱入室间隔缺损中及主动脉瓣反流;⑤超声显示病变在大血管短轴五腔心切面9~12点钟位置。

2. 肌部室间隔缺损3 mm以上。

3. 外科手术后残余分流。

4. 心肌梗死或外伤后室间隔缺损。

5. 相对适应证:直径小于3 mm的室间隔缺损;嵴内型室间隔缺损,距离肺动脉瓣在2 mm以上,直径小于5 mm者;感染性心内膜炎治愈后3个月,心腔内无赘生物;室间隔缺损上缘距主动脉右冠瓣在2 mm以下,无主动脉右冠瓣脱垂,不合并主动脉瓣中度以上反流;

室间隔缺损合并一度房室传导阻滞或二度Ⅰ型房室传导阻滞；室间隔缺损合并其他畸形，而该畸形有介入治疗的适应证；伴有膜部瘤多破口型室间隔缺损，缺损上缘距主动脉右冠瓣 2 mm 以上，出口相对集中，封堵器左心室面可以完全覆盖全部入口。

【介入治疗禁忌证】

1. 拒绝进行冠状动脉造影检查，拒绝签署知情同意书者。

2. 未控制的严重室性心律失常、充血性心力衰竭或急性左心衰竭、高血压、急性脑卒中、严重肾功能不全和（或）无尿、严重碘造影剂过敏、急性心肌炎、严重出血倾向等。

3. 病变血管仅支配较小区域的存活心肌而没有心肌缺血的客观证据、已经溶栓治疗且发病已经超过 12 小时、静脉桥完全闭塞、多支静脉旁路移植血管闭塞、左心室功能受损等情况属于相对禁忌证。

【介入治疗机制】

这是通过穿刺外周血管（通常是股动脉或股静脉），将适当的封堵器由外周血管送入室间隔缺损部位，并将封堵器固定并释放在病变部位，以达到治愈室间隔缺损的过程。

【介入术前准备】

1. 患者准备：X 线心脏摄影、心脏超声检查，血常规、尿常规、肝肾功能、凝血功能、电解质检查，备皮、碘过敏试验；向患者及家属说明操作过程，解除思想顾虑，争取患者及家属的信任和合作，签署手术知情同意书；择期介入手术，术前一天口服阿司匹林，用量为 3～5 mg/(kg · d)（最大剂量 100 mg）。

2. 器械准备：股动静脉穿刺包、猪尾巴导管、MP 导管、0.032 英寸×260 cm 泥鳅导丝、0.032 英寸×150 cm 指引导丝、圈套器、连接及测压装置、室间隔缺损封堵器及输送系统等。

【介入治疗技术】

1. 常规穿刺股动、静脉行左右心导管检查（图 8-3-1）。

2. 建立动静脉轨道：通常选用右冠导管或剪切的猪尾导管经主动脉逆行至左心室，在 0.032 英寸×260 cm 泥鳅导丝帮助下将导管头端经室间隔缺损入右心室，并将导丝送至肺动脉或上腔静脉，再由静脉端经端孔导管送入圈套器套住肺动脉或上腔静脉的导丝头端从股静脉拉出体外，建立股静脉—右心房—右心室—室间隔缺损—左心室—主动脉—股动脉轨道，并将过隔的左心导管送至下腔静脉。

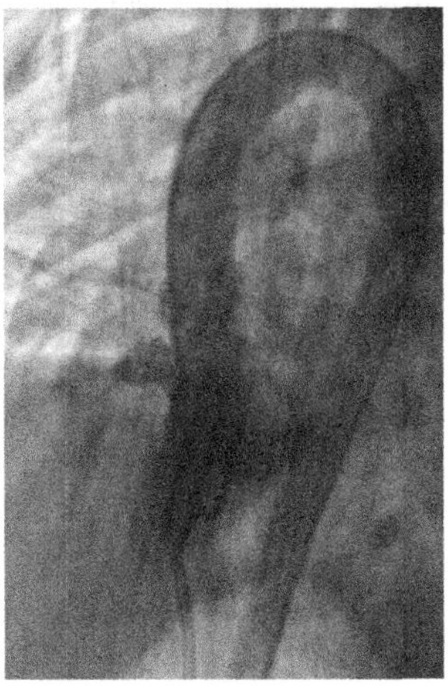

图 8-3-1　左心室造影显示室间隔上部缺损

3. 从静脉端插入合适的输送长鞘至下腔与过隔的左心导管相接（对吻），牵拉导丝两端并沿导丝在左心导管的充分保护下输送长鞘至主动脉弓部，缓缓回撤输送长鞘及内芯至主动脉瓣上，从动脉端推送导丝及左心导管至左心室心尖部，此时缓慢回撤长鞘至主动脉瓣下并沿导丝顺势指向心尖，从静脉端撤出导丝及内芯。

4. 选择封堵器：所选封堵器的直径一般比造影测量的室间隔缺损直径大 1～3 mm，缺损上缘距主动脉瓣 2 mm 以上者选用对称型室间隔缺损封堵器；不足 2 mm 者选用偏心型封堵器；膜部瘤多破口型室间隔缺损且距离主动脉瓣 4 mm 以上者选用小腰大边型室间隔缺损封堵器。

5. 放置封堵器：将选用的封堵器与输送钢缆连接好并充分冲洗排气后沿输送长鞘送入左心室，透视下回撤输送长鞘使左盘释放后回撤整个系统，待左盘与室间隔相贴后固定钢缆、撤长鞘，使封堵器腰部嵌入室间隔缺损并释放右盘；超声监测下观察封堵器位置、有无分流及瓣膜反流，并再次在左心室及主动脉瓣上造影检查有无残余分流，有无主动脉瓣反流(图 8-3-2)。

6. 在超声及 DSA 检查效果满意后释放封堵器(图 8-3-3)。

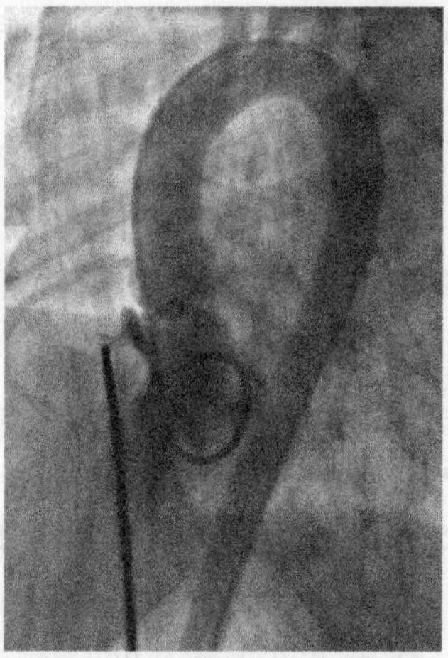

图 8-3-2　封堵器释放前定位复查

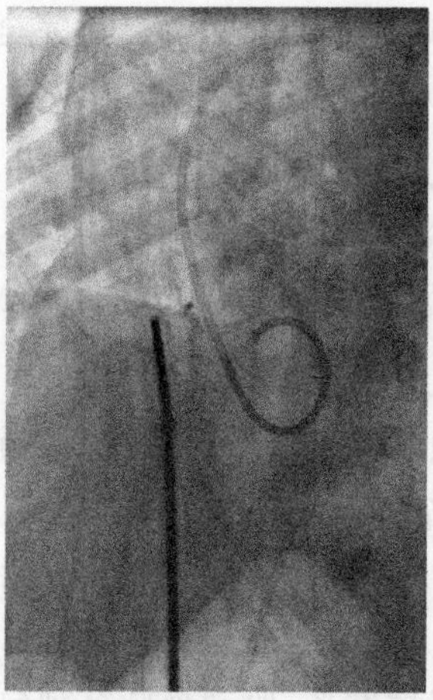

图 8-3-3　封堵器释放后的状态

7. 撤出长鞘及导管，压迫止血。

8. 肌部室间隔缺损封堵方法：由于肌部室间隔缺损可位于室间隔中部或心尖部，技术上与膜周部室间隔缺损封堵术不尽相同。缺损在室间隔中部，从股静脉建立轨道；缺损在心尖部从股静脉建立轨道弯曲度大，输送长鞘难以送达左心室，故一般从颈内静脉建立动静脉轨道；选用肌部室间隔缺损封堵器直径比造影测得的室间隔缺损直径大 1～3 mm，经所建轨道按常规放置。

【术后处理】

1. 术后置病房，心电监测，24 小时内复查超声心动图、术后 5～7 天情况良好后，出院随访。

2. 术后 24 小时内肝素化，预防性应用抗生素 3 天。

3. 术后口服肠溶阿司匹林 3～5 mg/(kg・d)，成人 3 mg/(kg・d)，共 6 个月。

4. 术后 1 个月、3 个月、6 个月及 12 个月随访，复查超声心动图、心电图，必要时行 X 线胸片。

【并发症与处理】

1. 心导管检查相关并发症：术后注意压迫止血及患肢制动，避免穿刺部位出血、血肿，术中注意肝素化，操作时间超过 2 小时注意追加肝素，操作过程中导管及鞘管均应冲水，避免外周血管血栓和气栓等，术后密切观察足背动脉搏动情况，出现血栓及时溶栓。

2. 心律失常：室性早搏、室性心动过速、束支传导阻滞及房室传导阻滞。出现室性早搏及其他心动过速时注意观察，一般很快恢复，不能恢复者可行药物终止；出现完全性左束支传导阻滞或三度房室传导阻滞者，术中出现不能恢复者应放弃封堵，术后出现的及时静脉输注肾上腺糖皮质激素及白蛋白，不能恢复者应及时外科取出封堵器。

3. 封堵器移位或脱落：术中出现封堵器移位及时调整或更换封堵器；出现封堵器脱落应立即介入取出，不能取出者及时外科手术。

4. 腱索断裂：如影响心功能应及时外科手术修补。

5. 三尖瓣关闭不全：若出现中重度三尖瓣关闭不全应放弃介入治疗，外科手术。

6. 主动脉瓣反流及残余分流：如术后主动脉反流较术前未增多，封堵器未影响主动脉瓣可释放封堵器，否则放弃介入手术；术后残余分流若分流量小，流速小于 2 m/s，可动态观察。

7. 溶血：出现溶血应及时给予静脉输注肾上腺糖皮质激素、白蛋白及碱化血液处理，不能缓解者外科手术。

8. 急性心肌梗死：用肝素盐水冲洗导管导丝，避免注入空气，术中严格肝素化，避免粗暴操作可预防。

9. 心脏及血管穿孔：如出血量大，出现心包填塞应及时心包穿刺引流，必要时紧急外科手术。

10. 神经系统并发症：头痛、中风等，应及时溶栓、高压氧治疗，术中用肝素盐水冲洗导管导丝、避免注入空气、术中严格肝素化可预防。

（李　涛　张　勇）

第四节　房间隔缺损

【概述】

房间隔缺损(atrial septal defect，ASD)是小儿时期常见的先天性心脏病，占先天性心脏病的 5%～10%，是房间隔在胚胎发育过程中发育缺陷所致。缺损可向上腔静脉、下腔静脉和冠状静脉窦口延伸。根据胚胎发生的部位，可将缺损分为四个类型。缺损位于心内膜垫与房间隔交接处为原发孔型(或Ⅰ孔型)房间隔缺损，常合并二尖瓣前瓣裂或三尖瓣隔瓣裂。位于房间隔中央卵圆窝者为继发孔型(或Ⅱ孔型)房间隔缺损。位于上腔静脉或下腔静脉入口处者为静脉窦型房间隔缺损。位于冠状静脉窦上端与左心房间者为冠状静脉窦型房间隔缺损。其中继发孔型房间隔缺损最为常见，占 75%。女性较多见。由于小儿时期症状多较轻，不少患者到成人时才被发现。

【病因与病理】

房间隔缺损病因不明确，多是遗传因素和环境因素相互作用的结果。遗传因素为多基因突变和染色体异常。常染色体显性遗传的 Holt-Oram 综合征可合并房间隔缺损，其相应的基因 TBX5 位于 12 号染色体的 12q21-q22 区。合并房室传导延迟的一种家族性房间隔缺损与转录因子 NKX2.5 有关。环境因素中，母孕早期(孕 2～8 周)宫内感染、接触放射线、服用药物、代谢性疾病、宫内缺氧等均可能与此病有关。

病理生理：出生后随着肺循环血流量增加，左心房压高于右心房，出现左向右分流，分流量大小与缺损大小、两侧心房压力差及心室的顺应性有关。由于右心房不仅要接受上下腔静脉回流的血液，而且要同时接受由左心房分流的血液，导致右心室舒张期负荷加重，故右心房、右心室增大，肺循环血量增多，而左心室、主动脉和体循环的血流量减少。如果缺损较大，产生大量左向右分流，肺动脉压力增高，日久可导致肺小动脉肌层及内膜增厚，管腔狭窄，出现双向分流，甚至右向左分流，出现持续性青紫。

【临床表现】

房间隔缺损在出生时和新生儿早期由于右心房压力超过左心房，因房水平的右向左分流可出现暂时性青紫。房间隔缺损的症状随缺损大小而有区别。缺损小的可全无症状，仅在体检时发现胸骨左缘第二、三肋间有收缩期杂音。缺损较大时分流量也大，导致体循环血流量减少而影响生长发育，表现为消瘦、活动后气促、易疲乏。极少数患者可因肺循环血流量增多而出现反复呼吸道感染，严重者可发生心力衰竭。分流量大的患儿出现心前区隆起，心尖搏动弥散，心浊音界扩大，触诊心前区有抬举冲动感，多无震颤。听诊大多数病例于胸骨左缘第二、三肋间可听到Ⅱ～Ⅲ级收缩期喷射性杂音，多较柔和，可能是右心室排血量增多，导致右心室流出道相对狭窄所致。肺动脉瓣区第二心音增强并固定分裂(分裂不受呼吸影响)。固定分裂是由于右心室容量固定增加，收缩期时间延迟，肺动脉瓣关闭明显晚于主动脉瓣所致。当肺循环血流量超过体循环达 1 倍以上时，则在胸骨左缘下方听到舒张早中期杂音，可能是三尖瓣相对狭窄所致。合并重度肺动脉高压者，肺动脉瓣区第二心音亢进并成单一音。

【影像学表现】

1. X 线表现：心脏大小可正常，或轻至中度增大，以右心房及右心室为主。肺动脉段突出，肺门血管影增粗，透视下可见肺动脉总干及分支随心脏搏动呈一明一暗的"肺门舞蹈"征，肺野充血，主动脉影缩小。

2. 超声心动图：超声心动图可以显示右心房、右心室增大及室间隔与左心室后壁的同向运动。心尖四腔切面、心尖五腔切面与剑突下切面结合，可显示房间隔缺损的位置及大小。婴幼儿多普勒彩色血流显像可以估测分流量的大小、右心室收缩压及肺动脉压力。动态三维超声心动图可以从左心房侧或右心房侧直接观察到缺损的整体形态，观察缺损与毗邻结构的立体关系及其随心动周期的动态变化，有助于给手术者提供直观信息。

3. 心导管检查：当合并肺动脉高压、肺动脉瓣狭窄或肺静脉异位引流时可行右心导管检查。右心导管检查时导管易通过缺损由右心房进入左心房，右心房血氧含量高于上、下腔静脉血氧含量，若上腔静脉血氧饱和度超过 85%，需考虑肺静脉异位引流，应用导管探查异位引流的肺静脉。右心室和肺动脉压力往往正常或轻度增高，肺动脉阻力可正常。右上肺静脉造影可显示房间隔缺损的位置和大小。

【介入治疗适应证】

1. 继发孔型房缺。
2. 年龄：通常在 3 岁以上。
3. 直径小于 36 mm。
4. 房间隔缺损边缘距肺静脉、腔静脉、冠状静脉窦口的距离在 5 mm 以上，至房室瓣在 7 mm 以上。
5. 房间隔直径选用封堵伞左心房侧的直径。

6. 分流量较小的房间隔缺损(5 mm 以下)不主张手术，但其是否会增加成年期脑卒中的危险，尚需进一步观察。

【介入治疗禁忌证】

1. 原发孔型房间隔缺损及静脉窦型房间隔缺损。

2. 心内膜炎及出血性疾病。

3. 封堵器安置处有血栓存在，导管插入途径有血栓形成。

4. 严重肺动脉高压导致右向左分流。

伴有与房间隔缺损无关的严重心肌疾病或瓣膜疾病。

【介入治疗机制】

介入治疗是通过穿刺外周血管(通常是股静脉)，将适当的封堵器由外周血管送入到房间隔缺损部位，并将封堵器固定并释放在病变部位，以达到治愈房间隔缺损的过程。

【介入术前准备】

1. 患者准备：X 线心脏摄影、心脏超声检查，血常规检查、尿常规检查、肝肾功能检查、凝血功能检测、电解质检测；备皮，向患者及家属说明操作过程，解除思想顾虑，争取患者及家属的信任和合作，签署手术知情同意书；择期介入手术，术前一天口服阿司匹林，用量为 3～5 mg/(kg・d)(最大剂量 100 mg)。

2. 器械准备：股动静脉穿刺包、MP 导管、0.038 英寸×260 cm 加硬导丝、0.032 英寸×150 cm 指引导丝、连接及测压装置、房间隔缺损封堵器及输送系统等。

【介入治疗技术】

1. 局麻或全麻下穿刺股静脉，置入鞘管并注入肝素 100 U/kg 行全身肝素化。

2. 用端孔导管在导丝的帮助下从股静脉送入左肺静脉(通常左上肺静脉)入口处，沿端孔导管将 0.035 英寸×260 cm 的加硬导引钢丝置入左上肺静脉内。

3. 沿钢丝送入测量球囊以测量房间隔缺损的直径(大多通常可直接通过超声心动图测量)，再更换输送鞘于左心房内。

4. 选用适宜的 Amplatzer 封堵器经输送鞘送至左心房内，在透视及经超声心动图监测下先打开左心房侧伞并回撤至房间隔缺损的左心房侧，然后固定输送钢缆回撤鞘管打开右房侧伞。

5. 经透视及超声下观察封堵器位置、形态达满意，且无残余分流时，可稍用力反复推拉输送钢缆，若封堵器位置、形态固定不变，可操纵钢缆旋转柄释放封堵器(图 8-4-1)。

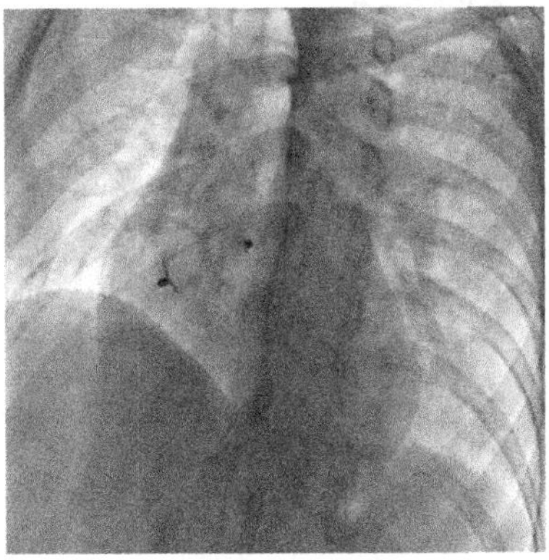

图 8-4-1　封堵器释放术后

6. 撤出鞘管，压迫止血。

【术后处理】

1. 术后置病房，心电监测，24 小时内复查超声心动图、术后 5～7 天情况良好后，出院随访。

2. 术后 24 小时内肝素化，预防性应用抗生素 3 天。

3. 术后口服肠溶阿司匹林 3～5 mg/(kg・d)，成人 3 mg/(kg・d)，共 6 个月。

4. 术后 1 个月、3 个月、6 个月及 12 个月随访，复查超声心动图、心电图，必要时行 X 线胸片检查。

【并发症与处理】

1. 心导管检查相关并发症：术后注意压迫止血及患肢制动，避免穿刺部位出血、血肿，术中注意肝素化，操作时间超过 2 小时注意追加肝素，操作过程中导管及鞘管均应冲水，避免外周血管血栓和气栓等，术后密切观察足背动脉搏动情况，出现血栓及时溶栓。

2. 心律失常：室上性心动过速、房室传导阻滞。出现室上性心动过速及其他心动过速时注意观察，一般很快恢复，不能恢复者可行药物终止；出现二度或三度房室传导阻滞者，术中出现不能恢复者应放弃封堵，术后出现心律失常时及时静脉输注肾上腺糖皮质激素及白蛋白，不能恢复者应及时外科取出封堵器。

3. 封堵器移位或脱落：术中出现封堵器移位及时调整或更换封堵器；出现封堵器脱落应立即介入取出，不能取出者及时外科手术。

4. 心脏及血管穿孔：如出血量大，出现心包填塞应及时心包穿刺引流，必要时紧急外科手术。

5. 急性心肌梗死：用肝素盐水冲洗导管导丝、避免注入空气、术中严格肝素化可预防。

6. 神经系统并发症：头痛、中风等，应及时溶栓、高压氧治疗，术中用肝素盐水冲洗导管导丝、避免注入空气、术中严格肝素化可预防。

（李　涛　张　勇）

第五节　动脉导管未闭

【概述】

动脉导管未闭(patent ductus arteriosus，PDA)为小儿先天性心脏病常见类型之一，占先天性心脏病发病总数的 15%～20%，女性较多见。胎儿期动脉导管是血液循环的重要通道，出生后呼吸建立，流经动脉导管的动脉血氧升高，同时经肺循环清除的 PGE_2 增加，PGE_2 水平下降，动脉导管收缩，80%在生后 3 个月、95%在生后一年解剖学上完全关闭。若生后 3 个月仍持续开放，并产生病理、生理改变，即称动脉导管未闭。未闭动脉导管的大小、长短和形态不一，可分为五种类型。①管型：导管长度多在 0.7～1 cm，直径粗细不等。②漏斗型：长度与管型相似，但其近主动脉端粗大，向肺动脉端逐渐变窄。③窗型：肺动脉与主动脉紧贴，两者之间为一孔道，直径往往较大。④动脉瘤型：导管两端细，中间呈瘤样扩张。⑤哑铃型：导管两端粗，中间细。

【病因与病理】

动脉导管未闭病因尚不明确。遗传因素和环境因素是其主要病因。

遗传因素：①多基因突变，如 *MYH*11、*TFAP2B* 突变。②单基因突变，如 Holt-Oram 综合征(*TBX*5 突变)、Noonan 综合征(*PTPN*11 突变)、Char 综合征(*TFAP2B* 突变)。③染色体畸变，包括非整倍体和微小缺失。Turner 综合征(45，XO)、Kartagener 综合征、Klinefelter 综合征(47，XXY)可合并动脉导管未闭。

环境因素：①宫内感染：孕 2 个月内感染风疹病毒易导致动脉导管未闭和肺动脉瓣狭

窄。②早产：早产儿动脉导管发育不成熟，对血氧的反应度下降，加之 PGE_2 清除较少，导管平滑肌内糖原消耗少，使动脉导管持续开放。③其他因素：接触放射线、服用药物、代谢性疾病、宫内缺氧等均可能与此病有关。

动脉导管未闭引起的病理生理学改变主要是通过导管引起的分流。分流量的大小与导管的粗细及主、肺动脉的压差有关。由于主动脉在收缩期和舒张期的压力均超过肺动脉，因而通过未闭动脉导管的左向右分流的血液连续不断，使肺循环及左心房、左心室、升主动脉的血流量明显增加，左心负荷加重，其排血量达正常时的 2～4 倍，部分患者左心室搏出量的 70%可通过大型动脉导管进入肺动脉，导致左心房扩大，左心室肥厚扩大，甚至发生充血性心力衰竭。长期大量血流向肺循环的冲击，肺小动脉可出现反应性痉挛，形成动力性肺动脉高压；继之管壁增厚硬化导致梗阻性肺动脉高压，此时右心室收缩期负荷过重，右心室肥厚甚至衰竭。当肺动脉压力超过主动脉压时，左向右分流明显减少或停止，产生肺动脉血流逆向分流入主动脉，患儿呈现差异性发绀，下半身青紫，左上肢有轻度青紫，右上肢正常。

【临床表现】

1. 症状：动脉导管细小者临床上可无症状。导管粗大者可有体循环血量减少和肺循环血量增加的表现，如咳嗽、气急、喂养困难及生长发育落后等。

2. 体征：胸骨左缘上方有一连续性“机器”样杂音，占整个收缩期与舒张期，于收缩末期最响，杂音向左锁骨下、颈部和背部传导，当肺血管阻力增高时，杂音的舒张期成分可能减弱或消失。分流量大者因相对性二尖瓣狭窄而在心尖部可闻及较短的舒张期杂音。肺动脉瓣区第二音增强，当合并肺动脉高压或心力衰竭时，多仅有收缩期杂音。由于舒张压降低，脉压增宽，并可出现周围血管体征，如水冲脉、指甲床毛细血管搏动等。

【影像学表现】

1. X 线检查：动脉导管细者心肺 X 线可无异常。分流量大者显示左心室、左心房增大。肺血增多，肺动脉段突出，肺门血管影增粗。升主动脉、主动脉弓往往增大，动脉导管后因大量血液分流入肺动脉而降主动脉骤然变细，呈现漏斗征。合并肺动脉高压时，右心室亦增大，当婴儿有心力衰竭时，可见肺淤血表现，透视下左心室和主动脉搏动增强。肺动脉高压时，肺门处肺动脉总干明显增粗，而远端肺小动脉变细，呈枯枝样。

2. 超声心动图：二维超声心动图可以直接探查到未闭合的动脉导管，常选用胸骨旁肺动脉长轴切面或胸骨上窝主动脉长轴切面。脉冲多普勒检查在动脉导管开口处可以探测到典型的收缩期与舒张期连续性湍流频谱。彩色多普勒检查肺动脉内可见红色血液从降主动脉流出，通过未闭导管沿肺动脉外侧壁向肺动脉瓣方向分流；重度肺动脉高压，当肺动脉压超过主动脉时，可见蓝色血流自肺动脉经未闭导管进入降主动脉。

3. 心导管检查：当肺血管阻力增加或疑有其他合并畸形时需行心导管检查，血气分析肺动脉血氧含量较右心室为高。心导管径路可以从肺动脉通过未闭动脉导管进入降主动脉。

4. 心血管造影：逆行主动脉造影对复杂病例的诊断及介入治疗有重要价值，在主动脉峡部注入造影剂可显示未闭的动脉导管，且肺动脉同时显影(图 8-5-1)。

【介入治疗适应证】

1. 具有临床症状、心脏超负荷表现或有连续性杂音，不合并需外科手术的心脏畸形的动脉导管未闭，体重≥4 kg。

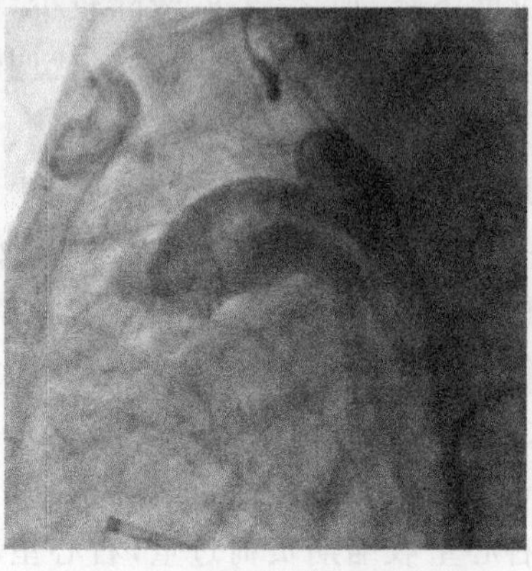

图 8-5-1 动脉导管未闭数字减影心血管造影表现

2. 相对适应证：没有典型连续性杂音及临床症状的“沉默型”动脉导管未闭；14 mm 以上的动脉导管未闭；感染性心内膜炎控制后 3 个月的动脉导管未闭；合并轻至中度二尖瓣关闭不全、轻至中度主动脉瓣狭窄和关闭不全的动脉导管未闭。

【介入治疗禁忌证】

1. 感染性心内膜炎，动脉导管未闭内有赘生物者。

2. 严重肺动脉高压出现右向左分流，肺总阻力在 14 Wood 以上。

3. 同时合并有需要外科手术矫治的心内畸形。

4. 依赖动脉导管未闭存在的心脏畸形。

5. 其他不宜进行手术及心导管操作的禁忌证病例。

【介入治疗机制】

介入治疗是通过穿刺外周血管(通常是股动、静脉)，将适当的封堵器由外周血管送入到未闭的动脉导管部位，并将封堵器固定并释放在病变部位，以达到治愈动脉导管未闭的过程。

【介入术前准备】

1. 患者准备：X 线心脏摄影、心脏超声检查、血常规检查、尿常规检查、肝肾功能检查、凝血功能检测、电解质检测；备皮、碘过敏试验；向患者及家属说明操作过程，解除思想顾虑，争取患者及家属的信任和合作，签署手术知情同意书；择期介入手术。

2. 器械准备：股动静脉穿刺包、猪尾巴导管、MP 导管、0.038 英寸×260 cm 加硬导丝、0.032 英寸×150 cm 指引导丝、0.035 英寸×150 cm 的直头导丝、连接及测压装置、动脉导管封堵器及输送系统等。

【Amplatzer 法介入治疗技术】

1. 常规心导管检查(方法同室间隔缺损介入治疗)。
2. 行降主动脉造影(常规选择左侧位)，了解动脉导管未闭的形状、部位及大小。
3. 将右心端孔导管送入肺动脉经动脉导管未闭至降主动脉。
4. 经导管送入 260 cm 加硬长交换导丝至降主动脉膈以下水平后撤出导管。
5. 沿长交换导丝送入相适应的输送鞘至降主动脉，撤出内芯及交换钢丝。
6. 选择比动脉导管未闭最窄处内径大 3～6 mm 的蘑菇伞封堵器连接于输送钢缆前端，反复冲洗排气后沿输送鞘管前送，至降主动脉释放封堵器前端，回撤整个系统于动脉导管未闭的主动脉侧，有阻力后回撤输送鞘，使封堵器腰部镶嵌在动脉导管内，10 分钟后重复主动脉弓降部造影，若封堵器位置良好(图 8-5-2)，无残余分流，可旋转输送钢缆释放封堵器。
7. 造影复查，了解封堵的情况(图 8-5-3)。
8. 拔管、压迫止血。

【弹簧圈法介入治疗技术】

1. 常规心导管检查(方法同前)。

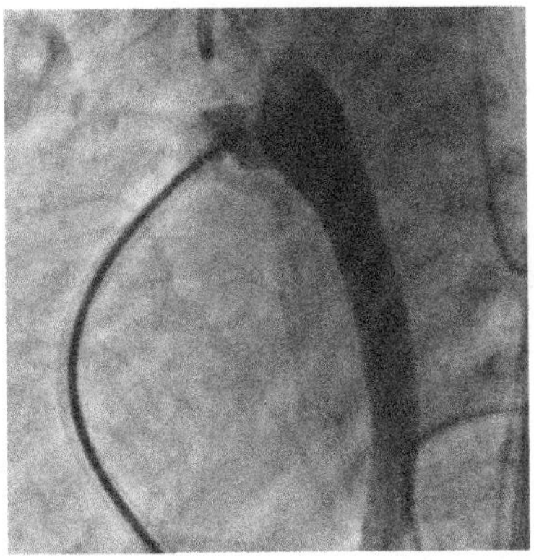

图 8-5-2 封堵器释放前定位

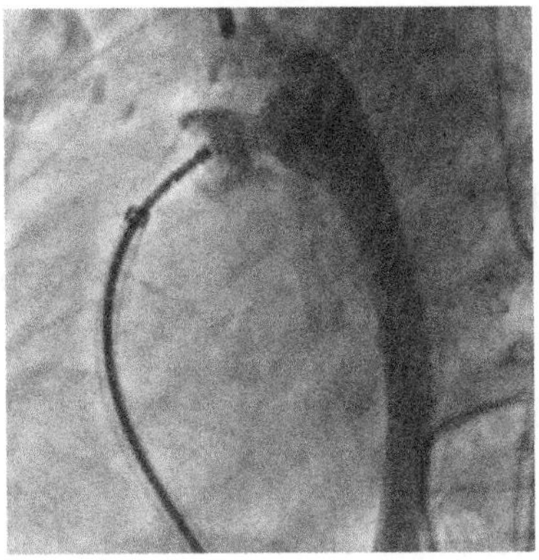

图 8-5-3 封堵器释放后造影复查

2. 行降主动脉造影(常规选择左侧位)了解动脉导管未闭的形状、部位及大小。

3. 从主动脉侧经动脉导管未闭处送入端孔导管至肺动脉侧(动脉导管未闭直径过小时端孔导管可置于其主动脉侧)。

4. 选用适当的弹簧栓子装置到传送导丝顶端,顶入端孔导管顶端并超出 1.5～2 圈(导管不能通过时用钢丝顶过动脉导管未闭后于肺动脉端释放 1.5～2 圈)后回撤系统使弹簧圈封堵动脉导管未闭的肺动脉一侧,端孔导管退至主动脉侧旋转输送装置使余弹簧圈在主动脉端成圈(一般 2～3 圈)。

5. 从静脉途径释放法基本与从动脉途径释放法相同。

6. 10 分钟后重复主动脉弓降部造影。

7. 拔管、压迫止血。

【并发症与处理】

1. 心导管检查相关并发症:术后注意压迫止血及患肢制动,避免穿刺部位出血、血肿,术中注意肝素化,操作时间超过 2 小时注意追加肝素,操作过程中导管及鞘管均应冲水,避免外周血管血栓和气栓等,术后密切观察足背动脉搏动情况,出现血栓及时溶栓。

2. 心律失常:早搏及其他心动过速注意观察,一般很快恢复,不能恢复者可行药物终止。

3. 封堵器移位或脱落:术中出现封堵器移位及时调整或更换封堵器;出现封堵器脱落应立即介入取出,不能取出者及时外科手术。

4. 腱索断裂:如影响心功能应及时外科手术修补。

5. 残余分流:术中出现残余分流可调整封堵器位置或更换封堵器,术后残余分流若分流量小,流速慢,可动态观察。

6. 溶血:出现溶血应及时给予静脉输注肾上腺糖皮质激素、白蛋白及碱化血液处理,不能缓解者外科手术。

7. 心脏及血管穿孔:如出血量大,出现心包填塞应及时心包穿刺引流,必要时进行紧急外科手术。

8. 神经系统并发症:头痛、中风等,应及时溶栓、高压氧治疗,术中用肝素盐水冲洗导管导丝、避免注入空气、术中严格肝素化可预防。

(李 涛 张 勇)

第六节　肺动脉瓣狭窄

【概述】

肺动脉瓣狭窄(pulmonary stenosis,PS)是一种常见的先天性心脏病(简称先心病),单纯性肺动脉瓣狭窄约占先心病的10%,约有20%的先心病合并肺动脉瓣狭窄。

【病因与病理】

肺动脉瓣狭窄与大多数先天性心脏病一样,没有明确的病因。遗传因素和环境因素是其主要病因。

因肺动脉瓣口狭窄,右心室射血受阻,导致右心室压力增高而肺动脉压力降低,其右心室收缩压提高的程度与狭窄的严重性成比例。长期右心室压力增高、右心室收缩期负荷增加可引起右心室肥厚,轻中度狭窄起初心排血量一般尚能维持,但如狭窄严重或长期狭窄未解除,右心室壁极度增厚使心肌供血不足,可导致右心衰竭,出现心脏排血量下降,右心室扩大,右心房周围静脉压升高,若合并卵圆孔未闭或房间隔缺损可导致右向左分流而出现发绀。

【临床表现】

1. 症状:轻度狭窄可完全无症状;中度狭窄在二三岁内无症状,但年长后劳力时即感易疲及气促;严重狭窄者中度体力劳动亦可呼吸困难和乏力,突有昏厥甚至猝死。亦有患者活动时感觉胸痛或上腹痛,可能由于心排出量不能相应提高,致使心肌供血不足或心律失常所致,提示预后不良,应着手准备手术。生长发育多正常,半数患儿面容硕圆,大多无青紫,狭窄严重者可有周围性青紫,面颊和指端可呈暗红色;狭窄严重者如心房水平存在右向左分流条件(卵圆孔、房间隔缺损)可产生中央型青紫,如伴有大型房间隔缺损可有严重青紫,并有杵状指趾及红细胞增多,但有蹲踞者很少见。

2. 体征:心前区可较饱满,有严重狭窄伴有心力衰竭时心脏扩大;左侧胸骨旁可摸到右心室的抬举搏动,在心前区搏动弥散,甚至可延伸到腋前线。胸骨左缘第二、三肋间可扪及收缩期震颤并可向胸骨上窝及胸骨左缘下部传导;听诊时胸骨左缘上部有不同程度的喷射性收缩期杂音,狭窄越重,杂音越响,向左上胸、心前区、颈部、腋下及背面传导。第一心音正常,轻度和中度狭窄者可听到收缩早期喀喇音,狭窄越重,喀喇音出现越早,甚至与第一音相重,使第一音呈金属样的声音。喀喇音系由于增厚但仍具弹性的瓣膜在开始收缩时突然绷紧所致。第二心音分裂,分裂程度与狭窄严重程度成比例。多数病例肺动脉瓣区第二音不同程度减弱。

【影像学表现】

1. X线检查:轻中度狭窄时心脏大小正常,重度狭窄时如心功能尚可,心脏仅轻度增大;如有心力衰竭,心脏则明显增大,主要为右心室和右心房扩大。狭窄后的肺动脉扩张为本病特征性的改变,有时扩张延伸到左肺动脉。

2. 超声心动图:二维超声心动图可显示肺动脉瓣的瓣叶发育、收缩时的开启情况及狭窄后的扩张。多普勒超声可检查心房水平有无分流,更重要的是通过测跨瓣血流速度估测跨瓣压力阶差,判断肺动脉瓣狭窄的严重程度。

3. 心导管检查：心导管检查的目的主要在于确诊或排除同时存在的其他心脏畸形，通过测得右心室与狭窄远端压力阶差来决定是否行球囊瓣膜扩张成形术或外科手术治疗。肺动脉瓣狭窄时右心室压力明显增高，而肺动脉压力明显降低，心导管从肺动脉向右心室退出时的连续曲线显示明显的无过渡区的压力阶差。

4. 心血管造影：右心室造影可见明显的"射流征"，同时可显示肺动脉瓣叶增厚和（或）发育不良及肺动脉总干的狭窄后扩张；在行球囊瓣膜扩张成形术时，可提供瓣环径、瓣口径，并起狭窄部定位等作用。

【介入治疗适应证】

典型肺动脉瓣狭窄，心输出量正常时经心导管检查跨肺动脉瓣压差≥50 mmHg。最佳年龄 2～4 岁，其余各年龄组均可进行。相对适应证如下。

1. 典型肺动脉瓣狭窄，心电图示右心室大，右心室造影示肺动脉扩张、射流征存在，经心导管检查跨肺动脉瓣压差为 30～50 mmHg 者。

2. 重症新生儿肺动脉瓣狭窄。

3. 重症肺动脉瓣狭窄伴心房水平右向左分流。

4. 轻、中度发育不良或二叶瓣畸形的肺动脉瓣狭窄减状治疗。

5. 典型肺动脉瓣狭窄合并动脉导管未闭或房间隔缺损等先心病，可同时进行介入治疗。

6. 复合或复杂畸形合并肺动脉瓣狭窄的减状治疗。

【介入治疗禁忌证】

1. 重度肺动脉瓣狭窄合并中重度右心室流出道肥厚性狭窄。

2. 肺动脉瓣发育不良或二瓣畸形所致的狭窄合并右心室流出道狭窄。

3. 单纯性肺动脉瓣下漏斗部狭窄，但瓣膜正常者。

4. 合并重度三尖瓣反流需外科手术者。

【介入治疗机制】

经皮肺动脉瓣球囊扩张成形术（PBPV）是经皮穿刺股静脉送入专用球囊导管至肺动脉瓣口治疗先天性肺动脉瓣狭窄的过程。

【介入术前准备】

1. 患者准备：X 线心脏摄影、心脏超声检查，血常规检查、尿常规检查、肝肾功能检查、凝血功能检测、电解质检测、血气分析；备皮、碘过敏试验；重症者术前改善心功能、口服 β 受体阻滞剂等；向患者及家属说明操作过程，解除思想顾虑，争取患者及家属的信任和合作，签署手术知情同意书；择期介入手术。

2. 器械准备：股动静脉穿刺包、猪尾巴导管或漂浮导管、MP 导管、0.038 英寸×260 cm 加硬导丝、0.032 英寸×150 cm 指引导丝、连接及测压装置、肺动脉瓣扩张球囊导管等。

【介入治疗技术】

1. 局麻或全麻下穿刺股静脉，置入鞘管。

2. 选用猪尾巴导管行右心室造影，正位、侧位投照。

3. 换用端孔导管送至右心室，进行肺动脉、右心室及从肺动脉到右心室的拉管测压。

4. 在右心室造影侧位片上测量肺动脉瓣环直径，一般按肺动脉瓣环直径与球囊导管直径 1.0∶(1.2～1.4)的比例选择适宜球囊导管。

5. 单球囊导管法：将右心导管送至左下肺动脉，并送入 0.035 英寸×260 cm 的加硬导引钢丝至左下肺动脉近膈处，沿该导丝送入球囊导管，置球囊中心与肺动脉瓣口(图 8-6-1)，充盈球囊至狭窄形成的切迹消失(图 8-6-2)，迅速回抽减压至球囊完全回缩后撤出。

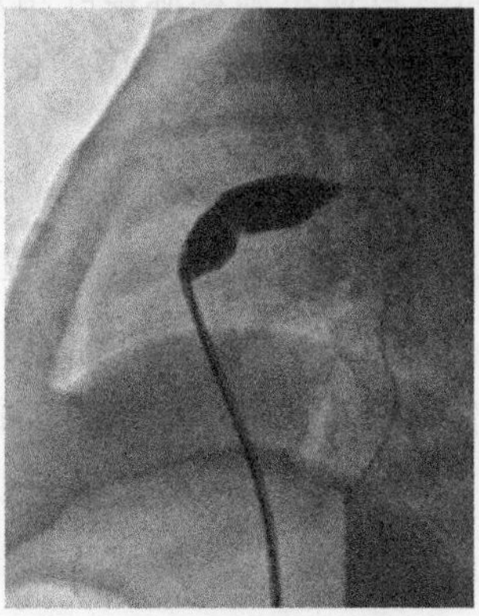

图 8-6-1　肺动脉狭窄球囊扩张时显示蜂腰

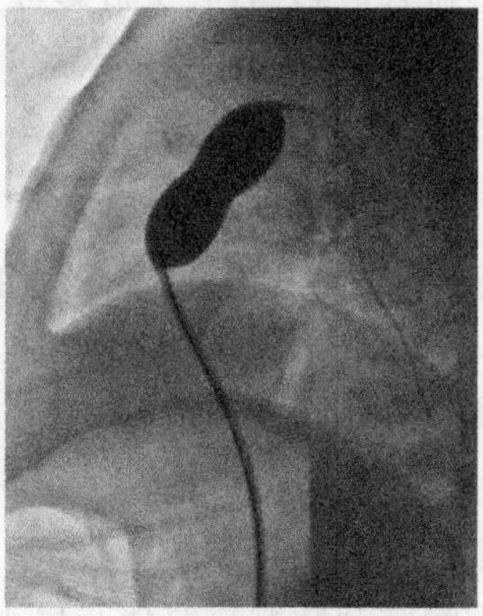

图 8-6-2　肺动脉狭窄球囊扩张接近完成的状态

6. Inoue 球囊导管法(一般肺动脉瓣环直径大于 20 mm，体重大于 25 kg)：送环形导丝至右心房，用扩张管扩张穿刺局部后沿该导丝将球囊导管送入右心房，撤出环形导丝，换入成形导丝引导球囊导管至主肺动脉，充盈前囊固定于肺动脉瓣口，随之充盈后囊至球囊腰部的切迹消失，迅速回抽球囊后撤出。

7. 再次换用端孔导管测量肺动脉、右心室及从肺动脉到右心室拉管测压，判断疗效并重复右心室造影。

8. 术后肺动脉到右心室(跨瓣)压力阶差，小于 20 mmHg 为优，20～50 mmHg 为良，大于 50 mmHg 为差。

【并发症与处理】

1. 一过性的心动过缓、血压下降：多由于肺动脉前向血流阻断所致，应尽量缩短球囊扩张的时间。

2. 心脏穿孔或心包压塞：术中如发生血压下降、心动过缓或导管头端途径异常时，应怀疑心脏穿孔的可能，须立即行心脏超声检查，以便早期诊断和及时处理。

3. 三尖瓣重度反流：可能由于球囊导管穿过三尖瓣腱索或球囊扩张时损伤三尖瓣所致，需外科手术治疗。

4. 右心室流出道反应性痉挛：部分患者在球囊扩张术后瓣口梗阻虽已解除，但由于发生反应性漏斗部痉挛，使右心室压力不能满意下降，可给予 β 受体阻滞剂治疗 1～6 个月。

5. 心律失常：可引起一过性房室阻滞或快速心律失常。

6. 肺动脉瓣反流：较为常见，但多为轻至中度，一般不需要处理。

(李　涛　张　勇)

第七节　心律失常

【概述】

心脏由普通心肌细胞和特殊心肌细胞组成。前者构成心房壁和心室壁的主要部分，主要功能是收缩、舒张；后者具有自律性和传导性，其主要功能是产生和传导冲动，控制心脏的节律性活动。心脏传导系统由特殊心肌细胞构成，包括窦房结、结间束、房室结区、房室束，左、右束支和浦肯野纤维网。心脏正常激动起源于窦房结，沿结间束传至房室结区，再经房室束或称 His 束传至左、右束支，最后传至浦肯野纤维网，引起心肌收缩、舒张。如果窦房结激动异常或激动产生于窦房结以外，激动的传导缓慢、阻滞或经异常通道传导，就会出现心律失常。因此，心律失常是由于心脏活动的起源和（或）传导障碍导致心脏搏动的频率和（或）节律异常，是心血管疾病中重要的一组疾病，它可单独发病亦可与心血管病伴发。由于其发病可突然发作而致猝死，亦可持续累及心脏而导致心脏衰竭，故掌握其发生机理、临床表现、发展规律、相关危害及其防治措施极为重要。

【病因与病理】

心律失常可见于各种器质性心脏病，其中以冠心病，心肌病，心肌炎和风湿性心脏病为多见，尤其在发生心力衰竭或急性心肌梗死时，发生在基本健康者或自主神经功能失调患者中的心律失常也不少见，其他病因尚有电解质或内分泌失调，麻醉，低温，胸腔或心脏手术，药物作用和中枢神经系统疾病等，部分病因不明。

心律失常的发生机制包括冲动形成的异常和（或）冲动传导的异常。

冲动形成异常：窦房结、结间束、冠状窦口附近、房室结的远端和希氏束-浦肯野系统等处的心肌细胞均具有自律性。自主神经系统兴奋性改变或其内在病变，均可导致不适当的冲动发放。此外，原来无自律性的心肌细胞，如心房、心室肌细胞，亦可在病理状态下出现异常自律性，形成各种心律失常。

冲动传导异常：折返是快速心律失常的最常见发生机制。产生折返的基本条件是传导异常，它包括：①心脏两个或多个部位的传导性与不应期各不相同，相互连接形成一个闭合环；②其中一条通道发生单向传导阻滞；③另一条通道传导缓慢，使原先发生阻滞的通道有足够时间恢复兴奋性；④原先阻滞的通道再次激动，从而完成一次折返激动。冲动在环内反复循环，产生持续而快速的心律失常。

【临床表现】

心律失常的临床表现主要取决于心律失常的性质、类型、心功能及对血流动力学影响的程度，如轻度的窦性心动过缓、窦性心律不齐、偶发的房性期前收缩、一度房室传导阻滞等对血流动力学影响甚小，故无明显的临床表现或偶觉心跳不整齐。较严重的心律失常，如病态窦房结综合征、快速心房颤动、阵发性室上性心动过速、持续性室性心动过速等，导致血流动力学紊乱，可引起心悸、胸闷、头晕、低血压、出汗，严重者可出现晕厥、阿-斯综合征，甚至猝死。心律失常的类型不同，临床表现各异。

【影像学表现】

影像学检查在诊断心律失常方面作用有限，少数心律不齐、明显心动过速及过缓患者，可通过心脏彩超检查心脏跳动情况作出初步诊断，最终确诊主要依靠病史、体检、心电图、动态心电图及经食管或心脏电生理检查以明确。

【临床治疗选择】

1. 去除诱因：消除各种能引起心律失常的因素，有心律失常者应避免吸烟，饮酒，不要饮浓茶和咖啡；如果心律失常是药物引起的，要停用该药物。

2. 治疗病因：根治心律失常的主要方法，包括纠正心脏病理改变，调整异常病理生理功能（如冠脉动态狭窄，泵功能不全，自主神经张力改变等），比如甲状腺功能亢进患者引起的窦性心动过速，甲状腺功能恢复正常后窦性心动过速也就得到了矫正；冠心病心肌缺血介导的心律失常，解除了动脉的狭窄，心肌得到正常的血液灌注，心律失常就会随之消失，房室折返或房室结折返性心动过速，阻断了引起折返的多余通道，心动过速就会终止。

3. 针对心律失常的病因学治疗

①药物治疗：心律失常的主要治疗方法。由于心律失常的复杂性，药物作用的方式和途径也不一样，目前临床应用的抗心律失常药物已有 50 种以上。同时治疗心律失常的药物均有导致另一种心律失常的可能，导致药物使用受到限制。

②电学治疗：心律失常的电学治疗近年来发展很快，既有紧急情况下的电复律，也有根治心律失常的导管消融。

电复律（同步或非同步）：包括最常用的体外电复律，外科应用的经胸心外膜电复律，经食管电复律，电生理检查时的心腔内电复律和 ICD 等。非同步电除颤是指针对室颤或血流动力学极不稳定的室性心律失常（如尖端扭转性室速）。而房扑、房颤、室扑及室上性心动过速一般使用同步电复律。

电刺激法：一种经食管或心腔内快速刺激而终止心律失常的方法，一般针对阵发性室上性心动过速效果较好。

③起搏治疗：心脏起搏器多用于治疗缓慢心律失常，以低能量电流按预定频率有规律地刺激心房或心室，维持心脏活动。亦用于治疗折返性快速心律失常和心室颤动，通过程序控制的单个或连续快速电刺激中止折返形成。常见的起搏器包括单腔起搏器、双腔起搏器、三腔起搏器（CRT）以及 CRTD（三腔起搏器＋ICD）。

④导管消融：该法发展较快，治疗的范畴和适应证不断扩展，治疗效果也越来越好，成功消融后不需要长期服药。常见于阵发性室上性心动过速（PSVT）、房扑、房颤、单源性室性早搏、分支型室速的治疗。

⑤机械治疗：比如刺激迷走神经，压迫眼球，刺激咽部，按摩颈动脉窦（注意老年患者不宜同时按压双侧颈动脉窦），深吸气后捏鼻用力呼气和屏住气（Valsalva 法）等，可临时终止各种早搏及 PSVT。

⑥手术治疗：包括旁路或慢通道切断，长 QT 时的交感神经节切断，室性心动过速的手术治疗等。

【介入治疗适应证】

“缓慢性”心律失常：如窦缓、窦停和窦房传导阻滞等病态窦房结综合征，以及房室传导阻滞，如果患者有与心动过缓相关的症状，包括黑蒙（一过性眼前发黑）和晕厥，应考虑用永久性起搏器治疗。

“快速性”心律失常：包括阵发性室上性心动过速和室速等。狭义上来讲，室上速就是指房室结折返性心动过速、隐匿或显性旁路（预激综合征）参与的房室折返性心动过速，以及一些很少见的房室折返性心动过速，经导管射频消融就是一线治疗方法。

心律失常介入治疗方法较多，这里将介绍临床应用比较广泛的单腔永久性起搏器植入及 PSVT 二维射频消融术。

【起搏器植入适应证】

1. 获得性完全性房室阻滞伴有一过性晕厥发作和（或）近似晕厥发作、头晕、活动耐力下降以及心功能不全者。

2. 先天性完全性房室阻滞伴有严重的心动过缓及由于心动过缓而引起的明显症状及活动能力受限者。

3. 症状性二度Ⅱ型房室阻滞者。

4. 症状性二度Ⅰ型房室阻滞伴有血流动力学不稳定者。

5. 病态窦房结综合征（窦性心动过缓、窦房阻滞、窦性停搏）有晕厥、近似晕厥、头晕、重度疲乏无力和（或）充血性心力衰竭等症状，这些症状被明确证明与心动过缓有关者。

6. 由于长期应用抗心律失常药物而引起的症状性心动过缓而又不能停用药物或采用其他方法治疗者。

7. 虽无症状但逸搏心率小于 40 次/分或心搏间歇 3 秒者。

8. 心房颤动、心房扑动或阵发性室上性心动过速，合并完全性或高度房室阻滞或心动过速终止时有 3 秒的室性停搏者。

9. 双束支阻滞伴有间歇性完全性阻滞或晕厥发作者。

10. 双束支及三分支阻滞伴有二度Ⅱ型阻滞，无论是否有症状者。

11. 急性心肌梗死后出现持续的不可恢复的完全性或高度房室阻滞者。

12. 心内手术及心脏介入治疗后并发的高度或完全性房室阻滞，经临时性起搏持续 3～4 周仍无恢复迹象者。

13. 原位心脏移植后，供心出现明显窦房结功能低下及完全性房室阻滞者。

14. 颈动脉窦过敏综合征的心脏抑制型反应具有临床症状，或心搏节律达到上述第 7 款情况者起搏有效，但对血管抑制型引起的症状起搏治疗无效者。

【起搏器植入术前准备】

1. 患者准备：血管介入一般性准备，术前 7～10 天停用抗血小板药物，术前 2 小时开始预防性使用抗菌药物。

2. 器械准备：导管室严格消毒灭菌，心电图监护记录仪、起搏分析仪、除颤器、静脉穿刺包、临时起搏器、永久性起搏器、起搏电极。

【起搏器植入技术】

1. 麻醉：术中用 0.5%～1%利多卡因局部麻醉左侧锁骨下静脉区、胸大肌及右侧股静脉区，注意用药不要过量，2 mg/kg 较适宜，浓度太高可发生窦性停搏及完全性房室阻滞的危险。

2. 植入鞘管及临时起搏器：穿刺左侧锁骨下静脉及右侧股静脉植入 7 F 动脉鞘管，经右侧股静脉鞘管植入临时起搏电极连接体外脉冲仪，频率调整 50～60 次/分，备用。

3. 制作起搏器囊袋：在胸大肌膜表面制作囊袋，在囊袋内放置纱布 2～3 块，压迫止血 5～10分钟。

4. 右心室电极导线固定：经左侧锁骨下静脉鞘植入右心室导线，心室导管的安置应包括以下几个步骤：①操纵导线通过三尖瓣；②证实导线在右心室，电极头位于稳定的部位；③阈值测试符合要求（心室阈值≤1.0 V，R振幅≥5 mV，阻抗300～1000 Ω）；④导线保持合适的张力。

5. 起搏器埋置：固定电极连接永久性起搏器，埋置入囊袋，逐层缝合，消毒后用无菌纱布覆盖。

6. 退出右心室临时电极、鞘管，压迫止血5～10分钟，消毒后用无菌纱布加压包扎。

7. 术后严格加压包扎止血6～8小时；平卧24小时，左上肢避免大幅度活动，以免引起起搏电极微移位；静脉应用抗生素3天；密切观察伤口情况，1～2天换药1次，7天拆线，拆线前复查胸片，了解起搏电极位置、形态。

8. 心电图监护起搏器工作是否正常。

【并发症及处理】

1. 气胸：发生率为1.97%。肺压缩在30%以下，症状不严重，暂不处理，肺压缩在30%以上，穿刺抽气或放置闭式引流管。

2. 误穿入锁骨下动脉：重在预防，如背部垫高，两肩外展下穿刺；持续负压进针，静脉血多为暗红色；将导丝送到下腔静脉，透视确认；送鞘管时患者疼痛明显，应警惕。一旦发生，应拔出穿刺针，重新穿刺；如已送入扩张鞘，请外科处理，不可贸然拔鞘。

3. 脉空气栓塞：嘱患者平稳呼吸，不合作者镇静；去枕，取头低脚高位，脱水或静脉血压低者补液；拔出扩张芯时用拇指堵住鞘管口；导管直径与电极导线匹配。

4. 心脏穿孔：表现为急性心包填塞，或术后突然发现起搏或感知功能障碍，心脏停止闻及心包摩擦音。应在外科监护下拔出电极，更换植入部位，少数需开胸修补。

5. 电极脱位：术后心电监护72小时，了解起搏效果，监测心率是否低于固定的起搏心率，同时注意黑蒙、眩晕等症状有无再现。术后绝对卧床24小时，术肢制动，24～48小时后取半卧位，72小时后允许在室内轻度活动，术后1周避免右侧卧位，对有可能电极脱位的患者应适当延长心电监护和卧床的时间。指导患者术侧上肢及肩关节适当运动，避免做过度伸展和突然牵拉等活动。教会患者自数脉搏，每天至少测脉搏2次，若比原起搏心率减少6次/分，或有胸闷心悸等症状，及时告知医务人员。处理方法为重新调整电极位置，延长卧床及心电监护时间；避免右侧卧位、过早活动；避免右上肢剧烈活动，避免过度牵拉电极。

6. 囊袋积血：术前及时提醒医生停用抗凝药物；术后患肢避免过早、过度活动；术后穿刺部位严格加压包扎，慎用沙袋压迫。无出血性疾病患者可以不用沙袋压迫；术后禁止术侧肢体过早做外展和抬高过肩的活动；术后严密观察术口有无渗血、渗液、囊袋处有无疼痛、肿胀、隆起、波动感等。发生后应在无菌操作环境下穿刺抽吸积血，伤口加压包扎。

7. 起搏器感知功能障碍：术后严密心电监护，若出现固定频率起搏，应考虑为起搏感知不良；避免外界刺激对起搏感知功能的影响，如磁共振、手术刀、高压线等对起搏器可产生干扰；避免电极脱位。发生后应通过程控调高起搏器的感知灵敏度进行纠正；避免外界刺激对起搏感知功能的影响，若出现头晕、心悸、胸闷等症状，应巡视离开这些区域；若起搏感知功能障碍与电极脱位有关，可通过调整电极位置进行纠正。

8. 起搏器综合征：术后仔细观察有无出现起搏器综合征的临床表现，如出现呼吸急促、晕厥、心悸、头胀、面红、运动耐力下降、间断性或持续性低血压以及充血性心力衰竭等症状和体征，应认真听取患者主诉，及时发现问题。处理方法：通过程控调节起搏参数，尽可能利用窦性心律，提高心输出量；使用药物，避免房、室同时收缩，减少房室传导。

【PSVT 射频消融适应证】

根据心电图、食管电生理检查明确诊断为 PSVT 者，且临床反复发作，均应该考虑行射频消融术，除非有其他禁忌。

【PSVT 射频消融术前准备】

1. 患者准备：X 线心脏摄影、心脏超声检查、心电图、食管电生理检查、血常规、尿常规，肝、肾功能检查，检测出凝血时间，凝血酶原时间、血糖及电解质；备皮。

2. 器械准备：心电图监护记录仪、除颤器、动静脉穿刺包、电生理检测仪、消融导管等。

【PSVT 射频消融操作】

1. 血管穿刺：经皮血管穿刺是心脏介入诊疗手术的基本操作。心动过速的类型或消融(RFCA)方式决定穿刺血管的部位。一般而言，选择左锁骨下静脉及右侧股动、静脉穿刺。

2. 心腔内置管及同步记录心电信号：根据电生理检查和 RFCA 需要，选择不同的穿刺途径放置心腔导管。右房导管常用 6 F 4 极(极间距 0.5～1 cm)放置于右房上部，记录局部电图特点为高大 A 波，V 波较小或不明显。冠状窦电极常用专用塑形的 6 F 10 极(极间距依次为 2、8、2 mm)导管，理想位置应将导管最近端电极放置在其口部(CSO)，局部电图特点多数患者 A＞V，少数患者 A＜V。左心室导管常用 7 F 4 极大头电极，主要用于标测消融，其部位取决于消融的靶点部位。以上各部位的局部电图与体表心电图同步记录，心腔内局部电图的滤波范围为 30～400 Hz。同步记录由上而下的顺序为体表心电图、HRA、CS、RVA 和消融电极局部电图(Ab)。

3. 心脏程控刺激：心脏电生理检查中常选择高位右心房和右心室尖作为心房和心室的刺激部位。程控刺激的主要目的在于评价心脏起搏和传导系统的电生理特征，诱发和终止心动过速。刺激强度常选择 1.5～2.0 倍刺激阈(恰好夺获心房或心室的刺激强度)。常规刺激方法为 S1S1 增频(递减周期)刺激和 S1S2 单早搏或多早搏(S1S2S3、S1S2S3S4)刺激。

4. 药物试验：用于心动过速诊断和评价的药物试验有 Atropine、Isoprenaline 激发试验和 ATP(腺苷)抑制试验。主要用于消融前后以评价消融效果。

5. 分析心电生理资料：对心电生理资料分析的目的是确定心动过速的性质和消融靶部位。例如 PSVT 患者，分析时应明确心动过速是 AVNRT 抑或是 AVRT，然后确定消融慢径(AVNRT)或旁道(AVRT)。

6. 确定消融的靶部位：根据电生理检查确定心动过速性质后，选择心动过速的关键部位为消融的靶部位。AVNRT 和 AVRT 分别消融慢径和旁道，即慢径和旁道是靶部位。

7. 消融能量控制：消融能量常以功率或温度控制。有效损伤靶部位的能量常为(20～50 W)×(60～90 秒)，或 50～60 ℃连续放电 60～90 秒。目前越来越多地采用温度控制能量输出。

8. 消融终点：心动过速终止和消融后心动过速不能诱发几乎是所有心动过速消融有效的指标之一，尤其是房速和室速。消融后靶部位传导阻滞是消融有效的客观指标。如 AVNRT 的慢径阻滞，AVRT 的旁道阻断，房扑的狭部阻滞等。电隔离消融造成局部(邻近心动过速灶)的电隔离是部分心动过速的治疗终点。例如，与静脉袖有关的房性心律失常，已往直接消融肺静脉不仅疗效低，复发率高，而且并发症较多，而"环状"电隔离相关肺静脉口部，即能达到安全有效消融的目的；药物试验评价消融疗效的药物试验主要有异丙肾上腺素试验和 ATP 试验。

【术后处理】

1. 严格加压包扎止血，右下肢制动，穿刺静脉 6～8 小时，穿刺动脉 12～24 小时。

2. 临时给予低分子肝素 5000 单位皮下注射防止静脉血栓形成。

3. 术后服用拜阿司匹林片 1 个月，预防栓塞。

【并发症及处理】

射频消融术并发症较少，如误伤希氏束，可造成二度或三度房室传导阻滞，可及时给予激素减轻炎症反应、营养心肌，如无法恢复，则需植入永久性起搏器。其他如气胸、血管并发症、心脏穿孔处理原则上同起搏器并发症处理。

(党书毅)

第九章　消化系统疾病

第一节　原发性肝癌

【概述】

原发性肝癌(primary carcinoma of the liver)是指由肝细胞或肝内胆管细胞发生的肿瘤，其中以肝细胞性肝癌(hepatocellular carcinoma，HCC)最常见，是我国临床上常见恶性肿瘤之一。恶性度高，发展快，以40～50岁多见，男女之比为(2～5)∶1。大多数患者被发现时已无外科手术指征，而肝动脉灌注化疗栓塞(TACE)是公认的肝癌非手术疗法的首选方法。但由于肝癌特殊的生物学特性及目前对其认识的局限性，包括单纯TACE在内的任何一种单一治疗模式，都难以完全治愈肝癌。提高肝癌总体疗效依赖于根据不同患者的病情采用相应的多种治疗方法以及与肿瘤生物治疗、物理治疗、外科手术治疗等相结合的综合治疗措施，目的在于发挥各种治疗方法的优势与协同作用，进而提高疗效。

【病因与病理】

(一) 病因

HCC病因和发病机制尚未完全清楚，多认为与多种因素综合作用有关，其中以病毒感染、黄曲霉菌、肝硬化等关系较为密切。

1. 肝硬化：60%～80%的HCC合并肝硬化，特别易发生于肝硬化再生结节较大而产生纤维结缔组织束的组织内，硬化再生结节可能是肝细胞向癌肿组织转变的前期病变或促进因子。酒精性肝硬化和肝炎性肝硬化更容易发生HCC。

2. 肝炎病毒：HCC主要与乙型肝炎病毒HBV和丙型肝炎病毒HCV有关，超过1/3的HCC有肝炎病毒感染的历史或检验学指标。流行病学调查和血清学检验证实HCC与上述两种肝炎病毒，特别是HBV呈正相关。

3. 黄曲霉素：黄曲霉菌产生的一族毒素，广泛存在于霉变的玉米、花生、大米等作物种粒中。动物试验证实黄曲霉菌可以在短期内导致肝癌发生。

4. 其他因素：华支睾吸虫和血吸虫感染可能与HCC或胆管性肝癌有一定关系。长期酗酒者，乙醇可导致酒精性肝硬化；口服避孕药、环境因素、遗传因素和其他致癌物质可能会增加肝细胞癌变的概率。

(二) 病理

原发性肝癌的主要组织类型是肝细胞肝癌和胆管细胞性肝癌。癌组织以肝动脉供血为主，90%的肿瘤供血丰富。癌细胞容易侵犯门静脉和肝静脉，形成静脉腔侵犯，进而发生肝内或远处转移，也可发生淋巴转移和胆管压迫。晚期转移多发生在肺、骨骼、肾上腺等器官。

【临床表现】

早期一般无临床症状。中晚期表现为消化不良、腹胀、右上腹痛、消瘦乏力等，肿块出血和破裂可出现急性腹痛，晚期可出现黄疸。体检可触及肝脏增大和右上腹包块。

晚期患者出现肝功能受损，绝大多数黄曲霉素呈阳性，且随着病变进展而逐渐增高。

【影像学表现】

（一）超声检查

超声检查是诊断 HCC 首选的检查方法，在正常肝实质背景中出现异常低回声区是 HCC 的主要声像学表现，其特征包括：肿瘤周围有清晰光滑的无回声环形征或晕征；大结节内可见不同回声的小结节；瘤体内可见无回声间隔；小肝癌有强回声小结节；门静脉分支受侵犯。

（二）CT

平扫时肝内出现稍低密度或等密度肿块，边界不清或清楚，较大肿块内部可出现更低密度的坏死区。增强时肿瘤区域明显强化和快速消退，动态增强可显示较小的肿块，更清晰地显示肝癌的特点，早期强化而高于正常肝组织，晚期强化减弱低于正常肝组织，呈快进快出特点。

（三）MRI

平扫时肿瘤在 T_1WI 以稍低信号为主；动脉期强化明显，呈均匀或不均匀高信号；血管内瘤栓表现为血管轮廓改变和流空信号中断，腔内高信号，T_2WI 肝段楔状高信号。

（四）肝动脉造影

肝动脉造影是指检查和确诊 HCC 最准确的方法之一，也是经血管介入治疗最基本的步骤。不但可以确认肿瘤是否存在、肿瘤的大体类型、数目和大小，还可发现合并的肝内转移和动静脉瘘。

1. 供血动脉增粗：肝动脉分支粗大、走行较迂曲、血流速度增快。肿块越大，血管增粗越明显（图 9-1-1）。

2. 肿瘤血管：在肿瘤区域内出现的异常增粗扩张的不规则细血管，其特点是走行杂乱、不规则分布、管径增粗、轮廓毛糙、形态不规则、显影速度快、血流量较大、血流速度快（图 9-1-2）。

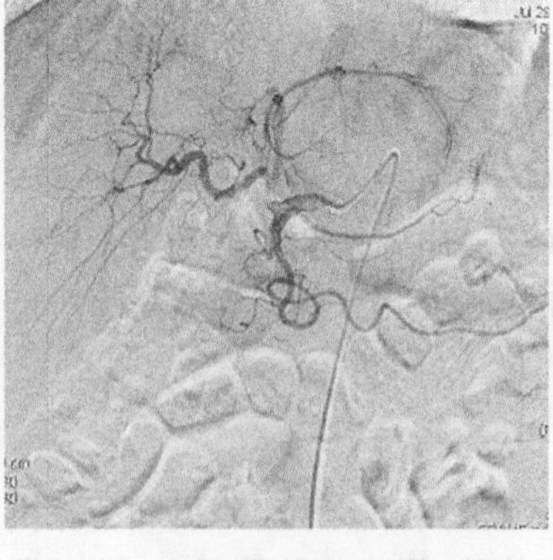

图 9-1-1 肝左叶肿瘤供血动脉增粗

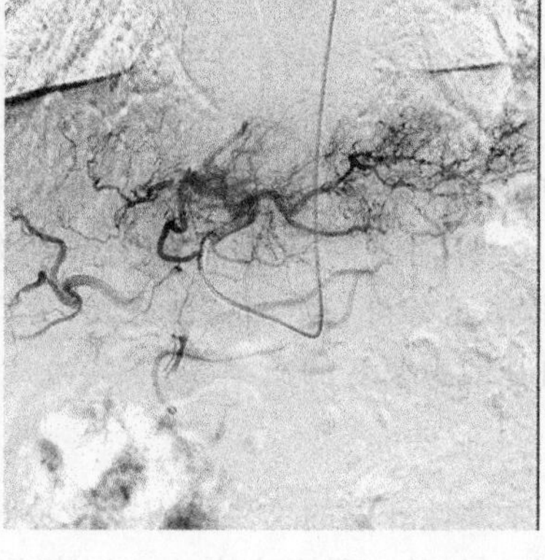

图 9-1-2 肝左叶杂乱无章的肿瘤血管

3. 肿瘤染色：动脉晚期至实质期，造影剂在肿瘤区域过多聚集，使肿瘤病灶显影，浓度明显增高(图 9-1-3)。

4. 肝血管变化：肿块较大时使肝动脉主干和分支受压移位，肿瘤附近的部分血管分支围绕肿瘤分布呈包绕状(图 9-1-4)，极少数动脉分支受肿瘤的侵犯。

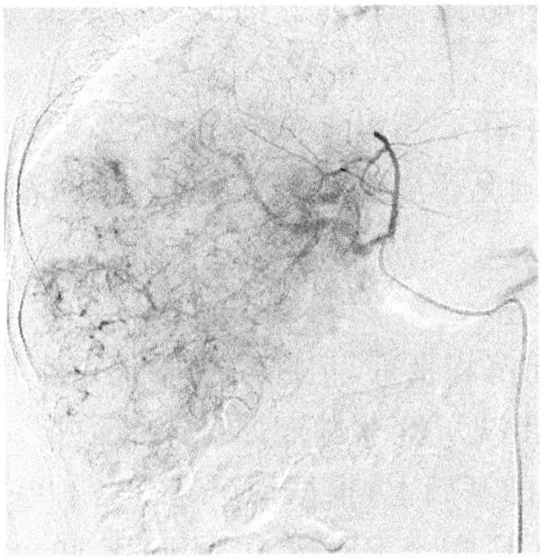

图 9-1-3　肝右叶巨块状肿瘤染色

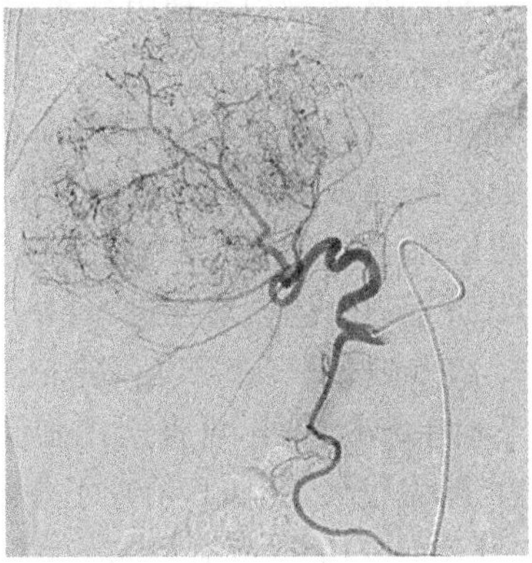

图 9-1-4　肝右叶肿瘤血管包绕

5. 动静脉瘘：肝癌组织的血管通透性增加，容易在肝动脉与门静脉或肝静脉之间形成直接的动静脉交通，表现为静脉分支周围杂乱的丛状血管分布，静脉分支过早显影(图 9-1-5)。

6. 肿瘤湖征：造影剂经肿瘤血管直接进入破坏腔内，呈不规则斑点状或片状分布(图 9-1-6)。

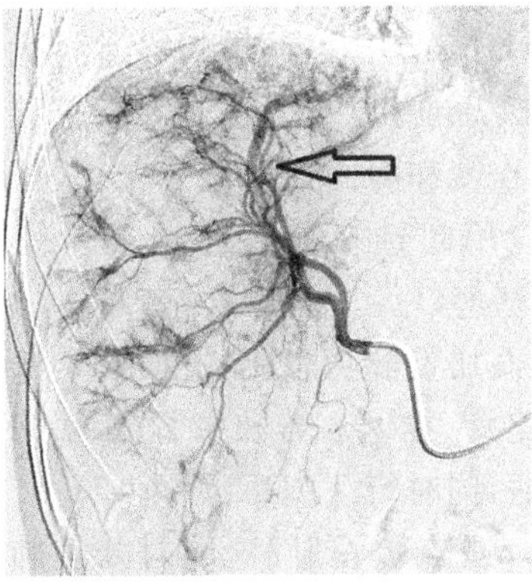

图 9-1-5　肝动脉-门静脉瘘

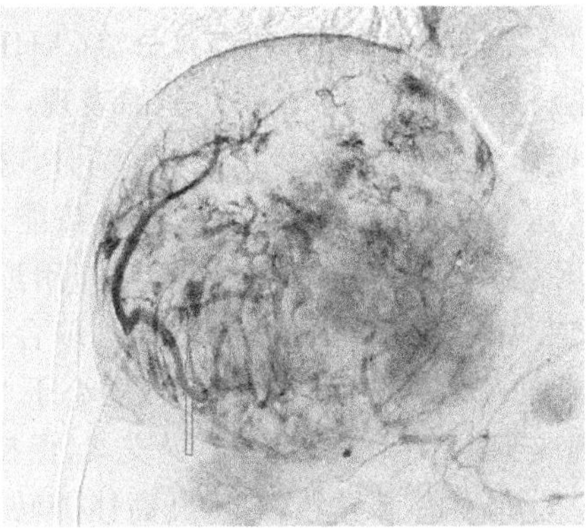

图 9-1-6　肿瘤湖征

【临床治疗选择】

目前仅 20%左右的肝癌患者可获手术切除，而术后五年复发率高达 60%～80%。对大多数肝癌、特别是中晚期患者，介入治疗仍不失为重要的治疗方法。而如何选择合适的介入治疗方法就显得尤为重要。

1. 一般情况下，早期肝癌宜尽早手术切除，不能切除者仍首选肝动脉栓塞化疗。

2. 经皮肝穿刺肿瘤原位灭活：单发病灶、直径在 3 cm 以内者是经皮肝穿刺治疗的最佳适应证；病灶直径在 3 cm 以内、数目不多于 3 个者，亦可首选此方法。

3. 大肝癌(直径在 3 cm 以上)：有手术切除指征者仍以手术治疗为主，有些病例可先做 TACE，待病灶缩小后再做Ⅱ期切除。手术前 TACE 可降低术后复发率；术前做肝血管造影和向肝动脉注入碘油后CT平扫，有利于发现微小(1～5 mm)病灶，对于治疗方式的选择有重要意义。不能切除的大肝癌，可酌情应用TACE，部分患者可联合应用经皮肝穿刺治疗。

4. 肝癌合并门静脉主干癌栓：以往被认为是TACE的禁忌证。实践证明如肝功能情况允许，门静脉有侧支建立，仍然可以考虑做介入治疗，术后应针对癌栓辅以局部放疗。

5. 肝门区肿瘤引起梗阻性黄疸：可先用经皮肝穿刺胆管引流或经内镜途径胆管引流，然后做TACE。

6. 肝癌合并食管-胃底静脉曲张：肝癌介入治疗后生存2年以上的病例中，有近1/4患者死于食管-胃底静脉曲张破裂大出血，因此，对存在此情况者应予积极治疗，包括做经内镜注射硬化剂治疗或者经导管栓塞曲张静脉。

7. 肝癌合并脾功能亢进：可择期做部分性脾动脉栓塞。

8. 经1～2次TACE后，肿瘤逐渐变小、局限且碘油沉积良好，但肿瘤中心仍有存活：除选择Ⅱ期手术切除外，可直接在血管造影机的导引下行经皮肝穿刺肿瘤原位灭活治疗。

9. 肿瘤较大，TACE治疗不理想：可在TACE治疗的基础上，根据情况选择各种综合治疗，如肝动脉-门静脉联合栓塞术(TACE＋PVEC)、TACE联合PEI治疗、TACE联合微波治疗、TACE联合射频治疗、TACE联合氩氦刀治疗、介入联合免疫治疗、介入联合基因治疗、TACE联合抗血管生成治疗、TACE联合高强度聚焦超声、TACE联合三维适型放射治疗、介入导向疗法、TACE联合激光治疗等，以提高治疗效果。

10. 肝癌伴肝动脉-肝静脉分流(AHVS)：应采用PEI联合TACE治疗，于瘘口附近注射无水酒精消融，闭塞瘘口后行TACE治疗。明确瘘口者可行超选择至瘘口处选用适当弹簧圈封堵；无明确瘘口者，以直径12 mm的明胶海绵栓塞，然后再进行栓塞治疗。

11. 肝癌伴肝动脉-门静脉分流(AHPS)：目前认为AHPS是自然通道的异常扩大或交通，是病理生理情况下代偿功能的表现，不应视之为介入禁忌证；更不应视为肿瘤直接侵蚀血管壁形成的动静脉瘘，相反，对AHPS栓塞可以在一定程度和时间内闭塞分流，缓解门脉高压，防止上消化道出血，改善肝功能。发现AHPS应用超选择导管超越瘘口行病灶TACE。TACE完成后再退管至瘘口附近，用带毛钢圈栓塞瘘口。

12. 肝癌合并布加综合征：布加综合征可由于肝脏淤血加重肝功恶化，进而影响肝癌介入治疗的疗效。若血管腔狭窄程度小于50％，则按常规化疗、栓塞。若狭窄程度为50％以上，则应于狭窄部位置放金属内支架，保持下腔静脉的畅通，同时行TACE。

13. 肝癌伴肺转移：对于肝癌伴肺转移者，仍应把治疗重点放在肝脏，同时处理肺部转移灶。若肺部病灶数目在3个以下，多采用一次性支气管动脉或肺动脉灌注化疗，亦可用微导管超选择至支气管动脉2～3级分支，谨慎地用碘油乳剂栓塞。若肺部病灶数目在3个以上，则可经皮穿刺右锁骨下静脉，留置导管于肺总动脉，外接药盒连续灌注化疗。

【介入治疗适应证】

经肝动脉内灌注化疗结合肝动脉栓塞已经成为HCC的主要治疗方法之一，既可作为不能手术切除的肝癌的主要姑息治疗方法，也可作为HCC综合性治疗的重要手段。

1. 原发性肝癌肿块较大，不能施行外科手术切除者。
2. 多发结节形原发性肝癌，外科手术不能一次性切除者。
3. 外科手术切除前，介入栓塞可以使肿瘤的血液供应减少、体积缩小，便于手术。
4. 原发性肝癌外科手术切除后复发，或手术未能完全切除者。
5. 原发性肝癌以出血和剧烈疼痛为主要症状，血管内栓塞化疗可以立即达到止血和减轻疼痛的目的。

6. 原发性肝癌已经侵犯门静脉分支，外科手术极易发生肿瘤转移者。

7. 原发性肝癌体积小于肝脏的 70%，门静脉主干尚未完全阻塞者。

8. 原发性肝癌外科手术后常规巩固治疗。

【介入治疗禁忌证】

1. 肝内阻塞严重，患者明显黄疸。

2. 肝功能严重损害、肾脏功能极差者。

3. 患者全身状况较差或严重恶病质者。

4. 肿瘤体积巨大，已经占据肝脏体积的 80%以上。

5. 癌肿侵犯门静脉主干，造成门静脉主干完全栓塞者。

6. 严重而粗大的肝动脉-静脉瘘，不能控制栓塞物进入肺循环者。

【血管内介入治疗原发性肝癌的机理】

1. HCC 的肝动脉供应：正常肝脏的血液供应 70%～80%来源于门静脉，20%～30%来源于肝动脉。而原发性肝癌的血液供应 95%以上来源于肝动脉分支。在组织学上，以肝动脉供应为主的肿瘤血管存在于绝大多数肝癌病灶内的整个区域，但 60%～75%的肝癌结节周围可以发现动-门静脉分支交通以及被肿瘤组织所推移、侵蚀破坏的门静脉分支，肿瘤性血管与肝窦相通的门静脉分支之间直接相连或共同构成肿瘤血管丛。

2. HCC 的组织学行为特点：HCC 是分化程度差，多中心发病、生长快，容易侵犯血管发生肝内或远处转移。癌灶多呈散在的多中心分布，可以在同一时间或短期内侵犯不同的肝叶，初次检出肿瘤时，往往不能发现微小的多发病灶；超过 2/3 的 HCC 合并不同程度的肝硬化，肝脏的代偿能力大幅度下降。

3. HCC 血流动力学特点：HCC 癌肿组织具有产生血管生成因子形成大量血管供应的能力。由于肿瘤的细胞压迫、血管结构异常、血流动力学水平较高和血液黏滞度增加，肝细胞癌瘤体内存在压力障碍，肿瘤内压力大于正常组织内压力，癌灶内部渗透性增加、细胞间质内渗透性不均。因此，适当增加肿瘤血管内注射压力、药物浓度、药物停留和接触时间、破坏肿瘤的血液供应、避免长期使用同一种药物，可以提高肝动脉内介入治疗的效果。

4. 碘油栓塞的机制：碘油经肝动脉注射入肝脏后，正常肝组织肝窦内的吞噬细胞数天内即可将碘油清除，但进入 HCC 组织内的碘油可以长期存留。其机制与下属因素有关：①肿瘤血管壁缺乏神经支配和平滑肌，不能挤压排除进入血管分支内的碘油；②肿瘤的毛细血管床缺乏正常血管的光滑内皮，容易导致细小的油脂滞留；③肿瘤血管发育不良，使肿瘤内存在许多局限性扩大的血管瘤腔，产生的不规则涡流造成油珠不能快速清除；④肿瘤的引流静脉发育不全，进入癌肿组织内的碘油不能被快速清运；⑤肿瘤内存在扩大的窦腔；⑥肿瘤内存在微小的坏死区；⑦肿瘤细胞膜通透性增加，对微小的碘油珠有一定的吞噬作用，进入细胞内的碘油不能被及时清除；⑧肿瘤内缺乏正常的淋巴系统和网状内皮组织，不能及时吞噬、转化和消除碘油分子；⑨碘油分子带有负电荷，表面张力大，与血液不能充分混合，容易在微细的血管内造成油栓。

【术前准备】

（一）临床病情判断

除可以手术切除的 HCC 外，多数中晚期 HCC 均可施行介入治疗。但需要结合患者的一般状况、病变大小和位置、主要脏器功能等情况来选择更为合适的治疗方法和治疗方案，以期取得良好的疗效。不能或不宜手术切除者积极施行以血管内治疗为主的介入治疗；全身情况较差而肿瘤较小者，考虑经皮穿刺肿瘤内消融治疗；血管内介入治疗可以结合其他方法以达到综合治疗目的；全身情况较差者最好考虑先行全身支持治疗。

（二）影像学检查

详细的影像学检查是选择治疗方法的主要前提，如病灶的真实大小、病灶的具体解剖位置、病灶的数目、门静脉侵犯与否、有无转移等。

（三）术前常规检查

血常规、尿常规、出凝血时间、肝肾功能、心电图、黄曲霉素等，可作为手术后判断病情变化和处理并发症的依据。

（四）手术器械准备

1. 常规肝动脉造影器材：主要是穿刺针、导丝、肝动脉导管及其他容易进入肝动脉的导管，如 Yashiro、Simons 等。经桡动脉则需配备相应的穿刺器械及特制的导管。

2. 栓塞剂：肝动脉栓塞常规使用碘油和明胶海绵，除常规的 40%碘油外，进行肝动脉介入治疗还需要考虑碘油作为化疗药物的载体和栓塞后能否充分存留于肝癌组织间隙内。现在一般推荐使用超液化碘油。明胶海绵可以预制成一定大小的颗粒，或根据造影的情况临时剪制成颗粒状或条状。存在较大的肝动脉-静脉瘘者，需用较大颗粒的明胶海绵或永久栓塞剂堵塞瘘口。

3. 化疗药物：应根据患者不同的情况，选用作用机理不同的 3～5 种化疗药物。

4. 其他治疗方法可准备穿刺针、组织坏死剂、放射治疗药剂等。

【血管内介入治疗技术】

1. 穿刺：常规采用 Seldinger 技术穿刺股动脉或桡动脉。

2. 选择性插管造影：分别寻找腹腔动脉和肠系膜上动脉开口进行血管内造影，再循序插入肝总、肝固有动脉及肝左右动脉分支造影。全面的动脉造影是 HCC 血管内介入治疗的必要步骤，具有进一步明确诊断、明确肿瘤的血液供应起源和血管变异、了解肝脏的肝动脉和门静脉血液供应情况、了解肿瘤导致的血流动力学变化和制定治疗方案等作用。腹主动脉造影可以大体了解腹腔动脉和肠系膜上动脉的开口情况，也可显示可能存在的迷走血管和肝外血管向肝内肿瘤供血；腹腔动脉造影主要显示肝动脉的结构、走行、肿瘤血管的来源和肿瘤的数目、肝内血液供应的大体分布，以便进一步进行选择性插管操作；肠系膜上动脉造影除了解有无变异的肝脏血管分支外，主要是进行间接门静脉造影，了解门静脉主干及分支的循环情况。

3. 确定病变：在确定肝动脉分支的基本情况后，继续进行肝动脉分支的选择性或超选择性插管造影，详细了解肝内肿瘤的大体类型、分布、位置、大小、血液供应情况、有无合并动静脉瘘和门静脉瘤栓等。可以注射少量超液化碘油来显示 CT 等检查难以发现的子灶或低血流量病变。

4. 灌注化疗：HCC 常选用阿霉素、丝裂霉素、5-Fu、顺铂、羟基喜树碱等药物，3～5 种药物联合使用。将化疗药物用生理盐水适当稀释后注入，灌注时间在 20～45 分钟。灌注化疗时，导管尖端一般放置在肝总动脉或肝癌的主要供血动脉分支开口处，化疗药物直接进入胃十二指肠动脉有可能引起较明显的胃肠道反应，但可防止转移灶的出现；将药物灌注进入脾动脉，理论上有可能经脾静脉再次进入肝脏进行肝动脉和门静脉双重化疗。为加强化疗效果，可采用球囊灌注导管暂时封堵动脉血流、将化疗药物与栓塞油剂混合等方法，以增加灌注血管分支和肿瘤局部药物浓度、延长癌灶处药物停留时间。

5. 选择性肝动脉栓塞(TAE)：将导管超选择性插入肿瘤的供血动脉分支进行栓塞，一般用40%碘油或超液化碘油与化疗药物制成混悬液，透视下缓慢注射，栓塞肿瘤实质及细小的动脉分支，直至肿瘤区域完全或大部被碘油填塞、血流量明显减慢，再用明胶海绵颗粒栓塞较大的血管枝干，使肿瘤的动脉供血完全中断。因 HCC 需要进行多次血管内治疗，一般不允许用永久性栓塞剂栓塞大的血管分支。

HCC 的栓塞是最重要的操作步骤。在供血动脉单一、超选择性插管操作顺利、肿瘤体积较小时，使用细小的导管直接进入供血动脉分支内注射碘油，使肿瘤组织完全填塞；若肿瘤的供养血管与周围正常肝脏关系不密切、肿瘤的体积较小，可将导管插入供养动脉分支深处堵塞血流，然后加压注射碘油，直至肿瘤完全填塞、肿瘤所在的局部肝脏毛细血管和部分细小动脉分支完全被碘油充盈，甚至部分细小门静脉分支也被碘油所充盈，达到节段性挤压式栓塞；肿瘤较大或供血动脉粗大时，可将导管插入肝右或肝左动脉分支进行半肝栓塞；血管迂曲严重、肿瘤数目较多时，可将导管放置在肝固有动脉处，利用肿瘤的虹吸作用进行栓塞；肿瘤范围广泛时，可采取不同叶段的轮流栓塞，以免同时栓塞出现肝脏过度损害。

栓塞剂量的控制需要参考肿瘤的大小、肿瘤血液供应多少、肝脏功能情况和血管内操作技术是否到位等因素。较小或占据肝脏比例不大的肿瘤，应尽量进行完全性的肿瘤栓塞或节段性挤压式栓塞。

肿瘤栓塞的标准是肿瘤完全被碘油充填，碘油分布均匀，肿块边界清楚；节段挤压式栓塞要使碘油充填到肿瘤周围的门静脉分支。在施行半肝栓塞和全肝栓塞时，需要严格控制栓塞范围。肿瘤的血流量较大，一般利用流控法注射碘油，待肿瘤基本上被碘油充填后即可终止。

6. 造影复查：栓塞结束后将导管后撤到肝总动脉或腹腔动脉，以接近栓塞前的剂量和速度进行造影，了解肿瘤血管是否完全栓塞，肿瘤染色是否完全消失。若肿瘤区域碘油沉积满意，肿瘤血管完全消失，即可结束手术，否则应继续栓塞(图 9-1-7)。

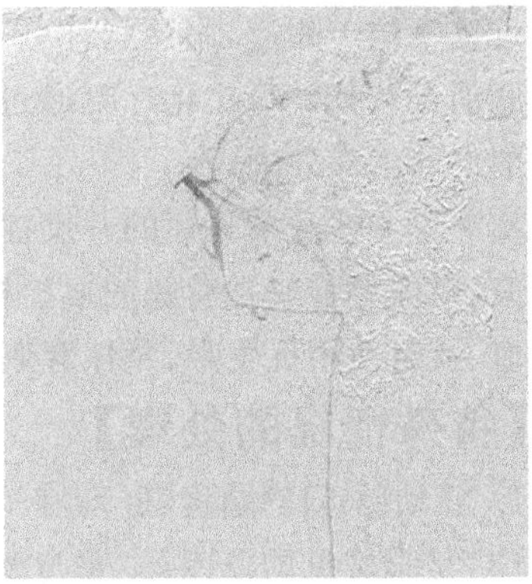

图 9-1-7　HCC 栓塞术后碘油沉积肿瘤动脉分支闭塞

7. 拔管压迫：HCC 时凝血功能较差，拔除导管后要严格压迫止血。

【肝癌的消融治疗】

经皮穿刺肝癌内直接消融术是通过化学或物理方法直接作用于肿瘤组织，造成肿瘤细胞的变性坏死而达到治疗目的的方法。已经报道的化学方法包括无水酒精注射治疗(PEI)、50%醋酸注射治疗(PAI)、热盐水注射治疗(PSIT)等，物理方法包括微波组织凝固治疗(PMCT)、激光治疗(LITT)、RF-电烙治疗、聚焦超声治疗和剖腹直接冷冻治疗等。由于消融治疗可选择性地作用于肿瘤局部，在肿瘤组织局部造成主瘤、卫星病灶和包膜肿瘤细胞无选择性的损伤，在一定程度上相当于手术切除肿瘤。

经皮穿刺肝癌内直接消融治疗范围应包括病灶周围 5～10 mm 的正常肝组织，以防止肿瘤复发，因此对大多数直径在 3～4 cm 的病变，必须多次穿刺插入、多点作用、周边和中心同时治疗，以保障治疗彻底。直径大于 50 mm 的肿块进行单纯的消融治疗一般不能一次性彻底毁损肿瘤组织，需要配合血管内介入灌注栓塞治疗。对多发病灶和靠近肝脏表面、接近肝脏大血管和胆管的肿瘤，消融治疗发生并发症的可能明显增高，治疗效果有限，宜采用其他方法或综合治疗。

【肝癌的皮下置入性微泵化疗】

皮下置入性微泵简称微泵，由泵体和微导管组成。泵体为一封闭的药盒系统，直径 2～3 cm、厚度 15 mm 以下，重量 5～8 g，主要为高分子塑料制成，底板由金属或较硬的塑料制成，可以防止穿刺针刺穿而损伤泵体或泵体后软组织；上盖中央为可以自我封闭的硅胶隔膜，可供反复多次穿刺注入药物；泵体中部为室体，容量约 0.5 mL；侧方有一微细导管连接管，可与微导管相连。

皮下置入性微泵一次置入后可以重复多次使用。微泵的放置部位主要在下腹部或大腿内侧皮下、左胸部腋前皮下等处。采用 Seldinger 技术穿刺股动脉或锁骨下动脉，穿刺成功后引入导丝、导管，先后进行腹腔动脉、肝动脉造影，了解肝癌的血液供应情况和血管解剖关系后，在交换导丝的引导下置入泵的微导管，将导管头端调整到合适的位置和深度，在靠近皮肤穿刺点附近的皮下组织丰厚处做一直径 2 cm 左右的皮肤切口，用血管钳钝性分离皮下组织，形成基本上与泵体大小相当的空虚腔，将泵体埋植在皮下组织腔内，用弯曲的探针在血管的皮肤穿刺点与泵体埋植腔之间皮下做隧道，将泵体的侧方连接管与适当截断后的导管通过皮下隧道相连，用穿刺针刺入泵室注射造影剂，了解导管位置正确和连接紧密后，缝合皮肤消毒包扎。每次化疗时通过局部皮肤穿刺进入泵室注射药物，注射结束前后仅做一般性的皮肤消毒处理。

皮下置入性微泵化疗的并发症是由泵体置入和化疗引起的，主要是泵体置入处的血肿或感染、泵体导管或靶动脉的血栓栓塞、导管的移位等。防治措施主要是严格进行无菌操作和止血、及时使用抗生素、泵体穿刺注射时严禁抽吸等。

【特殊情况的处理】

1. 肝动脉-门静脉瘘：肝动脉-门静脉瘘（arterioportal fistula，APF）可由多种原因引起，但 HCC 是最常见的原因，主要与癌细胞的破坏、浸润等有关。形成 APF 的机理如下：①肿瘤细胞直接侵蚀、破坏和蔓延到门静脉分支旁，使肝静脉分支与门静脉分支直接沟通；②肿瘤侵犯门静脉形成瘤栓，来源于门静脉旁的动脉分支直接供应瘤栓，瘤栓破裂后血液直接与门静脉血液相通；③肿瘤生长过程中血管内皮因子刺激肝动脉-门静脉之间新生肿瘤血管网的建立；④原发性肝癌合并的肝硬化，血管通透性增加和肝静脉小分支的梗阻，门静脉分支开放成为肝窦的回流静脉，从而形成跨越肝窦的 APF；⑤其他原因也可造成肝脏血管结构的改变或小的动、静脉之间的直接沟通。

APF 可分为中央型、周围型、混合型、弥漫型。中央型：分流瘘道主要位于肝门部，以门静脉主干及其大分支为引流静脉。周围型：分流瘘道主要位于肝脏的周围部分或边缘。

APF 的存在使肝动脉直接与静脉交通，增加了 HCC 门静脉侵犯和 TAE 治疗时肺栓塞、脾栓塞的可能。细小的 APF 无需特殊处理，较大的 APF 需要先用较粗大的栓塞剂堵塞瘘口，以免进行瘤体或毛细血管床栓塞时栓塞剂进入门静脉分支引起异位栓塞。

2. 门静脉瘤栓形成：HCC伴发门静脉瘤栓（portal vein tumor thrombus，PVTT）是HCC术后复发和肝内外转移的主要原因，而且可以发生早期转移，是HCC介入治疗中棘手的问题之一。

PVTT的发生与以下因素有关：①肝窦的癌细胞与门静脉分支密切接触，容易破坏和侵犯血管内皮直接进入门静脉腔内生长蔓延；②门静脉分支附近的癌细胞可以通过生理性存在的细小肝动脉-门静脉瘘直接进入门静脉分支；③进入门静脉分支的癌细胞可以脱落后沿着门静脉血流到达肝脏的其他部位；④肝癌患者生成的刺激因子激活血小板，启动凝血机制和刺激红细胞生成，使血液黏滞度增高、流动缓慢，有利于癌细胞附着；⑤HCC细胞与组织细胞的粘连蛋白和纤维连接蛋白黏附后，释放水解酶类破坏所黏附的组织而向组织的深部生长形成转移灶。另外，HCC经肝动脉内栓塞后双重供血的癌组织转由门静脉分支供应为主，肿瘤更容易侵入门静脉分支造成门静脉腔内或肝脏其他部位的转移。

PVTT形成后的肝癌介入治疗选择和效果大打折扣，侵犯门静脉主干而且造成门静脉血流完全阻断者不适宜进行介入治疗，否则将会造成严重的肝损并发症；仅侵犯门静脉主要分支者可以选择性地进行肝动脉内介入治疗；若PVTT只存在于细小的门静脉分支，采取积极稳妥的灌注栓塞可以获得良好的治疗效果。肝动脉和门静脉联合化疗栓塞由于同时阻断了肿瘤中心的肝动脉供应和肿瘤边缘的门静脉滋养，不但能有效控制肿瘤生长，更可直接针对PVTT治疗并防止肿瘤复发。门静脉化疗栓塞的施行一般采用经皮穿刺门静脉分支，将导管插入肿瘤供应区门静脉分支内，直接灌注化疗药物和栓塞剂。也可利用HCC组织的高通透性和动静脉分支间的微小瘘道，对较小的癌灶施行超选择性插管直接进入癌肿的供血分支内加压灌注，直至碘油完全充填癌肿组织，并出现在癌灶周围门静脉小分支内，达到间接栓塞门静脉分支的目的。

3. 肝外供血和侧支循环：HCC是血液供应极丰富的肿瘤，除少数小肿瘤外，一般有多支动脉分支供血，贴近肝脏表面或较大的肿瘤还可形成肝外动脉分支的寄生性供血，侧支循环主要是由于肿瘤向周围浸润性生长和肿瘤血管形成，肝外供血可来源于膈动脉、肋间动脉、大网膜动脉、肾动脉等。HCC造影或栓塞时，出现任何肿块边缘的不规则或不完整、肿块的染色不均匀或缺损均高度提示额外供血的可能，应及时寻找并予以栓塞治疗。

4. 合并肝硬化：大部分原发性肝癌在肝硬化的基础上发生，反复的肝血管内介入治疗也可诱发或加重肝硬化。由于肝硬化后肝内假小叶产生和过度的纤维化增生，导致肝脏质地变硬、体积缩小和血管阻力增加，容易出现出血倾向和肝脏功能损害，使HCC介入治疗的风险增大。在制定肝癌合并肝硬化的血管内介入治疗方案时，要充分考虑肝硬化对治疗的影响，根据病变的严重程度选择治疗措施的轻重缓急。肝硬化不严重时，首先考虑肝癌的介入化疗栓塞；肝硬化表现明显时，应在对肝癌的化疗栓塞同时适当地进行脾动脉栓塞；肝硬化合并大出血或严重贫血者，优先考虑脾动脉栓塞，待基本情况好转后再行肝动脉内介入治疗。

5. 肿瘤血管再生：HCC肿块周边供血动脉丰富、癌细胞的生长力强烈，同时还具有门静脉小分支供血，在肿瘤组织产生的血管生成因子的刺激下，极容易产生肿瘤血管和肿瘤的继续生长。单纯经动脉灌注化疗栓塞不能有效完全栓塞肿瘤周边的门静脉分支供养，即使施行挤压性栓塞液也只能控制较小的肿块，对直径较大、多个结节和供血分支较多者难以取得满意效果。为了提高局部照射剂量和加强癌细胞杀伤效果，可用放射性核素和化疗药物、血管栓塞联合灌注栓塞。如将半衰期较长的放射性核素（如^{32}P等）制备成直径40～60 μm的微球，经动脉局部灌注后除主要分布在肿瘤内部毛细血管外，可以在肿瘤周围 5 mm 宽的区域分布，利用其在局部持久性的照射，使肿瘤内部和周边一定范围的辐射剂量逐渐达到可使癌细胞坏死的程度，使生长旺盛的表层癌细胞和肿瘤血管再生过程终止。

6. 弥漫性肝癌：弥漫性肝癌进展较快，病变分布广泛，多不适应介入治疗。但在一般状况较好、肝功能损害不严重的情况下，可以采取灌注化疗后分叶或分段栓塞的方法予以控制性治疗。

【术后处理】

1. 静卧休息：卧床休息、制动 24 小时、防止过度劳累。穿刺侧肢体按摩，防止下肢静脉血栓形成。

2. 护肝处理：HCC 患者肝功能受损，介入治疗后加重肝脏的代谢负担和化疗缺血性损害，肝肾功能在一定时间内会加重。需要进一步加强护肝、护肾治疗。

3. 对症处理：包括镇痛、降温、止吐等。

4. 并发症处理：严格观察术后反映情况，发现并发症后及时处理。

5. 继续治疗和综合处理：肝癌就诊时间较晚和病情较重、病变进展快，一般需要采用多种方法综合治疗，多数患者尚需要加强免疫的治疗措施，切不可放弃其他有效的治疗方法。

【并发症与处理】

1. 严重的栓塞后综合征：持续一周或一周以上的恶心、呕吐、高热、腹痛，是较大体积的肿瘤和肝脏栓塞后组织缺血、坏死所致。防治措施主要是控制栓塞范围，尽量减少粗大血管栓塞，加强护肝和对症处理。

2. 肝功能损害：由于化疗损害和栓塞后缺血，介入治疗后不可避免地会产生程度不同的肝肾功能损害。若 Child-Pugh 评分 2 分以上、血清胆红素大于 200 mg/d、术后出现腹水和肝性脑病，则为较严重的肝肾损害，需要积极护肝、护肾和对症处理。

3. 肝脏梗死及凝血功能障碍：较少见，是由于肝脏功能严重受损所致，主要采取护肝和镇痛、对症处理。

4. 肝内胆汁肿形成：经皮穿刺消融治疗的常见并发症，轻微的漏出经保守处理可以痊愈，严重者需要手术处理。

5. 肝脓肿和败血症：较少见，与栓塞剂的无菌操作不严格和抵抗力下降有关，主要采用抗生素治疗，局限性的脓肿可穿刺引流。

6. 肿瘤破裂和腹腔积血：由于肿瘤较大、贴近肝脏表面和肿瘤继续生长，介入治疗后可突发肿瘤破裂出血，一般仍考虑血管内栓塞止血。

7. 胃肠道出血：因化疗药物刺激或血管误栓缺血引起，一般采用保守治疗，出血量较大者可经血管内灌注栓塞止血。

8. 胆囊栓塞：是较严重的并发症，多由于非超选择性插管情况下误栓胆囊动脉。预防措施是超选择性插管避开胆囊动脉开口、栓塞时发现胆囊壁显影后立即停止注射栓塞剂、利胆治疗。发生胆囊穿孔后需要手术治疗。

9. 脾梗死：栓塞剂反流所致，因栓塞剂量不大或同时合并肝硬化，除密切观察和对症处理外，一般不需要特殊处理。

10. 肺栓塞：少见，因合并肝动脉-肝静脉瘘，栓塞剂经瘘口直接进入腔静脉、右心和肺动脉，造成肺动脉栓塞和肺泡实变。预防措施是采用加大的栓塞剂堵塞瘘口，发生栓塞后给氧和对症处理。

11. 脊髓损伤：主要发生在膈动脉、肋间动脉供血分支化疗栓塞时，高浓度化疗药和栓塞剂进入与上述血管共干的脊髓动脉。因此，经这些血管介入灌注栓塞要谨慎，出现并发症后进行神经营养治疗。

12. 肝硬化：主要出现在反复多次血管内介入治疗后，肝细胞的慢性不典型坏死、修复性增生可使原有肝硬化加重。在充分治疗肿瘤的前提下，主要是加强护肝治疗。

【疗效评价】

1. 临床观察和实验室检查：前者指症状和体征的变化，后者包括 AFP 水平、免疫指标（如 CD3、CD4、CD8、NK 细胞）、肝功能和血常规等。

2. 影像学检查：主要了解肝肿瘤缩小和坏死程度及有无新病灶。B 超检查和彩色多谱勒超声检查简单易行，可观察肿瘤缩小情况，了解肿瘤病灶的血流情况。CT 不但能显示肿瘤病变大小，而且能观察肿瘤内碘油沉积情况；MRI 不仅能显示肿瘤的大小，还可以显示肿瘤组织坏死和存活情况。影像学随访检查常在 TACE 后 30～35 天进行。首次介入术后，通常行 CT 检查。若 CT 显示肿瘤缩小，肿瘤内碘油沉积密实，无新病灶，则间隔 1 个月后行彩色多谱勒超声检查。若 B 超检查显示肿瘤继续缩小或情况同前，可再间隔 1 个月后行 MRI 检查，了解肿瘤组织坏死和存活情况。选用何种影像学检查，依检查目的和患者的经济情况而定。根据临床观察、实验室和影像学检查结果，综合考虑患者的进一步治疗方案。

3. 疗效判定指标：①临床治愈：肿瘤病灶消失或缩小 75%以上，瘤灶内碘油沉积密实，MRI 检查显示肿瘤组织完全坏死，DSA 无肿瘤血管和肿瘤染色。甲胎球蛋白正常。患者生存期达 5 年以上。②明显好转：肿块缩小了 50%以上，瘤灶内碘油沉积密实，充填面积超过肿块面积的 80%。MRI 检查显示肿瘤组织大部坏死，仅在肿瘤边缘有少许肿瘤血管和肿瘤染色。甲胎球蛋白下降到术前的 70%以下。患者生存期达 1 年以上。③好转：肿块缩小了 25%～50%，瘤灶内碘油非均匀性沉积，充填面积不到肿块面积的 50%。MRI 检查显示肿瘤组织部分存活，部分坏死，坏死区域占 30%～50%。甲胎球蛋白下降到术前的 50%以下。患者生存期达 6 个月以上。④暂时稳定：肿块最多缩小了 25%，瘤灶内碘油沉积稀疏，充填面积不到肿块面积的 30%。MRI 检查显示肿瘤组织大部分存活，仅小部分坏死，坏死区域为 10%～30%。甲胎球蛋白未下降或仅下降到术前的 30%以下。⑤进展或恶化：肿块增大，瘤灶内无碘油沉积或呈散在斑点状，充填面积不到肿块面积的 10%。MRI 检查显示肿瘤组织大部分存活，肿瘤血管明显增多，肿瘤染色明显，可见新的肿瘤病灶。甲胎球蛋白升高。

（杨守俊　刘　瑜　许宏伟）

第二节　肝血管瘤

【概述】

肝血管瘤十分常见，为肝脏最常见的良性肿瘤，肝血管瘤由扩张的大小不等的血窦组成，为肝动脉分支的畸形，血供来自肝动脉，在动脉造影明确诊断和了解病变血流动力学改变后，超选择性插管达血管瘤的供血动脉针对异常血管床进行介入栓塞可达到理想的效果。

【病因与病理】

肝血管瘤为先天性肿瘤性病变，具体病因尚不明确。

肝血管瘤病理包括肝海绵状血管瘤（cavernous hemangiomas of the liver，CHL）、毛细血管瘤（capillary hemangiomas）和血管内皮瘤（hemangioendotheliomas）等。其中，CHL 最常见，多散在分布，亦可呈巨块状，瘤体最小直径 1 cm，最大者可超过 10 cm。组织学上瘤体由多数扩张的衬以单层内皮细胞的细小异常血管构成，根据血管壁厚薄不同可分为厚壁型和薄壁型两种。厚壁型的壁内有纤维细胞和较多的胶原纤维，血管腔很小，有的甚至呈缝隙状；薄壁型的壁内仅有少量胶原纤维和成纤维细胞，血管腔较大。异常血管壁均无肌肉组织。瘤体内无正常血管、胆管结构和正常肝细胞，可见到程度不等的黏液变性和透明变性、血栓形成和血栓机化，继而可使异常血管被团状增生的纤维组织所代替，形成纤维瘤样结构。瘤周肝组织之肝窦明显淤血扩张成较宽的腔隙，甚至与瘤体的异常血管腔相通，肝细胞索受压萎缩或消失。

【临床表现】

肿瘤生长缓慢，病程常达数年以上。50%～70%的患者临床无症状，仅体检时发现。肿瘤较大（5 cm 以上）时可出现压迫症状，主要为上腹不适、发热、嗳气、腹胀、腹痛等。体检可触及腹部包块，包块与肝脏相连，表面光滑，质地柔软，有囊性感及不同程度的压缩感，有时可呈分叶状。实验室检查多无异常发现。

【影像学表现】

（一）超声检查

海绵状血管瘤较大时呈不规则形，边缘锐利，内部回声强弱不等，可呈蜂窝状或条索状，低回声型肿块周边可见强回声带，巨大者强回声内可见不规则无回声区。

（二）CT

平扫表现为圆形或卵圆形低密度病变，边界清楚，边缘光滑或轻度分叶。肿瘤较大者，其中心可见不规则更低密度区，少数中心可有钙化。增强扫描大多在 60 秒内，个别在 2 分钟内出现边缘增强，随着时间的推移，增强范围逐渐由边缘向中央扩大，延迟 10～15 分钟后，肿瘤变为等密度或高密度。较大肿瘤中心的更低密度可不增强，是瘤内血栓机化形成纤维瘢痕或有坏死所致。

（三）MR

T_1 加权像表现为均匀性低信号或混杂低信号，如有出血，可表现为高信号。T_2 加权像，随着 TE 的延长，肿瘤信号强度也增高。重度 T_2 加权像肿瘤信号可达到或超过胆囊和脑脊液信号。肿瘤的纤维瘢痕在 T_1、T_2 加权及质子密度像上均表现为低信号。

（四）肝动脉 DSA

1. 供血动脉：来自肝动脉分支，供血动脉主干多不增粗，但巨大肝血管瘤可有供血动脉增粗表现。邻近瘤体的末梢小动脉尖细如常，不迂曲扩张。

2. 血管湖或池的形态和分布：肝血管瘤的异常血管充盈造影剂形成血管湖（池），其大小随其病理形态而异，一般在 2～4 mm 间，最大者可达 10 mm。多呈梭形或类圆形，分布于瘤体边缘部。

3. 肿瘤的类型和表现：直径 5 cm 以上的 CHL 为巨块型，瘤体内异常血管充盈造影剂后形似"米花糖状",而结节形则似"爆米花状"(图 9-2-1)。多发散在性结节相互分离较远。

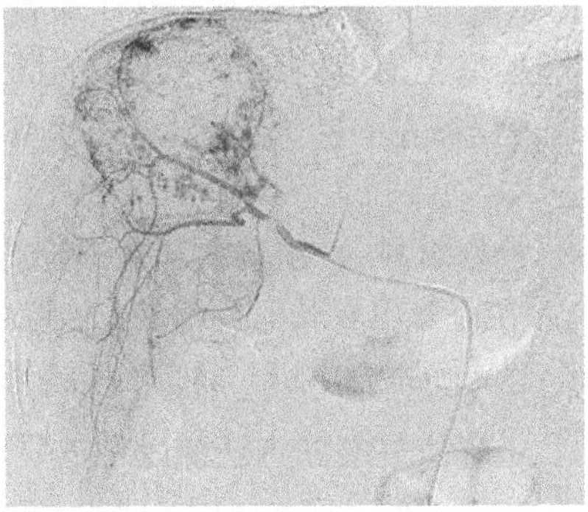

图 9-2-1　血管瘤的"爆米花征"

4. 肿瘤中心无血管区:由于黏液变性和透明变性、血栓形成及血栓机化,瘤体中心常表现为无血管,只有位于瘤体边缘的异常血管被造影剂充盈,形成环形或"C"形排列状。

5. 血管湖的显影时间:CHL 的异常血管在注入造影剂后 1～2 秒即可被充盈显影,但由于这些血管壁无肌肉组织,排空很慢,可持续显影达 19 秒或更长,呈"早出晚归"征象。

6. 部分患者可出现动静脉瘘,瘤体较大时可见血管受压、移位。

【临床治疗选择】

肝血管瘤的临床治疗方法多种多样,包括血管瘤剥除术、肝切除术、肝动脉介入栓塞、射频消融及药物治疗等。目前临床应用最多、疗效最为确切的治疗方法是外科手术切除和肝动脉介入栓塞、射频消融等治疗方法。介入治疗具有微创、恢复快、并发症发生率低等优点,在临床应用中越来越广泛。

【介入治疗适应证】

1. 肿瘤较大,邻近器官受压移位,引起明显压迫症状者。
2. 肿瘤较大引起肝包膜紧张导致疼痛者。
3. 肿瘤破裂出血者。
4. 手术切除前准备。
5. 肿瘤虽小,但一般治疗对疼痛效果不佳者。
6. 病灶范围较广,无法手术切除者。

【介入治疗禁忌证】

1. 单发或多发肿瘤,病变直径小于 4 cm 且趋于稳定、无临床症状者。
2. 病变直径大于 8 cm 或合并有动静脉瘘者不适于经皮经肝瘤内注射治疗。
3. 有血管造影禁忌证者。

【术前准备】

1. 患者准备:肝肾功能检查,检测出、凝血时间,术前给予镇静剂如安定或苯巴比妥,术前禁食 4 小时,腹股沟及会阴部备皮及穿刺部位皮肤消毒,造影剂过敏试验。

2. 器械准备:所用器械同肝动脉造影,主要使用 R-H 肝管,有时需使用 Cobra 管及胃左动脉导管;血管迂曲明显,超选困难者,需使用同轴微导管。

【介入治疗技术】

(一) 动脉栓塞、硬化治疗

1. 穿刺插管:采用 Seldinger 技术经股动脉或桡动脉穿刺插管,行腹腔动脉或肝动脉造影,若疑有解剖变异则需寻找相应的供血动脉分支。

2. 病变栓塞:分析造影图像明确诊断及瘤灶范围后,尽可能将导管超选择性插入肝血管瘤的供血动脉支，在透视监视下缓慢注入栓塞剂。

3. 栓塞范围：对于局限、较小的肝血管瘤，可一次性栓塞其供血动脉；弥漫性或肝巨大血管瘤占据肝左右叶大部者，可先栓塞其一部分供血动脉分支，间隔 1 个月左右后再行二次栓塞。

4. 栓塞材料：平阳霉素和碘油充分乳化后制成的乳剂，能亲和性或选择性地进入肿瘤血管，并在血管内较长时间滞留，在局部形成高密度浓集并缓慢释放，可充分发挥其抑制和破坏作用及抗肿瘤作用。目前为治疗肝血管瘤的主要栓塞剂。

（二）经皮穿刺瘤内注射硬化治疗

当血管瘤没有明确的供血动脉或栓塞后侧支循环建立再次超选择性插管未能成功者，或患者对碘对比剂过敏时，可行经皮穿刺瘤内注射硬化治疗。

1. 介入器械：主要有经皮穿刺针（与经皮肝内胆管造影所用穿刺针基本相同）及注射用导管。

2. 方法：在 B 超或 CT 引导下直接穿刺肿瘤局部，将药物直接注入瘤体内，尽可能将药物充满所有血窦。可采用多点、多次注入使药物扩散到整个瘤体而达到治疗目的。

3. 硬化剂：有无水乙醇、鱼肝油酸钠、平阳霉素等，可单独应用或与碘油配成乳剂应用，用量根据肿瘤大小而定，一般为 5～20 mL。

【术后处理】

1. 穿刺部位加压包扎，穿刺侧下肢制动 24 小时（穿刺部位如为桡动脉则上肢制动 6 小时），并注意观察穿刺部位有无渗血及肢体缺血情况。

2. 护肝及对症治疗。

【并发症与处理】

1. 栓塞后综合征：腹痛、发热（多为低热）、恶心、呕吐等，多不需特殊处理，症状重者可对症处理。

2. 不同程度肝功能减退，多在 2 周左右自行恢复。只要严格控制操作规则及栓塞剂量，一般不会出现肝功能衰竭。

3. 异位栓塞：①胆囊梗死，多为超选困难，栓塞时无法避开胆囊动脉所致，使用液态栓塞剂或粉状明胶海绵可增加其发生率。②脾梗死，多为栓塞剂推注速度过快造成反流所致。使用球囊导管可避免因栓塞剂反流造成的异位栓塞。③肺栓塞，多见于较大肝血管瘤合并动静脉瘘患者。栓塞前详细分析造影图像，若有动静脉瘘，可先用明胶海绵条或颗粒栓塞瘘口，复查造影证实瘘口已完全堵塞后再行栓塞，多可避免。

4. 血红蛋白尿：为鱼肝油酸钠用量过大所致。

（江广斌　刘　瑜　许宏伟）

第三节　肝脏转移性肿瘤

【概述】

肝脏转移性肿瘤（metastases of liver，ML）是最常见的肝脏肿瘤，肝脏为血源性转移的癌细胞提供了良好的生长环境。虽然肝脏转移性肿瘤可源于身体的任何部位，但肺、乳房、结肠、胰腺和胃是肝脏转移肿瘤最常见的原发性部位，而且在这些原发性部位的癌症的最初临床表现是肝脏内转移，且并不少见。

依据转移瘤的大小、数目、部位而采取相应的介入治疗，不仅可使失去手术机会的患者提高生存质量，延长生存时间，而且可为再次手术治疗创造机会，部分单个转移瘤可达到完全灭活。

【病因与病理】

肝脏是非常适合肿瘤细胞生长的器官，癌瘤转移至肝脏一是直接蔓延，二是通过肝门淋巴结逆行到肝脏，三是癌性栓子经门静脉或肝动脉而进入肝脏，进入体循环的癌性栓子还可经肝动脉转移到肝脏，但以来自乳腺和肺者多见。值得关注的是，肝脏转移性肿瘤很少发生于肝硬化患者，亦罕见侵犯门静脉形成癌栓，罕见发生癌结节破裂内出血。

肝脏转移性肿瘤肝动脉供血约占 90%，但当肿瘤达 1.5～3.0 cm 时，门静脉供血比例增加，但仍以肝动脉供血为主（图 9-3-1）。肝动脉造影时肝转移性肿瘤多呈少血管型（图 9-3-2），但超选择性肝段动脉造影显示大部分仍为多血供。

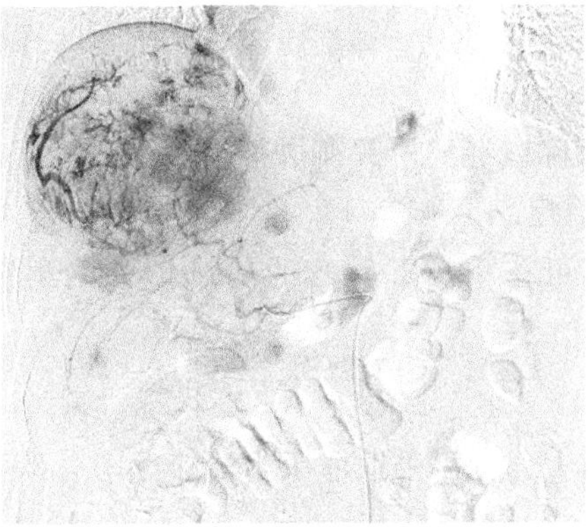

图 9-3-1　HCC 肝内转移，富血供

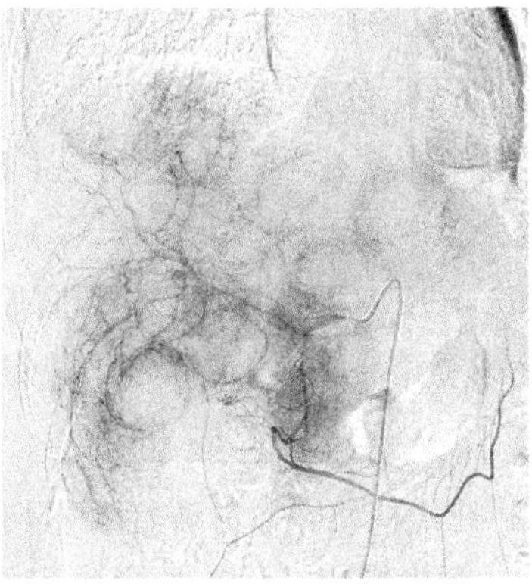

图 9-3-2　肺癌肝转移，乏血供

肝脏转移性肿瘤的结节数目、大小、部位极不一致，多为弥漫性多发性结节，可散布于肝的一叶或全肝，但亦有单个结节者。病理组织学呈原发肿瘤的组织特征。

【临床表现】

肝脏转移性肿瘤的症状和体征与原发性肝癌相似，但发展较缓慢，症状也较轻。早期无明显症状和体征，一旦有临床表现，转移灶常已较大或较多，主要表现为肝区闷胀不适或疼痛、全身乏力、食欲减退、体重减轻、发热和上腹包块，晚期可出现黄疸、腹水及其他恶病质的症状和体征。肝脏转移性肿瘤的肝功能大多正常，90%以上 AFP 为阴性。已有临床表现者常伴有碱性磷酸酶（ALP）、γ-谷氨酰转酞酶及乳酸脱氢酶的升高，其中 ALP 升高对肝脏转移性肿瘤的诊断和预后的判断有较大价值。癌胚抗原（CEA）的检测对胃肠道肝转移有一定的意义。

【影像学表现】

（一）CT

形态多样，如圆形、卵圆形、分叶状或不规则状。“牛眼征”有一定特征，动态增强显示少部分为富血供的，多数为少血供的，也有呈囊性变的。

（二）DSA

肝转移性肿瘤的血供主要来自肝动脉，因此检查方法主要是做选择性肝动脉造影，药物性血管造影有利于显示少血供性转移性肝肿瘤或较小的多血供性转移性瘤灶。

1. 血供丰富的转移性肝肿瘤：原发灶多为具有分泌激素功能的肿瘤，表现为粗大紊乱的肿瘤血管和浓密肿瘤染色，肿瘤染色有时呈环状；瘤体足够大时可见邻近动静脉支受压推移，有时见静脉早显，静脉瘤栓少见；瘤体中心坏死或囊性变时，除呈厚环状或轮胎状肿瘤染色外，有时可见造影剂池状充盈。孤立性多血供性转移性肝肿瘤的造影表现酷似原发性肝癌，难以鉴别。

2. 血供中量的转移性肝肿瘤：原发灶多为结肠癌、乳腺癌、精原细胞癌、黑色素瘤等。肿瘤血管纤细构成网状，肿瘤染色不如前者浓密，常呈薄环状或蜂窝状。

3. 血供稀少的转移性肝肿瘤：原发灶多为胃癌、胰腺癌、食管癌和肺癌等。无明显肿瘤血管和肿瘤染色，较大的肿瘤有时可见肝动脉受压推移征象，肝实质期可见多数大小不一的类圆形充盈缺损。少数病例可无任何阳性表现。

【临床治疗选择】

1. 单发病灶、直径不足 3 cm 者，可采用手术切除或经皮肝穿刺肿瘤原位灭活治疗。

2. 肿瘤较大或多发病灶，一般仍采用 TACE 治疗。

3. 对 TACE 治疗不理想，同原发性肝癌一样，可在 TACE 治疗的基础上，配合射频、微波、冷冻等消融技术，直接杀灭肿瘤细胞。

【介入治疗适应证】

肝脏转移性肿瘤能够行手术切除者不到 20%，大部分需采取非手术治疗。

1. 原发肿瘤已无法根治或未能发现。

2. 原发肿瘤虽已切除，但肝内转移灶波及一叶以上或肝代偿功能较差。

3. 合并肝外多处转移

4. 肝脏转移性肿瘤手术前栓塞。

5. 肝癌主灶已切除，肝内仍有转移灶者。

6. 肝脏转移性肿瘤破裂出血。

【介入治疗禁忌证】

1. 肿瘤占肝脏体积的 70%以上者。

2. 肝功能严重损害，重度黄疸者。

3. 心肺功能严重不全者。

4. 凝血功能障碍，有出血倾向者。

5. 严重糖尿病血糖未控制者。

6. 碘过敏者。

【血管内介入治疗机理】

一般认为，转移瘤直径不到 2 mm，肝动脉、门静脉双重供血，肝动脉供应肿瘤中心，门静脉供应肿瘤周边。随着肿瘤增大，门静脉受挤压而变窄小，来自肝动脉的营养逐渐代替了门静脉。待肿瘤直径大于 5 cm 时，肿瘤血供主要来自肝动脉，这为肝动脉化疗栓塞治疗提供了理论依据。

【术前准备】

1. 患者准备：检测血胆红素、黄疸指数、转氨酶、肌酐、尿素氮等，出凝血时间；造影剂过敏试验；穿刺部位备皮；镇静、术前 6 小时禁食。

2. 器械准备：腹腔动脉及肝动脉造影所用的常规器械、亲水膜超滑导丝、特殊病例需备用同轴微导管。

【手术操作常规】

1. 同肝癌一样，采用 Seldinger 技术行股或桡动脉穿刺，将导管超选入腹腔动脉或肝动脉行造影检查，明确转移灶部位、数目及血供。

2. 尽可能将导管超选入供血动脉内，固定导管按预定方案进行药物化疗；之后对病灶进行适当选择栓塞。栓塞方法、栓塞剂的应用与肝癌基本相同。

3. 因肝脏转移性肿瘤多为少血型，DSA 肿瘤血管不明确或不能超选择性插管时，可单纯行灌注化疗。

【术后处理】

1. 穿刺部位加压包扎，穿刺侧肢体制动 24 小时，并注意观察穿刺部位有无继续出血及肢体血供情况。

2. 常规经静脉滴注抗生素 2～3 天。

3. 护肝及对症治疗。

【并发症及处理】

1. 严重栓塞后综合征：栓塞后 1 周或更长时间发生恶心、呕吐、高热(38.5 ℃以上)或需镇痛的严重腹痛时，称为严重栓塞后综合征。严格掌握栓塞的程度及方法、治疗过程中严格无菌操作及术后抗感染治疗是避免发生严重栓塞后综合征的关键。

2. 肝脏损伤：包括肝功能减退(多为一过性)、肝梗死合并凝血异常、肝内胆质瘤形成、肝脓肿等。

3. 消化道出血：多由化疗药物引起胃十二指肠黏膜损伤或溃疡，也可因化疗栓塞物通过副胃左动脉(通过肝左动脉发出)和胃右动脉进入胃血管而造成的合并症。因此，通过超选择性插管、用钢圈或微钢圈栓塞或气囊导管堵塞有关动脉后栓塞可起到预防作用。

4. 异位栓塞：采用超选择性插管、球囊阻塞导管的应用、栓塞物(主要是碘油)用量的控制、合并动静脉瘘时先行对瘘口栓塞等措施，多可避免。

【疗效】

有报道认为，肝脏转移性肿瘤介入治疗后的平均生存期可达 19.6 个月，0.5、1、2、3、5 年生存率分别为 95.7%、73.8%、30.9%、17.6%和 9.9%。个别肝内孤立性转移瘤，平均生存期可达 31.2 个月。综合治疗可提高疗效。

(杨守俊)

第四节　脾功能亢进

【概述】

脾脏是人体重要的免疫器官之一，具有血液过滤、隔离和清除异物或病原体、接受抗原刺激产生抗体等功能。成人的白细胞、血小板、红细胞产生于骨髓，而破坏均在脾脏内完成。脾功能亢进时则导致白细胞（机体主要的免疫细胞）、血小板、红细胞破坏增加，并可以导致机体免疫功能低下，容易并发出血及贫血等严重后果。

脾切除能迅速解决因脾功能亢进而导致的血细胞降低等问题，但是脾切除同样存在很多风险，包括麻醉意外、出血等。因为脾切除毕竟是要打开腹腔进行外科手术。同时有研究表明脾切除后儿童严重感染的机会也明显增加。另外，脾切除后还会出现血小板增加过高而出现门静脉血栓等不良后果，因此要尽可能不切除。

Maddison 于 1973 年最先报道了应用脾动脉栓塞方法治疗脾功能亢进，目前，脾动脉部分栓塞术已成为治疗各种原因所致脾功能亢进的主要方法之一。

【病因与病理】

1. 原发性脾功能亢进：包括先天性溶血性贫血、自体免疫性溶血性贫血、原发性血小板减少性紫癜、原发性脾源性中性粒细胞减少症和全血细胞减少症等。红细胞的先天缺陷或因自身免疫对红细胞和血小板的破坏使其生存期缩短，在脾脏中的破坏速度加快，超过了骨髓造血功能的补偿。

2. 继发性脾功能亢进：国内最常见的为肝炎后肝硬化，因门脉压力增高，脾脏淤血、纤维结缔组织及网状内皮细胞增生而使脾脏增大功能增强。寄生虫病病原体直接侵犯或通过免疫机制作用使脾脏网状内皮细胞增生、脂类代谢障碍性疾病、异常细胞侵入脾实质等均可造成脾功能亢进。脾功能亢进时，脾脏破坏脆弱血细胞和吞噬血小板的数量增加。

【脾脏血管解剖】

脾动脉发自于腹腔动脉干，走行分为上弧形、水平形、上升形、回旋形和下弧形等不同形态，沿胰背走行中发出胰背动脉和胰大动脉，在脾门附近分出胃短动脉和胃网膜动脉，然后分成 2～4 个分支进入脾脏，各个分支分别进入脾脏上下极。脾脏内各动脉分支间无侧支循环。

运用介入方法栓塞部分或全部脾动脉，使脾脏部分或全部梗死，部分或完全丧失其功能，减少肝窦及网状内皮对血细胞和血小板的破坏，以达到内科性部分脾切除的目的。脾脏梗死的脾脏体积越大，栓塞并发症的可能性越大。部分性脾动脉栓塞可达到改善血液学及血流动力学状况的目的，也可尽量避免重大并发症的发生。

【临床表现】

主要表现为脾脏增大，肋缘下可触及脾下极。实验室检查可见一种或多种血细胞减少、骨髓呈增生相改变、血小板相关免疫球蛋白（PA-IgG）增高，应用^{111}In（铟）放射性免疫标记法对血小板动力学研究显示血小板生存时间缩短、血小板恢复率下降。

【影像学表现】

除脾脏体积增大、血供丰富外，无明显特征性影像学表现。

【介入治疗适应证】

1. 各种原因所致的脾肿大并有脾功能亢进，具有外科手术指征者。

2. 脾功能亢进致全血细胞显著减少者。

3. 门脉高压，充血性脾肿大并有脾功能亢进，具有上消化道出血史及出血倾向者。

4. 门脉高压，经颈静脉肝内分流术失败者。

【介入治疗禁忌证】

1. 全身感染、脓毒血症患者。

2. 严重肝功能不全伴发黄疸和腹水者，低蛋白血症和门静脉高压造成的门静脉至脾静脉逆流者易导致脾脓肿并发症，应在内科治疗改善症状后择期进行。

3. 全身极度衰竭，严重出血倾向和碘过敏反应等。

4. 继发性脾功能亢进，其原发病已达终末期者，有恶病质及脏器功能衰竭者。

5. 其他常规介入操作不适应者。

【术前准备】

1. 患者准备：完善肝功能和血液检查，肝、脾B超及CT检查；碘过敏试验；备皮；术前使用广谱抗生素等。

2. 器械准备：准备多种形态、头端柔韧度及扭控特性不同的导管，以适应脾动脉复杂的解剖形态，J形导丝，亲水膜超滑导丝。

【介入治疗技术】

1. 采用Seldinger技术行股或桡动脉穿刺，将导管经腹腔动脉超选择性插入脾动脉主干造影，了解脾动脉主干形态，之后再将导管插至胰腺动脉发出部位以远，避免栓塞胰腺血管。

2. 再次造影确认导管头端位置，满意后即可行栓塞治疗。栓塞必须在X线透视下进行，栓塞范围一般不超过60%，必要时可行分阶段重复栓塞。栓塞物质常用明胶海绵颗粒，为巩固栓塞效果亦可采用PVA颗粒，明胶海绵在使用前常用庆大霉素浸泡。

根据治疗的目的不同可选择不同的栓塞方法。

(1) 主干栓塞：用于脾切除手术前短期内改善血小板状况，减少手术危险。可用明胶海绵条块或弹簧栓栓塞。脾动脉主干栓塞一般不会出现大面积脾脏梗死，但侧支循环形成快。

(2) 非选择性部分性脾栓塞：将导管头端尽量接近脾门，用手推法缓慢注入明胶海绵颗粒，颗粒随血流随机进入脾动脉分支，栓塞自脾脏外围开始逐渐向脾门移行。依据血流速度变化和控制栓塞物数量来控制脾栓塞体积，血流轻度减慢、明显减慢、短暂停顿分别判定栓塞范围为1/3、1/2和2/3左右(图9-4-1)。

(3) 选择性部分性脾栓塞：脾功能亢进的主要栓塞术式，尽量采取超选择性插管，将导管头端超选择性插入脾下极动脉分支，使用栓塞物质将其闭塞，可依次栓塞脾下极的1～2支动脉分支。此方法选择性地使脾脏下极梗死而保留脾脏上极(图9-4-2)，可减轻患者术后反应，降低胸膜和肺等并发症的发生率。

【术后处理】

1. 穿刺部位加压包扎，该侧肢体制动24小时。

2. 静脉滴注广谱抗生素2周以上。

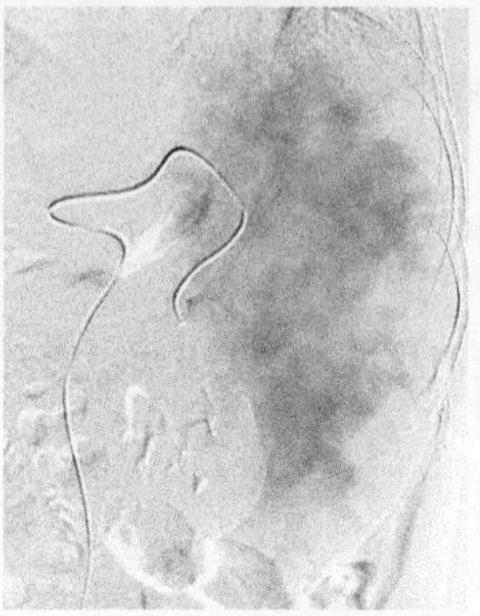

图 9-4-1 脾动脉分支栓塞后脾脏实质部分染色缺损约 45%

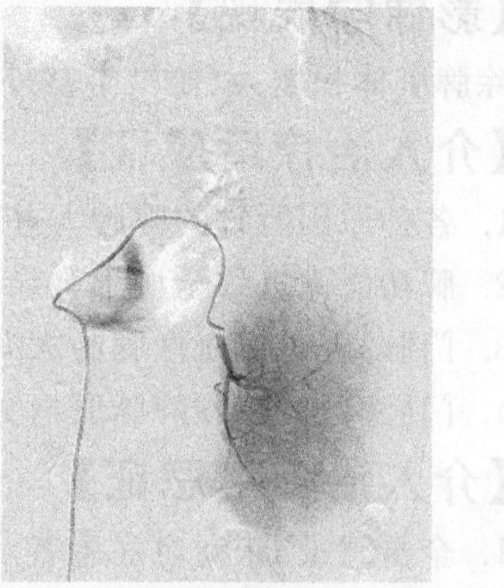

图 9-4-2 脾脏下极动脉造影，可以局部完全栓塞

3. 予以止痛等对症处理。

【并发症及处理】

1. 栓塞后综合征：部分性脾栓塞后几乎所有患者都会出现一过性发热、左上腹疼痛和食欲不振等并发症状。一般经抗生素、止痛、退热、补液等对症处理后，1 周左右消失。

2. 脾脏脓肿：产生的原因较多，如脾动脉栓塞后脾静脉压力降低和脾脏缺血收缩导致脾静脉血流反向流动，造成肠道细菌污染缺血的脾脏；脾实质的广泛坏死使厌氧性微生物容易生长；患者免疫力低下；由导管或栓塞材料带入外源性细菌等。一旦发生，单纯用静脉内抗生素治疗常常难以收到很好的疗效，B 超引导下经皮穿刺引流是目前治疗脾脓肿较为理想的方法。

3. 左侧胸腔积液、支气管肺炎和肺不张：由脾脏栓塞后疼痛引起，尤其是脾上极栓塞后。临床处理包括止痛、合理使用抗生素、加强呼吸道护理、鼓励患者咳嗽排痰等。

4. 意外栓塞：多因栓塞剂反流造成。认真谨慎地在透视下注射栓塞剂，并控制栓塞范围是避免意外栓塞的关键措施。

【疗效】

多数患者经脾动脉部分性脾栓塞术后 48 小时、1 周、2 周及 4 周外周血白细胞、血小板均较栓塞前明显提高，远期疗效与栓塞的范围关系密切，一般认为栓塞范围在 70%以上远期疗效较好，但明显增加了严重并发症的发生率，故多数学者认为，行分次栓塞既可增加患者的远期疗效，又不会造成严重并发症的发生。

（杨守俊）

第五节 胃肠道出血

胃肠道出血是临床常见的急症，多数患者经内科保守治疗可以止血。对消化道出血的诊断，通过临床病史分析、实验室检查、影像学检查和器械检查，大多能明确诊断，但仍有一部分患者虽经各种检查，却不能发现出血的原因和出血部位，无法进行有效的治疗。对这部分患者，做选择性腹部动脉血管造影十分必要，可显示造影剂外渗的直接征象，5%～10%的大出血患者需外科手术治疗或介入治疗。经导管血管内药物灌注和栓塞治疗消化道出血，方法简单，能很快查明出血原因，明确出血部位，且止血迅速有效，较传统的治疗方法有更多的优越性，往往能达到立竿见影的作用。在临床上得到极大推广应用。

【病因】

胃肠道出血的常见原因为食管胃底静脉曲张破裂出血（图 9-5-1），胃、十二指肠溃疡（图 9-5-2），胃肠道炎性病变，胃肠道肿瘤性病变，胃肠道动、静脉畸形及动静脉瘘等，少见原因有胃肠道动脉瘤破裂、Dieulafoy 病（简称 DD，又名恒径动脉破裂）、肠血管异常增生、凝血机制不良、食管胃贲门黏膜撕裂等。医源性出血主要包括内窥镜行息肉切除活检术和内窥镜胆总管括约肌切开术、肝脏或胆道手术、活检和肝脏的介入操作后的胆道出血等。

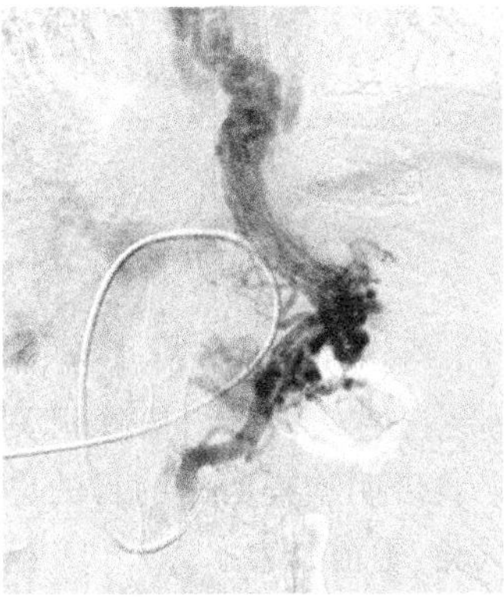

图 9-5-1　食管胃底静脉曲张

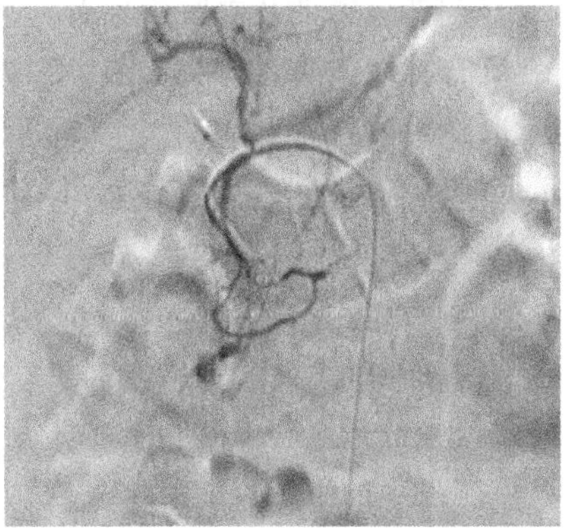

图 9-5-2　胃十二指肠动脉分支破裂出血

【临床表现】

胃肠道出血的病因较多，除各自所特有的临床表现外，其共有表现为呕血、血便和黑便或大便潜血试验呈阳性、贫血等。出血部位和单位时间内的出血量有关，出血量大时，除了呕血和黑便，患者可有头晕、出冷汗、血压下降、心率加快、脉搏细速等表现。

【影像学表现】

1. 消化道钡剂检查：通常急性消化道出血患者不宜做消化道钡剂检查。

2. 内镜检查：对于中速出血上消化道内窥镜及结肠镜检查，可以发现一部分出血的原因和明确出血部位，并可做出迅速、安全明确的诊断，并且常可行相应的治疗。如出血迅速，内镜检查往往不能查见出血部位，此时常以血管造影为首选方法。

3. 同位素静脉扫描：同位素静脉扫描可检出 0.1 mL/min 消化道出血，注入同位素可明显提高本方法的敏感性和准确性。可大致了解出血的部位，准确定位仍较困难。

4. 选择性动脉造影：胃肠道出血的影像诊断主要依赖血管造影，当消化道出血速度为每分钟 0.5 mL 以上时，选择性动脉造影可显示消化道的异常血管，并根据其供血动脉的来源判断出血部位，出血活动期可显示其直接征象：造影剂外溢。除此之外，血管造影还可显示原发病的异常表现，如肠血管异常增生、动静脉畸形、动静脉瘘、肿瘤血管、肿瘤染色等。

【介入治疗适应证】

1. 各种消化道疾病引起的消化道出血，经内科保守治疗无效，包括外伤性出血、医源性出血、原发性或继发性肿瘤性出血、炎症性出血、门静脉高压、动脉瘤、血管性畸形等难治性出血。

2. 慢性、间隙性消化道出血，经临床、实验室及放射学检查确诊者。

3. 急性消化道大出血，无休克表现者，临床上暂不能行外科手术者。

4. 不明原因长期慢性消化道出血，经内科保守治疗无效，经内镜检查仍不能明确出血原因者，需经 DSA 查找病因并行介入治疗者。

5. 医源性出血：外科手术，介入操作，经皮肝穿等医源性原因引起的肝脏损伤导致的胆道出血。

【介入治疗禁忌证】

1. 出现休克的危重患者，需要急诊手术抢救生命者。

2. 发热及全身感染者。

3. 穿刺部位感染及皮肤病患者。

4. 肝肾功能障碍者。

5. 凝血机能障碍者。

6. 冠心病、高血压、心律紊乱、心力衰竭者。

7. 对比剂过敏者。

【术前准备】

1. 患者准备：详细了解患者病史，并结合临床体征、实验室检查、核素扫描等相关检查结果确定最佳的造影、治疗时机，拟定治疗方案。向患者或家属讲明检查治疗的目的、方法、价值及可能发生的不良反应和并发症。备皮，备血，碘过敏试验，术前禁食水等。

2. 器械准备：常规介入操作器械，主要包括穿刺针、造影治疗导管，J 形导丝等。

3. 药物准备：肝素、对比剂、局麻药、常规抢救药物等。

【介入治疗技术】

1. 穿刺插管：常规股动脉穿刺插管，一般选用 4 F 或 5 F Cobra、Yashiro 导管。

2. 造影诊断：为不遗漏病变，消化道出血需行全消化道血管造影，即分别行腹腔动脉、胃左动脉、胃十二指肠动脉、肠系膜上动脉、肠系膜下动脉造影，对不明原因、不明部位的消化道出血患者更应如此，若怀疑直肠病变还需行髂内动脉造影。为提高造影诊断的阳性率，应注意以下几点：血管造影只有在活动性出血时才可能最大程度地发现出血的直接征象；正确选择造影血管是提高诊断阳性率的重要前提，应对临床上考虑的可能出血部位及造影过程中发现的可疑之处进行超选择性插管造影；延长造影摄片时间，以期发现极少量的造影剂外溢或静脉性出血；对造影阴性患者或出血间隙期患者，可使用血管扩张剂如山莨菪碱行药物性血管造影。

3. 药物灌注治疗：对出血病变范围广泛，或出血病变部位不明确，或不能做超选择性插管的患者，可采用药物灌注治疗。理论上导管尖端越接近出血部位，药物作用越集中、越强大，且可减少药物用量，减少不良反应的发生。然而实际操作中精确地进行超选择性插管并非易事，要根据具体情况决定超选择性插管至动脉的哪一级分支。治疗药物一般选用垂体后叶素，用微量注射泵匀速、精确灌注。开始剂量为 0.2 U/min，灌注 20～30 分钟后复查血管造影。若见血管明显收缩，但仍能保持良好的血流、无造影剂外渗，则灌注有效。若血管无明显收缩，出血仍未控制，则增加至 0.4 U/min，继续灌注 20～30 分钟后再次复查血管造影，如效果仍不理想则应考虑其他治疗方法。若血管造影表明出血已被控制，即可逐渐减量，每 6～8 小时减少 0.1 U/min 直至完全停止药物灌注。然后留管观察 12～16 小时，确认出血已停止后拔除导管。若观察期间再次出血,则可重复灌注垂体后叶素。

4. 栓塞治疗:若病变或出血部位明确,导管能超选择性插入出血或异常动脉分支内,则可采用栓塞治疗。栓塞剂一般选用明胶海绵颗粒、明胶海绵条。造影证实导管选择到位并避开正常血管分支之后,固定导管,将与造影剂充分混合的明胶海绵颗粒由注射器经导管缓慢注入至血流明显减缓或停顿,后退导管造影观察治疗效果,若满意即可拔管。也可选用PVA颗粒和钢圈行永久性栓塞。

5. 消化道动脉栓塞有引起肠梗死的危险,尤其是下消化道。因此应注意以下几点。①严格掌握栓塞的适应证,充分意识到肠系膜上、下动脉分支栓塞潜在的风险性。②操作细致,尽可能将导管超选择性插入至接近出血部位。③栓塞平面必须在动脉弓吻合支之上,以保证被栓塞部位必要的代偿血供,但又要尽可能避免损伤或栓塞较大的血管分支,以免周围血管代偿不足。④栓塞剂一般选用直经 2 mm 的明胶海绵颗粒,切忌使用末梢型栓塞剂。⑤在明胶海绵颗粒注入过程中应反复造影,当无造影剂外溢或病理性血管不再显影时即可停止注入栓塞物。⑥栓塞治疗一定要在患者凝血功能控制良好的基础上进行。⑦栓塞治疗后应行血管造影以确认疗效。患者黑便可能会持续1～2天,多为肠道内残血。

6. 食管胃底静脉破裂出血可采用TIPS或直接(PTCD)经右侧腋中线入路经皮肝穿刺门静脉右支,将导管插入胃冠状静脉进行栓塞止血,栓塞剂可用无水酒精、明胶海绵颗粒、鱼肝油酸钠、弹簧圈等。

【并发症与处理】

1. 穿刺插管引起的并发症及造影剂过敏反应。

2. 腹痛:血管升压素使血管平滑肌和肠道壁收缩所致。若腹痛持续20～30分钟甚至进行性加重,则可能是垂体后叶素用量过大、给药速率过快、导管位置不当或进入小分支造成药物分布不均匀、插管过程中损伤血管引起肠缺血所致,应根据情况调整药物用量、给药速度,复查造影调整导管位置。

3. 血管升压素可引起高血压、心绞痛、心律失常等心血管系统反应。因此在给药时应密切监护患者血压、心率等,一旦出现异常,必需调整药物用量甚至停止治疗。

4. 血管升压素有抗利尿作用,可引起水钠潴留、电解质失调,一旦出现应给予利尿处理并相应补充电解质。

5. 非靶器官误栓:最严重的是肠系膜上动脉栓塞。避免的关键在于预防,注射栓塞剂时应很好地掌握注射速率和压力,一旦发现血流减缓则应更加谨慎、少量、缓慢地注入栓塞剂,并随时用生理盐水冲洗,直至目标血管完全闭塞、血流停止。若已发生误栓,则应采用适当保护措施如给予激素、吸氧、疏通及扩血管药物等,以减少组织梗死的程度。

6. 小肠和结肠侧支吻合不丰富,栓塞后常造成缺血引起疼痛甚至肠坏死。肠系膜的栓塞应慎重,防止弓状吻合支以下血管过度栓塞,并尽可能地超选择性插管。

7. 为避免并发症的发生,除选择合适的栓塞剂外,在操作过程中应在电视透视下仔细观察导管的位置、注射速度、压力等,应尽可能做超选择性插管,防止栓塞剂反流,减少栓塞血管范围。

(赵 年)

第六节 上消化道狭窄及瘘

上消化道狭窄及瘘是临床常见病及多发病，以前多采用外科手术治疗，但对于狭窄范围过大的恶性肿瘤已失去手术切除机会的患者、狭窄由转移性肿瘤引起的患者、极度衰竭而不能耐受手术的患者、因上消化道瘘所致肺部或纵隔严重感染的患者，外科手术难以取得较好临床疗效。近年来随着介入放射学的发展和介入器械的不断改进，球囊扩张成形术和内支架植入术治疗上消化道狭窄及瘘已经取得良好疗效，并且极少有严重并发症发生。

【病因与病理】

上消化道狭窄常见的病因主要为肿瘤、炎症、外伤、异物引起的损伤、化学性灼伤、手术后吻合口狭窄、贲门失弛缓症、先天性幽门肥厚等。上消化道瘘多由肿瘤侵蚀、肿瘤局部放疗后、炎症溃疡、化学性灼伤及外伤等引起。

不同病因所致的上消化道狭窄其病理改变各不相同，由炎症、外伤、化学性灼伤、手术后吻合口等原因引起的上消化道狭窄主要由炎性水肿及瘢痕收缩所致；肿瘤则是由于肿瘤组织向腔内生长造成的占位效应；贲门失弛缓症则是由于神经节细胞的缺失所致。

上消化道瘘的病理改变主要是食管气管瘘由于食物或分泌物大量进入支气管而造成肺部反复感染；食管纵隔瘘由于食物或分泌物大量进入纵隔而造成纵隔反复感染。

【临床表现】

各种病因引起的上消化道狭窄及瘘，除了具有原发病的临床表现外，其主要症状是吞咽困难及进食后呕吐。若发生食管气管瘘，可有进食时呛咳，继发肺部感染时出现发热、咳嗽、咳痰等症状；若发生食管纵隔瘘可有胸骨后疼痛、发热等症状；若瘘发生在胃或十二指肠则有腹痛、发热及腹部压痛、反跳痛等腹膜炎的症状与体征。

【影像学表现】

上消化道狭窄及瘘的影像诊断主要依靠上消化道钡餐检查，不仅可明确有无狭窄及瘘，而且可明确狭窄的部位、性质、程度及瘘口的大小、部位及流向。上消化道钡餐常见征象如下。

1. 上消化道的局部管腔狭窄：化学性灼伤的狭窄范围较长、腔壁不规则；恶性肿瘤引起的狭窄可见黏膜破坏、管壁僵硬不规则、腔内充盈缺损等恶性肿瘤的征象；贲门失弛缓症则有贲门部“鸟嘴样”狭窄、狭窄段以上管腔扩张及气液钡分层等特征性表现。

2. 狭窄部以上管腔扩张及钡剂通过障碍。

3. 有瘘道形成时，则可见钡剂自管腔向外溢出征象。若为食管气管瘘，则钡剂自食管经瘘管进入气管及支气管内，转动体位多可清楚显示瘘口的部位及大小。

【介入治疗适应证及禁忌证】

（一）球囊扩张适应证与禁忌证

1. 球囊扩张治疗适应证：①手术后吻合口狭窄；②化学烧伤后狭窄；③贲门失弛缓症；④肿瘤放疗后狭窄；⑤反流性食管炎所致食管狭窄；⑥恶性肿瘤放置支架前；⑦食管静脉曲张硬化剂治疗后狭窄；⑧食管外伤或异物引起的损伤后狭窄；⑨先天性狭窄；⑩幽门梗阻主要因十二指肠球部溃疡或幽门溃疡愈合后的瘢痕狭窄。

2. 球囊扩张治疗禁忌证：应注意掌握扩张时机，过早扩张由于初期瘢痕组织脆弱，易发生穿孔；过晚扩张则由于瘢痕组织老化，不易扩开。下列时期则不宜扩张治疗：①上消化道手术后吻合口狭窄(1个月内)；②化学烧伤性狭窄急性炎症期(3个月内)；③放疗期间或放疗后不久的患者，由于急性期放射反应，在球囊扩张过程中，可能会造成食管的撕裂伤，引起剧痛或出血甚至穿孔。此外，上消化道恶性肿瘤堵塞或癌肿切除后的吻合口肿瘤复发引起的梗阻，因无长期疗效且易穿孔、出血，属相对禁忌证。

(二) 内支架置入术的适应证与禁忌证

1. 内支架置入术适应证：①上消化道晚期恶性肿瘤引起的管腔狭窄存在严重梗阻或并发的食管气管瘘、纵隔瘘、胸腔瘘，已不可能手术或拒绝手术者；②纵隔恶性肿瘤压迫食管引起吞咽障碍者；③吻合口肿瘤复发导致狭窄者；④食管自发性破裂或穿孔保守治疗无效者；⑤食管良性狭窄球囊反复扩张无效或效果欠佳者(可用回收支架治疗，7～10天内经胃镜取出，该方法可使食管狭窄段逐步扩张，管壁肌层撕裂较为规则，修复时瘢痕相对较少，再狭窄发生率低，中远期疗效满意)。

2. 内支架置入术禁忌证：①严重的心、肺疾病患者；②不可控制的出血性体质；③支架上缘需高于第7颈椎以上的肿瘤狭窄不宜放支架，因异物感明显，而且支架可能压迫气管；④放疗期间或放疗后不久的患者，应待食管的充血、水肿减轻后，再行支架置入术；⑤贲门、胃十二指肠梗阻的患者伴有门静脉高压所致食管、胃底重度静脉曲张出血期或广泛的肠粘连并发多处小肠梗阻者。

【术前准备】

(一) 患者准备

1. 术前胃镜或钡餐检查明确诊断，常规病理活检检查。全面了解病史，特别注意有无麻醉药品的过敏史，高血压病史，严重的心脏病史，常规查血常规、肝肾功能电解质和出凝血时间及胸片、心电图等。

2. 术前心理护理：向患者及家属解释球囊扩张、支架置入术的目的和方法，讲明手术的安全性、可行性和优越性，消除患者顾虑，以取得患者理解和配合，保证手术的顺利进行。

3. 术前4小时禁食、水，以避免术中发生呕吐而误吸。

4. 术前10分钟肌内注射盐酸山莨菪碱10～20 mg，以减少口腔和消化道分泌，但青光眼、前列腺肥大、严重心脏病和心律失常患者禁用。

5. 恶性肿瘤切除术后疑为肿瘤复发者，应先行内窥镜检查，明确诊断后再行治疗。

(二) 器械准备

适当规格的球囊导管、导丝、单弯导管、注射器、活塞开关、开口器、相应型号的支架或带膜支架及支架输送器。

【手术操作常规】

(一) 球囊扩张

1. 患者侧卧于DSA台上，头下垫好敷布，将接纳呕吐物的容器或卫生纸放置于旁。将导管、导丝用清水冲洗备用。去除义齿，口咽部喷雾麻醉后含开口器。

2. 用5 F单弯导管及超滑导丝经口引入食管，造影观察狭窄的范围、部位、程度，并选择恰当的骨性定位标志。

3. 根据造影剂的流向，将导丝、导管送入胃腔。狭窄严重时，应在狭窄上下方造影，明确狭窄的长度。

4. 撤5 F单弯导管，交换置入球囊导管，使球囊的中心位于狭窄段中点，注入少量造影剂显示狭窄对球囊的压迹(束腰征)，再次确认球囊位置准确后，用注射器向球囊内注入稀释的造影剂或气体使球囊逐渐膨胀，可见狭窄处对球囊所形成的压迹逐渐变浅。当患者感到疼痛难忍或狭窄对球囊形成的压迹已展平或加压遇到明显阻力时，即应停止加压并关闭活塞，维持球囊内压力10分钟左右，然后放开活塞，将球囊减压5分钟后再次加压，直至扩张满意。对于狭窄严重的病例，需先从小口经球囊导管开始扩张；若狭窄严重或狭窄段屈曲，导丝通过阻力较大时，要注意避免穿孔或假道的发生。食管灼伤后形成的多段狭窄要逐段扩张。

5. 撤出球囊导管及导丝，观察球囊导管是否存有血迹。若有明显血迹，可用立止血1 kU肌内注射和饮冰盐水100 mL。

(二) 支架置入

1. 备好支架，长度应根据病变长度来决定，一般超过病变两端2 cm以上为宜。

2. 患者侧卧于DSA台上，头下垫好敷布，将接纳呕吐物的容器或卫生纸放置于旁。将导管、导丝用清水冲洗备用。去除义齿，口咽部喷雾麻醉后含开口器。

3. 用5 F单弯导管及超滑导丝经口引入食管，造影观察狭窄的范围、部位、程度，并选择恰当的骨性定位标志。

4. 根据造影剂的流向，将导丝、导管送入胃腔。狭窄严重时，应在狭窄上下方造影，明确狭窄的长度。

5. 撤5 F单弯导管，将内支架安放于支架输送器内，沿导丝送入上消化道狭窄部位，在X线透视监视下调整支架于最佳位置后缓慢释放。内支架的两端应超过狭窄段2 cm，或带膜支架的中部正对瘘口所在位置。

6. 撤输送器及导丝，即刻行食管造影，观察开通情况。

以往支架释放前常用球囊导管将狭窄段进行预扩张，经验表明，多数情况下，预扩张是不必要的，因支架释放后可立即膨胀到原有直径者约占60%，另约40%的患者在支架释放后虽存在较明显的压迹，但梗阻症状明显改善，而且术后1周内复查，绝大多数支架可膨胀至原有直径。不采用球囊扩张的优点：术后患者无明显的疼痛感；过度的球囊扩张造成的出血、管腔破裂和感染的机会减少；支架受肿瘤的暂时压迫，又减少了移位的概率。但在支架释放装置难以通过狭窄段时和术后1周内复查仍有明显压迹并梗阻症状改善不理想者，仍需球囊成形术的支持。

支架距离食管口太近或覆盖食管入口括约肌，可导致吞咽功能紊乱、误吸。一般选用18～20 mm的支架，其上端置于第7颈椎体的下缘。上、下缘避开主动脉弓，贲门部位狭窄时支架略超出贲门口即可，防止支架滑入胃内。

食管纵隔瘘患者合并脓肿时，应禁食，脓腔内置管，给予庆大霉素16万单位加生理盐水250 mL冲洗，2次/日，并全身给予敏感抗生素抗感染治疗，待冲洗液清亮，体温降为正常时，再置入被膜支架。

放疗后形成的食管纵隔、气管瘘患者，易于出现气管软骨软化，食管支架对周围气管的压迫可导致其塌陷，引起急性气道阻塞。因此，在置入覆膜支架前应仔细评估气管壁的支撑功能，同时做好置入气管支架的准备。

【术后处理】

1. 球囊扩张术后密切观察患者生命体征，患者有轻度疼痛、少量渗血时一般不需要特殊处理，如出血量较大，可经导管在狭窄部喷洒凝血酶（每次 400 单位，每 2 小时 1 次，共 4 次），如出血量大伴有胸痛或上腹痛明显、腹膜刺激征者，可给予静脉输血，同时立即检查排除穿孔。当穿孔发生时，小的穿孔经保守治疗即可痊愈，较大的穿孔应立即手术，也可采取暂时内支架置入，待 7～10 天穿孔经抗感染治疗痊愈后取出支架。

2. 球囊扩张术后观察 1 小时后，患者无其他特殊不适，当咽部麻醉效应消失时即可进流食，同时嘱患者口服庆大霉素，预防术后感染。

3. 贲门失弛缓症者应给予抑酸药物。

4. 球囊扩张术后 2～3 天待扩张部位黏膜水肿消失、损伤修复后应鼓励患者吃半流质饮食或普食，有益于狭窄部的扩张。

5. 两次扩张治疗的间隔时间，初次为 1～2 周。以后根据患者症状改善程度和维持时间，逐渐延长间隔时间。

6. 如果扩张 2 个月后，仍不发生梗阻症状，一般无需再扩张，只进行随访观察即可。

7. 支架置入术后口服庆大霉素 1 周。

8. 支架置入术后 1～2 天，在支架完全扩张后进流食，以防带渣食物经上缘潴留在管壁与支架周围间隙。

9. 支架置入术后 3～7 天进软食，1 周后进半流食或普食。避免进硬、冷及黏滞性食物，餐后饮温开水冲洗支架。

10. 支架置入术后 3 日内常规给予抗生素及止血、止痛等药物治疗，术前有瘘者应延长用药时间，直至感染消除。

11. 依置入支架后营养及全身状况改善程度辅以放化疗及对症支持治疗。

【并发症及处理】

1. 胸痛：大部分患者在 1 周左右疼痛可减轻或消失，剧痛者肌注 50～100 mg 哌替啶后多能缓解。

2. 出血：发生在球囊成形中，为病变组织撕裂所致，表现为球囊导管沾有血迹，或术后粪便潜血试验阳性，经由食管呕出表现为呕血，经瘘道进入呼吸道则表现为咯血。少量出血可采取禁食、口服凝血酶、静脉输注止血剂以及三腔管压迫止血。大量出血，应先通过胸主动脉、食管固有动脉、支气管动脉造影明确出血原因及部位，再选择合适的介入方法如栓塞或主动脉支架置入等方法进行止血。

3. 胃液反流：表现为持续性胸骨后烧灼样痛，卧位时明显。当在贲门或食管胃、胃空肠吻合口处使用防反流支架后仍有反流者，需长期服用 H_2 受体阻滞剂（奥美拉唑）及西沙比利等促消化道动力药物。

4. 食管穿孔或破裂：插管过程中导丝偏离食管腔或狭窄段被过度扩张，撕裂所致。如果患者出现发热、明显胸痛、上腹痛、腹膜刺激症状口服碘剂造影表现为造影剂进入食管腔以外的间隙如纵隔等。穿孔很小，症状较轻者采用保守治疗多可痊愈。出现纵隔气肿、气胸、呼吸功能不全者需手术治疗。

5. 再狭窄：球囊扩张患者术后 1 年的再狭窄发生率为 10%～30%，瘢痕组织回缩、术后瘢痕再形成成为再狭窄的主要原因。术后口服泼尼松龙 7～10 天可减少或延缓瘢痕的形成,减少狭窄复发的机会。支架置入者系局部黏膜、纤维组织增生浸润所致,术后若不配合放疗和化疗等综合治疗,半年内出现管腔再狭窄占90%以上。

6. 支架移位:多发生在食管下端病变,进食后食管蠕动是支架移位的主要原因。支架置入前不使用球囊预扩张、使用带有倒刺的支架或成喇叭口状支架、增加支架的支撑力能有效防止支架移位。支架移位后,可使用腔镜将之取出。

7. 贴膜不良综合征:狭窄上方食管明显扩张者在食管支架置入术后,支架与食管壁间不能完全贴覆而出现空隙,造成食物残渣长期滞留其间导致局部感染,引起患者吞咽时疼痛,甚至出现静息痛,嗳气时可嗅到明显腐败食物的味道,称为贴膜不良综合征(发生率仅在5%左右)。预防措施主要是要预见到可能发生本并发症的情况,采用直径较大(20~24 mm)的支架;术后严格禁食,待碘剂食管造影复查显示支架与食管完全贴覆后方可进食。如果发生并发症,尽快取出支架是合理的处理措施。

(廖云忠)

第七节　贲门痉挛

贲门痉挛又称贲门失弛缓症(esophageal achalasia)、巨食管,是食管壁间神经丛的节细胞数量减少,甚至消失,可累及整个胸段食管,但以食管中下部最为明显。国内文献中常用的名称有贲门痉挛和贲门失弛缓症。其主要特征是食管缺乏蠕动,食管下端括约肌(LES)高压和对吞咽动作的松弛反应减弱。临床表现为咽下困难、食物反流和下端胸骨后不适或疼痛。本病为一种少见病(每10万人中仅约1人),可发生于任何年龄,但最常见于20~39岁的年龄组。儿童很少发病,男女发病大致相等,较多见于欧洲和北美。该病治疗不及时有发生食管癌的潜在危险。

【病因病理】

(一) 发病原因

贲门痉挛的病因尚不甚明确。目前大多认为是由于食管运动神经功能失调所引致。食管组织形态学检查发现胸段食管壁肌层Auerbach神经丛节细胞变性,数量减少或缺失。由于副交感神经分布存在缺陷,致食管壁张力低,蠕动消失,食管下段括约肌痉挛。食管神经的病变原因则尚无定论,原发病变可能位于迷走神经或其中枢神经核。

(二) 发病机制

本病的确切发病机制仍不明确,病变位于脑干、迷走神经纤维、Auerbach神经丛及肌内神经纤维,但不能澄清原发病灶在何处。

1. 神经原性病变:患者食管肌间神经丛(Auerbach神经丛)神经节细胞减少、缺如、退行性变、神经纤维化。无病理改变者提示外源性神经病变。患者食管体部和LES区的肌索对作用于神经节水平的刺激无反应,而乙酰胆碱直接作用能引起收缩反应。

2. 抑制性神经元受累:LES区神经有兴奋性(胆碱能)和抑制性(非胆碱能非肾上腺素能NANC)两种。血管活性肠肽(VIP)和一氧化氮(NO)是NANC抑制性神经递质,介导平滑肌舒张。贲门失弛缓症患者食管下段VIP和NO等神经纤维明显减少。胆囊收缩素(CCK)对患者LES的异常收缩作用也提示抑制性神经受损。此外,患者LES对阿片肽等药物的反应不同于常人，也提示有神经或肌细胞受体的异常。

3. 迷走神经功能异常：本症患者有明显的胃酸分泌障碍，与迷走神经切除术后症状类似，提示有去迷走神经功能障碍。

失弛缓症累及整个胸内食管，并不仅局限于贲门部，开始时食管解剖学上正常，以后肥厚、扩张，并失去正常蠕动，贲门括约肌肥厚、扩张，并失去正常蠕动，贲门括约肌不能松弛，异常主要限于内层环行肌，而外层纵行肌功能正常。据食管腔扩张的程度分轻、中、重三度。①轻度食管腔无明显扩张或扩张仅限于食管下段，一般管腔的直径小于4 cm，无或仅有少量食物及液体潴留，食管可见推动性收缩。②中度食管腔扩张明显，管腔的直径小于6 cm，有较多的食物及液体潴留，食管少见推动性收缩。③重度食管腔极度扩张，腔的直径大于6 cm，有大量的食物及液体潴留，食管见不到推动性收缩。

【临床表现】

1. 咽下困难：无痛性咽下困难是本病最常见最早出现的症状，占80%～95%及以上。起病多较缓慢，多呈间歇性发作，常因情绪波动、发怒、忧虑、惊骇或进食过冷和辛辣等刺激性食物而诱发，咽下固体比液体更困难。

2. 疼痛：占40%～90%，性质不一，部位多在胸骨后及中上腹，持续几分钟至几小时，常发生于疾病早期，尤其是严重失弛缓症患者，并不一定与进食有关。

3. 食物反流：发生率可达90%，随着咽下困难的加重，食管的进一步扩张，相当量的内容物可潴留在食管内至数小时或数日之久，而在体位改变时反流出来，可混有大量黏液和唾液。当食管扩大明显时，可容纳大量食物及液体，患者仰卧时即有反流呕吐。

4. 体重减轻：体重减轻与咽下困难影响食物的摄取有关，病程长久者可有营养不良和维生素缺乏等表现，但呈恶病质者罕见。

5. 出血和贫血：患者常可有贫血，偶有由食管炎所致的出血。

6. 其他症状：由于食管下端括约肌张力的增高，患者很少发生呃逆，这是本病的重要特征。在后期，极度扩张的食管可压迫胸腔内器官而产生干咳、气急、发绀和声音嘶哑等。

【影像学表现】

1. 钡餐检查：钡餐常难以通过贲门部而潴留于食管下端，并显示为1～3 cm长、对称、黏膜纹正常的漏斗形、鸟嘴状狭窄，其上段食管呈现不同程度的扩张、弯曲，无蠕动波。

2. 食管严重扩张后可在后前位胸片见到纵隔右上边缘膨出，当食管内潴留大量食物和气体时，食管内可见液平面。大部分病例可见胃泡消失。

3. 食管动力学检查：食管下端高压区的压力常为正常人的两倍以上，吞咽时下段食管和括约肌压力不下降。中上段食管腔压力亦高于正常，吞咽时不显现正常的食管蠕动波，皮下注射氯化乙酰甲胆碱(methacholinechloride)5～10 mg，有的病例食管收缩增强，中上段食管腔压力显著升高，并可引起胸骨后剧烈疼痛。

4. 内镜和细胞学检查：食管镜检查可确定诊断，排除食管瘢痕狭窄和食管肿瘤。贲门痉挛患者可查到食管腔扩大，内有食物潴留，黏膜水肿炎变。食管下端由于持续痉挛而管腔狭小，但黏膜完整，无瘢痕组织或肿瘤。

【介入治疗适应证】

贲门失弛缓症均可行介入治疗。

严重心肺功能不全，不能耐受手术插管者不能介入治疗。

【术前准备】

1. 患者准备：检查心电图、出凝血时间等；术前应尽可能向患者说明手术中可能带来的不适、并发症状及预期治疗效果，以期取得患者的配合；术前4小时禁食、水，以避免术中发生呕吐而误吸；术前10分钟肌内注射盐酸山莨菪碱10～20 mg，以减少口腔和消化道分泌，但青光眼、前列腺肥大、严重心脏病和心律失常患者禁用；恶性肿瘤切除术后疑为肿瘤复发，应先行内窥镜检查，明确诊断后再行治疗。

2. 器械准备：适当规格的球囊导管、导丝、送导丝的橡胶管、注射器、活塞开关、开口器、相应型号的支架或带膜支架及支架输送器。

【介入治疗技术】

1. 体位：一般取侧卧位或仰卧位，头下垫好敷布，将接纳呕吐物的容器或卫生纸放置于旁。将导管、导丝用清水冲洗备用。咽部反射异常敏感，送管困难时，可适量进行喷雾麻醉。

2. 引入导丝：放置开口器，将与选好的导管相匹配的导丝远端插入导管内，然后经口腔一并送入食管，在电视监视下操控导丝，使其远端向下通过狭窄部，然后固定导丝，退出。

3. 引入导管：要注意避免导丝被带出或自行滑出。

4. 引入球囊：将球囊抽空后沿导丝送入食管内，通过操控使球囊的中部置于狭窄处。若球囊进入狭窄部位受到阻碍，则需更换较细的导管。

5. 扩张：确认球囊位置准确后，用注射器向球囊内注入稀释的造影剂或气体使球囊逐渐膨胀，可见狭窄处对球囊所形成的压迹逐渐变浅。当患者感到疼痛难忍或狭窄对球囊形成的压迹已展平或加压遇到明显阻力时，即应停止加压并关闭活塞，维持球囊内压力10分钟左右，然后放开活塞，将球囊减压5分钟后再次加压，直至扩张满意。对于狭窄严重的病例，需先从小口径球囊导管开始扩张；若狭窄严重或狭窄段屈曲，导丝通过阻力较大时，要注意避免穿孔或假道的发生。

6. 吞钡复查：术后常规行吞钡检查，了解扩张效果、支架位置或瘘口堵闭情况。扩张治疗后12～24小时内可先进流食或半流食，以后逐渐过渡到普食。术后口服庆大霉素注射液1～2天，有助于疗效的巩固。

7. 两次扩张治疗的间隔时间，一般以1周左右为好。

【并发症与处理】

1. 出血：多为黏膜出血，表现为球囊上黏附有血迹，不需做任何处理；大血管破裂出血可导致死亡，应注意避免。

2. 疼痛：扩张时的机械性刺激和撕裂、支架的支撑可导致疼痛。一般不必处理，疼痛严重者需镇痛处理。

3. 导丝误入假道：表现为导丝偏离胃肠道的正常解剖经路，多发生于食管灼伤的患者，应立即停止操作，密切观察、抗生素预防感染、禁食。

4. 个别患者在接受治疗过程中会产生虚脱，可能是由于扩张时疼痛及患者长期饥饿、脱水、体质衰弱所致。应立即中止操作，再行扩张时应注意压力不要过大。

（张志威　章万勇）

第八节　肠血管畸形

肠血管畸形临床少见，却是消化道出血的重要原因，包括肠血管异常增生、血管扩张症、错构瘤以及末端毛细血管扩张症，一般检查多为阴性。选择性及超选择性肠供血血管造影检查及相应的介入药物灌注和栓塞治疗已成为该病的常规诊疗方法。

【病因与病理】

病因尚不明确。有先天性血管发育异常，也可能为后天获得性血管退行性疾病，还可能与慢性肠道黏膜缺血有关。先天性因素包括动静脉畸形、细小血管瘤、遗传性毛细血管扩张，可发生在肠管的任何部位，可以是单发，但多数是弥漫多发。后天性因素是一种获得性疾病，是一个衰老过程，还与慢性肠道炎症，黏膜缺血有关。发生于60岁以上的老年人肠血管畸形被认为是与年龄有关的血管退行性病变，尤其是主动脉疾病患者发病率较高，其发病部位多在回肠、盲肠和升结肠。年轻人肠血管畸形多是先天性血管发育异常。

肠血管畸形的基本病理改变是黏膜下小静脉间断性阻塞、静脉扩张扭曲，小静脉和毛细血管压力增高，毛细血管前括约肌功能失调，形成动静脉瘘，黏膜破溃出血。其发病机制可能是黏膜下静脉进入肌层时，受静脉收缩的影响，使静脉血流呈间断性阻断，导致扩张、迂曲，逐步发展为黏膜毛细血管扩张，毛细血管前括约肌功能丧失，引起小动静脉直接沟通。

【临床表现】

主要表现是反复发生不明原因的消化道出血，以血便为主。反复慢性失血患者可继发贫血。实验室检查血红蛋白减低。除发生在升结肠的肠血管异常增生偶可被内镜检查发现外，多数病例经内镜、钡餐等检查为阴性。

【影像学表现】

1. 血管异常增生：肠系膜动脉造影，病变部位可见一粗大迂曲的病理血管，并可见静脉早显。病变范围可局限或呈弥散分布，局部无肿块触及。

2. 肠血管动静脉畸形：毛细血管扩张、增粗，局部血管结构紊乱；微小血管呈网状扩张、扭曲、动静脉交通，呈团块分布；肠壁局限性斑片状染色。

3. 动静脉瘘：异常增粗、增多、扩张成串的血管池，供血动脉明显扩大增粗，粗大的引流静脉和静脉早显。

【介入治疗适应证】

1. 不明原因的消化道出血，经检查不能明确出血部位及性质者。

2. 不明原因的消化道出血，临床疑为肠血管畸形者。

3. 经内镜检查已明确或疑为肠血管异常增生，临床需进一步明确诊断及行介入治疗者。

【介入治疗禁忌证】

1. 休克、肝肾功能衰竭、疑血功能严重障碍和造影剂过敏者。

2. 冠心病、高血压、心律不齐等为药物灌注治疗的相对禁忌证。

【术前准备】

1. 患者准备：肝肾功能、出凝血时间等常规检查；碘过敏试验；告知患者手术可能的风险及栓塞治疗有可能出现的并发症等。

2. 器械准备：除一般腹腔动脉、肠系膜动脉造影所需的导管、导丝等常用器械外，还需准备微导管及微导丝，以备超选之用。栓塞材料以 2 mm 直径明胶海绵颗粒及 100 μm 的 PVA 颗粒常用，也可用手术丝线等。

【手术操作常规】

1. 消毒铺巾，局麻后采用 Seldinger 技术行股动脉穿刺插管，送入 5F cobra 或者 5 F Yashiro导管行肠动脉造影检查。

2. 分析造影图像，表现不明显者，可考虑行药物造影，进一步明确有无病变。明确病变部位及性质后，应依据造影表现认真分析可否行药物灌注治疗及栓塞治疗、栓塞的部位及程度等。

3. 药物灌注：先以 0.2 μL/min 的速度输注血管加压素，持续 20～30 分钟，也可以用微量注射泵灌注。灌注后行血管造影复查，一般可见血管管径有中等程度的缩小。如原出血部位未见对比剂外溢，表明出血已停止。留置造影导管，将患者送回病房，用输液泵维持原剂量继续输注 12～14 小时，再将药物减至 0.1 μL/min，灌注 24 小时，如临床上证实出血已停止，即可停止输注血管加压素。导管继续留置 12 小时，并用 5%葡萄糖、生理盐水等输注。出血停止 12 小时后，可拔出导管，结束治疗。

4. 栓塞治疗方法：血管加压素灌注治疗无效时可栓塞治疗，采用同轴导管技术，将微导管超选择性插入相应的病变血管内行栓塞治疗，栓塞应严格掌握栓塞的适应证，充分意识到肠系膜上动脉、肠系膜下动脉分支栓塞潜在风险；导管应尽可能超选择性插入或接近病变血管的主供血管；栓塞水平必须在动脉弓吻合支之上，以防止肠管严重缺血，甚至梗死；栓塞剂以选用直经 2 mm 的明胶海绵颗粒为宜，切忌使用末梢型栓塞剂或粗大的弹簧栓；栓塞过程中应反复造影，当病理性血管不再显影、合并出血的患者造影剂不再外溢时即可停止栓塞。

5. 术毕拔管，穿刺部位加压包扎，穿刺侧肢体制动 24 小时。

6. 密切观察患者术后腹痛情况，若发现异常应及时处理，以免延误病情。

【并发症与处理】

1. 腹痛：最常见的局部副作用，如果腹痛持续 20 分钟以上并有进行性加重的情况，应考虑为肠缺血。因药物剂量过大，导管进入血管小分支或血栓形成均可造成肠缺血。需立即造影复查，减少药物剂量或停止灌注或调整导管位置等相应处理。药物灌注引起的全身副作用：血管加压素有抗利尿激素反应和心脏损害作用，表现为水、电解质紊乱，甚至血压升高、心律失常、心绞痛、心肌梗死等。患者应同时进行心电监护、测尿量，如发生全身反应，应停止灌注并做对症处理。

2. 肠坏死：肠动脉栓塞最严重的并发症，发生率为 10%～25%。发生的原因主要是栓塞范围过大，导致周围血管代偿不全或末梢血管受损，侧支循环不能建立。主要预防措施是掌握好栓塞的适应证和栓塞范围，合理使用栓塞剂。肠坏死一旦发生，则应及时手术切除坏死的肠管。栓塞治疗时栓塞材料反流，造成其他器官的意外栓塞，可导致相应的器官缺血坏死。常见的有肾动脉、肠系膜动脉和脊髓动脉、下肢动脉等。一旦发生，会造成十分严重的后果。

（李春华）

第九节 阻塞性黄疸

阻塞性黄疸主要是指因肝内或肝外胆管梗阻后引起的胆汁淤滞所致的黄疸，是以肝胆为主的组织损害及全身各系统发生一系列病理和生理改变的症候群。阻塞性黄疸可能引起严重胆道感染、肝衰竭等并发症，甚至危及生命。有效的胆道引流是治疗关键。PTCD术作为一种微创诊疗手段，既可以及时有效地缓解梗阻而引起的一系列临床症状，为择期手术患者创造良好条件，又可以为胆道恶性梗阻失去手术治疗机会的患者延长生命，提高生存质量提供一种安全有效的姑息性治疗手段。

【病因与病理】

良性病因占大多数，为胆石症、胆管炎症、先天性胆管异常等。恶性阻塞性黄疸的主要病因为胆管及胰腺肿瘤、壶腹部肿瘤、肝癌转移至胆管或压迫胆管、胆管癌栓形成或癌栓脱落、胆管外恶性肿瘤压迫等。阻塞性黄疸的形态学特征是肝实质中胆色素沉积，棕绿色的胆汁栓在扩张的小胆管中可见，小胆管破裂可致胆汁释放到窦间隙。胆管梗阻，无论是肝内还是肝外都能引起上游胆管扩张(胆汁淤积引起的)。持续的胆管内胆汁淤积可导致肝细胞的泡沫样变及肝实质的局灶性破坏、胆湖形成且其中充满细胞碎片及色素，不可逆的梗阻可导致门静脉纤维化。

梗阻性黄疸可诱发肝组织发生细胞凋亡，其机制如下。①钙超载：肝细胞内胆汁酸含量上升致线粒体受损，氧化磷酸化产能减少，肝细胞膜受损，钙泵功能丧失，细胞内钙超载，诱发细胞凋亡。②氧自由基损伤：胆道梗阻引起肝脏有效血流量减少、自由基清除酶系的体内合成减少及线粒体呼吸链电子传递受阻，这些都可促进自由基的升高，导致细胞凋亡。③炎细胞浸润：胆道梗阻引起内毒素升高，内毒素可刺激单核细胞产生肿瘤坏死因子，可通过死亡受体途径诱导细胞发生凋亡。

【临床表现】

临床表现为皮肤和巩膜黄染、瘙痒、尿黄、白陶土样便，由于胆汁不能进入十二指肠执行消化功能，患者食欲减退、进行性消瘦，最终使体内水、电解质紊乱，引起高胆红血症，引起凝血功能障碍，甚至肝肾功能衰竭。合并感染者可出现寒战、发热、腹痛，甚至休克。

【影像学表现】

超声、CT、MRT检查基本可明确胆道梗阻的位置及形态。经皮经肝胆道造影术(PTC)和ERCP主要用于辅助介入治疗。胆道梗阻，PTC亦有多种表现。充盈缺损：结石的充盈缺损比较光滑，恶性肿瘤的充盈缺损多不规则。胆管狭窄：光滑的狭窄多考虑良性病变，不规则的狭窄则多为恶性肿瘤引起。管壁僵硬、不规则：多为恶性肿瘤浸润的征象。肝内胆管不同程度扩张：如扩张胆管柔软且形似“软藤”，以恶性梗阻多见；如扩张胆管比较僵硬，良性可能性大。

【介入治疗适应证】

1. 不能手术切除的恶性肿瘤导致的黄疸。
2. 全身情况差，心、肺、肾功能不全暂不能耐受手术的梗阻性黄疸。
3. 胆道良性狭窄，尤其是胆肠吻合口狭窄。
4. 严重黄疸术前减黄、胆道减压。
5. 急性胆道感染，如急性梗阻性化脓性胆管炎行PTCD可快降低胆道内压力，引流出化脓性胆汁，便于控制感染。

【介入治疗禁忌证】

1. 对造影剂过敏、恶病质、凝血功能严重障碍者。

2. 脓毒血症及败血症是相对禁忌证：非胆道感染引起的败血症给予足量抗生素控制感染后可行 PTCD。

3. 大量腹水患者，在有效控制腹水以后可进行。

4. 毛细胆管性阻塞及硬化性胆管炎造成的胆道广泛狭窄。

5. 疑为肝包虫病者。

【术前准备】

1. 患者准备：术前完善相关检查，禁食 4 小时。术前 15 分钟可给予吗啡 10 mg 肌内注射，即可减轻疼痛，也可预防严重的胆心反射。

2. 器械准备：Chiba 穿刺针、PTCD 套管针、导丝、胆道引流管、扩张导管、固定导管的器械等。

【介入治疗技术】

1. 患者仰卧于检查床上，局部消毒铺巾。右腋中线入路在腋中线肋膈角下方两个肋间隙（第 7～9 肋间）处穿刺，而对于左肝管阻塞和腋中线入路不能完成操作者，可选择剑突下入路，一般选择在剑突下 2 cm 处穿刺。

2. 在 X 线透视或 B 超定位下进行，应选择在该肋间隙下一肋的上缘进针，以避免损伤肋间神经。进针时应嘱患者平静呼吸后屏气，针头朝向胸 11～12 椎体方向进针至脊柱旁 2 cm 处停止进针。取出针芯，连接注射器，一边慢慢退针，一边注入少量稀释的造影剂，直至胆管显影。此时抽吸部分胆汁，然后注射造影剂以显示胆道（图 9-9-1）。应注意造影剂注入不可过多，以免感染的胆汁逆行入血造成菌血症。

3. 一般采用双针法，根据造影结果，选择一条比较容易和安全的扩张胆管来确定第二穿刺点。局麻后，做皮肤小切口，在透视监视下将套管针插入已显影的目标胆管，再次造影进一步确认套管位于胆管腔内，然后经套管引入 J 形导丝进入胆管内并尽可能越过狭窄段胆管，缓慢拔出套管，沿导丝引入扩张器扩张后引入导管。

4. 外引流：沿导丝置入引流管，注入造影剂并调整引流管位置，使引流管侧孔全部在胆管内（图 9-9-2），用缝线或专用的固定器将引流导管固定于腹壁皮肤上，连接引流袋。

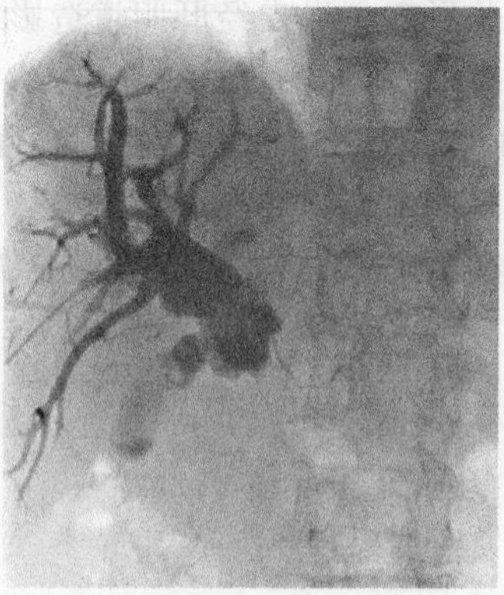

图 9-9-1　PTC 显示胆总管中段肿瘤并胆道梗阻

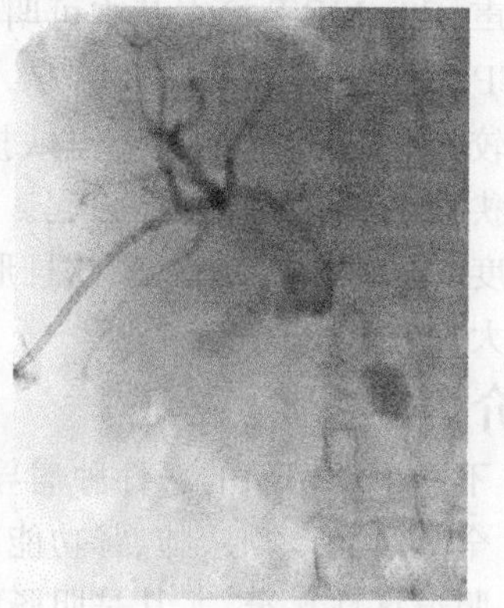

图 9-9-2　PTCD 引流管植入后近端盘曲

5. 内引流：将导丝通过狭窄段，沿导丝插入扩张器或球囊导管扩张狭窄段，然后退出扩张器或球囊导管，用一带有推送导管的塑胶内涵管沿导丝推进，直至该内涵管恰好位于狭窄段，拔出推送导管，再沿导丝置入外引流管，撤出导丝，保留外引流管2～3天，复查造影明确内涵管通畅后，方可拔出外引流管。

6. 内支架置入术：导丝通过狭窄段之后，沿导丝引入球囊导管或其他扩张器反复扩张狭窄段，同时对狭窄段做好标记，沿导丝置入金属支架释放系统，按照标记将金属内支架准确释放于狭窄段(图9-9-3)。撤出输送器后再置入外引流导管，保留1～2天，复查造影证实支架通畅后即可拔去外引流导管。

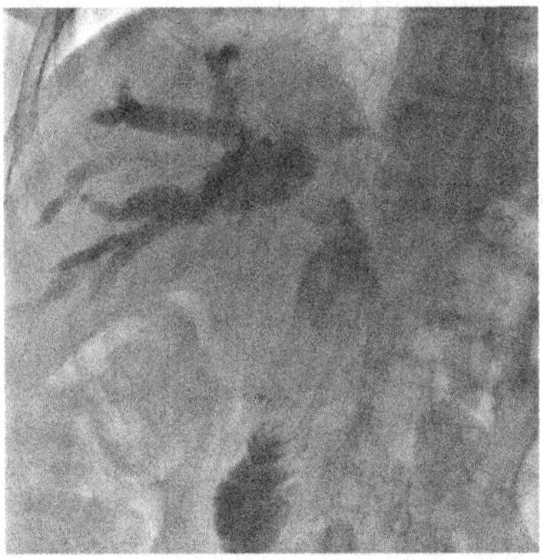

图 9-9-3　胆总管下段肿瘤植入胆道内支架后

【注意事项】

1. 胆道内不可过多注入造影剂，以免胆道内压突然增高，使感染的胆汁逆行入血引起菌血症，引流管侧孔要位于胆道内，切忌侧孔置于肝实质内或肝包膜外。

2. 如果左右肝管均梗阻，最好分别穿刺插管引流，或对最大的分支做引流。

3. 冲洗引流管需谨慎，避免加压冲洗。

4. 引流期间，嘱患者避免牵拉引流管，防止脱出，一旦脱出，立即重放。

5. 观察胆汁的引流情况及引流胆汁性状。

【术后处理】

1. 术后 24 小时内严密观察患者的生命体征和有无腹部症状。

2. 单纯外引流者每天胆汁流出量在 400～2500 mL 之间，胆汁量过少时，应考虑导管脱落和阻塞的可能。导管阻塞时可用生理盐水冲洗，必要时可用导丝疏通引流管；通常引流 24 小时后胆汁应不含血色，必要时可用维生素 K_3 等止血药物止血；绿色和混浊胆汁常提示合并感染，应采样送检和细菌培养，经引流管注入庆大霉素 8 万～12 万单位或甲硝唑 20 mL，保留 1～2 小时后再放开引流，每日 2～3 次；胆汁黏稠或有血凝块残余于胆管内者，可加用糜蛋白酶溶解和生理盐水做保留灌注。

3. 引流过程中禁用负压吸引装置。

4. 术后根据情况定期冲洗引流管，一般术后 2～3 个月更换引流管。

5. 内外引流的实质是内引流，引流管的尾端因处于关闭状态，一般情况下不宜打开做外引流。

【并发症及处理】

1. 菌血症及败血症：术中在胆道感染的基础上注入过多的造影剂和液体，胆道内压力增高，感染的胆汁逆行入血；要控制注入胆道内的液体量和速度，一旦发生要立即采取处理措施，包括异丙嗪 12.5～25 mg 肌内注射，地塞米松 10 mg 静脉推注，抗生素静脉滴注。

2. 逆行胆道感染：肠液甚至食物残渣反流进入胆道系统必然造成感染。内外引流要关闭外引流，定期更换引流管，冲洗胆道，有条件者可置入胆管支架、拔出引流管。

3. 胆道出血：胆道血管瘘、金属支架致胆道黏膜糜烂所引起的胆道出血，术后使用止血药物后一般可治愈，必要时可进行肝动脉栓塞治疗。

4. 胆汁漏：胆汁漏的原因主要有引流管脱出，部分侧孔位于肝脏或者体外；引流管堵塞，胆管内胆汁淤积，胆内压升高，胆汁沿引流道溢出。

5. 胆汁分泌过量：胆汁每日分泌高于1500 mL为胆汁分泌过量，具体机制不清，可能与水电解质紊乱、酸碱失衡有关。

6. 动静脉瘘：比较少见，小分支瘘无需特殊处理，大分支瘘可行肝动脉插管栓塞治疗。

7. 引流导管或内涵管脱落、堵塞。

8. 金属内支架的合并症：早期并发症主要是胆道出血和胆管炎，中晚期并发症主要是支架内堵塞和支架移位脱落及十二指肠穿孔或狭窄。

9. 其他：胸腔并发症包括气胸、血胸、胆管-胸腔瘘等，由穿刺时穿过胸膜腔引起，穿刺时应在透视下进行，避开肋膈角。

【疗效评价】

在阻塞性黄疸的治疗中，PTCD是一种比较成熟的技术，成功率高、效果明显、并发症少且处理相对简单，是阻塞性黄疸早期姑息性治疗有效的微创方法。既可以作为恶性肿瘤患者的姑息性治疗手段，又可以改善患者的肝功能及一般情况，为外科手术、全身化疗或其他后续治疗提供机会。研究发现恶性梗阻性黄疸结合其他治疗方法经胆道引流术后，明显延长了患者生存期，改善了生活质量。

（王敬忠　韩　军）

第十节　结肠癌与直肠癌

【概述】

结直肠癌（colorectal carcinoma）即大肠癌，包括结肠癌（colon cancer）与直肠癌（bectal cancer），是胃肠道中常见的恶性肿瘤，经济发达国家或地区发病率高，近20年来，发病率呈上升趋势，我国结直肠癌发病率上升趋势明显。

【病因与病理】

结直肠癌的病因目前还不明确，但其相关的高危因素逐渐被认识，与饮食习惯相关性较大，如过多的动物脂肪及动物蛋白质饮食，缺乏新鲜蔬菜及纤维素食品，缺乏适度运动锻炼或体力活动。遗传因素，如家族性肠息肉病，公认为癌前病变。另外，结直肠腺瘤、结直肠慢性炎症及结肠血吸虫病肉芽肿均为结直肠癌发病高危因素。

结直肠肠癌发病部位半数以上位于直肠，其次位于乙状结肠，两者约占70%，其余依次为盲肠、升结肠、降结肠、横结肠。

组织学上，结直肠癌多为腺癌，约占80%，其次为黏液癌、胶样癌、乳头状腺癌等，鳞状上皮细胞癌少见。早期结直肠癌是指癌瘤局限于黏膜及黏膜下层，病理分为隆起型、凹陷型和表浅型，大多为隆起型，凹陷型则少见。进展期则为肿瘤已浸入肌层，大体类型如下。①增殖型：以呈菜花样或结节样向肠腔内生长为主，腔内出现不规则充盈缺损，轮廓不整，局部肠壁僵硬，黏膜破坏。②浸润型：癌肿沿肠壁浸润，易使肠管呈偏心性或环状狭窄，变成细管状，肠壁僵硬，黏膜破坏、中断，常出现肠道梗阻。③溃疡型：结直肠癌常见类型，肿瘤浸润肠壁深层及周围，可深达肌层并向腔内生长，病变出现形状、深浅不规则的溃疡，溃疡边缘隆起，表现为不规则腔内龛影。癌肿生长并非单一形式，多以某种分型为主，混合出现，也称之为混合型。

【临床表现】

本病男性多见，好发年龄 30～50 岁，高峰期在 45 岁左右，早期多无症状。

1. 粪便形状与习惯改变：便秘、腹泻、排便次数增加，便秘与腹泻交替，大便带血或形状变细。

2. 腹胀、腹痛：近期出现腹部不适、气胀、隐痛，当发生肠梗阻时则疼痛加剧或为阵发性绞痛。

3. 腹部肿块：多为肿瘤本身或肠腔内粪便。

4. 肠梗阻症状：表现为腹胀、便秘、腹痛，不明原因部分或完全性肠道梗阻。

5. 全身症状：贫血、全身乏力、消瘦、低热等。

【影像学表现】

1. 内镜检查：内镜检查可直接观察结直肠的肠腔、肠壁的改变，并确定肿瘤的部位、大小、大致范围，还可取组织进行病理学检查。

2. 钡剂灌肠：结肠气钡双重造影检查已经基本替代单纯钡剂灌肠检查，是结直肠癌常用、有效也是必要的检查方法。表现为不规则的肠腔狭窄、管腔轮廓不整、黏膜破坏和中断、充盈缺损或软组织肿块、局部腔壁僵硬、肠梗阻征象等，对于显示肿瘤部位、范围和程度、评估肿瘤分期有较高价值。

3. CT：CT 扫描可观察发现肠腔内实质性肿块、肠壁局限性增厚、肠腔狭窄、癌肿向肠壁外浸润、邻近组织和脏器受侵、淋巴结转移情况等，螺旋 CT 仿真内镜技术能观察腔内结构情况，CT 检查对结直肠癌进行临床病理分期，作为治疗方案选择依据。

4. MRI：可观察到肿瘤对肠管黏膜及黏膜下层的侵犯，进一步明确肿瘤大小、范围、对邻近结构的影响和分化程度，有助于肿瘤分期。特别是对直肠观察最为理想，MRI 可显示清晰直肠的解剖结构，更有利于病变的显示。

5. DSA：一般不做以诊断为目的血管造影检查，可作为动脉灌注化疗、结直肠癌出血的止血治疗及外科手术后治疗的依据，血管造影表现为肿瘤靶血管迂曲、增生、增多、扩张，出现肿瘤染色，周围正常血管受压移位，肿瘤出血超过一定量时，造影检查时可见造影剂向肠腔内溢出。

【解剖学基础】

结直肠血液供应主要来自以下几种情况。①肠系膜上动脉：供应结肠相应分支，中结肠动脉供应肝区结肠、横结肠；右结肠动脉供应升结肠；回结肠动脉供应盲肠。②肠系膜下动脉：左结肠动脉供应降结肠；乙状结肠动脉供应乙状结肠；直肠上动脉供应直肠上段。③骶正中动脉：供应直肠上中段后壁。④髂内动脉：髂内动脉脏支前干分出直肠中动脉、阴部内动脉、直肠下动脉供应直肠中下段及肛管。

【经导管灌注化疗或动脉栓塞化疗】

（一）适应证与禁忌证

1. 外科手术择期前化疗。

2. 失去外科手术机会的患者。

3. 术后或术后复发者。

4. 导致消化道出血或侵犯盆腔脏器行栓塞化疗。

5. 无绝对禁忌证，严重凝血功能障碍、全身广泛转移、全身重要脏器功能衰竭、碘过敏者禁忌。

（二）术前准备

与一般性血管内介入治疗相同。

（三）介入治疗技术

1. 插管造影：采用 Seldinger 插管技术，常选用经皮股动脉穿刺插管，将导管先选择性插入需造影或治疗靶血管，一般应根据病变部位选择肠系膜上动脉插管、肠系膜下动脉插管（图 9-10-1）、骶正中动脉插管、髂内动脉等。

2. 灌注化疗：经造影检查证实诊断和靶血管后，将导管尽可能超选择性插入肿瘤供血动脉内行药物灌注。敏感化疗药物单一化疗或取 2～3 种联合化疗，临床常选用联合化疗方案如 5-氟尿嘧啶（或雷替曲塞）＋奥沙利铂（或洛铂）、5-氟尿嘧啶（或雷替曲塞）＋丝裂霉素 5-氟尿嘧啶（或雷替曲塞）＋丝裂霉素＋多柔比星，由于羟基喜树碱能选择性抑制拓扑异构酶活性，且与其他抗癌药物无交叉耐药性，所以可与其联合使用。

3. 栓塞治疗：由于直肠的侧支循环血供丰富，栓塞是比较安全的，适合栓塞化疗。一般选择直肠上动脉或出血动脉的栓塞。而结肠动脉的侧支循环及交通动脉较少，较少进行栓塞治疗，当发生肿瘤出血须行栓塞治疗时，使用同轴导管超选择性插管出血动脉，栓塞水平控制在最小范围，栓塞剂选用明胶海绵颗粒（直径大于 500 μm）或弹簧圈（图 9-10-2）。

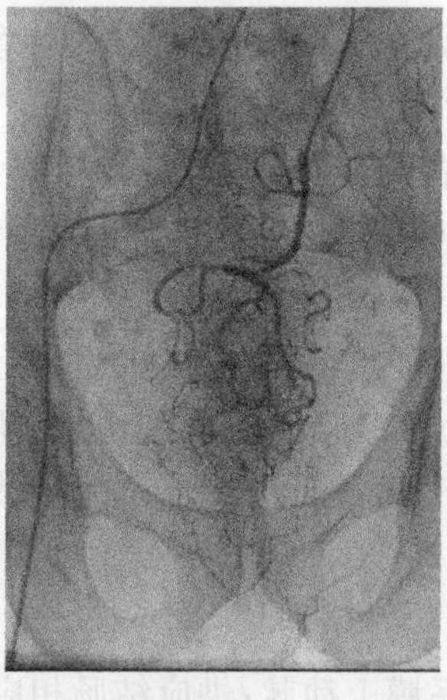

图 9-10-1　肠系膜下动脉造影显示直肠的肿瘤血管和染色

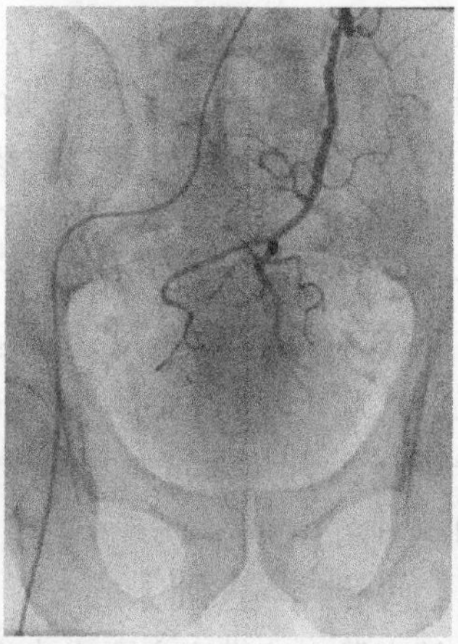

图 9-10-2　直肠肿瘤血管栓塞后

4. 拔除导管、导管鞘，动脉穿刺点加压包扎；动脉药盒植入者，将泵置于穿刺口下内方皮下，缝合包扎伤口，定期向化疗泵注入 20～30 mL 肝素盐水以保持泵及导管通畅。

（四）并发症及处理

1. 疼痛：术后 2～3 天有腹部轻中度胀痛不适等反应，一般止痛可控制，重者可用哌替啶。

2. 化疗药的毒副反应：如恶心、呕吐、发热、肝功损害等。

3. 消化道出血：较少发生，若出血可使用促凝血药，如立止血、维生素 K 等。

【结肠、直肠支架置入术】

结直肠内支架置入可以有效开通肠腔，恢复排便功能，是治疗肠腔狭窄或闭塞的有效方法。

（一）适应证

1. 各种原因引起的结、直肠管腔狭窄。
2. 外科手术预后不佳狭窄或外科手术吻合口狭窄。
3. 结、直肠肠瘘形成。

（二）禁忌证

无绝对禁忌证

1. 严重多脏器功能衰竭。
2. 广泛肠道粘连。
3. 急性肠炎。
4. 重度肛肠静脉曲张。

（三）介入治疗技术

1. 术前准备：除一般性准备外，主要是合适型号的内支架，可根据病变部位、程度、有无瘘等选择相应支架。

2. 插入导丝：患者先左侧卧于检查床上，将超滑导丝置入猎人头导管或单弯导管内，导丝露出导管端头 1～2 cm，在 X 线影像监视下经肛门送入肠管后，患者改变体位为仰卧位，轻轻旋转导管顺应结、直肠生理走行或曲度推进导管及导丝，当遇到阻力时，可深插导丝，然后导管再跟进，或换入加硬超滑导丝增加导管、导丝支撑力配合前行，或撤出导丝经导管注入适量造影剂，了解肠管弯曲或走行方向等情况，再利用导管导丝相互交替配合前行到达梗阻段或越过狭窄梗阻部位。对于导管、导丝插入失败者，可先将肠镜插至狭窄梗阻部位，经肠镜并在 X 线影响监视下插入超滑导丝进入或越过狭窄梗阻部位。

3. 导管造影：经导丝引入导管造影，显示病变长度、狭窄内径、远近段肠管扩张程度。插入超硬导丝越过狭窄梗阻段以远，退出导管，可根据需要选择是否用球囊导管先行狭窄梗阻段预扩（一般无须预扩）。

4. 支架置入：经导丝送入适合型号支架，准确定位，内支架覆盖范围须超过狭窄梗阻段两端 2 cm，释放内支架，复查造影观察狭窄梗阻段开通情况，若支架扩张程度不够，可再行球囊扩张成形。

5. 术后处理：支架放置后即观察有无大量血便、腹胀、腹痛情况等，多饮水、进食少渣流质食物，如无异常可循序进食固体食物，避免便秘粪便干结致使支架再梗阻。摄腹部平片，观察内支架位置、外观形态及肠管胀气变化。补充液体、电解质，预防性给予消炎止血治疗。

（四）并发症及处理

1. 出血：输送导丝、导管及内支架置入时损伤了肠管黏膜或肿瘤组织被擦破引起出血。一般少量出血注意密切观察无需处理。出血量大时可静脉给予止血剂，如立止血 4 个单位静脉滴注。

2. 肠管穿孔撕裂：操作者动作轻柔熟练，顺势、交替送入导管导丝，遇阻力大时要随时造影观察，不能强行粗暴插送。越过狭窄梗阻段后使用超强硬导丝，在X线监视密切观察下轻柔输送释放内支架，避免强行推送。一旦发生肠管穿孔撕裂应立即终止操作，撤出器械，无手术条件者禁食、胃肠减压，补液抗感染治疗，能够接受手术者行外科手术修复治疗。

3. 内支架复形不充分：通过送入气囊导管扩张以促使支架复形。

4. 支架移位脱落：选择的内支架型号与肠管狭窄梗阻程度、长度不匹配，如支架直径偏小，长度偏短或肿瘤缩小致管腔张力降低，均可致支架移位或脱落，脱落后可自行排出，不能排出者可通过肠镜或直接用手指取出。

5. 支架再狭窄梗阻：选择支撑力强、顺应性好的支架。积极经导管灌注或栓塞化疗治疗原发肿瘤，并辅以免疫治疗或其他治疗延缓肿瘤生长，可行内支架再置入治疗。

（李江山）

第十一节　腹腔神经阻滞术（上腹部顽固性癌性疼痛）

【概述】

晚期胰腺癌和晚期肝癌或其他上腹部晚期肿瘤，可压迫腹腔神经丛，引起顽固性上腹疼痛给患者带来极大痛苦。临床上对中晚期肿瘤顽固性疼痛没有太好的治疗办法，常应用杜冷丁等强止痛药物，长时间使用有易成瘾、效果差等缺点。腹腔神经丛阻滞术（neurolytic celiac plexus block，NCPB）是治疗中晚期上腹部肿瘤顽固性疼痛的有效方法，且有效期与患者生存期一致。

【解剖学基础】

1. 腹腔神经丛：腹腔神经丛由腹腔神经节、终止于该节的内脏大神经及神经节发出的纤维和迷走神经后干的腹腔支共同组成。位于腹主动脉上段前方，围绕腹腔干和肠系膜上动脉的根部，前方有胰腺、门静脉或肠系膜上静脉及脾静脉；左侧有左膈角及左肾上腺；右外侧有右膈角及下腔静脉。其位置多平对第12胸至第1腰椎体（94.4%）。

2. 腹腔神经节：腹腔神经节是腹腔神经丛的重要组成部分，左右成对，位置较深。多位于第12胸椎至第1腰椎之间，内侧达腹腔干根部或肠系膜上动脉根部，腹主动脉前面或侧缘，外侧达肾上腺，且有的伸入肾上腺后方。左腹腔神经节多在左肾上腺、左膈角前方，右腹腔神经节一般在左肾上腺静脉入下腔静脉的上交角内，常被下腔静脉部分或全部覆盖。腹腔神经节形态变异较大，以长条形多见，亦可为结节形、薄片形或半月形。长条形为整个神经节，呈长条状，又根据走行方向分为纵行、斜行和横行。结节形为整个神经节，由大小不等的神经结节借神经纤维相连而成，有的相连呈条形，有的相连呈网状，其间有大小不等的网眼。薄片形为整个神经节呈较宽的薄片状，表面积较大，有的中间也有大小不等的网眼。半月形为整个神经节弯曲，形似弯月，有的神经节突面向内侧，有的神经节突面向外侧。

【介入治疗原理】

NCPB使用药物毁损腹腔神经丛的结构，从而达到止痛的目的。常用的毁损药物为酒精、苯酚。也可联合使用麻醉药物如芬太尼、丁卡因等以提高疗效。酒精和苯酚均可导致神经退变，但苯酚毒性较大，黏滞度高，不易注射，可损害血管导致神经病理改变。因此，临床多选用酒精作为神经破坏剂，酒精的浓度常选择 50%～100%，它引起周围神经炎性病变，作用机制为使神经内的脂蛋白和黏蛋白变性并“萃取”神经膜的胆固醇、磷脂和脑苷脂。

【介入治疗适应证】

NCPB 术的适应证包括：腹部中晚期恶性肿瘤（如胰腺癌、肝癌、胃癌、结肠癌、淋巴肉瘤等）引起的顽固性疼痛；良性慢性病变（如慢性胰腺炎等）引起的腹痛；下腹部肿瘤和盆腔器官肿瘤引起的疼痛谨慎使用。

【介入治疗禁忌证】

NCPB 术的禁忌证包括：严重凝血功能障碍；患者不能合作；穿刺部位感染；恶病质，全身状态过于衰竭。

【介入术前准备】

术前常规行心电图、胸片及凝血功能检查。近期无腹部影像检查资料者，需补充进行腹部影像学检查，以 CT 或 MR 为宜。

介入术前，应根据患者具体病情，选择合适的入路和患者体位。多采用俯卧位、后入路。

【介入治疗技术】

1. 患者取俯卧位，腹部下方置一垫，保持腰背部平直。
2. 透视定位或从 T_{12}～L_2 水平进行 CT 预扫，了解主动脉、腹腔动脉及肠系膜上动脉的具体位置。
3. 预测最佳进针点和进针方向，进针点一般选择 12 肋下方，中线左侧 7 cm 左右处，要排除动脉瘤、动脉壁钙化和壁内血栓。
4. 穿刺点常规局部消毒、铺无菌孔巾。
5. 局麻后先行左侧穿刺，再行右侧穿刺。
6. 多体位透视，或行 CT 扫描，确定针尖位于膈脚前和腹主动脉两侧。
7. 回抽无出血，注入碘海醇及利多卡因混合剂 5 mL（图 9-11-1）。

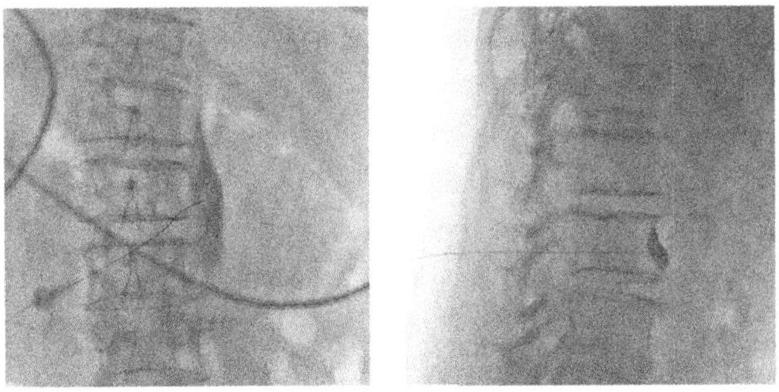

图 9-11-1 穿刺腹腔神经节并试注造影确认剂定位（左图为正位；右图为侧位）

8. 再行 CT 扫描，观察弥散情况。
9. 10 分钟后腹痛缓解，且无双下肢麻木，运动障碍，表明穿刺定位安全、准确。
10. 注入 75%酒精及碘海醇混合剂 10～20 mL。
11. 注射完毕后注入生理盐水或利多卡因 2 mL 封闭周围组织，以防酒精外渗。
12. 再行 CT 扫描记录混合剂弥散情况。
13. 术后回病房俯卧 1 小时，然后平卧休息 12 小时，严密观察生命体征。

【术后处理】

1. 注射药物后患者可能出现体位性低血压，应尽量卧床进行补液升压治疗。

2. 如穿刺时进针角度不当，有可能刺进下部胸膜和肺脏，产生气胸，注意密切观察。

3. 常规给予心电监护监测血压、呼吸、脉搏、心率及血氧饱和度。

【并发症与处理】

常见并发症有直立性低血压、腹泻、局部疼痛，多为一过性。术中注入阻滞剂的同时，于静脉输液中加入多巴胺可预防低血压的发生；术后发生低血压予以静脉输液可纠正。腹泻多暂时、轻度，无须特殊治疗，少数腹泻需给予阿托平治疗。局部疼痛多因穿刺、阻滞液局部刺激引起，无须特殊处理。严重并发症有截瘫、胃肠麻痹、腹主动脉夹层分离等。

【疗效评价】

疼痛是一种主观体验，通常受文化水平、所处状态、注意力等的影响。因此，患者的自我报告是对疼痛的最有效测量。常用直观模拟评分法测量，方法简洁且敏感性强。VAS 为 0 表示无痛，VAS 为 10 表示剧烈疼痛。NCPB 阻滞前后用此法进行止痛疗效评价。NCPB 术后患者即刻 VAS 均为 0，但随着时间延长，VAS 有逐渐增高的趋势。此外，也可以根据 NCPB 手术前后患者止痛药物的用量来评价治疗效果，有 55%的患者不用任何止痛药直至死亡。

（徐　霖　杜恩辅）

第十章　泌尿生殖系统疾病

第一节　膀　胱　癌

【概述】

膀胱癌(carcinoma of bladder)是泌尿系统最常见的恶性肿瘤，发病率居泌尿系统恶性肿瘤的首位，男性发病多于女性。绝大多数来自上皮组织，其中90%以上为尿路上皮肿瘤。

【病因与病理】

膀胱癌病因尚不清楚，可能与下列危险因素有关。

1. 长期接触某些化学物质，如萘胺、联苯胺等，日常生活中常见的染料、橡胶、塑料制品、油漆、洗涤剂等也有潜在的致癌危险。

2. 吸烟：最常见的致癌因素，可能与香烟中含有多种芳香胺的衍生物致癌物质有关，吸烟量、吸烟史与膀胱癌发生的危险性呈正相关性。

3. 膀胱黏膜局部长期遭受刺激：如长期慢性感染、膀胱结石的长期刺激以及尿路梗阻，均可能是诱发癌肿的因素。而腺性膀胱炎、黏膜白斑被认为是癌的前期病变。

4. 其他因素：长期服用大量咖啡、镇静药物和糖精等。

膀胱癌有多种组织类型，其中90%以上为尿路上皮癌，少数为鳞状上皮癌和腺癌。膀胱两侧壁、后壁和三角区是膀胱癌好发部位。早期病变呈单纯乳头状或绒毛状生长，逐渐演变成息肉状、菜花状生长，后期可向膀胱壁深层浸润性生长，使膀胱壁增厚，向外浸润可累及前列腺、精囊和腹膜，晚期可出现血源性组织播散。

膀胱癌依据浸润程度可分为以下几期。Tis期：原位癌，病变局限在黏膜内。T_0期：乳头状带蒂，无浸润。T_1期：病变累及黏膜及黏膜下层。T_2期：病变突破黏膜浸润浅肌层。T_3期：病变浸润至深肌层(全肌层)或至膀胱周围。T_4期：病变浸润至膀胱壁以外或膀胱邻近脏器、淋巴结转移。

膀胱癌预后与组织类型、细胞分化程度、生长方式和浸润深度均有关。

【临床表现】

1. 最常见和最早的症状是间断全程无痛性肉眼血尿，可自行减轻或停止，占70%～98%。出血量多少不等，多数为全程血尿，间歇性发作，少数为镜下血尿。

2. 其他：包括尿频、尿急、尿痛等膀胱刺激症状，常因肿瘤坏死、溃疡和合并感染所致，少数原位癌及浸润性癌早期起始即有膀胱刺激症状。肿瘤较大或发生在膀胱颈部，可造成尿流阻塞，排尿困难，甚至出现尿潴留。晚期可出现输尿管梗阻、尿毒症、严重贫血和消瘦等。

【影像学表现】

影像学检查以 CT 或 MR 为主，膀胱镜检查能直观地反映肿瘤部位、大小、数目和形态，并可以活检确诊及治疗，是诊断膀胱癌的主要方法。

1. 超声检查：能发现直径 0.5～1 cm 的肿瘤，常作为膀胱肿瘤的筛选。膀胱癌 B 超检查主要表现为膀胱壁局限性增厚或隆起团块，以高回声或中等高回声居多。根据肿瘤浸润的深度，对肿瘤的临床分期有帮助。

2. X 线检查：平片可显示骨转移，偶可见肿瘤细小斑点状及结节状钙化。膀胱造影检查肿瘤常表现为自膀胱壁凸向腔内的结节状或菜花状充盈缺损，表面可凹凸不平，当肿瘤侵犯膀胱壁时，膀胱壁表现为僵硬。静脉尿路造影可了解肾盂、输尿管有无肿瘤以及膀胱肿瘤对上尿路的影响。

3. CT 扫描：盆腔 CT 检查可了解膀胱癌的大小、范围、邻近侵犯、盆壁受累以及远处转移有重要价值，常用作膀胱癌的分期。平扫多表现为自膀胱壁突入腔内的软组织密度影，肿块大小不等，呈菜花状、结节状、分叶状或不规则状，多呈宽基底，密度常均一，少数可有点状或不规则钙化。增强扫描肿块呈均一强化，晚期坏死区无强化，延时扫描腔内对比剂充盈，肿块显示更清楚，还有助于膀胱内肿瘤与血块的鉴别。当膀胱癌侵犯壁外时，病变处膀胱壁外缘不清，周围脂肪密度增高，出现条索状软组织密度影乃至肿块影。精囊腺受累时精囊角消失，受累精囊增大；侵犯前列腺时，前列腺不规则增大、变形。当肿瘤包绕子宫或直肠时，提示这些器官受累。盆腔淋巴结及腹膜后淋巴结增大提示淋巴结转移。

4. MRI 扫描：在 T_1WI 上主要用于肿瘤定性诊断，在 T_2WI 上主要用于肿瘤分期。T_1WI 信号类似膀胱壁，T_2WI 信号多为略高信号。增强扫描明显早期强化，可以明确地勾勒出肿瘤范围。MRI 更能清楚地显示肿瘤的邻近侵犯及远处转移。

5. 血管造影检查：膀胱动脉造影的主要征象包括不规则形态的肿瘤血管（增多、增粗、迂曲、血管湖等）、不规则不均匀的斑片状及团片状肿瘤染色。

【临床治疗选择】

膀胱癌治疗方法较多，包括手术治疗、膀胱肿瘤激光切除、光动力学治疗（PDT）、膀胱内药物保留灌注化疗、放射治疗、以新辅助化疗为基础的联合治疗等，但仍以手术治疗为主，化疗、放疗为辅，介入治疗常用作膀胱癌的辅助或姑息性治疗。

表浅肿瘤（Tis、T_1）：分化好的原位癌可行化疗，特别是药物灌注化疗，同时应密切观察，分化不良的原位癌或已有浸润并出现明显膀胱刺激征时，应及早行膀胱切除术。T_1 期肿瘤，以经尿道膀胱肿瘤切除术为主要治疗方法，术后常规以膀胱内药物灌注治疗。

浸润性肿瘤（T_2、T_3、T_4）：T_2 期分化良好、局限的肿瘤可经尿道切除或行膀胱部分切除术。T_3 期肿瘤如分化良好、单个局限、患者不能耐受膀胱切除时可采用膀胱部分切除术，T_3 期肿瘤分化不良、浸润旁管壁及周围组织，应行根治性膀胱切除术。T_4 期肿瘤常失去手术机会，应采用姑息性放射治疗或化疗，可减轻症状，延长生存时间。

【介入治疗原理】

膀胱癌介入治疗主要采用经动脉灌注化疗和化疗栓塞术。经导管将药物直接注入肿瘤的供养动脉，并通过栓塞阻断肿瘤的动脉供血，从而杀灭肿瘤细胞。对于中晚期膀胱癌患者，也可利用此方法，使肿瘤病灶缩小，提高手术切除率，减少复发率。

【介入治疗适应证】

1. 准备手术切除的病例术前介入治疗。

2. 手术不能切除的膀胱癌。

3. 手术后复发的膀胱癌。

4. 膀胱癌并发不可控制的出血。

【介入治疗禁忌证】

一般无特殊禁忌证。严重心、肝、肾、肺功能不全及碘过敏者不宜采用。

【介入治疗的解剖学基础】

导管能否准确地插入靶血管是介入造影、诊断、治疗成功的关键。膀胱的供血动脉主要来自于髂内动脉发出的膀胱上动脉及膀胱下动脉。在膀胱癌介入治疗中，应全面实施双侧膀胱动脉的插管造影与治疗。

【介入治疗技术】

1. 膀胱癌的介入术前准备与一般经动脉灌注化疗及栓塞术类似。

2. 常规消毒铺巾，局麻后采用 Seldinger 穿刺技术进行一侧股动脉穿刺插管，以猪尾巴导管头端置于腹主动脉下段造影诊断，了解双侧髂内动脉与膀胱动脉的位置、形态与分布（图 10-1-1）。

3. 根据造影所见，将导管选择性插入髂内动脉并进一步超选择性插入膀胱动脉，随即进行动脉造影（图 10-1-2），明确诊断。

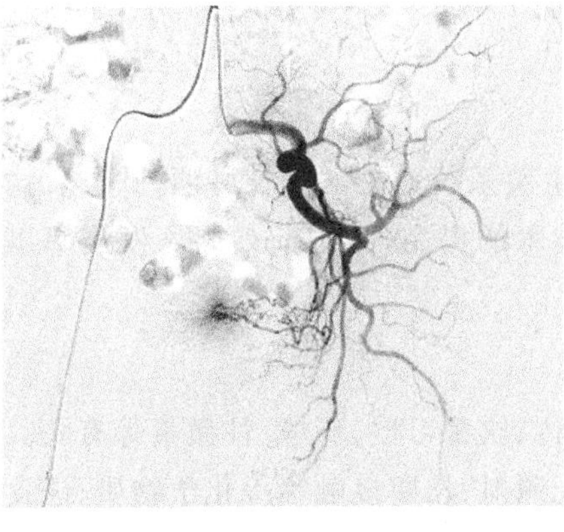

图 10-1-1　左侧髂内动脉造影显示膀胱肿瘤血管

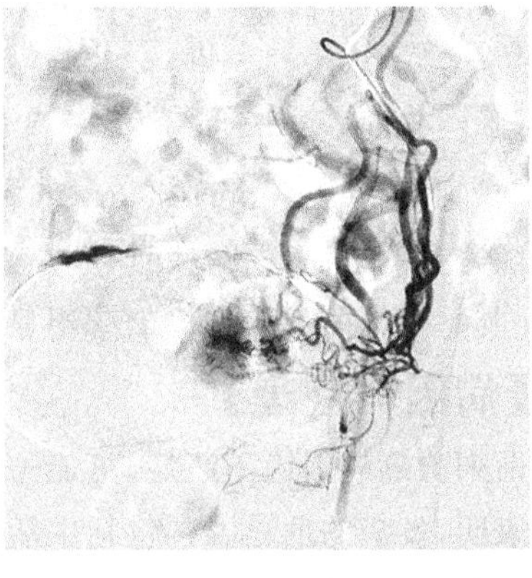

图 10-1-2　左侧膀胱动脉造影显示肿瘤染色

4. 经导管实施动脉内化疗、栓塞术。常用的化疗药有顺铂、卡铂、阿霉素、甲氨蝶呤、长春新碱等，选用 2～3 联局部灌注。栓塞剂多选用明胶海绵颗粒（图 10-1-3）。

5. 由于膀胱接受双侧动脉供血，故在完成病变侧的灌注化疗与栓塞后尚需进行另一侧的治疗。

【术后处理】

1. 按一般介入术后常规处理。鼓励患者多饮水，并持续膀胱冲洗，保持尿道通畅，仔细观察尿液的颜色与尿量等。

2. 随访复查：术后 3 个月内定期随访，了解膀胱癌治疗及预后情况。

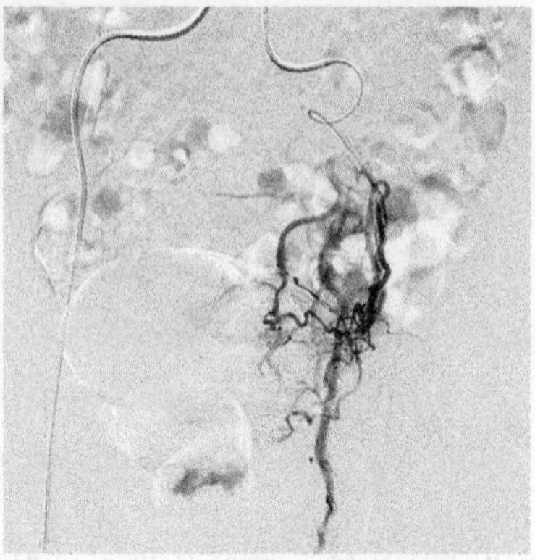

图 10-1-3 膀胱肿瘤血管用明胶海绵颗粒栓塞后

【并发症及处理】

1. 化疗药物引起的消化道、造血系统等副反应与其他部位化疗相似，对症处理即可。

2. 栓塞后综合征表现：主要为栓塞部位局部疼痛，为栓塞后器官急性缺血、肿胀所致，臀上动脉被误栓后可引起臀部麻胀感，剧烈疼痛，因此要求尽可能超选择性插管，在透视严密监测下缓慢注入栓塞剂到靶动脉。疼痛处理主要为对症治疗，一般在1～2周后消失。

3. 血尿，由于动脉栓塞引起膀胱壁或肿瘤缺血坏死所致。先行对症治疗，必要时需外科处理。

【疗效评价】

介入治疗作为膀胱癌的综合治疗手段之一，可以有效控制肿瘤进展及其出血等并发症，毒副反应轻，并发症少，能够延长患者生存期。另外，介入治疗可预防膀胱癌术后复发，但远期效果还需要继续观察。

（张晓磷）

第二节 前列腺癌

【概述】

前列腺癌(carcinoma of prostate)为老年男性生殖系统常见的恶性肿瘤，欧美发病率极高。随着人均寿命增长，饮食习惯变化以及诊断技术的提高，我国前列腺癌发病率迅速升高，尤其是早期前列腺癌检出率明显增加。

【病因与病理】

前列腺癌病因尚不清楚，可能与年龄、种族、遗传、饮食习惯、环境、性激素等有关。很多研究表明，发病的危险因素包括生活习惯改变、日光照射、长期接触镉等化学物质、进食高热量动物脂肪、酗酒等。前列腺癌大多数为激素依赖型，血清睾酮、雌激素等的生理变化对前列腺癌的发病有重要影响。近年来的研究也注意到某些基因功能的丢失或突变在前列腺癌的发生、发展及转移中起重要作用。

前列腺癌中98%为腺癌，其他少见的有移行细胞癌、鳞癌、未分化癌等。前列腺外周带是前列腺癌最常发生的部位，其生长可侵犯相邻区，并可突破前列腺被膜，进而侵犯周围脂肪、精囊及邻近结构，还可以发生淋巴转移和血行转移，后者以骨转移多见，且多为成骨性转移，最常见于脊柱和盆腔。

前列腺癌多采用 TNM 分期，分为 4 期：T_1期，为临床隐匿肿瘤，直肠指检正常或单纯PSA升高，穿刺活检发现肿瘤；T_2期，肿瘤局限于前列腺内；T_3期，肿瘤突破前列腺被摸；T_4期，肿瘤侵犯精囊、膀胱颈、尿道外括约肌、直肠、肛提肌、盆壁。N、M代表有无淋巴结转移或远处转移。

【临床表现】

早期前列腺癌常无明显症状，常在体检直肠指诊、B超检查或PSA升高检测的进一步检查中发现。前列腺癌增大阻塞尿道时，出现下尿路梗阻症状，如尿流缓慢、尿频、尿急、尿流中断、排尿不尽、排尿困难甚至尿潴留、尿毒症，但血尿少见。晚期远处转移可出现骨痛、脊髓压迫症状及病理性骨折等。

【影像学表现】

直肠指检、PSA检查和经直肠超声检查(TRUS)是目前公认的早期发现前列腺癌的最佳方法。前列腺癌超声检查作为常规体检筛查，CT检查对早期检出病变意义不大，MRI对于早期前列腺癌检出率高，可作为首选的影像学检查方法。

1. 超声检查：经直肠超声检查是较准确的方法，表现为前列腺内不规则低回声结节，少数可为高回声、等回声或混合回声。前列腺左右不对称，边界不整齐，经直肠探头加压不变形。较大肿瘤可出现分叶、被膜不完整、回声连续性中断、内部回声强弱不均，内外腺结构不清，CDFI显示局部血流信号增加，邻近器官出现受累表现。

2. CT扫描：CT平扫与增强对于病灶早期检出价值有限，仅能显示前列腺增大，但对晚期肿瘤向包膜外侵犯时有较多阳性征象，能显示肿瘤的被膜外侵犯，如前列腺、精囊脂肪间隙消失，以及膀胱底被侵犯、精囊角异常、淋巴结转移、骨转移等。

3. MRI扫描：MRI对于发现前列腺癌和确定其大小、范围均有较高价值，是目前诊断前列腺及分期最佳的影像学诊断方法。在T_1WI上表现为均一的较低信号，难以识别肿瘤，但在T_2WI上表现为低信号结节影，易于早期发现肿瘤。MRI对前列腺癌的诊断与临床分期具有重要意义。

4. ECT扫描：前列腺癌的最常见远处转移部位是骨骼。ECT可早于常规X线片检查发现骨转移灶，敏感性较高但特异性较差。

影像学检查TRUS、CT、MRI等在前列腺癌的诊断方面都存在局限性，最终明确诊断还需要前列腺穿刺活检取得组织学诊断。

【临床治疗选择】

前列腺癌的治疗包括等待观察治疗、根治性手术治疗、外放射治疗、近距离治疗、内分泌治疗、免疫治疗以及冷冻、射频消融等局部治疗，但以手术治疗为主，根据肿瘤的临床分期、病理并结合患者全身情况，选择合适的治疗方式。

对于年轻的患者，肿瘤分化良好、局限于前列腺内或低分化肿瘤，大多主张根治性前列腺癌切除术。

对于晚期前列腺癌，以抗雄激素内分泌治疗为主，可以明显提高患者生存时间。放射性治疗对前列腺癌有一定效果，如放射性粒子植入治疗前列腺癌，内放疗效果肯定，可以控制肿瘤生长，并发症少，微创而安全。

近年来随着相关技术的发展，冷冻消融、高能聚焦超声治疗、射频消融、微波热疗等手段以其有效、微创、安全的优势，在治疗前列腺癌方面发挥着越来越大的作用，这类介入微创治疗正逐步成为前列腺癌局部治疗的重要手段，有着广阔的应用前景。

【介入治疗原理】

前列腺癌介入治疗主要采用放射性粒子植入术、肿瘤消融术等，以达到灭活肿瘤细胞、抑制肿瘤生长的目的。

1. 放射性粒子植入术：属于近距离治疗的一种，较常用。通过三维治疗计划系统准确定位，将放射性核素粒子以一定的空间排列方式，经皮穿刺植入前列腺癌组织内，依靠放射性核素射线持续对肿瘤细胞起作用，经过足够的剂量和足够的半衰期，提高前列腺的局部剂量，使肿瘤组织遭受最大程度杀伤，直至肿瘤细胞全部失去繁殖能力，从而达到较彻底的治疗效果。临床上永久粒子种植治疗常选用125碘(^{125}I)，半衰期为60天。

2. 射频消融术：属于肿瘤热消融治疗，医用射频电流作用于肿瘤组织时，因电磁场的快速变化使得局部组织的正、负离子快速运动，摩擦升温，可以在组织内产生60～100 ℃的高温，通过将低水平的射频能量集中并消融目标组织，致使细胞内外水分蒸发、干燥、固缩脱落以致无菌性坏死，从而肿瘤发生不可逆凝固性坏死。

3. 微波消融术：属于肿瘤热消融治疗，将微波探针插入前列腺肿瘤内，治疗探针向附近组织发射电磁波，电磁波可引起离子激活或者快速振动，产生热量，加热前列腺肿瘤组织到55～100 ℃，使肿瘤细胞凝固坏死，灭活肿瘤。

4. 冷冻消融术：属于肿瘤的冷消融治疗，冷冻治疗的作用机制主要涉及两个方面：一方面冷冻消融探针附近迅速降温使细胞内形成冰晶，对细胞膜造成机械损伤，而远离探针的细胞外组织形成冰晶可产生脱水效果，可导致细胞损伤或死亡；另一方面在治疗过程中产生的生化效果使细胞膜受损并增加了细胞膜的离子通透性，同时使细胞骨架受损，导致细胞更易受到机械损伤。另外，极端低温引起的小血管内皮损伤及血栓形成进一步引起了肿瘤组织的缺血、缺氧，继而引起肿瘤细胞死亡。

【介入治疗适应证】

前列腺癌各种微创介入术的治疗原理不同，各自的适应证也存有差异，适应证大致上可以分为以下几类。

1. 局限性前列腺癌患者。

2. 不愿进行根治性手术的患者。

3. 前列腺癌治疗后复发和肿瘤残留。

4. 作为其他如外照射治疗的补充。

5. 前列腺癌的姑息治疗。

【介入治疗禁忌证】

前列腺癌各种微创介入术的治疗原理不同，各自的禁忌证也存有差异，禁忌证大致上可以分为以下几类。

1. 完全不能耐受手术体位或心脑血管疾病的急性期，病情不稳定者。

2. 患有严重出血倾向或血液凝固性疾病。

3. 预计生存期不长，治疗后生存获益小。

4. 一般情况差，有远处转移。

5. TURP后缺损较大或预后不佳。

【介入术前准备】

1. 设备与器材：因不同手术方式而定。如采取放射性粒子植入术，须准备三维治疗计划系统(TPS)、125碘(^{125}I)源、穿刺植入系统、影像引导设备等；如采取射频消融术，则须准备射频消融设备及相关穿刺针、影像引导设备等。

2. 常规检查：患者需在治疗前常规检查凝血功能，做血、尿、便常规，PSA，血型检查和感染筛查，心电图，胸片等检查。

3. 影像检查：行 TRUS、增强 CT 或 MRI 检查，帮助明确病灶位置、大小、数目、形状与大血管的关系等。

4. 病理检查：为明确诊断，术前应行病灶穿刺病理检查。

5. 药品准备：术前应准备麻醉、镇静、镇痛、止吐、止血等药物，急救设备和相关药品。

6. 患者准备：患者及家属签署知情同意书；术前 8 小时禁止饮食，需清洁灌肠；手术区备皮；建立静脉通道，尿道插管及尿道保护。可给予广谱抗生素。

【介入操作技术】

1. 放射性粒子植入术：患者行腰麻或全麻，取截石位，会阴部常规消毒，膀胱插管，Foley 球囊注入造影剂。安装固定架与模板，连接治疗计划系统，在超声或 CT 引导下，以 17 G 或 18 G 粒子植入针穿刺入肿瘤内，参照 TPS 以一定的空间排列于前列腺癌组织内植入放射性粒子。通常先用经直肠超声(TRUS)确定前列腺体积，再根据 TRUS 所描绘的前列腺轮廓和横断面来制定治疗计划，包括种植针的位置，粒子的分布、数目与三维剂量分布。术中应再次利用 TRUS 作计划，根据剂量分布曲线图放置粒子，同时在粒子种植过程中也应利用经直肠实时超声来指导操作，随时调整因植入针的偏差而带来的剂量分布的改变。术后经超声或 CT 验证粒子分布情况。需要注意的是，前列腺靶区处方剂量所覆盖的范围应包括前列腺及其周边 3～8 mm 的范围，即前列腺靶区大约是实际前列腺体积的 1.75 倍(图 10-2-1)。

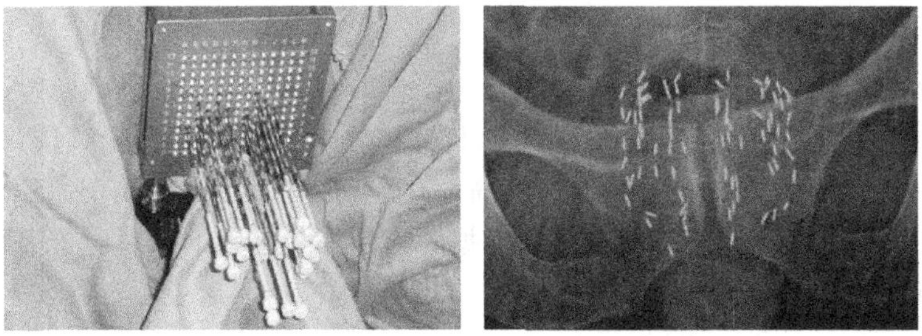

图 10-2-1　I^{125}粒子植入定位穿刺及粒子植入后复查

2. 射频消融术：一般准备与放射学粒子植入术类似。根据患者影像学资料，确定患者前列腺肿瘤的部位、大小及活性范围，多采取在 CT 引导下进行穿刺，将消融电极置于肿瘤内。在穿刺完成后，依据肿瘤的大小和消融主电极的位置，将子电极进行展开，再次确认电极的位置，进行消融治疗，治疗时间主要是依据患者肿瘤大小和治疗过程中肿瘤组织变化综合考虑。需要注意的是，在进行穿刺时应尽量避开梨状肌和周围组织，目的是避免损伤患者的坐骨神经。

3. 微波热疗术：操作技术部分类似于射频消融术。通过经直肠超声确定前列腺及周围组织的位置，TRUS 引导下将微波治疗探针插入前列腺癌组织，通过热敏探针检测前列腺及周围组织的温度，同时将改良的导尿管置于尿道并引入循环的冷却水以保护尿道不受热损伤，另外，通过冷却导管在前列腺和直肠之间注入无菌盐水以保护直肠壁。冷却系统放置好以后，热疗机即可向治疗探针传输能量，使目标组织升温到 55 ℃，持续 10～15 分钟。术毕可以超声或 CT 扫描评估治疗效果。

4. 冷冻治疗术：患者常规准备，并行低位硬膜外麻醉，使用氩氦低温冷冻系统。在直肠超声或CT引导下将多根冷冻消融探针(17 G)插入肿瘤内,以便更准确地冷冻并破坏前列腺及其癌组织,同时使周围组织不受影响。另外,在尿道外括约肌和膀胱颈等部位放置温度感应器进行温度监测,并用细导管将温热的液体导入尿道,以免低温冻伤。一般需在TRUS引导下进行两个冻融周期的处理,使中央部的腺体和血管神经束部位的温度都能降到－40℃,以保证肿瘤治疗的效果。

【术后处理】

1. 术后应常规留置导尿管,保证尿道通畅。

2. 药物处理:手术后3日内常规使用抗生素预防感染。

3. 随访复查:术后3个月内定期随访。

【并发症及处理】

前列腺癌行介入微创手术后的并发症如下。

1. 在穿刺和消融过程中有可能损伤的结构包括直肠、尿道、坐骨神经、骶丛神经及周围血管,由此可能会引发以下并发症:出血,包括尿道出血、局部血肿;直肠损伤引起粪瘘、直肠刺激征;尿路损伤引起尿道瘘、尿路梗阻或尿路刺激征、尿失禁、尿潴留、膀胱出口梗阻;神经损伤引起性功能障碍等。尽管以上并发症的发生率很低,但仍需要术中谨慎操作予以避免。

2. 放射性粒子植入术早期可引起尿频、尿急及尿痛等尿路刺激症状,排尿困难和夜尿增多,后期以慢性尿潴留、尿道狭窄、尿失禁为常见;部分患者可出现大便次数增多及里急后重等直肠刺激症状,甚至直肠溃疡、肠瘘等。大多数症状为轻到中度,可通过药物治疗缓解,严重者需手术治疗。

【疗效评价】

放射性粒子植入术、冷冻消融、射频消融及微波热疗等方法是安全、可行的前列腺癌介入微创治疗手段,可有效降低PSA水平,提高生存率,有着广泛的应用前景。每种治疗方法都有其优点及缺点,在选择治疗方式时,应依据肿瘤特征与患者的具体情况采取合适的治疗方式,以期达到最佳疗效。

(张晓磷)

第三节　妇科恶性肿瘤

妇科恶性肿瘤主要包括子宫颈癌、子宫恶性滋养细胞肿瘤、子宫内膜癌和卵巢癌,其中子宫颈癌不仅是发病率最高,而且是女性各种恶性肿瘤中最多见的癌症,是危害妇女健康的主要疾病。治疗方面以药物化疗以及根治切除术是其主要的两种传统治疗方法。随着现代科技的进步以及各项医学技术的不断完善与创新,介入放射技术在医学临床上也得到了较为广泛的应用,其疗效在临床上也得到了较好的证明,尤其对于高危及晚期肿瘤患者而言,该技术是减轻痛苦、延长生存时间、提高生存质量较好的手术方法。

【病因病理】

妇科恶性肿瘤的发病原因仍不十分清楚,子宫滋养细胞肿瘤的发生原因有不同的说法,其中有营养不良、种族差异、病毒感染、卵巢功能失调及免疫机制失调等学说,但均不能满意地解释其发生原因;卵巢癌的发病可能与环境、高脂饮食、未孕妇女、慢性月经功能紊乱等因素相关；子宫颈癌与宫颈糜烂密切相关。

子宫恶性滋养细胞肿瘤包括恶性葡萄胎和绒毛膜癌，子宫癌按发生部位分为子宫体癌和子宫颈癌，卵巢癌按其细胞起源分成体腔上皮性、生殖细胞性及间质性三大类。

【临床表现】

1. 恶性葡萄胎均继发于良性葡萄胎，临床表现常是在葡萄胎排出后，阴道仍不规则出血、子宫增大，患者咯血，血、尿内 HCG 测定值升高。

2. 绒毛膜癌常见症状为流产或足月产后阴道不规则出血，子宫增大，可有贫血、恶病质等。

3. 卵巢癌临床较隐蔽，可有下腹痛，腹部包块。

4. 子宫癌有不规则阴道出血、贫血等。

【影像学表现】

1. 子宫体癌：早期诊断仍主要依靠诊断性刮宫及病理检查，中晚期超声、CT、MRI 检查均具有诊断价值。超声检查主要表现为子宫增大，外形不规则，其内回声不均，当出血坏死时，可出现不规则液性暗区。CT 检查主要为子宫对称性或局限性分叶状增大。MRI 检查显示宫腔内肿块在 T_1 加权像上与子宫肌层相比呈等信号，T_2 加权像上为高信号，较大的肿块由于坏死、出血和宫腔内积液而显示不同的信号强度。

2. 宫颈癌：准确的临床分期在治疗方法的选择上有着重要的意义，MRI 较 CT 优越。早期宫颈癌 MRI 可无阳性发现；中期宫颈癌在 T_2 加权像上表现为高信号肿块，宫颈管口扩大，低信号的宫颈纤维基质暗带受到破坏；晚期可侵犯邻近组织，可有淋巴结转移。CT 主要表现为宫颈扩大和偏心性生长的实质性软组织肿块，宫颈外侧缘不规则或模糊，晚期有宫旁组织结构侵犯。

3. 卵巢恶性肿瘤：超声为首选和常规检查方法，主要表现为囊实性或实性肿块，形态不规则；回声杂乱，内见强回声光团及不规则液性暗区；腹水。CT 分为多房囊性肿块、不规则厚壁囊肿、囊实性肿块和实质性肿块等。

4. 恶性滋养细胞肿瘤：早期诊断依赖于超声和血中人绒毛膜促性腺激素（HCG）水平的测定，MRI 表现为结构不均和多血供的肿块。

5. DSA 表现：妇科恶性肿瘤的种类较多，但血管造影表现类似，主要包括肿瘤供血动脉增粗、迂曲，病变区血管增多、杂乱，实质期肿瘤染色，动静脉瘘和出血等。

【介入治疗适应证】

1. 妇科术前或放疗前的辅助治疗。
2. 妇科术后复发或不能手术切除的中晚期肿瘤的姑息治疗。
3. 肿瘤所致的不能控制的出血及放疗后并发出血患者。
4. 妇科术后辅助性治疗。

【介入治疗禁忌证】

1. 穿刺部位感染。
2. 严重凝血机制异常。
3. 严重心、肝、肾功能不全。
4. 恶病质或病情危重，生命体征不稳定，不宜搬动的患者。
5. 造影剂过敏者。

【介入术前准备】

1. 患者准备：检测出凝血时间，影像学检查，肝、肾功能检查，造影剂过敏试验，穿刺部位备皮，术前 6 小时禁食，镇静，癌性疼痛较重的患者，术前 30 分钟使用止痛药，如含服曲马多，或肌注杜冷丁 50 mg。

2. 器械准备：穿刺针、导管鞘、J 形导丝或亲水导丝、导管，一般选择 Robert 子宫动脉导管或 Cabra 导管。

3. 药物准备：常用化疗药物为 DDP、CBP、ADM、EPI、5-Fu、BLM、MMC、VCR、VP-16 等，常采用联合用药。一般采用的方案如下。

(1) 卵巢癌：①EC 方案；②EC-VP-16 方案；③VBP 方案。

(2) 宫颈癌和子宫内膜癌：①5-Fu ＋EC 方案或 5-Fu＋PA 方案；②NH2＋BLM 方案。

(3) 恶性滋养细胞瘤：5-Fu ＋DDP(或 CBP)。

(4) 栓塞剂：明胶海绵颗粒和条块，含药微球，碘油等。

【介入治疗技术】

1. 穿刺插管：经皮股动脉穿刺插管，选择合适的导管分别行双侧髂内动脉超选择性插管。

2. 血管造影：插管完成后即行双侧髂内动脉造影，以观察肿瘤组织的血液供应情况及其各个供血支的走行(图 10-3-1)。

3. 超选择性插管：依据肿瘤的部位和供血分支的不同，利用导丝引导或微导管技术将导管进一步插入到相应的肿瘤供血动脉分支内，如子宫癌需将导管选入子宫动脉内，卵巢动脉导管需进入卵巢动脉等。

4. 动脉灌注化疗：导管进入病变供血动脉内后再次造影，然后固定导管，将选择的化疗药物溶于 40～60 mL 生理盐水中经导管缓慢推注。给药方式应根据血管造影表现确定，若单侧动脉供血，则在患侧给予一次性灌注药量的 2/3，另 1/3 自对侧动脉灌入；若肿瘤双侧动脉供血，则每侧各灌注药量的 1/2，一侧推药时间在 20 min 以上。若病变已经侵犯周围组织，不必严格进行超选择性插管。

5. 动脉分支栓塞：常用栓塞剂是明胶海绵颗粒(2 mm×2 mm)、碘油和微球。选择碘油作为栓塞剂时栓塞的水平较低、程度较重，患者反应也较明显；含药微球是通过药物制剂技术，将化疗药物包埋在微球基质内制备而成的，具有栓塞和药物治疗双重作用。化疗药物灌注完毕后，试注射造影剂观察导管头端位置，确认导管超选择性插入靶动脉后，固定导管，用手推法在 X 线透视监视下注入栓塞剂，栓塞应遵循实时监测、缓慢栓塞、低压注射和间断进行的基本原则，当造影剂流速减慢或停顿时即可停止，后撤导管造影观察栓塞效果，同时注意多数妇科恶性肿瘤的栓塞应是双侧性的(图 10-3-2)。

【术后处理】

1. 拔出导管、导管鞘，动脉穿刺点加压包扎。卧床 24 小时，穿刺侧下肢制动 6～8 小时。

2. 观察穿刺部位，注意有无渗血或出血；疼痛明显者可给予镇痛药。

3. 使用广谱抗生素 3 天。

【并发症及处理】

除可发生一般插管操作引起的并发症和化疗药物引起的副反应外，髂内动脉栓塞还可引起如下并发症。

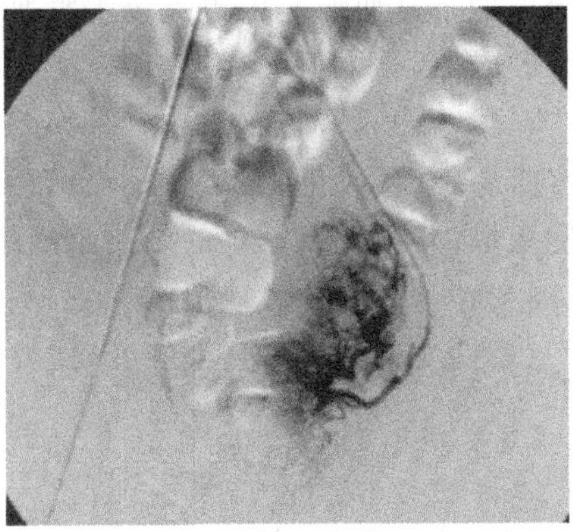

图 10-3-1　子宫动脉造影显示供血动脉肿瘤血管增多、杂乱

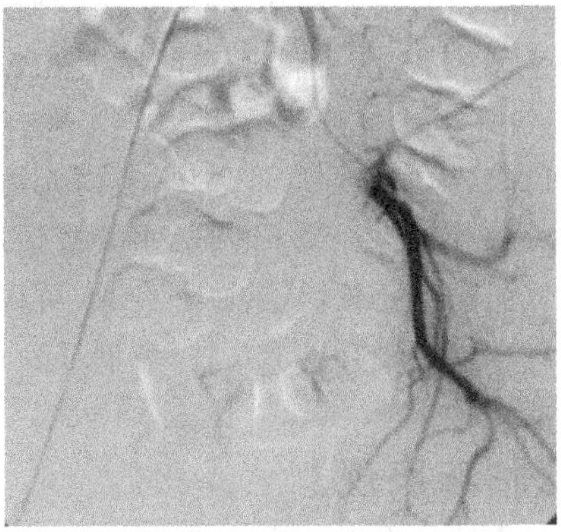

图 10-3-2　子宫动脉明胶海绵颗粒栓塞术后

1. 神经损害：轻者表现为下肢麻木乏力、疼痛、感觉异常，重者下肢麻痹，个别还出现 Brown-sequard 综合征（脊髓半切综合征）。原因：一是化疗药物的神经毒性作用；二是栓子栓塞神经营养血管引起神经缺血（如坐骨神经、股神经）。减少神经损伤的重要措施是髂内动脉栓塞时，要尽可能进行超选择性插管。

2. 误栓：最重要的并发症，常见于注射栓塞剂时用力过大而使栓塞剂反流、导管头未能完全到达供血分支、栓塞剂选择不当、栓塞剂通过动静脉瘘而进入引流静脉等。

3. 盆腔脏器坏死穿孔：此并发症极为少见。可能的原因是肿瘤对盆腔脏器已有浸润，髂内动脉栓塞后，肿瘤组织迅速坏死脱落；也可能因脏器供血动脉末梢栓塞，侧支循环不能及时建立所致。因此，髂内动脉栓塞化疗后，要密切观察是否有空腔脏器坏死穿孔的发生，如有无膀胱阴道瘘、直肠阴道瘘。

（张晓龙）

第四节　子宫肌瘤

子宫肌瘤（hysteromyoma）又称子宫平滑肌瘤，是女性生殖器中最常见的良性肿瘤，由平滑肌和结缔组织组成，以平滑肌细胞增生为主。子宫肌瘤常见于 30～50 岁的妇女，20 岁以下少见。育龄妇女发病率高达 20%～25%，且随着年龄增长发病率增加。子宫肌瘤大概有 0.5%～1%的恶变率。子宫肌瘤可发生在子宫的任何部位，按肌瘤所在部位不同可分为子宫体肌瘤（约 95%）、子宫颈肌瘤（约 5%）。根据其与子宫肌壁的关系将其分为三类：肌壁间肌瘤（60%～70%）、浆膜下肌瘤（约 20%）、黏膜下肌瘤（10%～15%）。上述肌瘤可以两种甚至三种同时发生在同一子宫上，称为多发性子宫肌瘤。

【病因与病理】

确切病因尚不明了，根据好发于生育年龄妇女，绝经后肌瘤停止生长，甚至萎缩、消失等，提示子宫肌瘤的发生可能与女性激素有关。雌激素能使子宫肌细胞增生肥大，肌层变厚，子宫增大。孕激素有促进肌瘤有丝分裂，刺激肌瘤生长的作用。现在研究多认为其发生与生长多与体内雌激素、孕激素水平增高有关。细胞遗传学研究显示 25%～50%子宫肌瘤存在细胞遗传学的异常,分子生物学研究结果提示单发的子宫肌瘤是由单克隆平滑肌瘤细胞增生而成的,多发性子宫肌瘤是由不同克隆细胞形成的,提示其可能与遗传物质改变有关。

巨检:为实质性球形包块,表面光滑,质地较子宫肌层硬,有假包膜,切面呈灰白色漩涡状或编织状结构。镜下特征:主要由梭形平滑肌细胞组成,其间有不等量的纤维结缔组织。当子宫肌瘤生长较快,供血不良时,可以发生子宫肌瘤变性,肌瘤越大,缺血越严重,侧继发变性越多。主要有以下几种:玻璃样变性(透明样变)、囊性变、红色样变、恶性变(主要为肉瘤样变)、钙化。

【临床表现】

子宫肌瘤有无症状及其轻重,主要取决于肌瘤的部位,有无变形,与肌瘤的大小、数目关系不大。常见的症状是月经量增多、经期延长、不规则阴道流血。肌瘤较大时可触及下腹包块,巨大的黏膜下肌瘤可脱出于宫颈外甚至阴道外,患者可因外阴脱出肿物就诊。肌壁间肌瘤使宫腔面积增大,内膜分泌增加,并伴有盆腔充血导致白带增多。浆膜下肌瘤蒂扭转可有急性腹痛。邻近器官的压迫症状如尿频、排便困难,压迫输尿管,可形成输尿管扩张、肾盂积水甚至一侧肾无功能。还可继发贫血、不孕等。

【影像学表现】

B超检查能够发现大多数子宫肌瘤,但是难以准确定位,也难以识别较小的肌瘤。B超检查可见子宫增大、形态失常,瘤体呈类圆形或椭圆形,衰减回声型最常见。彩超可见瘤周有较丰富的环状或半环状血流信号,并呈分支状进入瘤体内部。CT:子宫均匀或分叶状增大,局灶性密度降低和宫腔偏位,肌瘤密度均匀,边界清晰,周围脂肪层存在,发生变形时肌瘤可呈低密度、等密度、高密度影。大多数子宫肌瘤与正常子宫肌层密度差别不大,增强扫描有助于诊断和定性。MRI是发现和诊断子宫肌瘤最敏感的方法,可以清楚定位。T_1WI上,肌瘤的信号强度类似于子宫肌层,T_2WI上,典型的肌瘤呈明显低信号,边界清楚。变性的肌瘤信号不均,根据不同的病理改变而信号各异。

【临床治疗选择】

子宫肌瘤的传统治疗方法主要有药物治疗及外科手术,后者包括全子宫切除术、肌瘤剔除术。全子宫切除术不仅创伤大、恢复慢,而且还可能给妇女带来不良的生理及心理影响,特别是年轻未生育的女性;肌瘤切除虽可以保留子宫,但术后复发率高。

药物治疗的疗程较长,副作用多,停药易复发。

选择性子宫动脉栓塞术(uterine artery embolization,UAE)作为一种新兴有效的介入治疗手段,在子宫肌瘤的治疗中具有恢复快、并发症及后遗症少的特点。

UAE的原理:从髂内动脉发出的子宫动脉有上、中、下三个分支,上支主要供应输卵管和卵巢,中支主要供应子宫体,下支主要供应会阴部。由于存在子宫动脉卵巢支—卵巢动脉—髂内动脉—腹主动脉的血管环,子宫易形成丰富的侧支循环,故栓塞后仅有短期的缺血,不会导致组织坏死;卵巢多由卵巢支和卵巢动脉吻合供血,也存在卵巢只从子宫动脉获取供血的情况。陈春林等将肌瘤血供分为四种类型。Ⅰ型为一侧动脉供血为主(一侧子宫动脉伴或不伴同侧卵巢动脉);Ⅱ型为双侧动脉供血均衡型(双侧子宫动脉伴或不伴同侧卵巢动脉);Ⅲ型为单纯一侧子宫动脉供血型;Ⅳ型为卵巢动脉供血型。Razavi等认为Ⅰ型为卵巢动脉和子宫动脉主干吻合后共同对肌瘤供血,Ⅱ型为一侧子宫动脉发育异常或缺如,卵巢动脉单独向肌瘤供血，对此类患者单纯的 UAE 不足以使肿瘤完全坏死，Ⅲ型为肌瘤和卵巢都完全由子宫动脉供血，UAE 中栓塞剂可能流入卵巢动脉，导致卵巢功能减退。

用栓塞材料阻断子宫肌瘤的血液供应，使肌瘤去血管化，缺血缺氧使平滑肌细胞变性坏死。肌瘤细胞对缺血缺氧的耐受性低于正常的子宫肌细胞，栓塞剂由于虹吸现象主要被吸附到肌瘤内，栓塞剂停留在肌瘤内使瘤体内血管网被栓塞剂长期堵塞，从而使肌瘤内部缺血坏死，继而出现纤维化收缩，体积缩小。

【介入治疗适应证】

1. 绝经期之前，子宫肌瘤诊断明确且临床症状明显。
2. 药物保守治疗无效或希望避免药物治疗所引起的不良反应者。
3. 拒绝手术，要求保留子宫及生育能力者。
4. 患者要求介入治疗者。
5. 肌瘤直径 1～10 cm。
6. 血红蛋白>58 g/L，不愿手术者或不能耐受手术者。
7. 肌瘤切除后复发或手术困难且排除恶变可能的患者。

【介入治疗禁忌证】

1. 子宫肌瘤生长迅速及怀疑平滑肌肉瘤者。
2. 严重凝血功能障碍或严重肝、肾功能不全者。
3. 无症状性子宫肌瘤。
4. 浆膜下带蒂肌瘤、继发性阔韧带内肌瘤。
5. 感染、妊娠、子宫脱垂者。
6. 既往髂动脉或子宫动脉结扎和绝经状态的患者。

【术前准备】

1. 患者准备：所有患者均在月经干净后的 3～7 天内进行治疗，治疗前检查患者血管内介入准备。

2. 器材准备：主要是栓塞剂的选择。PVA 颗粒（聚乙烯醇）以 300～500 μm 为宜。超液化碘油、平阳霉素、小颗粒 PVA 三者联合栓塞疗效较好，缺点是术后常有较明显的下腹部疼痛和栓塞后综合征。大颗粒 PVA 术后不良反应小，但疗效较差。明胶海绵颗粒属中短效栓塞剂，不能长期持久地发挥栓塞作用。

【介入治疗技术】

1. 应用 Seldinger 技术右侧股动脉穿刺。

2. 置入 4 F 导管，先插入左侧的髂内动脉行选择性动脉造影。

3. 根据子宫动脉造影，确定子宫肌瘤位置，利用 Roadmap 技术和骨盆斜位显示子宫动脉，用 0.035 英寸超滑导丝导引选择性插入子宫动脉。

4. 造影表现为子宫肌瘤血管丰富，肌瘤动脉形成环状血管网，瘤内细小血管增多、迂曲、聚集成毛线团状，染色明显，肌瘤较大者呈“包绕征”（图 10-4-1）。

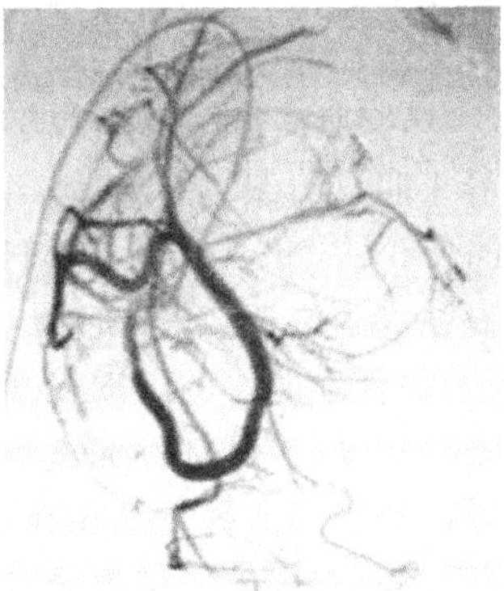

图 10-4-1　子宫动脉造影可见供血动脉包绕征

5. 造影证实无误后，缓慢注入栓塞剂，栓塞后可见子宫动脉远端闭塞，肿瘤染色消失。

6. 栓塞前可适量注入利多卡因，防止血管痉挛和疼痛。

7. 同法处理对侧子宫动脉。

8. 子宫肌瘤的栓塞要求完全阻断子宫动脉供应瘤体的分支。

【注意事项】

术后3个月、6个月随访观察患者的月经量变化、月经周期长短，用B超检测子宫肌瘤大小变化。据统计，肌瘤缩小有三种不同的方式：①术后立即呈进行性缩小；②术后1个月子宫和肌瘤体积均出现增大现象，然后再呈进行性缩小；③术后3个月内无变化，3个月后再呈进行性缩小。

【并发症与处理】

1. 栓塞后综合征：最常见的并发症，主要表现为发热、疼痛、恶心、呕吐。一般对症处理多可自行缓解。

2. 阴道不规则出血：一般为少量出血，持续3～20天，可能为子宫动脉栓塞后子宫内膜缺血、脱落，部分患者可能为正常月经，一般无需特殊处理。

3. 阴道少量排出物：术后3～21天出现，为脱落的子宫内膜或部分肌瘤组织。

4. 子宫内膜炎和子宫脓肿形成：很少发生，术前应用抗生素，阴道擦洗，术中严格无菌操作，术后继续使用抗生素预防感染，如果是持续高热和疼痛的情况则需要进行子宫全切术。

5. 闭经：多数学者认为子宫动脉栓塞术对卵巢功能影响较小。但是栓塞剂过多进入卵巢动脉可导致卵巢功能减退或临近绝经期时卵巢功能进一步下降。

6. 穿刺点出血及血肿：导管拔出后穿刺局部一般以指压法压迫10～15分钟，若有下列情况之一压迫时间应延长。患者消瘦、皮肤脂肪疏松、出凝血时间延长、穿刺不顺利或反复穿刺。解除指压后采用弹力绷带包扎，并置1 kg沙袋加压6小时。术后患者宜取平卧24小时，保持穿刺肢体伸直，制动8～12小时，以利于血管穿刺点收缩闭合，保持血流通畅，防止血栓形成。

【超声引导下介入治疗子宫肌瘤】

主要分为两大类：①局部肌瘤组织坏死治疗；②在超声引导下向肌瘤内注入凝固剂或化疗药物灭活肌瘤组织。

1. 局部肌瘤组织坏死治疗：在影像技术的引导下，通过不同的方法将高温或低温的治疗片导入肌瘤组织内，使肌瘤组织坏死达到治疗目的。其方法包括高强度聚焦超声(high intensity focused ultrasound，HIFU)、微波消融(microwave ablation，MWA)、射频消融。

高强度聚焦超声(HIFU)：HIFU治疗子宫肌瘤的原理是利用超声波声束良好的方向性、可聚焦性和能量的可透入性，从体外将低能量的超声波聚集于子宫肌瘤病灶处，引起瞬态高温效应，同时破坏肿瘤滋养血管，靶向破坏病灶。HIFU的引导方式有超声引导或磁共振引导两种。这两种方式相比，前者可反映肿瘤治疗前后血供变化，提高疗效评价的可靠性，而后者具有优秀的图像分辨率和实时监测治疗温度等优点。

2. 超声引导下肌瘤内注入硬化剂或化疗药物灭活肌瘤组织：包括经皮乙醇注射治疗(PEIT)和超声引导下瘤体内注射甲氨蝶呤(MTX)，MTX可与细胞内二氢叶酸的还原酶结合，使嘌呤与嘧啶合成被抑制而干扰DNA、RNA及蛋白质的合成，使细胞发生凋亡。同时MTX还可以对肌瘤细胞起直接破坏作用，对毛细血管也有损伤作用。超声引导下经阴道瘤内注射 MTX 治疗子宫肌瘤疗效确切，近期效果满意，但远期疗效及并发症有待进一步随访观察。

【疗效评价】

子宫动脉栓塞术是近年来临床应用较广泛的介入微创治疗，对症状性子宫肌瘤的治疗有独特的优势及良好的效果。影响疗效的因素：栓塞剂的选择、子宫动脉的粗细和位置、肌瘤有无非子宫动脉供血、肌瘤缺血坏死的速度和程度及持续时间等。栓塞剂选择不当、术后血管再通、肌瘤的供血动脉变异（如卵巢动脉供血）、肌瘤过大、合并有子宫内膜异位症等均可造成术后疗效欠佳。介入治疗术后子宫肌瘤体积缩小，月经量过多、贫血及盆腔压迫等临床症状明显改善，子宫动脉栓塞后随着肌瘤缩小和临床症状改善，月经周期恢复正常，可增加受孕机会。介入治疗创伤小，恢复快，并发症少，能保留生育功能，住院时间短，患者易于接受，为子宫肌瘤的治疗开辟了新的途径。

（王敬忠　韩　军）

第五节　输卵管阻塞性不孕症

【概述】

输卵管是输送卵子、促成卵子和精子结合的生育通道，输卵管阻塞是女性不孕的主要原因之一，据统计，输卵管阻塞性不孕在我国女性不孕中约占67%。输卵管阻塞性不孕症是指由于各种因素造成输卵管炎症、粘连、积水或阻塞，引起输卵管蠕动功能减弱或丧失、上皮纤毛摆动减退，从而导致输卵管丧失拾卵、运送受精卵进入宫腔着床的功能而引起的不孕。近年来随着医学影像设备、介入器材及介入放射技术的不断进展，介入治疗成为输卵管阻塞性不孕症的重要治疗方法。

【病因与病理】

输卵管阻塞原因较多，多数学者认为人工流产史、盆腔炎史、宫外孕史、阑尾炎手术史及结核病史等是输卵管性不孕的高危因素。

1. 非特异性感染：包括各种久治不愈的阴道炎、宫颈炎、子宫内膜炎、输卵管炎、盆腔腹膜炎等。

2. 特异性感染：包括结核菌、淋球菌、衣原体、支原体等感染。

3. 输卵管子宫内膜异位症：脱落的子宫内膜常种植于输卵管的间质部或峡部。

4. 输卵管周围病变：如盆腔肿瘤造成输卵管受压，输卵管及其系膜过长造成脱垂、扭转。

5. 手术损伤：各种盆腔手术，如宫内节育器的放置术、人工流产术、微波子宫内膜去除术、阑尾炎手术等。

6. 发育异常：如输卵管节段性闭锁、峡部缺损、无管腔的实性输卵管等。

7. 其他：如过敏反应、大量饮酒、吸烟等。

输卵管阻塞可发生于输卵管的任何部位，但以峡部和壶腹部多见。根据阻塞程度分为不完全性阻塞和完全性阻塞，可以单侧或双侧发生梗阻。各种因素导致输卵管阻塞的病理机制包括以下几方面：

1. 各种因素导致输卵管黏膜破坏，形成瘢痕、粘连，使管腔发生完全性或不完全性阻塞。

2. 各种因素导致输卵管蠕动功能减弱或丧失，黏膜纤毛结构破坏，摆动能力减弱。

3. 输卵管周围病变或手术损伤，可能通过腹腔—伞端—壶腹部—峡部—间质部—子宫的途径对女性生殖系统产生影响，导致女性生殖系统的炎症，或者造成输卵管受压、组织粘连或输卵管发生扭转、变形、阻塞，从而限制了输卵管的蠕动。

4. 脱落的子宫内膜、流产后的残留组织碎屑等滞留于输卵管管腔内，造成输卵管机械性阻塞。

5. 某些过敏反应，发生抗原-IgE反应造成的血管源性水肿，可能影响输卵管蠕动及纤毛的摆动。

6. 乙醇会抑制包括输卵管内皮在内的纤毛上皮系统的蠕动和纤毛的正常摆动，导致月经血块、分泌物及其他污染物的滞留。

7. 烟草的不完全燃烧产生一些有害化学物质，可能导致输卵管供血减少、组织水肿、纤毛摆动减慢等，直接或间接导致输卵管阻塞。

【临床表现】

主要表现为婚后不孕，此外可有原发病的一些表现，如小腹下坠感、胀痛、压痛等子宫附件炎、盆腔炎的症状和体征。诊断标准如下。

1. 育龄妇女婚后有正常性生活，未避孕同居1年未能受孕。

2. 排除其他不孕因素，如男方不孕、排卵障碍、宫腔或宫颈粘连、生殖道先天发育异常等。

3. 经子宫输卵管造影或子宫通液检查证实有输卵管阻塞。

【影像学检查】

输卵管通畅检查包括影像学检查、输卵管通液及输卵管镜和腹腔镜检查，影像学检查包括子宫输卵管造影、子宫输卵管超声造影等。输卵管通液简便易行，但存在较大的盲目性和不准确性；输卵管镜检查更多用于评估手术预后及调整治疗方案；腹腔镜直视下输卵管通液检查最可靠，但更倾向于作为治疗手段；子宫输卵管造影是输卵管阻塞性不孕症主要检查方法。

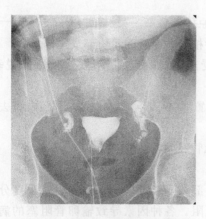

图 10-5-1 正常子宫输卵管造影形态

1. 子宫输卵管造影（HSG）：传统的子宫输卵管碘油造影技术逐渐被淘汰，目前主要采用水性造影剂，可即时观察子宫输卵管通畅度、柔软度、管腔黏膜、伞端状况、盆腔弥散形态，安全性和准确性高（图10-5-1）。

2. 子宫输卵管超声造影（HyCoSy）：近年来四维超声造影发展较快，该技术能够动态显示造影剂在输卵管流动情况，准确了解输卵管通畅度、盆腔粘连及伞端形态，而且采用造影剂作为载体携带药物达到治疗目的是未来的发展方向，同时由于无辐射的优点，将来可能作为输卵管阻塞性不孕症首选检查方法。

【临床治疗选择】

各种原因所致的输卵管阻塞性不孕症的治疗主要包括病因治疗和疏通输卵管,如何有效疏通输卵管是治疗的关键。目前治疗疏通输卵管治疗的方法较多,主要包括通液治疗、外科手术、介入治疗。

1. 通液治疗:包括一般的通水治疗和特殊的通水治疗,仅对轻度阻塞的病例有效。①一般通水治疗,是传统的治疗方法,简单易行,但存在很强的盲目性,疗效不确定,同时常需多次治疗易引起宫腔感染,部分患者疼痛剧烈,故临床应用日趋减少;②特殊通水治疗,采用宫腔镜或超声引导下选择性输卵管插管后进行通水治疗,相比较一般通水治疗更加安全、有效。

2. 外科手术:包括输卵管整形及显微外科治疗,手术方式的选择根据输卵管阻塞部位来决定:近端输卵管阻塞通常采用宫腹腔镜联合,进行选择性输卵管置管及通液术;输卵管切开术和伞端成形术通常用于远端输卵管阻塞的治疗;输卵管周围粘连则实施粘连松解术等。考虑到外科手术的创伤及术后再阻塞率高,目前更倾向于选择腔镜导向下的显微外科治疗。

3. 介入治疗:包括 X 线导向下选择性输卵管通液和输卵管再通术。介入治疗输卵管阻塞性不孕症安全性好、疗效显著、操作简便,适用于绝大多数输卵管阻塞情况,尤其适用于输卵管近中段阻塞。近年来随着介入器材不断开发和影像设备的不断发展,介入治疗输卵管阻塞的成功率和妊娠率不断提高,目前成为输卵管阻塞性不孕症重要治疗方法,是近段阻塞的首选治疗方法。

【介入治疗原理】

介入治疗的方法包括选择性输卵管造影、通液及导丝疏通。选择性输卵管造影、通液主要采用液体加压冲击输卵管,对于输卵管管内黏液栓、炎性分泌物、膜性粘连进行钝性分离清除,使部分输卵管阻塞再通。导丝疏通术往往在选择性输卵管通液术的基础上实施,利用超滑导丝的软头导向进入输卵管,利用导丝对输卵管内黏液栓、炎性分泌物、膜性粘连及部分纤维性粘连进行机械性分离清除,使输卵管得以复通。输卵管阻塞介入治疗过程中,通过输卵管选择性灌注抗生素、激素及糜蛋白酶,这些药物直接作用于输卵管黏膜,起到控制和消除输卵管感染,减轻局部充血、水肿,抑制纤维组织形成及发展,达到溶解或软化粘连的目的。近年来有学者研究认为臭氧灌注输卵管具有分离粘连和改善输卵管慢性炎症的作用,在部分医疗单位临床应用并取得较好的疗效。

【介入治疗适应证】

1. 常规子宫输卵管造影或通液治疗明确为非结核性输卵管阻塞。
2. 各段输卵管阻塞均可进行选择性输卵管造影与通液治疗。
3. 间质部、峡部阻塞可行导丝疏通术,部分壶腹部及伞端阻塞可试行导丝疏通术。
4. 由于宫颈口的原因(如宫颈口松弛、粘连、扭曲等)常规子宫输卵管造影插管失败,可行导丝引导导管进行插管造影。

【介入治疗禁忌证】

1. 内、外生殖器炎症急性期。
2. 月经期或子宫出血。
3. 有严重心脏疾病。

4. 凝血功能严重异常或有严重出血倾向者。

5. 碘过敏者。

6. 输卵管结核性阻塞。

7. 壶腹部远端或伞端完全阻塞者。

8. 输卵管角部严重闭塞。

9. 输卵管结扎吻合术后、输卵管妊娠术后阻塞。

【介入治疗的解剖学基础】

输卵管是输送卵子的肌性管道，由卵巢上端连于子宫底两侧，近端与子宫角部相连，长10～14 cm。输卵管由内向外分为间质部、峡部、壶腹部、伞部。子宫呈前后扁的倒三角形，分为底、体、颈三部分，子宫底部向两侧延伸为两侧输卵管，尖端向下通宫颈管，宫颈外口下通阴道。未产妇的宫颈口呈圆形，经产妇宫颈口呈横裂状。当膀胱空虚时，成人子宫呈轻度前倾前曲位，前倾即整个子宫向前倾斜，子宫长轴与阴道长轴之间形成一个向前开放的钝角，略大于90°。前屈是宫体与宫颈不在同一直线上，两者之间形成一向前开放的钝角，约为170°。子宫有较大的活动性，膀胱和直肠的充盈程度可影响子宫的位置。输卵管介入治疗途径采用经阴道途径插管，导管沿宫颈口—宫颈管—子宫腔—输卵管进入，宫颈口的位置、宫颈管的通畅度、子宫的位置均是影响插管的因素，熟悉这些解剖关系，便于根据不同情况采取不同插管方法。

【介入术前准备】

输卵管介入治疗多在门诊进行，手术时间选择月经干净后3～7日；术前常规行血常规、出凝血时间、白带常规、血人绒毛膜促性腺激素（HCG）、心电图检查；向患者介绍手术过程及手术目的、手术风险，以争取患者理解与配合，并签署知情同意书。术前半小时肌注阿托品0.5 mg。

【介入治疗技术】

输卵管再通术介入器械很多，目前主要有真空同轴导管装置、鹅颈式球囊导管、双球囊导管、改良简易同轴导管等。真空同轴导管及球囊导管由于操作相对复杂和费用相对较贵，应用单位现越来越少，多数单位采用改良或自制简易同轴导管进行介入治疗，操作方法和操作步骤基本相同。

1. 常规子宫输卵管造影：患者排控膀胱后，仰卧于介入手术台上，取膀胱截石位，常规会阴区域消毒铺巾，然后用窥阴器显示宫颈，用宫颈钳夹持，消毒阴道及宫颈口。经宫颈送入双腔气囊子宫输卵管造影导管（Fole氏管）行常规子宫输卵管造影，观察输卵管通畅度、柔软度、管腔黏膜、伞端及盆腔粘连情况、子宫形状等。

2. 宫腔插管：造影完毕后退出双腔气囊导管，根据子宫的形态、屈曲度及子宫体和子宫角相交的角度选择相应的外导管。在导丝的引导下将8～9 F外导管放在宫颈内口1～2 cm处，尖端指向靶侧子宫角。

3. 选择性输卵管插管及通液治疗：借助J形导丝将外导管引导至子宫角部，不宜强行推进外导管，以免损伤子宫内膜。外导管导向下经外导管置入4 F内导管，内导管口达子宫角部后行试验性造影，观察子宫角的位置和形态。内导管口稳定楔入宫角后先行选择性输卵管造影及通液术，常将造影剂和抗生素或生理盐水混合进行通液，便于动态观察输卵管情况。若输卵管显影，进一步观察输卵管通畅度、柔软度、管腔黏膜、伞端及盆腔粘连等。注意选择性造影或通液的速度、剂量大小，要根据输卵管的形态和患者的疼痛情况而定，一般为10～20 mL。在通液术中，阻力较大或患者疼痛剧烈时，提示输卵管阻塞严重，需继续进行输卵管再通术。

4. 导丝疏通：术者固定好同轴导管，助手经 4 F 导管送入超滑导丝，导丝通过阻塞段时常有阻力感，可通过轻柔地往返运动逐渐推进，即时行输卵管选择性造影观察输卵管通畅情况。若输卵管细小，可选用 0.025 英寸导丝或采用微导管系统进行疏通。疏通完毕进一步选择性灌注抗生素、激素及糜蛋白酶治疗。若对侧输卵管阻塞，亦可采用同样方法进行疏通（图 10-5-2、图 10-5-3）。

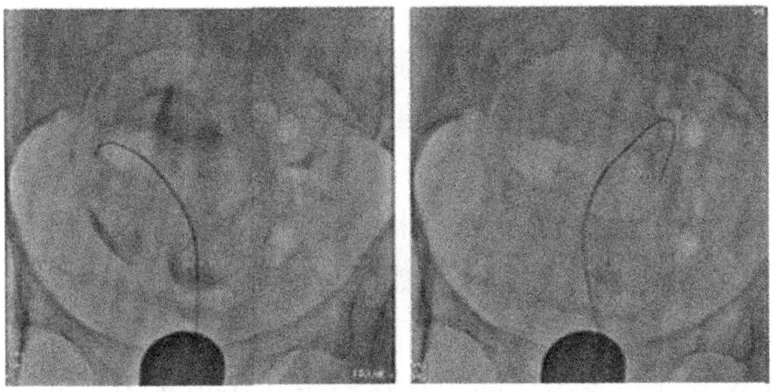

图 10-5-2　输卵管再通术-导丝疏通

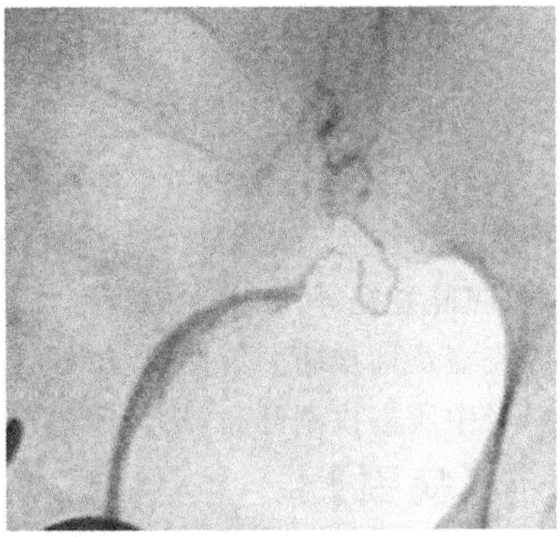

图 10-5-3　输卵管再通术后造影

【术后处理】

1. 术后严密观察半小时，防止并发症发生。

2. 使用抗生素 2～3 天以预防或控制感染，肌注或静脉给药。

3. 注意休息，清淡饮食，不坐浴，避免感染。

4. 术后 1 个月禁止性生活，避孕 2～3 个月。

5. 避孕 3 个月后同房怀孕，术后 6～12 个月若仍未孕，则应考虑为输卵管再次阻塞或其他不孕因素。

【并发症及处理】

1. 腹痛：多数患者术后 2～3 天有下腹隐痛，一般不用处理自行缓解。少数患者于术中或术后表现为剧烈疼痛，多为迷走神经反射所致，注意观察血压、脉搏及周围血管情况，行解痉镇痛治疗以缓解症状。

2. 出血：多由操作引起，与宫颈、宫腔内操作及造影剂刺激有关，多数患者有少量出血，一般不用处理，2～5 天内可消失。若出血量大，多考虑子宫内膜损伤，应密切观察，必要时给予止血药止血。

3. 感染：多为操作过程中消毒不严所致，也可以是原有病变的再活动。宫腔损伤和输卵管的开通也可增加感染的概率，所以术前应常规检查与治疗盆腔感染，而术后常规使用抗生素治疗。

4. 输卵管穿孔：常发生于输卵管浆膜下，造影表现为少量造影剂渗入浆膜下，表现为假“憩室”，一般无严重反应，但应注意一旦发生，应避免继续操作或造影，防止浆膜穿破。一般不必处理可自愈。

5. 肌壁、淋巴显影：多为导管尖端损伤宫腔所致，操作时注意动作轻柔，尽量在导丝引导下进行导管扭控操作。

6. 静脉逆流：系子宫内膜破坏或导管尖端损伤，一般不用处理，但应密切观察，因造影剂入血，防止过敏反应。

7. 输卵管妊娠：多数发生于输卵管通而不畅的病例，国内有学者针对通而不畅病例进行导丝疏通，认为可以改善输卵管通畅度，降低输卵管妊娠发生的概率。

（陈光斌）

第六节　异位妊娠

异位妊娠(ectopic pregnancy)是妇科常见的急腹症之一，是指受精卵在宫腔以外着床，俗称“宫外孕”。根据受精卵种植的部位不同分为输卵管妊娠、宫颈妊娠、子宫瘢痕部位妊娠、腹腔妊娠等，其中输卵管妊娠最常见，占 90%～95%。近年来，由于宫腔手术的增多，盆腔炎症及性疾病的传播，异位妊娠发病率呈上升趋势，由于年轻未婚、未育女性在异位妊娠患者中所占比例升高，尽量保留输卵管功能及生育功能成为大多数异位妊娠患者的需求。

【病因】

凡可延迟或阻止受精卵进入宫腔而着床种植于子宫体腔以外的因素均应视为宫外孕的病因。输卵管黏膜炎及输卵管周围炎是输卵管异位妊娠的主要原因。盆腔子宫内膜异位症病程长的，造成盆腔广泛粘连，卵巢子宫内膜异位囊肿，使输卵管扭曲、变形，蠕动不良，影响受精卵输送造成异位妊娠。此外，放置宫内节育器、口服避孕药、烟草中尼古丁、人工授精促排卵药也会增加宫外孕的风险。

【临床表现】

妇科检查有停经史，不规则阴道流血，腹痛，子宫旁触及包块等，腹痛是异位妊娠的最主要症状，其特点是起始于下腹部，疼痛性质可能是刺痛、撕裂样痛，常突然发作，为持续性或间歇性出现，有时为单侧，近半数患者有不规则阴道出血，内出血可积存于子宫，向上腹刺激膈肌而出现肩背部放射痛；实验室检查可见血 β-HCG 显著升高。

【影像学表现】

异位妊娠主要检查方法是超声检查，个别情况下亦可用 CT 或 MRI 检查。

超声检查有助于诊断异位妊娠，经阴道超声检查较腹部超声检查准确性高。超声检查出现宫腔内空虚，宫旁出现低回声区，其内探及胚芽及原始心管搏动，可确诊。

【介入治疗机制】

子宫动脉的输卵管支承担了输卵管 85%以上的供血，因此发生了输卵管部位的异位妊娠主要接受同侧子宫动脉的滋养，这是子宫动脉灌注和栓塞治疗的基础。

1. 介入治疗输卵管妊娠暂时性栓塞子宫动脉，止血迅速，为输卵管妊娠的保守治疗提供了一个相对安全的观察期。

2. 子宫动脉药物灌注术对靶器官主要供血血管给药使靶器官药物分布量不受血流分布的影响，使局部药物分布最大，药物能迅速通过子宫动脉输卵管支进入绒毛血管，所产生的首过效应，使药物效价可提高 2～22 倍，疗效提高 4～6 倍，起到迅速杀死胚胎的效果，再通过栓塞子宫动脉，使靶器官的药物浓度在较长的时间保持较其他部位高 13～15 倍，进一步加速了胚胎的死亡，提高了治疗的成功率。

3. 子宫动脉直接灌注甲氨蝶呤治疗与全身使用甲氨蝶呤保守治疗时由于药物全身分布量小，所需要的治疗量减少，其毒性也较小。

4. 甲氨蝶呤并不破坏输卵管壁组织及干扰输卵管壁的修复，从而有效地保持了其通畅性，增加了再次受孕率。

【血管内介入适应证】

1. 停经时间不足 70 天。

2. 要求保留生育能力者。

3. 无或少量腹腔出血，生命体征平稳者。

4. 血 HCG<3000 IU/L。

5. B 超检查显示异位妊娠与周围血肿形成的包块最大直径在 5 cm 左右，子宫直肠窝积液深度在 3～5 cm。

【血管内介入禁忌证】

多器官功能衰竭、出血性休克、有明显的腹膜刺激征、严重的肝肾功能不全和凝血功能障碍者。

【阴道孕囊内(旁)注射术适应证】

阴道孕囊内(旁)注射术是将导管、导丝直接穿刺孕囊，注入含 MTX(甲氨蝶呤)的药液。此法具有操作简单、疗效确切、费用低、无创口等优点，但是有引起孕囊破裂的危险，并且无止血作用。此法可单独使用，也可作为经动脉途径的补充手段。

1. 输卵管妊娠孕囊未破裂，生命体征平稳，盆腔内无明显出血。

2. B 超检查附件混合性包块不超过 3 cm，盆腔液性暗区直径不超过 3 cm，未见明显胚芽搏动。

3. 血 β-HCG<3000 IU/L，肝肾功能、血常规正常。

4. 生殖系统炎症急性发作、非输卵管异位妊娠、孕囊破裂出血者为禁忌证。

【介入治疗技术】

输卵管妊娠占异位妊娠的绝大部分，本节主要讲述输卵管妊娠的介入治疗方法。

一、经动脉孕囊供养动脉化疗栓塞术

1. 采用 Seldinger 法穿刺右侧股动脉。

2. 插入 5.0 F 子宫动脉导管，借助泥鳅导丝将导管超选择性插管至患侧子宫动脉。

3. 造影时适当增加流量或压力，以利于卵巢动脉和对侧子宫动脉逆行显影，以观察卵巢动脉和对侧子宫动脉是否参与病灶血供。

4. 输卵管妊娠血管造影显示患侧子宫动脉增粗，子宫动脉输卵管支增粗，宫旁可见环状或不规则团片状染色，活动出血者可见造影剂外溢。宫颈和间质部妊娠显示局部团片状染色明显伴斑点血窦样染色(图 10-6-1)。

5. 于患侧子宫动脉缓慢注入甲氨蝶呤(MTX)50～100 mg 和生理盐水 100 mL。继而用明胶海绵颗粒对患侧子宫动脉进行完全性栓塞，以造影证实栓塞成功(图 10-6-2)。

6. 另一侧的子宫动脉和输卵管支也要造影，以排除有无血管供应孕囊，如有则用相同

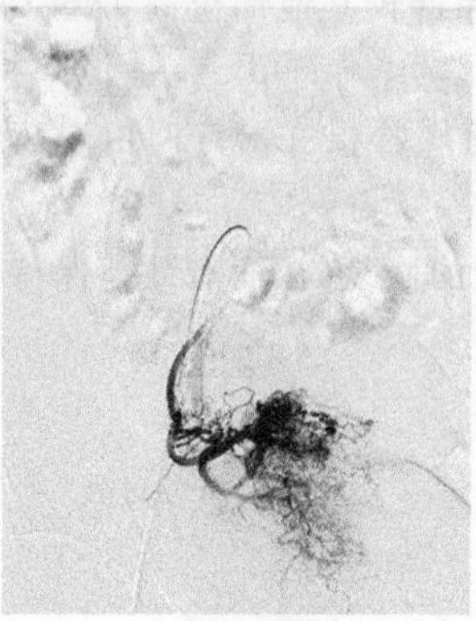

图 10-6-1　宫颈部妊娠近宫颈部团片状及血窦样染色

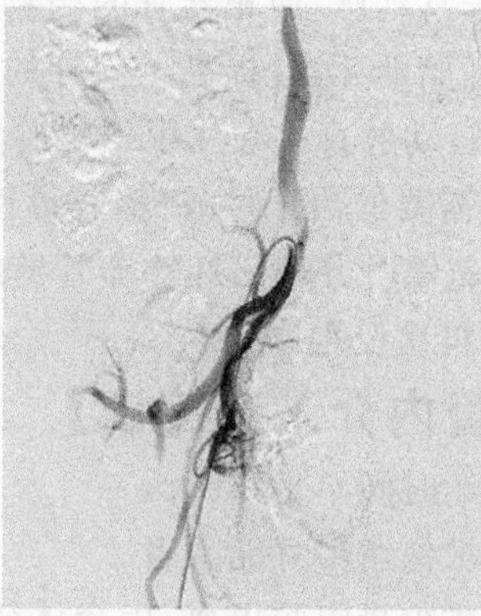

图 10-6-2　前置胎盘明胶海绵颗粒栓塞术后

方法处理。

7. 术后右下肢制动 12 小时，穿刺点砂袋压迫 4 小时，监测足背动脉搏动，常规给予抗感染、水化等综合治疗，定期复查血 HCG 及 B 超。

8. 在宫颈妊娠及瘢痕妊娠中，绝大多数学者主张栓塞双侧子宫动脉。在输卵管妊娠中，有学者认为栓塞患侧子宫动脉即可，理由是患侧输卵管由同侧子宫动脉供血，对侧不参加供血，栓塞对侧会加重对子宫的损伤，增加不良反应，但也有学者认为在栓塞患侧子宫动脉后将对侧的子宫动脉同时栓塞可降低栓塞强度，理由是在栓塞患侧子宫动脉后，对侧子宫动脉会出现交通供血。

二、经阴道孕囊内(旁)注射术

1. 患者取截石位，常规子宫输卵管造影，了解子宫及输卵管一般情况和确认妊娠侧输卵管。

2. X 线透视下将 5.5 F 单弯导管插入妊娠侧宫角。

3. 确定在输卵管开口处后插入 3 F 微导管及 0.018 英寸微导丝。

4. 将微导管或微导丝缓慢地推向妊娠侧输卵管内，注入少量对比剂，可见妊娠的输卵管局部扩大，内有边缘光滑的类圆形或半环形充盈缺损影(即孕囊)。

5. 微导管和微导丝继续向前推进，进入孕囊会有突破感，再将导管顺导丝推进 1～2 cm 后抽出导丝。

6. 注入 1～5 mL 对比剂与 25～50 mg MTX 配制的混合液，透视下可见孕囊内含有 MTX 的对比剂逐渐增多。

7. 如果导丝未能刺入孕囊，则将导管送至输卵管管口，缓慢注入药液(此为孕囊旁注射术)。

8. 45～60 分钟后拔出导管，嘱患者垫高臀部平卧 6 小时，以防药液反流。

9. 1 周后血 HCG 下降未超过原值的 50%以下可以重复再行介入治疗 1 次。

【注意事项】

1. 经动脉孕囊供养动脉化疗栓塞术需要双侧子宫动脉造影，以判断对侧有无血管供应孕囊，如有则也需要化疗栓塞处理。

2. 经阴道孕囊内(旁)注射术，注入 MTX 和对比剂的混合液不能过多，注射速度要慢，否则会导致孕囊破裂出血。

【术后处理】

1. 术后 24 小时内严密观察患者的生命体征和有无活动性出血及腹部症状。
2. 术后常规使用抗生素预防感染。
3. 术后每 2～3 天复查 β-HCG，直至正常；术后 1 个月复查 B 超。
4. 术后 1～2 个月禁止性生活，月经恢复 1 个月后复查性激素六项。
5. 月经恢复 1～2 个月后行子宫输卵管造影及再通术以尽可能恢复输卵管的通畅。

【并发症及处理】

1. 栓塞后综合征：术后部分患者感觉下腹坠痛、腰痛、便意感等，为栓塞后缺血所致，术后予以解痉、镇痛治疗而缓解，疼痛程度可能与栓塞颗粒的大小有关、颗粒越小，栓塞血管越接近，末梢缺血程度越明显，症状亦越重。

2. 急性盆腔感染：主要是因栓塞后坏死的妊娠囊组织成为局部微生物的培养基，从而引起感染，发生子宫内膜炎和子宫积脓并发症，导致子宫坏死应施行子宫切除术。栓塞前后控制盆腔感染，其措施是，非紧急情况下栓塞前 3 天开始口服灭滴灵或氟哌酸，术中严格执行无菌操作，术后常规使用抗生素 3～5 天，一旦出现盆腔感染应加大抗生素用量及时行细菌培养和药敏试验。

3. 卵巢功能衰退、闭经：围绝经期卵巢功能已趋于衰退，子宫动脉栓塞术可能非靶向栓塞了卵巢动脉，从而加速了卵巢功能衰竭的进程。

4. 孕囊破裂：经阴道孕囊内(旁)注射术，要控制注入 MTX 和对比剂的混合液的量和速度，以免孕囊破裂，孕囊破裂可行孕囊滋养动脉化疗栓塞术止血。

【疗效评价】

介入治疗方法可以保留要求生育者的患侧输卵管，以增加以后宫内孕的机会，与静脉给药相比，能明显缩短疗程并减少化疗药物的用量和副作用。输卵管异位妊娠行介入手术治疗，具有相对简单、创伤小、副作用少、痛苦少，在异位妊娠保守治疗中优势明显，具有重要的临床应用价值。

(王敬忠　韩　军)

第七节　肾脏及肾上腺肿瘤

【概述】

肾脏肿瘤多为恶性，良性少见。肾癌是最常见的来源于肾实质的恶性肿瘤，约占 85%，好发年龄为 50～70 岁，占成人恶性肿瘤的 2%～3%。其余肾恶性肿瘤还包括肾盂癌、肾母细胞瘤、转移瘤等。肾脏良性肿瘤以肾血管平滑肌脂肪瘤多见。肾上腺肿瘤包括良、恶性两大类，良性肿瘤主要指皮质腺瘤，恶性肿瘤包括皮质腺癌、恶性嗜铬细胞瘤、神经母细胞瘤、转移瘤。其中肾上腺转移瘤多见，肾上腺转移瘤仅次于肺、肝、骨，居第 4 位。

肾脏及肾上腺肿瘤的治疗方法较多，传统治疗为外科切除术，腔镜引导下的全切除术或部分切除术近年发展较快。随着介入放射学的快速发展，介入治疗已成为肾脏及肾上腺肿瘤的重要治疗方法，包括血管性介入治疗和非血管性介入治疗。经皮动脉栓塞术不仅用于术前栓塞以减少手术中出血，或经治疗使已失去手术机会的患者重获手术机会，而且越来越多地应用于肿瘤的姑息性治疗。近年迅速发展的物理消融术(包括射频、微波、氩氦刀等)及放射性粒子植入术成为热门，部分医疗单位的临床应用显示出了良好的发展前景。介入治疗方法较多，但总体来讲各种方法应用时间还不长，有各自的局限性，有些技术尚无公认的规范，还需不断探索研究。

【病因与病理】

肾癌病因至今不明，可能与致癌物质长期刺激有关，流行病学家认为肾癌与遗传、吸烟、肥胖、高血压、激素、解热镇痛药、病毒、射线、咖啡、镉、钍等有关，某些职业如石油、皮革、石棉等产业工人患病率高，长期肾结石及感染可诱发上皮不典型增生、癌变。肾癌常为单侧发病，左右侧均可发病。肾癌常发生肾小管上皮，无组织学包膜，可为纤维组织形成假包膜，当病变局限于包膜内时恶性程度较小，穿透包膜后发生血行转移和淋巴转移。肾癌易向静脉内扩散形成癌栓，并蔓延至下腔静脉、右心房等，可发生肺、脑、骨、肝等部位远处转移。肾癌的分期对确定治疗方案和判断预后有价值，常采用 Robson 和 TNM 分期。

肾上腺是人体重要的内分泌器官，原发肿瘤目前病因和发病机制尚不明了。肾上腺皮质腺癌多数认为与内分泌信号通路改变、基因突变有关，功能性腺癌占多数，多合并库欣综合征，部分合并男性综合征，儿童多见，女性多于男性。恶性嗜铬细胞瘤源于肾上腺髓质、交感神节或其他部位的嗜铬细胞，家族型嗜铬细胞瘤与遗传有关，男性多于女性，肿瘤可释放大量儿茶酚胺，引起恶性高血压和多脏器代谢紊乱。神经母细胞瘤多认为与分子突变有关，常见于儿童，50%位于肾上腺区，可发生周围脏器转移。肾上腺转移瘤是乳腺癌、肺癌、肾癌、恶性黑色素瘤等肿瘤好发转移部位，可单侧或双侧发病，大多肾上腺转移瘤为无功能肿瘤，约 1/3 可发生肾上腺功能不足。

【临床表现】

肾癌的临床表现多样，常出现血尿、肿块、疼痛三联症。

1. 血尿：无痛性全程肉眼血尿间歇发作，常伴条索状血凝块，有时表现为持续镜下血尿，血尿程度与肿瘤大小无关。

2. 疼痛：多为腰部钝痛，早期常无疼痛，晚期则可由于肿瘤包块压迫肾包膜或牵拉肾蒂而引起腰部酸胀坠痛，出血严重时偶尔可因血块梗阻输尿管引起绞痛。

3. 肿块：肿瘤长大后，可在肋缘下触及包块，包快较硬，表面不平，如肿瘤和周围组织粘连则因固定不随呼吸上下活动。

4. 其他：左肾肿瘤可伴继发性精索静脉曲张，癌栓侵及下腔静脉时可出现下肢水肿，病灶远处转移的患者，可出现转移病灶的症状，部分患者出现高血压表现。

肾上腺恶性肿瘤因性质不同而表现不一，主要包括临床症状、体征和实验室检查。

1. 肾上腺皮质腺癌：非功能性肿瘤早期无明显症状，肿瘤较大时可出现局部压迫症状。功能性肿瘤主要表现为库欣综合征和(或)醛固酮增多症。以库欣综合征表现为主者实验室检查表现为血(尿)皮质醇浓度增高，以醛固酮增多症为主者实验室检查表现为醛固酮增多。

2. 恶性嗜铬细胞瘤：主要表现为持续性、阵发性高血压和代谢紊乱，高血压往往为恶性高血压，一般降压药物效果不好。实验室检查常表现为血细胞比容增高，淋巴细胞减少。空腹血糖增高和糖耐量异常，血、尿儿茶酚胺及其代谢产物香草基杏仁酸(VMA)显著增高。

3. 神经母细胞瘤：早期临床表现无特异性，肿瘤较大时出现一些压迫症状，表现为腹部膨隆、腹痛和便秘等。多数在出现症状前已发生转移。

4. 转移瘤：肿瘤较小时很少引起临床症状，临床表现主要取决于肿瘤的影响是否为功能性，以及肿瘤的大小。

【影像学表现】

CT 和 MRI 可清楚观察肿瘤大小、范围、数目、密度及强化特征，目前已成为肾脏及肾上腺肿瘤的主要检查方法。DSA 检查主要是明确肿瘤供血动脉及其走行、有无寄生动脉、动静脉瘘、侧支循环及静脉癌栓，指导手术或介入治疗。

1. 肾癌：CT 检查平扫示肿瘤多呈等密度或稍低密度，如出血则可见高密度影，坏死囊变则可观察到更低密度影，多数可见钙化灶，肾周及邻近组织受侵；增强 CT 典型病灶呈“快进快出”表现。MRI 检查平扫 T_1WI 示肿瘤为等或稍低信号，T_2WI 为不均匀高信号或等信号，病变根据有无出血、坏死囊变、钙化等可出现不同信号改变，肿瘤假包膜可表现为病变周围低信号环；增强 MRI 可表现不同程度强化及“快进快出”特征。DSA 可表现为肿瘤血管增生、肿瘤染色、动静脉瘘、静脉癌栓等表现。

2. 肾上腺肿瘤：肾上腺皮质腺癌 CT 检查示肿块呈等或低密度，约 30%腺癌发现钙化，增强示肿瘤边缘强化明显；MRI 信号可因病变钙化、坏死液化、出血等表现为混杂信号，T_1WI多为等或低号，T_2WI 多为高信号。恶性嗜铬细胞瘤一般较大，多为 4.0～5.0 cm，甚至可超过 10 cm，形态不规则，易出血、坏死囊变；CT 检查示肿瘤密度不均，肿瘤实性部分往往增强强化明显；MRI 检查 T_1WI 多为等信号，T_2WI 多为明显高信号，增强后有明显强化。神经母细胞瘤往往体积大，边界不规则，多见不规则钙化，病灶内可出血、坏死、囊变，CT 检查示病灶密度不均，增强后强化明显；MRI 检查 T_1WI 多为稍高信号，T_2WI 多为明显高信号，增强后有明显强化。肾上腺转移瘤双侧均可发生，多单发，形态不规则或分叶状，可坏死囊变出血，多伴腹膜后淋巴结肿大，CT 呈低密度，增强有不同程度强化；MRI 检查信号多不均匀，增强呈边缘强化。

【临床治疗选择】

肾脏及肾上腺肿瘤治疗方法主要有外科手术切除和介入治疗，前者包括开放手术和腹腔镜手术，介入治疗包括血管性和非血管性介入治疗。血管性介入治疗包括经皮动脉灌注化疗术(TAI)、经皮动脉化疗栓塞术(TACE)，非血管性介入治疗包括经皮穿刺化学消融、物理消融、放射性粒子植入等。其中化学消融术包括乙醇消融(PEI)、醋酸消融(PAI)，物理消融术主要包括射频消融(RFA)、微波消融(MWA)、氩氦刀冷冻消融等。

外科手术为传统治疗方法，开放性手术由于创伤大、并发症多而日益受到限制，外科治疗转向微创手术，即腹腔镜手术切除术，但对术者要求较高，手术时间长，尤其是肾上腺解剖复杂要求更高。介入治疗最大的优点是微创，并发症少且保留了肾或肾上腺的功能，近年来随着介入放射学的进步，血管性介入已成为成熟的治疗方法，非血管性介入治疗成为各学科的研究热点，尤其是物理消融术发展很快，也许将来物理消融术将成为肾脏及肾上腺肿瘤的主要治疗方法。

【介入治疗适应证】

1. 根治性介入治疗，对一些较小的病灶，采用物理消融或 TACE 联合物理消融达到根治的效果。

2. 姑息性介入治疗，失去手术机会、无手术指征的病例，通过 TACE 或物理消融、化学消融达到减瘤、减少出血和缓解疼痛的目的。

3. 辅助手术治疗，通过动脉栓塞或 TACE 以达到控制肿瘤、减少手术出血，利于手术切除。

4. 肿瘤性动静脉瘘，通过动脉栓塞封堵瘘口可达到减少肿瘤的播散的目的。

5. 肿瘤手术后局部残留或肿瘤复发的治疗。

6. 辅助诊断，对疑有肿瘤的病例，可通过 DSA 明确肿瘤的血供、肿瘤大小及数目边界等。

【介入治疗禁忌证】

无绝对禁忌，下列情况视为一般禁忌或应慎重处理。

1. 碘过敏者。

2. 严重心、肝、肾功能不全者。

3. 严重凝血功能障碍者。

4. 严重的急性感染。

5. 双侧肾或肾上腺均有病变，动脉栓塞或消融治疗时要控制治疗范围，保护脏器功能。

6. 一些位置特殊的肿瘤，如中央型肾癌。

【介入治疗的解剖学基础】

肾脏位于脊柱两侧，腹膜后间隙内，为腹膜后器官。肾表面覆盖着由平滑肌纤维和结缔组织构成的被膜，与肾实质紧密相连。肾实质分为位于表层肾皮质和深层的肾髓质。肾周间隙位于肾前、后筋膜之间，有丰富的脂肪组织。肾动脉多平 $L_1 \sim L_2$ 平面呈直角开口于腹主动脉侧壁，位于肠系膜上动脉及肠系膜下动脉之间，多数每侧肾动脉为 1 支，少数为 2 支，动脉主干进入肾门后分为前、后两支，前支行走于肾盂前方，分出上段、上前段、下段、下前段 4 支段动脉，后支行走肾盂上缘转至后方延为后段动脉，肾段动脉之间缺乏相互吻合，肾段间被少血管的段间组织所分隔，当肾段动脉阻塞时可导致相应肾段肾实质发生坏死。

肾上腺位于肾的上方，与肾共同包在肾筋膜内，肾上腺实质分为皮质和髓质两部分，周围有丰富的脂肪组织。右肾上腺位于右肾上极前内上方，在右侧膈肌脚外侧与肝右叶内缘之间，前方毗邻下腔静脉。左肾上腺位于左肾上极前内方，前外侧毗邻胰体尾部，内侧为左膈肌脚。肾上腺形态多样，右肾上腺多呈倒“V”或倒“Y”形，左肾上腺多呈倒“V”、倒“Y”形或三角形。肾上腺血供非常丰富，分为上、中、下三组动脉，但不恒定。肾上腺上动脉为膈下动脉发出的数支小动脉，膈下动脉可源于腹腔干上方腹主动脉，也可发自腹腔干，主要供应肾上腺的上内缘。肾上腺中动脉常源于腹主动脉，在肾动脉和腹腔干之间，或从肾动脉发出，供应肾上腺前内部分。肾上腺下动脉常源于肾动脉近端或肾的包膜动脉，偶从肾动脉和腹腔干间的腹主动脉发出，供应肾上腺的大部分，主要是肾上腺的底部。

【介入治疗技术】

(一) 血管性介入治疗

1. 动脉插管：常规消毒、铺巾、局麻后，采用 Seldinger 法经皮股动脉穿刺并置入导管鞘，可常规进行腹主动脉造影，了解肾或肾上腺动脉开口。然后根据造影情况进行选择性插管并造影，了解供血动脉走行、肿瘤供血支、肿瘤范围、有无动静脉瘘及瘘口位置、肾静脉及下腔静脉有无癌栓。如发现肿瘤染色有缺损、未发现肿瘤或与术前影像学资料不一致，应进行邻近血管造影以了解有无肿瘤寄生动脉存在，肾上腺的肿瘤还应考虑到多支供血情况，如有寄生动脉或多支供血应进行逐支插管。

2. 栓塞化疗：超选择性插管至肿瘤供血支后进行栓塞与灌注化疗，如超选择性插管困难则采用同轴微导管技术，多可完成。栓塞剂的选择根据治疗目的不同选用不同栓塞剂，辅助外科手术治疗常选用明胶海绵颗粒或明胶海条进行段动脉或主干的临床性栓塞；姑息性治疗则选用碘油、药物微球、PVA 颗粒、弹簧圈多种栓塞剂进行末梢血管、小动脉及供血支动脉多水平栓塞。化疗药选用三联或四联，并将其中一至二种化疗药与超液态碘油混合乳化进行栓塞化疗。有动静脉瘘的病例，首先使导管越过瘘口进行栓塞化疗，然后对瘘口进行封堵，封堵瘘口可选用较大颗粒或弹簧圈进行栓塞(图 10-7-1)。

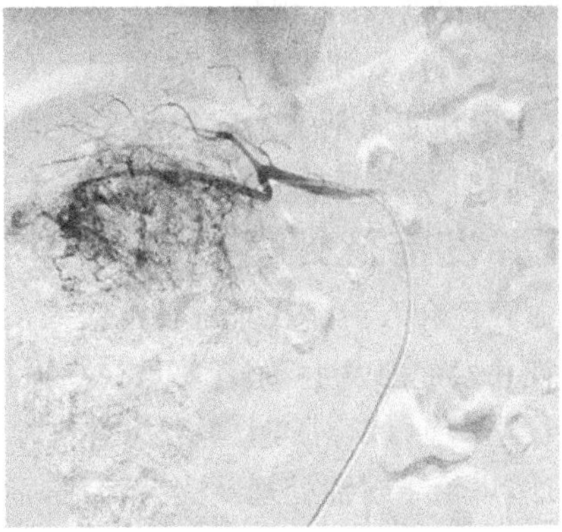

图 10-7-1　肾癌的 DSA 表现

3. 术中监护：术中应进行心电监护，尤其是肾上腺肿瘤，谨防高血压危象、心动过速等，一旦发生应积极进行静脉用药。

（二）非血管性介入治疗

非血管性介入治疗操作主要操作方法基本相同，引导手段主要有 CT 和超声检查，下面以微波消融为例简述非血管性介入治疗的操作。

1. 选择穿刺入路：根据术前设计的进针路径，患者取侧卧位或俯卧位进行消毒铺巾，术中注意监测血压。确定进针角度及方向，右肾上腺肿瘤往往可采用左侧卧位，穿刺路径由肋间经肝实质至肾上腺。左肾上腺取右侧卧位，穿刺路径避开脾。肾脏肿瘤往往取后腹膜入路进行。

2. 穿刺肿瘤组织：在超声或 CT 引导下对靶区进行穿刺，注意避开重要脏器及血管等。穿刺针进入靶区后，将电极置入肿瘤内。肿瘤直径小于 2 cm 者，使用 1 根微波天线，肿瘤直径大于 2 cm 者，使用 2 根微波天线，并保持两天线间距 1.2～1.8 cm。

3. 肿瘤消融：在使用强力镇痛药(如杜冷丁)或氯胺酮静脉麻醉后开始进行消融，微波辐射功率 40～50 W。微波消融过程中密切观察生命体征，肾上腺肿瘤消融尤其要密切关注血压变化，如血压超过 170 mmHg 则暂停微波辐射，要静脉用药降压，收缩压降至 140 mmHg 后继续进行微波辐射。邻近肠道肿瘤要注意控制消融的温度，实时监测消融温度，当温度达到 54 ℃时停止。

4. 监测肿瘤：术中即时通过观察肿瘤信号或密度来监测肿瘤消融的范围、病变性质改变。如若超声监测发现肿瘤被强回声覆盖时即可停止消融。

【术后处理】

1. 制动止血：穿刺侧下肢制动、压迫止血，观察皮肤穿刺口渗出及下肢血运情况，防止血肿发生及下肢缺血情况发生。

2. 监测生命体征：密切监测血压、电解质等指标，如出现一过性高血压观察即可，若高血压持续存在则需及时用药。

3. 药物处理：常规行 3 日内常规使用抗生素、止血药以预防感染、出血等。

4. 术后疗效评定及随访：消融术后 3 天即可通过超声造影或 CT 增强来评定肿瘤灭活情况，但要注意与消融术后炎性改变进行鉴别。若发现肿瘤有残留可考虑再次进行消融，如未发现肿瘤残留则要定期进行随访，于术后 1、3 个月进行 CT 或 MRI 增强检查。

【并发症及处理】

血管性介入治疗或非血管性介入治疗虽然以微创、高效的优点而应用前景广阔，但应高度重视并发症的发生，尤其要重视高血压危象、急性电解质失衡的问题。

1. 栓塞后综合征：大多数患者在栓塞后均会出现恶心、呕吐、疼痛及发热等急性栓塞后综合征，可给予对症处理及支持治疗，症状多于 1 周内消失。

2. 非靶器官栓塞：多系栓塞剂反流或超选择性插管不到位所致，尤其是肾上腺动脉栓塞要注意防止脊髓损伤。避免脊髓动脉异位栓塞的方法是栓塞前造影密切观察有无脊髓动脉共干或吻合支的情况，尽可能进行超选择性插管避开异常吻合支，全程监控栓塞过程，掌握适宜的栓塞剂量和栓塞速度，术中密切观察患者运动感觉情况。

3. 高血压危象：肾脏与肾上腺肿瘤血管性或非血管性介入治疗过程中或术后均可能出现血压升高，尤其是肾上腺肿瘤消融术后更易出现。术中或术后监测血压，出现恶性高血压要及时用药降压。

4. 感染：肾周脓肿及腹膜后脓肿少见，严格执行无菌操作是避免感染的重要方法。对尿路感染的患者，栓塞前应严格抗感染治疗。若术后出现脓肿形成，应联合应用抗生素，必要时穿刺引流。

5. 肿瘤种植：非血管性介入治疗操作可能发生这一并发症，退针时要注意维持足够的能量以保证“热退出”，防止肿瘤种植转移。

6. 邻近脏器热损伤：热消融治疗过程中即时产生高热，邻近肿瘤组织的脏器如胆囊、胆管及肠管等脏器可能发生热损伤，造成管腔狭窄或炎症、穿孔发生，操作时应在肿瘤与重要组织器官间注射生理盐水或气体进行保护。

7. 其他：如代谢并发症、电解质失衡等，通常这些并发症与患者的基础疾病相关，处理措施包括治疗原发病和对症支持治疗。

（陈光斌）

第八节　上尿路梗阻

【概述】

肾盂输尿管等上尿路由于各种原因可造成尿路梗阻，影响尿液的低压单向性排泄，大量的尿液聚集在肾盂，输尿管腔内，逐渐使管腔扩张迂曲，最终导致肾脏的排泄分泌功能的丧失，严重的双侧梗阻可导致肾功能衰竭，同时可能发生泌尿系统感染甚至脓毒血症。上尿路梗阻所致肾功能受损往往病情进展快，若处理不当或处理不及时可能危及生命。治疗的关键在于解除梗阻或肾盂输尿管积水，最大限度地保护和恢复肾功能。采用介入放射学的方法，经皮穿刺肾盂引流能迅速解决肾盂积水，肾盂输尿管管腔成形术可立即解除梗阻，通过介入治疗达到保护肾功能的目的，挽救生命。

【病因与病理】

1. 先天性疾病：包括先天性肾盂-输尿管狭窄、输尿管膨出、输尿管反流、输尿管瓣膜形成、肾脏位置异常、腔静脉后输尿管和马蹄肾等。

2. 炎性梗阻：结核或脓肿后瘢痕导致局部狭窄、慢性输尿管炎所致炎性狭窄、血吸虫病等。

3. 肿瘤梗阻：肾盂及输尿管肿瘤导致的尿路梗阻。

4. 邻近器官病变：盆腔或腹膜后占位性病变、纤维化病灶、血管迂曲扩张等造成输尿管受压。

5. 创伤性梗阻：外伤、手术损伤、放射性损伤、肾脏移植术后等所致尿路梗阻。

6. 结石梗阻：肾盂输尿管结石梗阻或结石合并狭窄。

上述各种原因导致肾盂输尿管梗阻后，通过不同的发病机制而出现继发肾功能损害。

1. 上尿路梗阻后，出现上尿路扩张积水，肾盂内、肾间质、集合管内压力增高，先发生管腔扩张，继而出现细胞萎缩、肾皮质和肾髓质变薄。

2. 上尿路梗阻后，肾血流量发生变化。早期血流增加，继而恢复与梗阻前接近的水平，再缓慢下降为正常人一侧肾的12%～40%。肾血流量的改变导致肾内激素分泌改变，包括前列腺素、血管紧张素、心钠素和血栓素分泌增加。

3. 上尿路梗阻后，肾盂压力增高，由于腔内压力的增大突破了肾盂的内膜完整性，出现各种逆流，以传导和减轻肾盂内的压力，包括肾盂静脉逆流、肾盂肾小管逆流、肾盂淋巴管逆流和肾盂间质逆流。

4. 由于梗阻后放射性的动脉血流减少、肾脏毛细血管压力降低、入球小动脉后阻力增大，肾小球滤过率不同程度降低。

5. 尿路梗阻后，易发生泌尿道感染，肾内压力增高情况下，细菌及毒素可通过多种途径进入血液循环，发生全身中毒症状或休克，造成肾炎性肾损害。

【临床表现】

1. 反复发作的尿路感染。

2. 尿路刺激征，如尿频尿急尿痛、排尿困难和尿潴留。

3. 无尿、少尿、间断多尿和血尿。

4. 腰部疼痛不适等。

5. 不明原因的高血压。

6. 肾功能受损表现。

7. 腰背部肾区或腹部触及较大的肿块。

8. 无明显症状，体检偶尔发现肾积水。

9. 原发病的表现。

【影像学表现】

1. IVP：主要表现为肾盂输尿管交界处或输尿管某处局限性狭窄梗阻，梗阻部位以上输尿管管腔的扩张、迂曲，肾盂扩张，肾盏膨隆，肾盂肾盏显示各种逆流。肾功能受损时可表现为肾实质显影延迟或不显影，收集系统显示较慢或不明显，延迟摄影时可以显示淡薄的轻微增粗的肾盂输尿管影像。肾盂输尿管梗阻的影像学表现与梗阻的发展速度、梗阻程度及梗阻部位有关。

2. 超声：可反映肾脏大小、肾盂及输尿管扩张程度、梗阻部位，可显示结石、肿瘤等病变，但由于超声易受脊柱或腹盆脏脏器的影响，对下尿路梗阻、病变及腹膜后病变显示较CT、MRI差，故在临床实际工作中往往作为筛查手段，需进一步行CT或MRI检查。

3. MSCTU及MRU：MRU主要用于确定有无梗阻，如肾盏杯口消失呈圆球状及输尿管扩张管径超过5 mm即认为存在尿路梗阻；确定尿路梗阻部位，MRU能观察全尿路情况；能明确梗阻原因，显示病变的直接或间接征象。近年随着MSCT技术快速发展，MSCTU技术日益成熟，它无需肠道准备及腹部加压，能直观观察尿路梗阻部位、梗阻程度、肾盂积水程度，同时还能了解梗阻原因，它将取代IVP。

【临床治疗选择】

上尿路梗阻的治疗关键在于引流尿液和解除梗阻，外科治疗方法有孤肾病变肾切除术、手术解除梗阻或肾盂造瘘术、膀胱镜下输尿管插管引流。孤肾病变肾切除术虽简单易行，但应谨慎应用，其他治疗方法的治疗目的在于尽可能保护肾脏。采用外科手术方法解除梗阻或肾盂造瘘由于手术损伤大，目前不应作为首选方法。膀胱镜下输尿管插管引流术既可迅速引流又能解除梗阻，往往作为首选方法，但存在输尿管管径细难以充分引流、导管不易固定而脱落、尿道刺激症状重、输尿管逆行插管困难等缺点，故临床应用受到限制。

介入治疗方法包括经皮肾穿刺肾造瘘术和输尿管成形术，前者由于能迅速减压引流，后者能解除梗阻，同时介入治疗通过上尿路途径创伤小、刺激小、导管易固定，故介入治疗成为上尿路梗阻重要治疗方法。

【介入治疗原理】

肾脏为腹膜后器官，超声或CT引导下经皮肾盂穿刺简单、创伤小，往往经肾的后外侧进针，经肾皮质进入肾盂或肾盏内，建立经皮进入肾盂的治疗途径，在此基础上进一步行肾盂输尿管顺利造影，能够准确地了解肾盂输尿管积水程度、梗阻平面、梗阻程度。导丝引导下置入腔大、侧孔多的引流导管，能够迅速引流解除或缓解肾脏集合系统高压状况，恢复肾脏过滤和排泄功能，还可通过引流管用药，改善或控制泌尿道感染。根据梗阻的原因及程度，在导丝引导下行球囊扩张或支架植入，利用血管成形术“控制性损伤”原理行泌尿道成形术。成形术通过解除尿道梗阻，维持输尿管通畅，恢复或改善肾功能、泌尿系感染，为后续治疗提供了基础条件。

【介入治疗适应证】

1. 各种先天性异常导致的上尿路梗阻。
2. 结石性梗阻、炎性梗阻、手术或创伤后梗阻。
3. 泌尿道肿瘤性病变导致的梗阻。
4. 邻近器官占位性病变、血管、纤维瘢痕等造成输尿管压迫性梗阻。
5. 辅助泌尿道外科手术或手术后的引流。

【介入治疗禁忌证】

1. 碘过敏者，选用低渗性对比剂。
2. 严重肾功能衰竭。
3. 严重的凝血功能障碍。
4. 尿路梗阻超过6周，导致的不可逆性肾功能损伤。

5. 穿刺部位严重感染。

【介入治疗的解剖学基础】

肾脏位于脊柱两侧，腹膜后间隙内，为腹膜后器官。肾实质分为位于表层肾皮质和深层的肾髓质。肾皮质由肾小体和肾小管构成，肾髓质由 15～20 个肾锥体构成，2～3 个肾锥体尖端合并成肾乳头突入肾小盏，尿液经乳头孔流入肾小盏内。2～3 个肾小盏合成一个肾大盏，再由 2～3 个肾大盏汇合形成一个肾盂。肾盂离开肾门后向下弯行，逐渐变细与输尿管相移行。输尿管平第 2 腰椎上缘起自肾盂末端，终于膀胱，分为腹部、盆部及壁内部。输尿管全程在肾盂输尿管移行处、小骨盆入口处、输尿管壁内部有生理性狭窄。

【介入治疗技术】

介入治疗方案根据术前影像学检查、病变性质、梗阻程度、治疗预期等情况可选择经皮肾盂造瘘术、球囊扩张成形术、内涵管植入术、支架植入术、经皮造瘘取石术等，操作要点如下。

(一)经皮肾盂造瘘术

1. 体位及穿刺点准备：患者常规采取俯卧位或侧卧位，穿刺点一般位于后肋弓下方，第 2～3 腰椎水平椎旁肌外缘，大致相当于肾脏的后外侧。穿刺点确定后常规消毒、铺巾，局部皮肤及皮下组织用利多卡因浸润麻醉，不能耐受或不能配合者可采用全麻。

2. 经皮穿刺：在超声、CT 或 X 线引导下进行经皮穿刺，穿刺针进入皮肤后穿透腰背部肌肉和筋膜，从肾脏的后外侧经过肾皮质进入肾盂或肾盏内。应尽量避免直接穿刺肾盂、输尿管，以避免大血管损伤和漏尿的机会，单纯引流最好穿刺进入下组肾盏，需要取石或碎石则需进入肾上盏。穿刺完毕造影，观察肾盂扩张、梗阻部位及梗阻程度(图 10-8-1)。

3. 扩张通道：穿刺成功后可见尿液流出，试注造影剂确认针尖位置正确后，经穿刺针引入导丝，沿导丝逐级扩张皮肤至肾实质的穿刺通道，以便穿刺道与预备置入的引流管或支架直径接近。

4. 置入引流管：穿刺通道扩张后，继续保持导丝，循导丝送入引流管。或先引入普通导管，经交换放入硬度较大的导丝，再循硬导丝送入引流管，调整引流管内端处于合适的位置，皮肤处用固定盘或缝线固定，外端连接尿袋(图 10-8-2)。

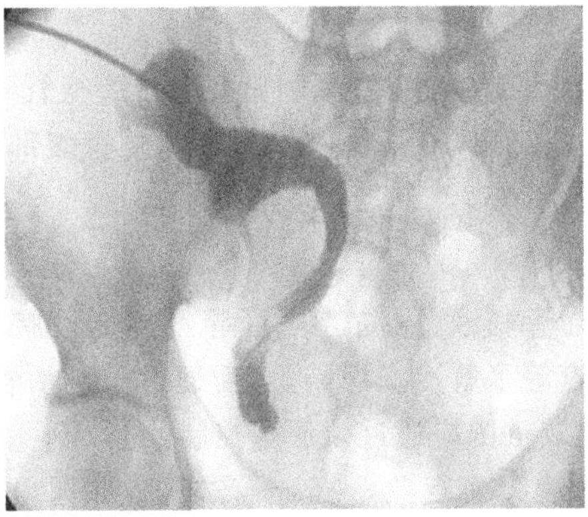

图 10-8-1　经皮肾盂穿刺造影显示异位肾及输尿管下段梗阻

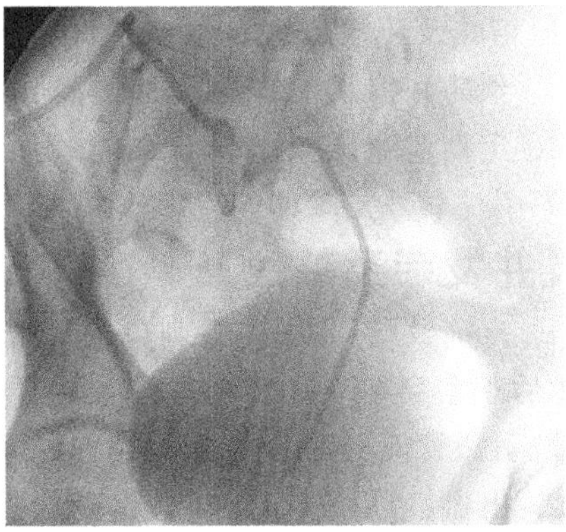

图 10-8-2　异位肾及输尿管梗阻置入内-外引流管术后

(二)经皮肾盂输尿管成形术

经皮肾盂输尿管成形术包括球囊扩张成形术、内涵管植入术、支架植入术,球囊扩张成形术多用于良性病变,支架成形术多用于恶性病变,内涵管植入术多用于大结石碎石术前、放射治疗前及球囊成形术后预防输尿管再狭窄。穿刺点的选择及穿刺入路、穿刺过程同上。

球囊扩张术:经上述穿刺过程后置入加硬导丝,导丝引导下置入球囊导管,球囊金属标记跨越狭窄段或梗阻部位,缓慢扩张球囊,可观察到腰征逐步变浅直至消失,扩张后稳定导丝退出球囊导管到梗阻近端造影,可观察造影剂在肾盂周围有外渗的征象,球囊扩张成功后多可放置内涵管或外引流管继续引流防止尿漏及再狭窄,若发生再狭窄可择期再次扩张或考虑支架植入。

内涵管植入术:经上述穿刺过程后置入加硬导丝,导丝引导下置入内涵管,内涵管有内-外引流管和内引流管两种。内-外引流管一端留在体外,一端位于膀胱,既可行外引流也可在夹闭外引流仅留内引流,其优点在于通过体外一端便于及时冲吸、造影观察上尿路情况,也可换管。内引流管则一端位于肾盂,一端在膀胱,若换管只能通过膀胱镜。

支架植入术:经上述穿刺过程后置入加硬导丝,导丝引导下置入内支架,支架两端跨越狭窄段且较狭窄段长 1～2 cm,对质地较硬的狭窄,也可先行 5～8 mm 小球囊扩张后再置入支架。支架置入后观察支架的位置及膨胀情况,若支架膨胀不好可选用 10 mm 球囊进行再次扩张,支架置入后继续进行肾盂造瘘引流 24～48 小时。术后可通过造瘘管造影观察支架位置、尿路梗阻解除情况考虑拔管。

(三)肾盂输尿管结石的介入处理

仅在质地较硬的结石不能经体外碎石处理、手术取石后复发较大结石时才需通过介入方法处理。肾盂输尿管结石的介入处理主要通过经皮造瘘引入碎石或取石装置,一般在造瘘术后 1 周左右进行,经皮造瘘引入取石网篮,接近结石所在部位,设法调整网篮的位置和形态,使结石进入网篮内,再施加力量使结石碎裂,经尿液冲洗排出,不能碎裂的结石直接经引流道缓慢拉出。

【术后处理】

1. 卧床休息,介入术后卧床休息 1～2 周,保护好造瘘引流管,勿使造瘘管移位、脱落。

2. 监测小便,记录 24 小时尿量,了解肾功能恢复情况。观察有无血尿、脓尿等,可定期进行尿培养及药敏试验。

3. 预防和控制尿路感染,除了静脉用药,定期冲洗造瘘引流管,通常 6 个月要换管 1 次。

4. 定期监测,定期监测肾功能,定期复查肾脏超声以了解肾脏变化,定期复查腹部平片以观察引流管或支架的位置。

【并发症及处理】

1. 疼痛及腰部不适:穿刺口的愈合不良、引流管刺激、尿漏等均可导致疼痛及腰部不适,术后观察穿刺口有无外渗、引流管位置及通畅度等了解疼痛原因,术后通过限制活动、定期冲洗引流管或调整引流管位置以减少不适,疼痛较重则应通过镇痛药控制。

2. 出血:术后 2～3 天内外引流管可有少许尿液染血现象,一般不需处理,如尿血严重则应积极寻找原因,如考虑血管损伤性出血则可进行动脉栓塞止血。如引流出血凝块,要用等渗盐水定期冲洗引流管,若引流管堵塞可用导丝进行疏通。

3. 感染:根据尿培养和药敏试验积极用药控制感染,定期冲洗引流管或通过引流管进行抗生素灌洗。

4. 尿路再狭窄：术后通过相关影像学检查或经造瘘引流管造影明确尿路再次狭窄，其原因可能与球囊或支架小、原发病变进展压迫、尿液矿物质沉积支架表面等有关，针对原因可进一步介入或手术处理。

（陈光斌　徐　霖）

第九节　尿路出血

【概述】

尿路出血即血尿(haematuria)，是泌尿系统最常见的症状之一，包括肉眼血尿和镜下血尿，前者指尿呈洗肉水样或红色，后者指需经显微镜检查方能确定尿液中红细胞异常增多。

【病因与病理】

尿路出血病因很多，绝大多数由泌尿系统本身病变引起，少数血尿由全身性疾病或泌尿系统邻近器官病变引起。

1. 泌尿系统病变：原发或继发性肾小球疾病；急慢性肾盂肾炎、急性膀胱炎、尿道炎、泌尿系统结核、泌尿系统霉菌等感染；肾盂、输尿管、膀胱、尿道部位结石；泌尿系统任何部位的恶性肿瘤或邻近器官的恶性肿瘤侵及泌尿道；泌尿系统外伤；医源性损伤；肾动脉血栓形成及栓塞、肾动静脉畸形等。

2. 全身性疾病：出血性疾病、结缔组织病、血液病、心血管疾病等。

3. 泌尿系统邻近器官疾病：急性阑尾炎、盆腔炎、输卵管炎或邻近器官肿瘤侵犯，引起血尿。

4. 其他：包括理化因素及药物、功能性与特发性血尿。

【临床表现】

1. 血尿依其排尿先后可分为初血尿、终末血尿和全程血尿。不同病因的血尿会出现相应的临床症状。泌尿系统大出血患者可见肉眼血尿，表现为持续性肉眼血尿，伴有不同程度贫血、血压不稳或休克。

2. 伴随表现与症状：①疼痛：多见于泌尿系统结石，肾被膜下血肿或尿液外渗引起患侧腰背部疼痛，阵发性膀胱区胀痛、膀胱填塞。②膀胱刺激症状：多见于泌尿系炎症、肿瘤。③腹部肿块：多为肾肿瘤或邻近器官肿瘤。④出血倾向：见于血液病。⑤发热：见于急性肾盂肾炎、肾结核等尿路感染。⑥休克：严重肾损伤或合并其他脏器损伤时常并发休克。

【影像学表现】

血尿原因复杂，影像学检查对其病因诊断具有重要的价值。不同的检查方法各具优势，应根据各自特点在临床实践中合理应用。

1. 超声波是血尿筛查、诊断和随访的首要方法。

2. 泌尿系统平片主要用于诊断尿路结石；静脉尿路造影主要根据集尿和引流系统管道的梗阻、充盈缺损、破坏、推移及变形等异常征象对疾病进行诊断。

3. CT 对诊断泌尿系统囊肿、结核、结石、肿瘤、畸形等具有很高的临床价值，为血尿排查的重要检查方法。

4. MRA 通常作为 CT 的补充检查手段，主要用于肾实质性肿瘤的定位、分期和鉴别诊断。MRA 作为一种无创的血管成像技术，可诊断肾血管畸形、胡桃夹综合征及血管的通畅情况。

5. 血管造影检查：血管造影是诊断尿路出血的金标准，可表现为造影剂外溢的直接征象，也可表现为原发病变的间接征象。

【临床治疗选择】

尿路出血传统的治疗方法是先行保守治疗，无效者予以外科手术治疗。治疗策略上主要采取病因治疗，积极寻找病因，采取针对性的治疗。自动脉栓塞术用于治疗出血性疾病以来，逐渐成为大部分尿路出血患者治疗的重要手段，它既避免了手术创伤，又很好地保护了肾脏功能。因介入栓塞治疗具有成功率高、见效快、创伤小、并发症少等优点，可作为部分尿路出血患者首选的治疗方法。

【介入治疗原理】

尿路出血介入治疗目前主要针对各种原因引起的难治性泌尿系统大出血。对泌尿系统大出血的介入治疗主要采取经动脉造影，发现出血灶或病变血管，并有针对性地进行腔内栓塞治疗，封堵病变血管，达到止血目的。

【介入治疗适应证】

临床上大量血尿、经保守治疗无效患者，只要生命体征平稳，均可实施介入治疗，主要见于以下几类情况。

1. 外伤破裂出血：肾、膀胱外伤后破裂出血。

2. 肿瘤破裂出血：肾、膀胱肿瘤合并破裂出血。

3. 医源性损伤出血：肾结石碎石、经皮肾穿刺活检、肾囊肿穿刺引流、经皮肾造瘘、经皮肾镜取石术、放疗术后出血。

4. 血管性疾病合并出血：肾动静脉畸形、动静脉瘘、动脉瘤破裂出血等。

【介入治疗禁忌证】

1. 严重心、肝、肾功能与凝血功能障碍者。

2. 血液病，严重弥散性血管内凝血患者。

3. 失血性休克、生命体征不稳定，不宜搬动的患者。

【介入治疗的解剖学基础】

介入治疗的主要靶血管包括肾动脉、髂内动脉、膀胱动脉等，这类血管一般容易插管到位，完成相关腔内治疗。肾动脉左右各一，由腹主动脉侧壁分出，自第 1、2 腰椎水平发出，分别经肾门入左、右肾并在肾内逐级分支。左侧肾动脉起始部常高于右肾动脉。支配输尿管的血管有来自于肾动脉、生殖动脉、肾上腺上动脉、髂动脉。膀胱的主要血液供应来自于髂内动脉前干之膀胱上、下动脉。膀胱上动脉供应上侧壁，下动脉供应膀胱底部、前列腺及上 1/3 尿道。

【介入操作技术】

1. 采用 Seldinger 技术穿刺一侧股动脉，置入 5 F 或 6 F 导管鞘，送入导管至相应靶器官血管内。

2. 血管造影检查：连接高压注射器，通过导管注射造影剂，对靶血管进行造影观察，了解出血的直接与间接征象，明确出血部位，并对出血病因做出初步判断（图 10-9-1）。根据术前与术中评估，可选择腹主动脉、肾动脉、肠系膜动脉、髂内动脉、膀胱动脉进行造影。

3. 实施靶血管的选择性与超选择性插管：有时需要应用同轴微导管技术将导管插入出血的动脉分支，并再次造影观察出血血管走行，最后将导管置于出血动脉分支近端(图 10-9-2)。

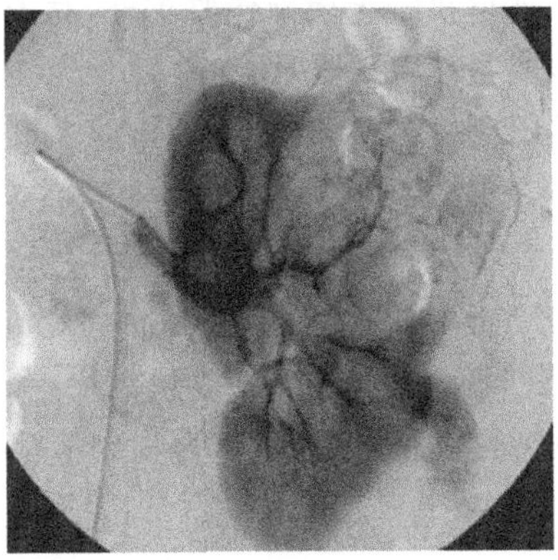

图 10-9-1　肾脏平滑肌脂肪瘤 DSA 显示异常血管

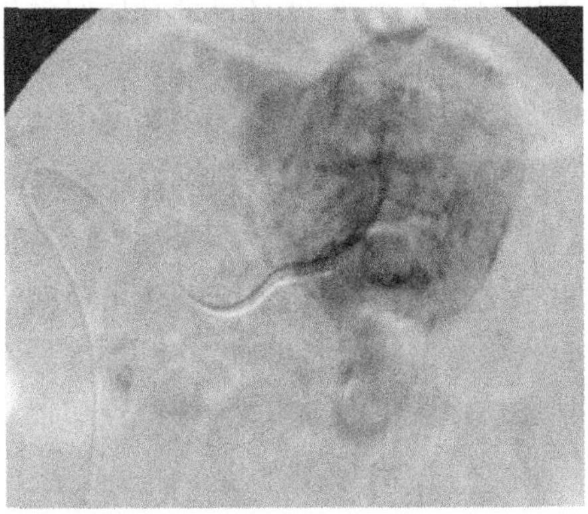

图 10-9-2　肾脏平滑肌脂肪瘤超选择性造影显示肿瘤染色

4. 栓塞治疗：根据不同出血类型选用不同的栓塞材料。对于局灶性出血，可以往靶血管注入明胶海绵或 PVA 颗粒，在 X 线透视下经导管缓慢注入，注意边注射边透视，防止过度栓塞或者异位栓塞，直至血流明显变缓或血管“铸型”时停止栓塞。对于较大的动脉分支损伤、动静脉瘘或合并假性动脉瘤者，直接采用弹簧圈和明胶海绵或 PVA 颗粒进行栓塞；对于肿瘤引起的大出血，可以先经靶动脉输注化疗药物，再用无水乙醇或碘油栓塞肿瘤毛细血管床，注意有大量动静脉分流时，慎用或禁用液态栓塞剂，最后用明胶海绵或 PVA 颗粒栓塞靶血管。

5. 造影复查：栓塞完成后，用生理盐水将导管中的栓塞剂冲洗干净，等待数分钟，再次造影以观察出血是否停止，直至效果满意后，才能结束操作(图 10-9-3)。

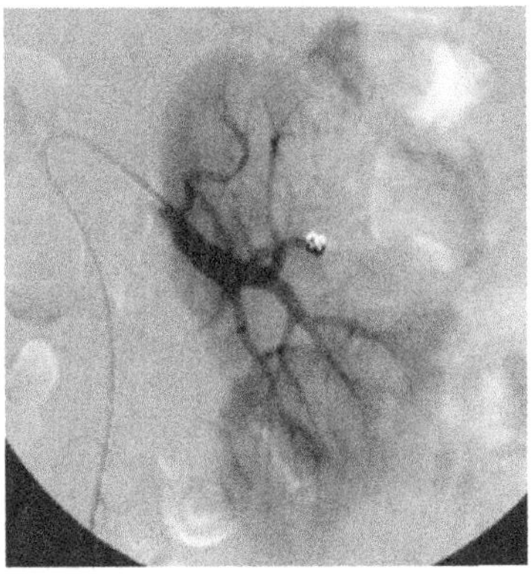

图 10-9-3　肾血管平滑肌瘤栓塞术后

【术后处理】

1. 术后常规输液、利尿，抗生素治疗 3～5 天，穿刺点压迫，穿刺侧下肢制动 12～24 小时，注意有无渗血。

2. 绝对卧床休息 3～5 天，严密观察患者的血压、心率等生命体征。

3. 密切观察患者的尿量、尿液及引流管液体颜色变化，并动态复查血尿常规及血肌酐、尿素氮等肾功能指标变化。

4. 出现栓塞后综合征时，予以解痉止痛及改善微循环等对症治疗。

5. 定期随访，复查肾增强 CT、小便常规与肾功能。

【并发症及处理】

1. 栓塞后综合征：最为多见，术后即可出现，持续数天。主要表现：腹部胀痛；腹胀、恶心、呕吐；发热，白细胞计数升高。此类症状经解痉、止痛、抗感染、扩血管、改善微循环等对症治疗有效。

2. 肾脓肿和败血症：患者表现为术后持续性高热伴寒战，一般认为，肾脓肿和败血症与术中无菌操作不严、栓塞材料带有病原微生物有关。除严格执行无菌操作要求外，对于术前肾脏已存在的感染或术中栓塞范围较大者，术后应予以足量的抗生素。

3. 异位栓塞：多与病变存在动静脉瘘有关，只要术中选择适当的栓塞材料，如大直径颗粒栓塞剂或弹簧圈，控制推注压力与速度，可减少此并发症。

【疗效评价】

根据文献报道，尿路出血经介入栓塞治疗的技术成功率可达到100%，止血率达90%以上。介入栓塞治疗尿路出血具有止血快、创伤小、操作简单、并发症少和恢复快等优点，能够最大程度地保留正常肾组织，保护肾功能，具有不可替代的临床作用，应作为临床治疗首选方法。

（张晓磷）

第十一章 骨关节、脊柱疾病

第一节 椎间盘突出症

【概述】

椎间盘由软骨板、纤维环和髓核构成，具有机械缓冲、负重及支持、减轻和吸收震动、缓冲和重新分布压力的作用。椎间盘突出症是由于椎间盘结构退行变性或外伤受损后，在重力作用下，椎间盘内增高的压力作用于髓核，使其通过纤维环或软骨板薄弱或破裂处向外突出，直接压迫相邻神经及其他组织，或刺激周围组织充血肿胀张力增高的异常状态，是临床最常见的疾病之一，主要发生在青壮年男性。

【病因与病理】

1. 椎间盘退变：椎间盘结构脱水、弹性降低，髓核通过薄弱的纤维环向外突出。
2. 慢性劳损：在脊柱应力集中部位，长期超负荷运动造成局部退变。
3. 外伤：由于突然受力造成纤维环和韧带的撕裂破损，髓核组织突出或加重突出。
4. 先天性发育异常：局部发育强度不足或松弛。
5. 其他因素：各种造成脊柱突然受力加重的生理性活动和病理状态，如咳嗽、弯腰搬提重物等。

随着年龄增加，椎间盘退变伴或不伴椎间盘突出是常见现象，但多数无明显临床症状，只是在影像检查时可以观察到椎间盘的形态结构异常。导致临床疼痛等症状产生的因素与下述机制有关：

1. 突出的椎间盘直接压迫脊神经根。
2. 扩大的椎间盘纤维环压迫刺激相邻的神经末梢。
3. 纤维环退变修复导致局部神经末梢增加、敏感度增高。
4. 纤维环内的神经末梢所受到的压强增大。
5. 突出物或损伤后的炎性刺激造成局部充血水肿。
6. 纤维环膨大导致相邻的静脉回流障碍，血流淤滞。
7. 纤维环和小关节退变失稳造成局部脊柱和韧带应力增加。

【临床表现】

由于突出的部位和方向不同，临床表现形式也多种多样，可以通过症状和体征在颈部、腰骶部和肢体具体分布位置判断导致症状产生的椎间盘突出的部位、方向和程度。

1. 颈椎间盘突出症：颈背部疼痛、酸胀，四肢无力、沉重、跛行、步态不稳；颈部僵硬，压颈试验、压头试验和神经跟牵拉试验阳性，神经支配区感觉减退和肌肉萎缩。

2. 腰椎间盘突出症：腰腿痛，下腰部疼痛多先于腿痛，呈放射状钝痛或触电感；双下肢根性疼痛、会阴部疼痛和感觉障碍、大小便异常和阳痿；肢体麻木，间歇性跛行；直腿抬高试验阳性等。

【影像学表现】

影像学检查包括 X 线摄影、CT 和 MRI 扫描，一般以 CT 或 MRI 检查为主。

1. X 线检查：部分症状较重或病程较长者可以出现以下表现，如椎间隙不对称性狭窄，髓核钙化或气化，韧带及脱出的髓核钙化、椎体边缘压迹，局部脊柱生理曲度异常等。

2. CT 扫描：椎间盘退化气化；椎间盘纤维环向四周扩张超越椎体边缘；椎间盘纤维环局限性向外突出呈丘状或舌状隆起；硬膜囊前缘受压变形；椎间盘与硬膜囊外脂肪间隙消失或不对称；侧隐窝狭窄。

3. MRI 扫描：髓核在 T_1WI 和 T_2WI 均为低信号改变或呈不均匀信号，与周围纤维环界限不清楚；纤维环局部突出或四周膨出，局部纤维环信号异常或有增强；髓核舌状突出或脱出；神经节或神经根受压变形或肿胀；硬膜外脂肪压迫变形或消失；硬膜外静脉受压，迂曲或充血；椎管内脱出的髓核呈较高信号结节。

在断面图像上，根据突出的方向和位置不同可分为如下几种。①中央型：突出物位于椎间盘正后方。②旁中央型：突出物位于椎间盘正后方偏一侧，最容易产生脊神经压迫症状。③侧方型：突出物位于椎间盘后外侧侧隐窝附近。④前侧型：突出物位于椎间盘前方或前侧方，少见。发生于颈椎者可压迫食管造成吞咽困难。⑤椎体内型：突出物通过软骨板突入椎体，形成椎体面缺损。

【临床治疗选择】

虽然椎间盘突出是常规影像检查最容易发现的退行性病变之一，但引起椎间盘突出症状除了椎间盘突出或膨出的结构因素之外，更多的是由于不当的姿势或用力造成了椎间盘突出临近结构的充血水肿或结构失常，因此临床针对椎间盘突出症的治疗应密切结合患者的病情予以合理选择，并多采取以保守治疗措施为主线的综合性治疗。

1. 无症状的椎间盘突出无需治疗。

2. 椎间盘突出症的症状多可以通过适当的休息和调理自然缓解，可减少劳力性活动、颈托或腰围限制局部脊柱活动、卧相对较硬的床铺休息和适当的局部按摩。

3. 通过生活调理无效或加重的椎间盘突出症，需常规采用保守治疗，诸如局部按摩、推拿、理疗、牵引、固定等方法均有一定的疗效，50%～70%的患者症状可以得到缓解或减轻。

4. 单纯保守治疗效果欠佳时，可以酌情采取一些微侵入性的治疗，如针灸、小针刀、定点封闭注射、臭氧注射等，多配合相关的保守治疗措施。

5. 经保守治疗效果欠佳或症状严重者，首选各种介入治疗。

6. 保守治疗和介入治疗无效、髓核完全游离于椎管、合并严重的椎间关节病变和脊柱失稳者，方可考虑椎间盘镜下治疗或外科手术治疗。

【介入治疗原理】

椎间盘介入治疗与其他治疗的目的一致，总的治疗原则是降低盘内压力和减少对周围的压迫刺激。

1. 通过机械或物理的方法减少椎间盘内髓核物质体积。

2. 降低椎间盘纤维环内压力、减少椎间盘突出或膨出的程度、减轻对神经根和硬膜囊的压迫。

3. 物理或化学作用导致退变纤维环增多和敏感的神经末梢被封闭、抑制和破坏，对疼痛的敏感度降低。

4. 通过改善局部循环和减轻局部水肿来减少局部神经末梢受压和受刺激的程度。

5. 矫正姿势或改变压力传导方向，从而减轻局部脊椎或纤维环所承受的张力。

目前椎间盘介入方法较多，采用的具体器械、操作过程、治疗机制不完全一样，但总的疗效相对接近，应根据设备配置情况和患者的具体病情适当选择，一般采取两项以上的介入治疗效果更佳。

6. 切割与抽吸术：通过机械动作（旋转、抽插、切割）和负压吸引使粉碎的髓核物质移除，并在纤维环上开孔，达到减少髓核容量和纤维环内压力的效果。

7. 臭氧注射术：臭氧对机体具有强氧化、促进血液循环、促进氧代谢水平、免疫调节、广谱抗菌、清除自由基、抑制肿瘤细胞等作用，高浓度（60%左右）臭氧注射后瞬间分解气化髓核，达到盘内减压效果；而低浓度臭氧在椎间盘周围发挥气体分离粘连组织和消炎作用，消除椎间盘突出周围的充血水肿和粘连。

8. 射频消融术：医用射频电流作用于髓核组织时，因电磁场的快速变化使得局部组织的正、负离子快速运动，摩擦升温，致使细胞内外水分蒸发、干燥、固缩脱落以致无菌性坏死，从而减少髓核体积达到治疗的目的。

9. 低温射频髓核成形术：通过等离子电极作用于髓核蛋白质分子，在 40～60 ℃较低温度下促使髓核分解和凝固收缩，减少髓核容积，作用范围仅限于电极所接触髓核附近直径2～3 mm范围内，对周围结构损伤轻微。

10. 胶原酶溶核术：胶原酶溶核术可注射入髓核内和纤维环外神经根鞘周围，主要溶解胶原蛋白的酶，具有分离细胞、消化组织、组织分离和分解胶原纤维的药理作用，在髓核内能有效地溶解髓核和纤维环中的Ⅰ型和Ⅱ型胶原，降解为氨基酸并被吸收，使突出物减小或消失，以缓解或消除其对神经组织的压迫。在髓核外可消化分离粘连组织，解除局部压迫，且等压溶液不破坏组织细胞和神经细胞，但直接接触神经血管会造成明显的损伤。

11. 激光气化术：利用激光的高能量局部生物效应，通过局部燃烧、汽化、变性和凝固的作用将减少髓核容量，降低病变椎间盘的内部压力，回缩纤维环。

【介入治疗适应证】

适应证选择的基本原则是影像学表现必须与临床症状和体征完全对应并符合临床施治规则。

1. 坐骨神经痛：患者有明确的腰痛史，但腿痛比腰痛更剧烈。

2. 颈肩背部疼痛：疼痛部位固定而范围不精确。

3. 上下肢感觉和运动障碍，严重影响生活和工作。

4. 脊神经受压体征检查阳性并能定位。

5. 影像学检查确诊为椎间盘突出向后、侧后方突出或严重膨出，且突出部位与临床表现相符合。

6. 影像学检查排除合并严重的骨性椎管狭窄、黄韧带肥厚、后纵韧带钙化和骨赘增生。

7. 经过 4～6 周正规的保守治疗无效或效果不明显，或病史虽短但疼痛严重，患者迫切要求缓解病痛。

【介入治疗禁忌证】

椎间盘介入治疗一般无绝对禁忌证，对下述情况应谨慎处理。

1. 曾经进行过开放性外科手术治疗，特别是合并广泛的硬膜外纤维化而且压迫硬膜囊者：症状典型定位准确而保守治疗症状有所变化者可针对性进行介入处理。

2. 合并严重的骨质关节增生退变和韧带肥厚钙化，或硬膜囊和神经根压迫主要是上述因素引起者：在保守治疗后症状可以缓解且能用合并的椎间盘突出解释症状者亦可介入治疗以减轻症状。

3. 髓核完全游离于椎管内：一般需要外科手术，但若与盘内髓核相连，或患者不愿接受外科手术，且突出的其他影像可以解释症状者亦可以介入治疗，不能奏效时建议外科手术治疗。

4. 穿刺部位有软组织感染：需完全消除感染后再行介入治疗。

5. 患者有神经官能症或精神病：症状表述不准确，或术后反复纠缠难以解释者，尽量不贸然施行介入治疗。

6. 临床表现与主要的影像学检查结果明显不符：一般不要介入治疗，但对保守治疗效果欠佳、治疗愿望迫切、具有一定的影像诊断支持点者，可尝试简单的介入治疗以观察效果。

7. 合并心、肺、脑、肾功能不全，难以耐受手术者：一般不是介入治疗的禁忌证，除非完全不能耐受手术体位或心脑血管疾病的急性期病情不稳定者。

【介入治疗的解剖学基础】

采用不同的方法介入治疗椎间盘突出症应用的穿刺途径基本相同，颈椎间盘采用前外侧径路，腰椎间盘则可采用侧后方径路，在技术水平较高时，均可采用经椎管硬膜外腔的后方径路。

1. 颈椎前侧方解剖：在颈动脉鞘内侧与气管之间存在一个相对空虚区，穿刺径路上仅有皮肤、皮下组织、颈浅筋膜、颈深筋膜、椎前筋膜和纤维环。相对于颈椎间盘中外1/3处的穿刺中轴线与椎体矢状面呈15°～20°角，操作时用手指向两侧推移气管和颈动脉鞘可使穿刺的安全间隙扩大并直接触及椎体前缘。

2. 腰椎侧后方解剖：在脊神经下方、下一椎体上缘后部及上关节突前之间的三角区域无重要的血管和神经分布，为穿刺的安全途径。穿刺点位于脊柱正中线旁9～14 cm，穿刺针与身体矢状面呈40°～50°角，依次通过皮肤、皮下组织、腰筋膜、骶棘肌、横突间肌、腰方肌、腰大肌、腰骶丛与腹腔主血管之间的安全三角，最终进入椎间盘纤维环。

3. 椎管内解剖：椎体后缘、椎弓根内缘和椎板前缘围成骨性椎管，与硬膜包围的脊髓或脊神经之间有相对空虚的硬膜外腔，穿刺针紧贴椎弓根内侧由后向前穿刺时可通过硬膜外侧间隙到达椎间盘后部而不刺激神经根或损伤脊髓。

【介入术前准备】

椎间盘突出症的介入治疗可以在门诊进行，但为了保障疗效和及时处理并发症，应尽量要求患者住院治疗。术前准备除一般项目外，重点是椎间盘针对性的椎间盘（或脊柱）CT或MRI扫描需要使用的相关介入器材的准备和调试，并根据病变部位、手术者的习惯和器械配置的情况采用不同手术方法。

【介入操作技术】

1. 体位：颈椎患者采取仰卧位，肩背部用枕头垫高，使颈部前挺、头部后仰、双肩尽量下移;腰椎患者采取俯卧位或健侧向下的侧卧位,症状严重者可采取患者感觉舒适的体位以便配合手术。

2. 定位:参照影像学结果,确定病变椎间隙平面。将穿刺点定在距腰椎棘突 10～14 cm 处或颈动脉与气管之间,经椎管后位穿刺时穿刺点在椎弓根正位投影内缘。

3. 消毒与麻醉:穿刺点为中心消毒皮肤,范围尽可能扩大,铺巾后,用 2%利多卡因皮下浸润麻醉。

4. 穿刺:穿刺是手术成功与否的主要步骤,应在监测下将穿刺针按照设定的穿刺角度向椎间盘穿刺。颈椎间盘穿刺时用手指尽量分开颈动脉和气管,在钩椎关节内侧刺入椎间盘前侧缘,针尖绝不能超过椎间隙后缘;腰椎穿刺经腰椎间盘后外缘进入椎间隙的后份,针尖位置在正位上位于椎弓根内缘连线以内,侧位在椎体后缘连线前侧;后侧径路穿刺针尽量贴近椎弓根内缘穿刺进入椎间盘后部。穿刺针经过纤维环时阻力增大,通过纤维环后阻力突然减小。在穿刺过程中要注意监测患者的一般情况和有无神经刺激症状,一旦出现神经刺激,应立即停止进针,需调整穿刺角度再行穿刺。

椎间盘穿刺时,穿刺针应尽量与椎间隙平行,以保障穿刺针进入椎间盘后有一定的活动幅度,有利于介入器材的移动和工作,平行穿刺可减少软骨板损伤和盘内出血。

位置较低下的腰 5 至骶 1 椎间盘介入时,侧后方穿刺不能与椎间隙保持平行,可以采取与矢状面较小的夹角穿刺以避开较高的髂嵴,或改用弯曲针穿刺,利用穿刺针前段的弯曲段平行进入椎间盘;或改用细针经椎管后路穿刺(图 11-1-1)。

5. 留置工作套管:臭氧注射、激光线缆或射频电极可通过内径较细的穿刺针管进行,而穿刺切割等装置必须留置或置换较粗的工作套管。套管的理想深度是刚好进入纤维环内缘,即椎间盘外缘连线内 1～1.5 cm、椎间盘后 1/3 处,向后不能越过椎体后缘连线,向前不超过中前 1/3 交界处。

6. 处理髓核:根据手术器械和治疗方式的不同分别处理髓核,操作中应严格限制手术器械的移动范围,做颈椎间盘介入治疗时器械远端不超越椎间盘后 1/4,做腰椎间盘介入治疗时器械不超越椎间盘前侧和对侧 1/4,进针感到纤维环阻力后立即后退,以免超越椎间盘纤维环而损伤周围的血管神经。

(1) 钳夹法:沿套管送入髓核钳,反复夹取髓核组织,直接用钳夹出或夹碎后用负压装置吸出。

(2) 切割抽吸法:沿套管送入内、外切割器,在内切割器尾部连接负压吸引管,一边使切割器在椎间盘内移动和做内外切割器之间的往复旋转运动,一边用负压抽吸切割碎裂的髓核,直到吸出的髓核达到一定数量或基本上无髓核碎片吸出时为止。

(3) 激光气化法:设置激光功率为 15 W、激光工作模式为脉冲 1 秒间隔 2 秒、激光总能量 2000 J 左右,将光导纤维前端剥离约 5 mm,顺穿刺针管插入椎间盘内,远端超越穿刺针 5 mm而没入髓核内,启动激光器进行髓核气化并随时抽吸排出气体。

(4) 射频消融法:将射频电极顺穿刺针管插入髓核,启动射频发生装置,使髓核分解、气化和凝固,直到有焦煳味或泡沫从针管溢出(图 11-1-2)。

(5) 化学消融法:将穿刺针穿入椎间盘内髓核后,向椎间盘内缓慢注射胶原蛋白酶 150～600 U保留穿刺针 15 分钟以防药液反流;另有将药物注射在腰椎间孔处的盘外注射法。化学消融法并发症较多,应严格限制使用。

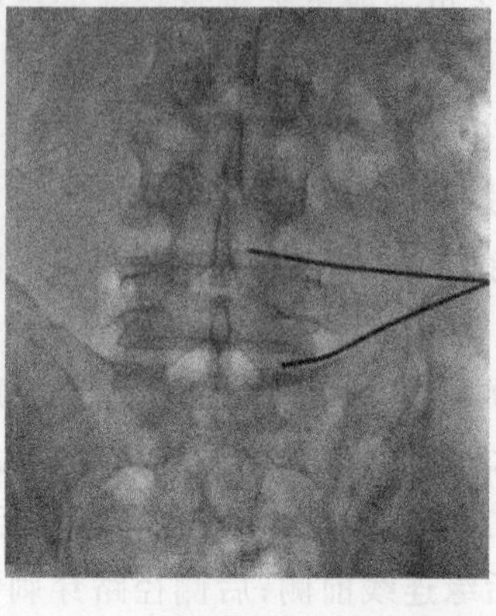

图 11-1-1 利用弯曲针穿刺腰 5 至骶椎间盘

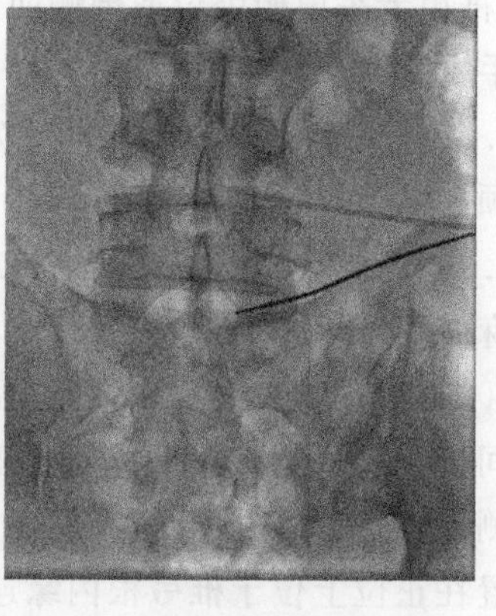

图 11-1-2 射频针插入腰 5 至骶 1 髓核内进行治疗

(6) 臭氧注射法：经穿刺针管向髓核内注射 60%臭氧 5～10 mL，保持压力 30～60 秒以便使臭氧与髓核发生作用；腰椎间盘臭氧治疗时，盘内注射后再将穿刺针退至纤维环外硬膜外腔，注射 40%臭氧 5～10 mL(图 11-1-3)。

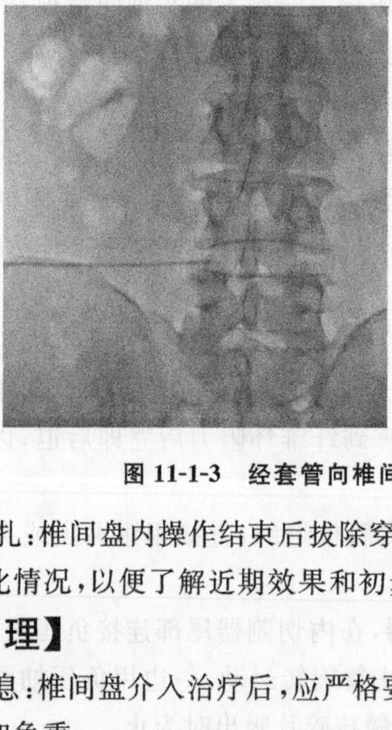
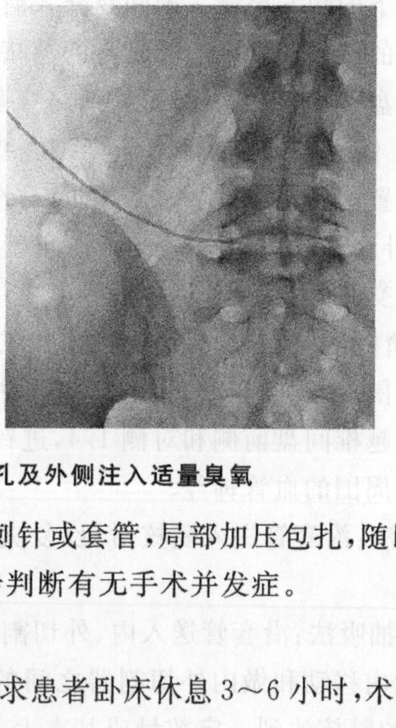

图 11-1-3 经套管向椎间孔及外侧注入适量臭氧

7. 拔管包扎：椎间盘内操作结束后拔除穿刺针或套管，局部加压包扎，随即检查患者的症状和体征变化情况，以便了解近期效果和初步判断有无手术并发症。

【术后处理】

1. 静卧休息：椎间盘介入治疗后，应严格要求患者卧床休息 3～6 小时，术后 3 天内尽量避免剧烈活动和负重。

2. 药物处理：手术后 3 日内常规使用抗生素预防感染，最好使用渗透性较高的抗生素。手术后症状较重者需使用皮质激素和脱水剂 1～2 天，以减轻神经根周围的组织水肿。症状特别剧烈者，可考虑局部封闭注射。

3. 随访复查：术后 3 个月内定期随访，对患者未解除的部分症状和可能出现的异常进行治疗指导。但须注意，因为椎间盘突出的症状与突出度无明显直接关系，一般不用影像学检查所显示的椎间盘突出度的变化作为疗效评价指标。

4. 康复治疗：椎间盘突出症的治疗应强调综合治疗，手术后 3 天即可进行一般性康复治疗，以增强介入治疗效果，但强力牵引等治疗必须等穿刺损伤痊愈后进行。

【并发症及处理】

椎间盘介入常见的手术并发症包括椎间盘炎、血管损伤、神经根损伤、脊柱生理稳定性降低和药物过敏等。

1. 椎间盘炎：椎间盘炎发生的主要原因是椎间盘血液循环差、对细菌抵抗力下降、手术器械消毒清洗不彻底和无菌操作不严格。主要表现为症状短期减轻 3～5 天后出现剧烈的痉挛性疼痛和发热、血沉增快、白细胞升高等。早期进行 MRI 检查可发现椎间盘及其附近椎体信号降低、边界模糊。较晚可显示椎间隙、韧带下或硬膜外积液、积血或积脓。防治的主要措施是严格无菌操作，及时使用抗生素，必要时再次穿刺减压引流，严重时需要外科手术清除病灶。

2. 神经根损伤：神经根损伤主要是操作粗暴造成的。防治措施包括严格选择穿刺径路、出现神经根刺激后立即调整角度后再穿刺、处理髓核时严格固定外套管防止脱出等。一般性的神经损伤经保守治疗多可痊愈。

3. 血管损伤：血管损伤是相对较多的并发症，一般是毛细血管出血，偶尔发生小动脉分支损伤。表现为局部血肿，血肿较大可压迫牵拉造成肢体疼痛，严重时发生低血压或休克。防治措施是谨慎穿刺，严禁强力刺入或反复穿刺，小血肿可缓慢吸收，动脉分支出血造成的较大血肿需要手术处理。

4. 药物过敏：化学溶核可造成过敏反应，应立即抗过敏处理。

5. 刺激性感觉异常：一般与胶原酶盘外注射有关，呈突发性间断性放电状感觉异常，可能与治疗注射周围的瘢痕粘连有关。一般通过康复治疗可以逐步消失。

（徐　霖　徐圣康　刘　静）

第二节　脊椎疾病的经皮椎体成形术

经皮穿刺椎体成形术（percutaneous vertebroplasty，PVP）是在影像学设备检测下，通过经皮定向穿刺进入椎体内并注射骨水泥，以提高椎体强度、防止椎体塌陷的方法。若经皮穿刺椎体先用球囊在椎体内扩张恢复椎体形态后再注入骨水泥以增加椎体强度，则为经皮脊柱后凸成形术（percutaneous kaphoplasty，PKP）。两者都是用以治疗脊柱破坏性疾病和钙盐缺失性病变的新型微创手术，1984 年由法国学者 Galibert 首创，1990 年后应用于临床多种疾病治疗的探讨，现已经在介入放射、骨科、脊柱外科、肿瘤和康复医学得到了广泛应用。

【病因与病理】

造成椎体骨质破坏和骨折的疾病包括肿瘤、外伤、感染、代谢异常等。肿瘤组织生长，炎症可以破坏骨质结构，严重的骨质疏松使骨量减少，均可使椎体的结构强度降低，在外伤甚至自身重力的压迫下，椎体结构塌陷，小梁骨折，椎体内及周围出血水肿，从而产生一系列症状和体征。

1. 病变向椎体和椎弓根外扩展，直接压迫神经根。

2. 病变区域张力增大，直接压迫周围的感觉神经末梢。

3. 病变内血管渗透性变化，血管内液大量渗出到组织间隙内造成组织静体压力增高，反射性刺激神经末梢。

4. 病变的血液供应增加，造成病变及其周围的血流动力学压力增加，刺激和压迫神经末梢。

5. 脊柱骨质结构的变化，造成脊柱生理支撑力不足，由此带来相关肌肉韧带的应力性痉挛收缩。

6. 周围肌肉韧带的炎性刺激或由脊柱结构变化传导的压迫和牵拉。

7. 脊髓压迫造成缺血水肿

8. 病变造成椎管内组织反应性增生，加重脊髓和神经根的压迫。

【临床表现】

1. 脊背部疼痛：持续性钝痛，活动时加重，疼痛部位一般位于病变部位下方。肿瘤性病变的疼痛逐渐加重，最后可形成不可缓解的持续性剧痛。骨折后早期疼痛严重，但经过休息和对症处理多可逐渐减轻。

2. 肢体感觉和运动异常：因脊髓神经受压导致肢体发凉、麻木、异物感、运动无力、跛行、肢体肌肉萎缩等。

3. 脊柱变形：由于椎体的压缩变形和脊柱周围肌肉的痉挛性收缩导致局限性后突、侧弯、旋转等。

4. 局部压痛：病变椎体的局限性压痛和周围压痛，一般在病变椎体棘突处压痛明显。

【影像学表现】

1. X线平片检查：压缩性骨折时，椎体上缘终板塌陷，皮质断裂，椎体呈楔样变形或变扁，严重骨折时椎体压缩明显，骨折块向两侧分离，同时合并附件骨折。骨质疏松时可见椎体骨质密度降低，椎体上下终板塌陷，椎体呈双凹状变形。椎体肿瘤可见椎体骨质破坏。

2. CT扫描：可以显示椎体内的骨折线和骨折块向周围分离、移位的情况，了解椎体内骨质破坏的范围和边界，同时可以判断骨折线或肿瘤是否侵及椎体后缘和脊椎的附件。

3. MRI扫描：除了显示椎体的大体形态变化外，主要可以显示骨折或炎性组织的充血水肿，呈长 T_1、长 T_2 信号，从而判断椎体骨折的新旧程度，确定对哪些骨折的椎体施行手术。

4. 骨髓腔造影：正常椎体的骨髓腔呈均匀显影或不规则的斑片状显影，主要通过椎旁静脉引流，造影剂不向椎体周围和椎间隙泄漏。椎体破坏后，椎体骨髓腔显影不规则，造影剂主要充填于骨质破坏区域内和骨质破损区域，周围轮廓不规则，造影剂可通过椎体的破裂处向周围泄漏或弥散，造影剂可以进入周围软组织、静脉和后方的椎管硬膜外腔。

【临床治疗选择】

1. 无症状的骨质疏松、无症状的陈旧性椎体骨折和较小的血管瘤，一般无需治疗。

2. 轻微的椎体压缩性骨折，疼痛症状不明显时，以卧床休息和局部固定的保守治疗为主。

3. 有症状的骨质疏松、各种原因造成的无神经压迫症状的椎体骨折、各种肿瘤破坏造成的脊柱疼痛和椎体骨折，均可采取椎体成形术治疗。

4. 严重的椎体骨折，特别是影响椎管完整性、造成脊髓压迫者，首先考虑外科手术治疗。

5. 恶性肿瘤造成的椎体破坏，药物治疗一般无效果，可考虑各种放射治疗，但疼痛缓解期出现慢，不能加强椎体强度，可能造成脊髓损伤。

6. 第1～4胸椎病变优先考虑非介入性治疗，其他各节椎体的相关病变均可考虑用椎体成形术治疗。

【介入治疗适应证】

1. 骨质疏松症：严重的骨质疏松造成骨量减少、结构松散，多会发生多发性骨折或反复骨折，椎体骨质结构失去对外科金属器材的内固定作用，而且多伴有其他器官疾病，难以接受常规的外科手术。因此对明显的骨质疏松导致腰背部疼痛或已经发生压缩性骨折者应首先考虑进行椎体成形治疗。

2. 转移性肿瘤：多发性或较大的脊椎转移性肿瘤一般不能接受手术切除或病灶清除术，虽然放射性治疗可以缓解疼痛，但短期内难以奏效，又不能恢复破坏的椎体结构，会继续发生压缩性骨折。椎体成形术可以同时解决这两个问题，特别适合局部疼痛严重、活动受限、需要用强力镇痛剂缓解症状、无椎管内硬膜结构受压的病例。

3. 骨髓瘤：骨髓瘤患者椎体破坏后既可发生骨折，也可发生严重的骨质疏松，对病变较明显的椎体进行成形处理，可明显缓解症状。

4. 侵袭性血管瘤：侵袭性血管瘤破坏椎体结构，可产生严重的背部疼痛、诱发骨折。在随访检查中发现血管瘤有进行性破坏、软组织肿块及椎体压缩性骨折等情况，是PVP较好的适应证。其中，疼痛较重但无具体侵袭性的血管瘤为选择性适应证；具有明显的侵袭性征象而临床压迫症状轻微者为最佳适应证；同时具有明显症状和侵袭性表现者可以选择性施行PVP以增强椎体强度；对侵袭性表现明显而且直接压迫神经者，PVP仅可作为治疗的辅助手段。

5. 原发性脊椎恶性肿瘤：成形术可限制肿瘤生长、改善破坏椎体的强度。

6. 外伤性压缩性骨折：严重的外伤性骨折仍然以外科手术为主，但骨折程度较轻、症状不十分严重、患者年龄大、合并其他疾病和因其他原因不能进行手术时，应优先考虑成形术，缩短患者的恢复时间，减少并发症。

【介入治疗禁忌证】

一般认为PVP和PKP无绝对禁忌证，相对禁忌证主要包括以下几方面。

1. 椎体严重压缩：相对禁忌证，除椎体后缘明显分离者均可采用椎体成形术。椎体塌缩超过75%时，穿刺针进入椎体后将直接与椎间盘或相邻椎体接触，注射骨水泥将向相邻椎间盘泄漏，凝固后类似人工椎间盘，可间接发挥增强椎体的作用。

2. 爆裂骨折或骨折线明显累及椎体后缘者：注射骨水泥可能通过骨折处大量进入椎管，压迫脊髓神经。但若无明显脊髓和神经压迫，谨慎注射亦可取得良好疗效。

3. 成骨性转移：椎体骨质增生硬化，椎体的强度较高，不会发生骨折，骨水泥难以注入。

4. 严重的凝血功能障碍：手术后难以止血，有并发严重出血和弥散性血管内凝血的可能。

5. 严重的心脑血管疾病，手术有可能导致心脑血管意外，但若在严密心电监护下实施治疗，除急性心脑血管病需要谨慎手术外，一般不是严格的禁忌证。

【椎体成形术的药物学及解剖学基础】

临床常用的骨水泥包括树脂水泥、磷酸盐水泥和人工骨等，目前，经皮椎体成形术主要使用聚甲基丙烯酸甲酯（polymethylmethacrylate，PMMA）作为填充剂。PMMA早期作为骨骼疾病的填充剂应用于骨科疾病，由于手术时要将骨水泥塑型后才能置入骨质缺损区域，难以解决固化收缩和与正常骨骼的衔接问题，故在临床的应用逐渐减少。应用于椎体成形时可以融合于周围骨质结构中，从而能有效地解决上述问题。

PMMA 成品包括 40 g 粉剂和 20 mL 单体。一定量的粉剂和单体混合后，通过搅拌可以逐渐转变为液体、糨糊状胶体、橡皮状半固体和石状固体。随着混合比例的不同，各期持续时间不一，一般液态期长 2～3 分钟，胶体期 3～4 分钟，半固体期 5～7 分钟，15 分钟后完全固化。骨水泥固化过程中可以产热，温度可达 70～80 ℃，固化后抗压强度与骨皮质接近。由于 PMMA 在常规 X 线下基本不能显示，实际使用时需要加入一定量的非离子型造影剂或钽粉，以便于检测在椎体内的注射量和分布情况，国内较通用的混合方法是加入少量非离子造影剂。药剂在较低温度下储存，可以适当延长固化时间，常规成形时粉剂、单体和造影剂的比例为 4∶2∶1。

由于各段脊柱的结构有所不同，与周围的器官和组织之间相邻关系不同，颈椎经侧前方、胸椎后方通过椎弓根、腰椎经侧后方或后方经过椎弓根途径穿刺都可以安全地进入椎体而不经过神经穿行的椎管和大血管分布区域，这是椎体成形术的解剖学基础。

【椎体成形术的机制】

椎体位于脊椎的前方，除表面为密度较高的骨皮质外，绝大部分结构为骨小梁和骨髓腔。椎体的骨髓腔终生具有成血功能，因而成为多种疾病的易发部位，特别是骨髓瘤、转移性肿瘤等。脊椎疾病时，椎体的骨质结构发生破坏或骨折，椎体强度的降低和结构的变化将导致脊柱的稳定性下降、神经的受压和脊柱支撑力的降低，从而产生一系列临床表现。

椎体病变的治疗原则是尽量恢复椎体形状、加强椎体强度和恢复椎体结构之间的稳定关系。椎体成形术的治疗机理与以下几方面有关。

1. 骨水泥机械固化：骨水泥注入椎体后短时间内固化后，较强的硬度和抗压特性加强了椎体强度。

2. 骨折固定：骨水泥处于稀薄状态和黏稠状态下注射进入椎体骨髓腔骨小梁之间，骨水泥将与断裂的椎体骨小梁之间密切接触，固化后的黏结作用可以稳定微骨折。

3. 稳定微环境：骨水泥注射所产生的机械填塞和压迫作用使病变局部血管的血流量中断而减少了病变的充血、水肿，减少了神经末梢的压力刺激。

4. 神经阻滞：骨水泥凝固聚合阶段高达 80 ℃的聚合产热效应可以使肿瘤组织和周围的神经末梢损伤坏死，骨水泥单体的单纯毒性作用损伤了神经末梢，敏感性下降。

5. 椎体复位：PKP 和复位状态下 PVP 可使椎体的形状恢复和改善，从而纠正脊柱结构生理曲度的改变，减轻局部应力性刺激和局限性压迫。

【介入术前准备】

1. 患者准备：除一般准备外，重点是影像学检查及其检查结果与临床症状的对应分析，出、凝血时间检测和心电图检查。部分椎体压缩较重者需要保守复位，如局部垫薄枕平卧、牵引、手法复位等，使椎体前部的高度部分恢复，可以提高疗效和减少术后脊柱变形。

2. 器械准备：包括椎体穿刺针、穿刺注射套管、手动骨钻或骨科金属锤、球囊扩张管、压力表、无菌手术包和注射器等。由于骨水泥需要在胶体期向椎体内注射，黏稠度大，需要较高的注射压力，多采用特殊制造的旋进式加压装置或加强型塑料制作的 1～2 mL 注射器。合并心、肺功能不全者需准备心电监护设施、供氧装置等。

3. 药品准备：PMMA、2%利多卡因、消毒碘伏溶液、抢救药品。

【介入治疗技术】

1．体位：颈椎采取仰卧位或侧卧位，胸椎和腰椎采用侧卧位或俯卧位。侧卧位可以减少肥胖患者对呼吸的限制，多数疼痛患者亦可接受。

2．穿刺径路的选择：①颈椎经过颈前外侧径路，在胸锁乳突肌前缘将气管和颈动脉向两侧分离后直对椎体穿刺；第1～2颈椎经口腔、咽后壁向椎体穿刺。②胸椎和腰椎通过椎弓根径路，穿刺针经椎弓根内进入椎体。③腰椎可以通过后外侧径路，在椎弓根的外侧经椎体后外侧进入椎体，适用于椎弓根崩解或椎弓根内有固定物的患者。

3．定位：颈椎可直接对中椎体穿刺，腰椎穿刺时需考虑椎弓根的走行方向，穿刺针进入椎体针尖最好位于椎体中前部，所以要根据CT扫描图像，精确测量穿刺针的部位和穿刺角度。术前认真观察CT扫描片，测量椎弓根的倾斜角度和椎弓根在背部体表的投影位置，在扫描图像上分别确定脊柱中线、椎弓根正位投影中点和椎弓根轴线延长线在背部皮肤上的交点，穿刺点应定在椎弓根投影外侧至椎弓根延长线之间，由于胸椎椎弓根由后上向前下倾斜，穿刺时针尖要向下适当倾斜。简单的定位方法是在透视图像上，将穿刺点定位于穿刺侧椎弓根投影上缘的外侧2～3 cm处（图11-2-1）。

4．麻醉：穿刺部位周围常规消毒、铺巾。用2%利多卡因10～20 mL，重点麻醉皮下组织和椎体或椎板骨膜，在骨膜上进行多点注射以扩大麻醉范围，以免穿刺椎体和椎板时疼痛严重而影响手术。

5．穿刺：在皮肤上用尖刀挑开3 mm大小的切口，然后将穿刺针的针芯和针管套在一起，经过穿刺点、肌肉、筋膜向颈椎椎体和胸腰椎体侧后面穿刺。胸腰椎穿刺时，当穿刺针触及椎板骨质或侧位透视观察穿刺针接近椎板后缘时，需要正位透视判断穿刺针的位置，正常时穿刺针尖应当位于椎弓根正位投影环的外缘，否则需要调整穿刺方向。

确定位置正确后，采用旋转和用小型骨科锤轻轻敲击的方法使穿刺针缓慢穿透骨皮质并进入椎弓根，穿刺针接近椎体后缘时，穿刺针针尖的理想位置是刚刚与椎弓根投影环内缘相交。穿刺针进入椎体后继续刺入，直至穿刺针头端到达椎体中前部或病变中心（图11-2-2）。

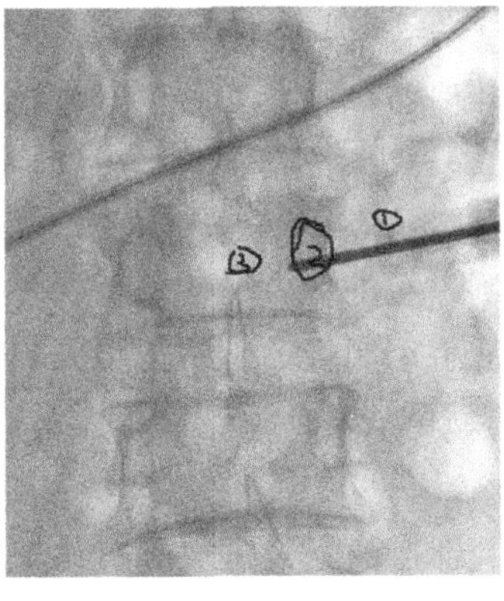

图11-2-1　椎体穿刺点定位（1、2、3点分别显示穿刺针尖在皮肤、椎体后缘和椎体前部正位应处于的点位）

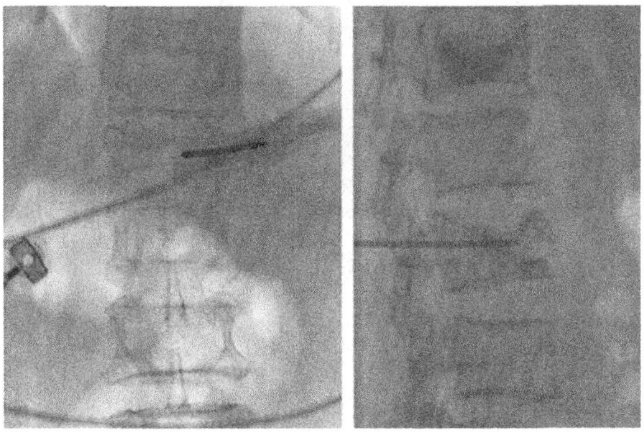

图11-2-2　椎体穿刺成功后针尖的正常位置

穿刺针通过椎弓根时一般无明显疼痛，若有神经刺激症状或显著疼痛，可能穿刺针穿透椎弓根进入椎管、椎间孔或椎旁韧带，需要重新调整穿刺针角度再穿刺。

6. 椎体骨髓腔造影：拔除穿刺针针芯，用注射器将5～10 mL非离子型造影剂注射到椎体内行骨髓腔造影，借以判断骨水泥的用量和注射骨水泥的时机和速度。造影剂在椎体内均匀分布或斑片状分布、未向椎体周围特别是椎体后缘溢流者可以进行椎体成形，静脉引流的方向和引流速度的快慢将决定骨水泥调制比例、注射时机、注射速度。引流量大者，需要提高骨水泥的黏稠度并延迟注射时机、减慢注射速度。

经验丰富时，可省略髓腔造影环节直接注射成形，在成形时通过调整注射速度来避免骨水泥泄漏。

7. 调制骨水泥：一般情况下，骨水泥的调制比例是粉剂、单体、造影剂分别为4∶2∶1。根据骨髓腔造影时注射的造影剂量，分别量取一定量的PMMA粉剂、单体和非离子型造影剂，倒入一小型容器内，用搅拌棒或小注射器快速搅拌，充分搅拌均匀或骨水泥呈较稀薄的糨糊状时，抽入耐压注射器以备椎体注射。

8. 注射骨水泥：在透视监测下，将骨水泥缓慢加压注射入椎体骨髓腔内，直至骨水泥充盈并占据椎体骨髓腔大部或已经充满椎体后缘时停止注射。

若注射时周围静脉明显引流，应延缓注射或减慢注射速度。此时骨水泥可在在针管内逐渐变稠而阻力增大不能注入，可用穿刺针芯将针管内的骨水泥推入后再继续注射。

注射过程中应密切观察骨水泥的分布和流向、患者有无下肢刺激性疼痛和心电图变化，出现骨水泥向椎体外泄漏、进入椎管、大量进入静脉和心电图明显异常、呼吸困难等异常情况时，应立即停止注射。

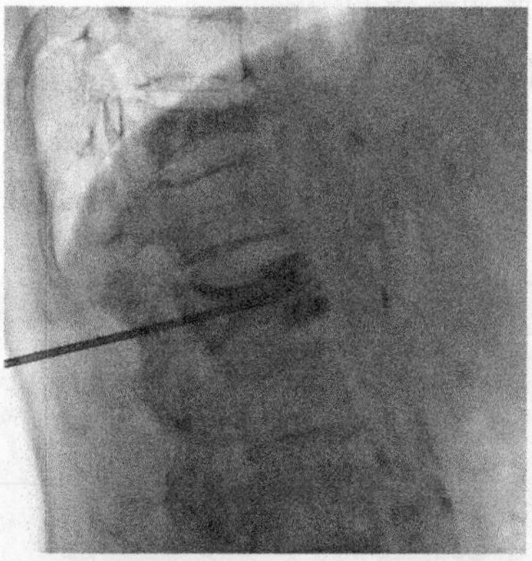

图 11-2-3　骨水泥注射术后(2个椎体压缩)

9. 骨水泥定型：骨水泥注射结束时应立即将穿刺针拔除，穿刺点加压止血后包扎。患者应保持穿刺10分钟左右直至骨水泥完全凝固硬化(通过观察容器内剩余骨水泥是否完全凝固来判断)，并对注射后可能出现的异常情况进行对症处理。术后通过平板推床送回病房休息(图11-2-3)。

10. PKP：椎弓根穿刺成功后，经穿刺针管引入定位钢针，再先后套入保护套管、钻取器，在压缩的椎体内形成空虚隧道，经套管引入扩张球囊和其他扩张器械进行扩张，在椎体内形成空腔并使椎体前部高度增加，然后将调制好的骨水泥填充到椎体扩张腔内，待其凝固后即可完成成形治疗。

【术后处理】

1. 卧床休息：椎体成形术后疼痛多可立即缓解。但穿刺针道的损伤出血和骨水泥注射时的热性损伤可能产生局部短期性疼痛和其他症状，术后一般需要继续卧床休息3～7天，并逐渐恢复活动或进行一系列功能锻炼。

2. 影像学复查：手术结束时应进行拍片，以确认骨水泥在椎体内的分布情况和泄漏程度，术后1周复查CT，了解椎体形态的变化、骨水泥分布有无变化。

3. 疗效评价：疗效评价分为术后(当时)、术后短期(3个月)和术后长期，一般有效率达70%～90%，PKP的疗效好于PVP，单侧注射量占椎体50%以上、双侧注射和椎体内骨水泥均匀分布者疗效较好。

评价疗效主要包括以下内容：①骨水泥注射量：骨水泥的注射量一般在2～10 mL之间，有效的影像学指标是骨水泥占据椎体的15%以上、骨水泥到达椎体后缘，单侧注射时骨水泥越过椎体中线。②疼痛缓解程度：多数在注射结束后即可缓解疼痛，特别是局限性破坏的肿瘤性病变；少数患者需要经过一段时间的继续治疗。完全无效或症状加重者较少，往往与适应证选择不严格有关。③后突畸形的纠正：通过恢复椎体前部的正常高度或部分增加压缩椎体前部的高度，使脊柱的后突畸形减轻。④解除和缓解对神经的压迫。⑤部分肿瘤的治愈，部分血管瘤和小的恶性肿瘤经椎体成形后可能达到临床治愈。

【手术并发症及处理】

1. 骨水泥泄漏：最常见的并发症之一，泄漏原因包括穿刺针突破椎弓根、椎体后缘破损、骨水泥注射量过大、骨水泥太稀薄或注射过早等。骨水泥可泄漏到椎旁软组织、椎间孔、椎间隙、椎管内硬膜外、椎旁静脉和穿刺针道等部位。骨水泥泄漏与病变椎体的解剖部位和椎体的病变性质有关，部位越高，椎体椎弓根越细，椎体骨髓腔越小，越容易发生泄漏；椎体严重压缩和恶性肿瘤，发生泄漏的机会较多。多数泄漏不会产生明显的临床症状，少数泄漏于椎管和椎间孔附近者可引起神经和脊髓、神经根的压迫性症状和热损伤。预防的关键是严格选择适应证、精确定位、定向穿刺、注射量适当、控制注射速度和时机、严格在透视监测下操作等。症状轻微只需要对症处理，症状明显而且有阳性体征者需要及时手术减压。

2. 肺栓塞：较少见，是骨水泥大量静脉泄漏的结果。多数患者仅感到刺激性异味，少数患者可造成刺激性咳嗽、咯血。主要预防措施是适当延缓骨水泥的注射时机，降低注射速度，发现骨水泥进入静脉分支时，应立即停止注射或转换穿刺针的部位后再注射。发生肺栓塞时，应对症处理缺氧等症状。

3. 神经根热损伤：多由于椎弓根附近较多的骨水泥泄漏所致。可造成疼痛短期内加重，很少造成肢体功能障碍。经过药物治疗一般可以缓解。

4. 肋骨骨折：少见，主要因胸椎成形时穿刺针偏外强力穿刺或严重的骨质疏松所致。

5. 感染：由骨水泥注射后的产热作用和手术创伤轻微，椎体成形引起的感染少见，主要是由于操作时无菌观念不强所致。需要加强抗感染治疗。

6. 局部疼痛加重：与骨水泥注射后聚合产热对周围组织的热损伤、穿刺针道的损伤反应、泄漏的骨水泥对周围软组织的刺激有关，通过抗感染和镇痛治疗后短期内即可缓解。

（徐　霖　徐圣康　刘　静）

第三节　股骨头缺血性坏死

【概述】

股骨头缺血性坏死(avascular necrosis of the femoral head，ANFH)是临床常见难治性疾病之一，是由不同病因导致的股骨头血液供应中断或受损，或回流静脉受阻、骨内压增高造成的股骨头局部骨细胞死亡和骨组织结构的破坏。股骨头缺血性坏死也称为股骨头无菌性坏死(aseptic necrosis of femoral head)。大多数患者的病因、发病机制不明确，常见于创伤、皮质激素应用和酗酒。目前应用于股骨头坏死的诊治方法较多，也比较困难，但血管内介入治疗已被临床广泛认可，是治疗股骨头缺血性坏死的有效方法。

【股骨头的主要血液供应】

正常髋关节和股骨上段的血液供应主要来源于股深动脉旋股动脉分支，虽然各个动脉分支的供应区域有所变化，但主要动脉分支旋股内侧动脉、旋股外侧动脉、闭孔动脉、臀上动脉和臀下动脉等分支可在髋关节囊周围形成动脉环，以满足髋关节的血液供应，任何分支的异常均可造成局部缺血。

1. 旋股内侧动脉：旋股内侧动脉是股骨头最主要的供血动脉，大多起源于股深动脉，少数起源于股动脉。近端先后发出头上支和头下支，与旋股外侧动脉分支共同构成髋关节的囊外动脉环。头上支沿股骨颈的后侧从外向内进入股骨头周围的关节囊内，为上支持带动脉的主要来源，沿途发出分支，分别为干骺动脉和外侧骺动脉，主要供应股骨头上外 2/3 区域。

2. 旋股外侧动脉：绝大多数起源于股深动脉，向外侧穿过股神经分支到达股直肌深面分出升、降两支，向外穿越股外侧肌肉分为小分支环绕股骨上段外侧，与旋股内侧动脉构成囊外动脉环，主要供应股骨头干骺端外侧及周围肌肉。

3. 圆韧带内动脉：圆韧带动脉大多起源于闭孔动脉的分支髋臼动脉，少数直接起源于闭孔动脉或旋股内侧动脉，经髋臼窝进入股骨头，主要供应股骨头的内侧部分，但部分患者的圆韧带动脉可以缺失。

4. 臀上动脉：臀上动脉来源于股动脉，一般供应股骨大粗隆的上面和外侧，偶尔供应股骨颈。

5. 臀下动脉：很少供应股骨。

6. 滋养动脉：股骨头颈部的滋养动脉来源于股深动脉的穿动脉，一般仅占股骨头颈部血液供应的 1/4 左右。

【病因与病理】

股骨头缺血性坏死是由多种疾病或病因导致股骨头血液循环中断骨组织缺血的一种共同现象。最常见的病因如下。

1. 外伤：外伤是股骨头坏死常见原因。股骨头、颈骨折或髋关节脱位可直接破坏或间接压迫股骨头的供养动脉，导致股骨头供血血管损伤闭塞供血减少，特别是圆韧带和上支持带动脉。

2. 内源性或外源性皮质激素增多(Cushing 病、皮质激素治疗)：长期或大剂量的激素能促进脂肪组织分解，导致高脂血症及脂肪栓塞，血小板生成增多、血液凝固性增高、黏滞度增大，血液处于高凝状态造成末梢小血管栓塞、骨质疏松等造成股骨头坏死。

3. 酗酒：大量酗酒后的酒精代谢产物聚集于股骨头骨髓微循环血管内、血液中的游离脂肪酸和前列腺素水平增高，引起脂肪代谢紊乱及微血管的局部炎性变而促进血栓形成。

4. 股骨头上方不均衡的受力和关节囊内积液，造成股骨头上方压力增大、静脉回流受阻，髓腔压力增高引起骨坏死。

5. 镰形细胞性贫血等血液系统疾病、减压病、痛风、放化疗等多损害了血管壁，使得血凝块或脂肪栓塞血管造成骨坏死。

股骨头缺血性坏死的具体发病机制多不清楚，但微血管水平的血液淤滞导致的反射性细小动脉痉挛造成的闭塞是产生骨组织营养缺乏性坏死的主要启动机制。在积累劳损的微小骨折、血液内微型栓塞、血管弥漫性受压和本身的痉挛性收缩等病理基础上，由于毛细血管后阻力增大或增高而反射性引起供血动脉的进行性痉挛收缩和闭塞，从而造成局部骨骼的缺血性营养障碍。

造成股骨头缺血性坏死病理改变程度取决于血液循环阻断程度、范围及时间。组织病理学变化主要是循环障碍、骨小梁断裂、骨细胞核消失、骨陷窝空虚，骨髓腔出现黄髓脂肪细胞、血管再生和造血组织。典型病理变化分为滑膜炎期、缺血坏死期、再生修复期和残余后遗期 4 期，但结合临床一般分为以下 4 期。循环障碍缺血期：包括早期的血管痉挛收缩和随即发生的局部缺血，局部循环阻力增大，循环速度减慢，但股骨头形态和密度正常。血管再生期：在坏死区域内出现新生血管，发生血管再分布和再骨化，股骨头坏死修复区域密度增高或出现密度不均匀现象。骨骼塌陷期：股骨头承重部分压缩塌陷，股骨头出现程度不同的形态变化。塌陷静止期：呈现完全修复、硬化修复或吸收修复等变化。

【临床表现】

股骨头缺血性坏死早期可无临床症状，最先表现为髋关节疼痛，后缓慢加重，好发于30～50岁男性，50%～80%双侧受累。

临床表现往往以髋关节外展困难伴局部疼痛开始或为主，疼痛为持续性或间歇性，活动后加剧或逐渐加剧。以髋关节及腹股沟区域较为明显，也可有臀区和患侧肢体的放射痛，虽然疼痛在服用激素或水杨酸制剂后可以暂时减轻、缓解，但停药后继续加重并逐渐进展。体检可显示外展、内收、屈曲、内外旋受限，“4”字征阳性。晚期活动受限加剧及功能障碍，表现为跛行和下肢肌肉萎缩。

【影像学表现】

股骨头缺血性坏死起病隐匿，检查方法包括 X 线摄片、CT、MRI、核素显像等，对早期诊断具有较大价值的是放射性核素骨扫描(ECT)、MRI 成像，其次是 CT 和骨髓腔测压造影。

1. 股骨头颈部骨内压测定和造影：用内腔直径 1 mm 的骨髓穿刺针刺入股骨颈骨髓腔，然后连接测压仪测定骨髓压力和注射造影剂了解局部循环状态的一种方法，主要用于早期坏死的诊断，同时可以进行骨髓活检。骨髓腔压力超过 4.0 kPa(30 mmHg)或冲击注射时压力增高超过 5 分钟为阳性。造影时多支静脉显影不良或不显影、向骨干方向反流、滋养静脉粗大扭曲、造影剂局部滞留超过 5 分钟为阳性表现。

2. 放射性核素骨扫描(ECT)：也是早期诊断的检测手段，是应用趋骨性核素标记的化合物注射后，通过扫描成像了解局部血液供应和代谢情况的方法，可用于早期和坏死期的检查。

3. MRI 成像：股骨头信号强度的改变是骨坏死早期敏感征象，可以显示 X 平片无明显异常的早期股骨头缺血性坏死，适用于早期股骨头坏死的检查和各期的区分。早期显示为股骨头前上部边缘内异条带影，T_1WI 为低信号，T_2WI 为高信号带。稍后，T_1WI 股骨头可见不同走向、不同长度和形状的条状低信号，T_2WI 可见伴随条状高信号的低信号影带，即为双线征(double line sign)，是较特异的诊断征象，关节腔内可有积液。股骨头塌陷后显示为 T_1WI 低信号，T_2WI 为低或高信号，股骨头形态改变。

4. CT 扫描：早期显示髋关节滑膜增厚、关节腔内积液，股骨头内簇状、条带状和斑片状高密度硬化影，边缘模糊。股骨头出现斑片状高密度硬化区呈扇形或地图形，骨小梁结构模糊或消失，周围多有高密度硬化带。病程进展股骨头上部高密度硬化周围和边缘出现条带状或类圆形低密度区，逐渐表现为高低混杂密度。坏死囊变和塌陷后可见骨质密度减低区域、股骨头皮质裂隙成角、骨折线、骨头碎裂或碎骨片、骨硬化和股骨头形态改变。

5. X线片：表现形式与CT相似，早期股骨头内出现斑片状密度最高影，骨小梁结构模糊，股骨头轮廓形状正常，在股骨头前侧面持重区关节软骨下的骨质中，可见一条1～2 mm宽的密度减低的弧形透明带，即新月征(crescent sign)，新月征是诊断股骨头缺血坏死的重要征象。随之出现股骨头局部骨质密度增高，其周围可见点状、片状密度减低区及囊性改变。最后股骨头骨质不同程度碎裂、扁平、塌陷、半脱位状，关节间隙变窄，可见骨性关节炎改变。

6. DSA：正常股骨头血管造影时，旋股内、外侧动脉等分支显影清晰，管壁自然光滑，分支分布及血液运行速度适当，实质期股骨头染色浅淡而均匀，造影剂消散快，引流静脉分支清晰，主要向上引流，无局部滞留。股骨头坏死表现(图11-3-1)：①供血动脉痉挛变细，分支减少或突然中断；②股骨头的动脉分支分布不均匀；③小动脉分支的远端不规则增粗，呈现形态不规则、走行不自然的丛状血管；④出现明显的侧支循环血管；⑤实质期股骨头染色加深、浓淡不一或出现囊状空虚区域，其周边可见环状染色带；⑥股骨头静脉分支减少、分支增粗或不规则；⑦静脉向股骨干方向引流，造影剂滞留时间超过5分钟。

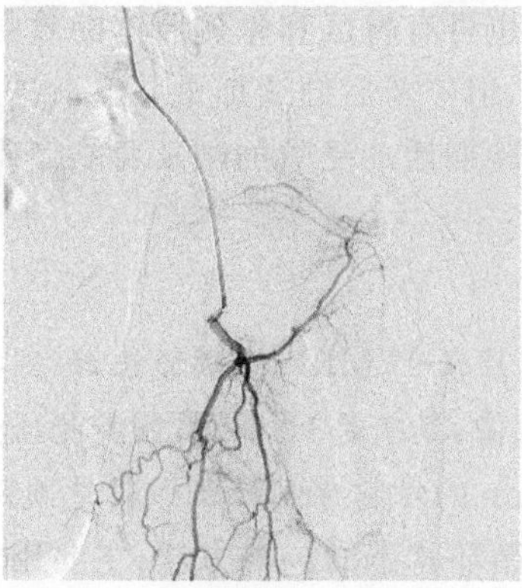

图11-3-1　股骨头局部血管分支减少

【介入治疗基本机理】

针对股骨头缺血性坏死的病理机制，股骨头坏死的治疗原则是避免负重以减轻股骨头或髋关节囊内压力、溶解阻塞血管栓子、建立侧支循环、扩张血管和活血化淤以降低股骨头骨髓腔内毛细血管后阻力。

股骨头缺血性坏死的介入治疗主要是通过超选择性插管股骨头供血动脉，将扩张血管、溶解血栓、改善渗透性、止痛及活血化瘀的药物直接灌注到供血动脉分支内，使血管内形成的脂肪栓及小血栓溶解，阻塞的微小血管再通，使局部痉挛缺血的血管扩张，降低骨髓腔内微循环水平的毛细血管后阻力，开放闭塞的细小血管，增加侧支循环形成和供血能力，从而改善增加股骨头营养，使坏死的骨质组织逐渐被吸收代替，促使骨细胞增生、骨质修复，以达到股骨头修复目的。

常用灌注药物有罂粟碱、尿激酶、复方丹参、低分子右旋糖酐及黄芪。罂粟碱具有扩张血管、止痛作用，黄芪具有活血化淤功能，复方丹参具有活血化淤、调节血管功能、抑制血小板凝集、减轻各种活性介质对组织损伤、抗氧化自由基损伤及降低游离脂肪酸水平等作用，低分子右旋糖酐具有扩充血容量、降低血液黏滞度、稀释血液、保护血管内膜等作用，尿激酶具有纤维蛋白溶解作用。

【介入治疗适应证】

1. 各种原因引起的股骨头缺血性坏死。
2. 临床症状不严重的早期患者。
3. 早、中期股骨头坏死，疼痛明显、临床症状较重，一般保守治疗效果欠佳者。

4. 股骨头坏死后塌陷不明显或尚无明显骨性关节炎者。

【介入治疗禁忌证】

1. 严重的心肝肾功能障碍。

2. 严重的凝血机能障碍。

3. 近期发生过脑血管或消化道活动性大出血。

4. 关节骨性强直。

5. 碘造影剂或治疗药物过敏。

【介入术前准备】

1. 患者准备：实验室常规检查，影像学检查，准确诊断和判断病情分期；病情的临床评价，以便作为治疗的参考依据；常规口服抗凝药物 3～7 天，潘生丁 25 mg、阿司匹林 0.3、维生素 AD 胶囊 1 粒，每日各 3 次；静脉滴注低分子右旋糖酐 500 mL、复方丹参注射液 30 mL、黄芪注射液 10 mL；常规检查血常规、出凝血时间、心肝肾功能；碘过敏试验等。

2. 器械准备：血管介入常规器械，包括穿刺针、导管鞘、J 形导丝、导管等，导管一般选用 4～5 F 的 Cobra 导管。

3. 药物准备：罂粟碱 30 mg、尿激酶 25 万～50 万单位、复方丹参 30～60 mL、低分子右旋糖酐 200～300 mL、黄芪 10～20 mL。

【介入治疗技术】

1. 常规消毒铺巾，局部浸润麻醉。采用 Seldinger 技术经病变对侧股动脉穿刺。

2. 插入 4～5 F 的 Cobra 导管，经过腹主动脉分叉，在导丝引导下，分别进入患侧股动脉近端和髂内动脉进行造影，了解股骨头的血液供应来源。根据股动脉和髂内动脉造影结果，在“路图”成像指引下，利用导管操作技术和导丝引导技术，将导管选择性插入旋股内、外侧动脉或闭孔动脉进行超选择性造影，进一步了解股骨头优势动脉及血液循环变化(图 11-3-1)。

3. 将导管选择性插入股骨头的优势供养血管内灌注治疗，常用灌注治疗方案是罂粟碱 30 mg、尿激酶 25 万～50 万单位、复方丹参 30～60 mL、低分子右旋糖酐 200～300 mL、黄芪 10～20 mL。灌注时间 30～60 分钟。

4. 再次造影了解血管变化情况，特别是股骨头染色有无改善。若股骨头的优势动脉不明显或均匀性狭窄，则需要将导管分别插入所有的血管分支进行灌注治疗，药物总量保持不变。有时也可考虑不选择性插管，将导管置于股动脉近端灌注，但止痛效果较差。

5. 若患者为双侧股骨头坏死，可使用柔顺性较大的导管，先将导管插入对侧髂动脉分支，在腹主动脉内成一个长袢，袢的前臂不短于 20 cm，利用长袢技术将导管插入穿刺侧股动脉分支进行灌注治疗。因操作时间较长，双侧股骨头灌注治疗的药量应比一侧灌注用量稍大。

6. 治疗结束后拔管，局部压迫时间应较长，以免出血。再加压包扎。

7. 除常规的血管内灌注治疗外，部分患者还可选择以下几种介入治疗方案。

(1) 经皮穿刺髓腔内减压：经皮经股骨大粗隆外侧向股骨颈穿刺，抽吸股骨颈部分骨髓组织，达到减轻骨髓腔压力的方法，与外科手术减压具有相同的效果。可以与骨髓腔测压和骨髓腔造影同时进行，特别适合于早期坏死患者的诊断和治疗(图 11-3-2)。

(2) 经皮穿刺髓腔内药物注射：经皮穿刺进入股骨颈骨髓腔内，将具有活血化淤和调节

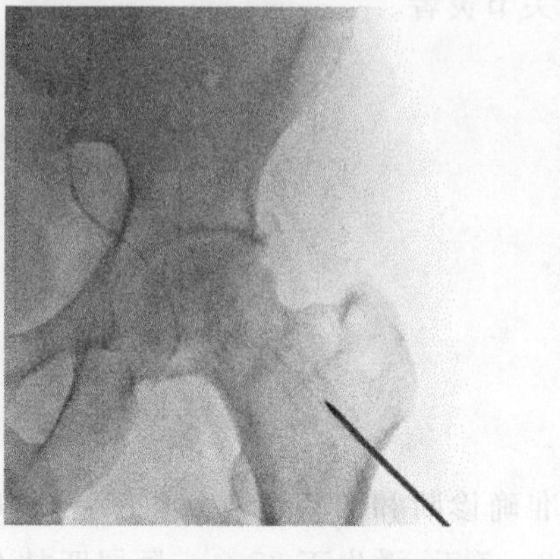

图 11-3-2 经皮髓腔内减压穿刺方向

微循环功能的药物直接注入骨髓腔内,使药物直接与骨组织和毛细血管床接触,发挥效用。

(3) 经导管灌注结合局部外敷或关节内注射:经动脉内灌注治疗前后,结合活血化淤药物的直接外敷或注射入关节腔,可从不同的角度上加强活血化淤、改善微循环、减轻髋关节压力。

(4) 导管留置持续性灌注:较少采用,主要是在一次性冲击治疗后保留导管,用较小剂量的药物持续灌注 2~3 天,可以加强药物疗效,但容易发生并发症和局部感染。

【术后处理】

1. 严格卧床休息,一方面保障穿刺点的安全,更重要的是进一步减轻髋关节受力。

2. 观察穿刺点情况,局部严格压迫固定,防止出血。

3. 术后继续静脉使用药物 5~7 天,尿激酶 25 万单位、复方丹参 30 mL、低分子右旋糖酐 500 mL、黄芪 20 mL。

4. 观察有无消化道、脑血管等器官出血,一旦发生应立即停用扩管等药物,及时止血。

5. 适时进行疗效评价,对治疗方案作进一步调整。3~5 周间隔治疗一次。

【并发症及处理】

股骨头坏死介入治疗的主要并发症是穿刺点和内脏器官的出血,偶尔可出现部分药物的过敏反应。对于出血应严密检测,注意溶栓药及扩管药的用量,一旦有出血迹象应立即停用,并及时处理。

(徐 霖 李江山 徐圣海)

第四节 肢体与骨关节恶性肿瘤

【概述】

发生于骨或起源于骨组织成分的恶性肿瘤是临床常见疾病之一,约占全身恶性肿瘤的 2%,由于手术时 90%以上发生显微水平的转移,单纯手术或放射治疗的 5 年生存率不足 20%,应用动脉灌注化疗结合放疗、保肢手术治疗将 5 年生存率提高到 47%~74%,明显改善了预后效果。

【病因与病理】

骨与软组织恶性肿瘤来源于骨、软骨组织、骨附属组织的肿瘤,还有特殊来源的骨肿瘤以及来源尚未确定的肿瘤。由于软组织和骨骼肿瘤源于间叶及神经外胚层组织,来源广泛,成分复杂。常见的恶性肿瘤包括骨肉瘤、软骨肉瘤、恶性骨巨细胞瘤、尤文肉瘤、骨髓瘤、滑膜肉瘤、小细胞肉瘤、恶性纤维细胞瘤、脂肪肉瘤、恶性淋巴瘤、神经原肿瘤、转移瘤、横纹肌肉瘤等。

肢体实体性肿瘤发生早期血管多不丰富,一旦生长到一定程度就会产生肿瘤性血管,肿瘤组织内或表层富含新生血管网，并与周围正常血管相通，肿瘤细胞在丰富的营养下迅速增殖并具有转移的潜能。

【临床表现】

1. 疼痛：肢体恶性肿瘤最早和最常出现的症状是疼痛，从早期的深部隐痛至晚期的局部剧烈疼痛，且进行性加重痛和静息痛比较突出。

2. 局部肿块：较大的肿瘤可出现肿块，肿块出现的早晚与肿瘤发生的位置深浅以及肿瘤侵及软组织大小有关，肿块局部压痛，肿块质地软硬多可表示肿瘤的大体性质。

3. 功能障碍：肿瘤疼痛和肿块会造成肢体畸形和功能障碍，侵犯关节、肌肉软组织和重要部位骨骼的恶性肿瘤更容易导致肢体功能受限。晚期可出现静脉怒张。

晚期可出现食欲差、发热、体重减轻、贫血等全身症状，出现远处转移。

【影像学表现】

肢体恶性肿瘤可发生在骨骼、软组织和关节，普通 X 线摄片、CT 或 MRI 都可以发现骨质破坏、肿瘤骨、骨膜反应、软组织肿块和病变对周围组织的侵犯或压迫。大多数肢体恶性肿瘤为富血管性，具有特征性的血液循环变化。主要血管造影表现如下。①肿瘤血管：在肿瘤表面或组织内出现不同程度增粗、扩张、迂曲的草芽状血管，轮廓不规则、走行方向不固定。②肿瘤染色：瘤体密度增高，可显示出整个肿瘤的轮廓和形态。③肿瘤供血动脉动脉增粗，相邻血管受侵破坏、压迫移位。④肿瘤组织内可出现片状血管湖和动静脉瘘。

【介入治疗适应证】

1. 肿瘤晚期失去外科手术机会或复杂部位手术难以完全切除者姑息治疗。

2. 肿瘤外科手术前的灌注栓塞化疗。

3. 肿瘤外科手术后区域综合治疗辅助化疗。

4. 肿瘤外科手术后复发治疗。

【介入治疗禁忌证】

无绝对禁忌证，但对一般情况极差、血象、肝功能、肾功能严重异常或有明显出血倾向者应慎重进行，或在内科治疗，相关症状得到纠正之后进行。

【介入术前准备】

1. 患者准备：影像学检查；血常规检查、出凝血时间检测；肝肾功能检查；禁食、备皮、碘过敏试验等。

2. 器械准备：常规经皮穿刺血管造影器械，导管一般选择 4～5 F Cobra 导管或单弯管。

3. 药物准备：造影剂、局部麻醉药、肝素及肿瘤治疗性药物、碘油、明胶海绵或 PVA 颗粒或含药微球等。

【介入治疗技术】

1. 穿刺插管：一般患者可在局麻下进行，儿童或不合作患者可以进行全身麻醉。一般选择股动脉入路，采用 Seldinger 技术插管。进入导管后，透视下将头端置肿瘤区的供血动脉主干造影。

2. 血管造影：其目的是全面了解肿瘤的部位、大小、形态，特别是肿瘤供血动脉的数目，供血多少以及有无动静脉瘘等，以便为介入治疗、超选择性插管提供依据(图 11-4-1)。造影剂选用非离子性造影剂，造影剂总量和流速依导管部位、动脉大小及血流情况而定。根据血管造影后的解剖学资料，尽可能将导管头端超选择性插至肿瘤供血动脉的最近端。

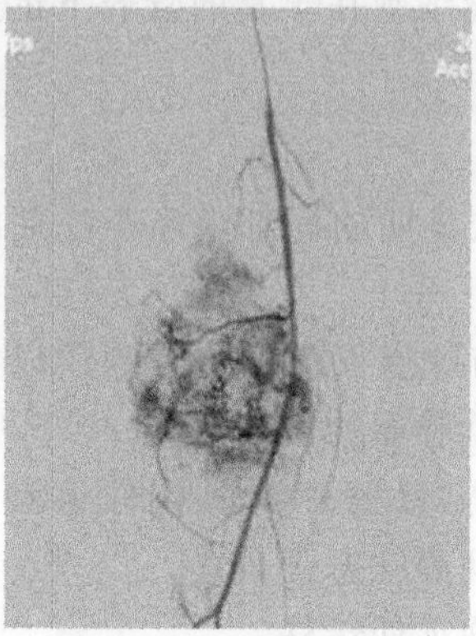

图 11-4-1 骨肉瘤的肿瘤血管

3. 选择性动脉灌注化疗：根据肿瘤供血情况，分别将导管置于肿瘤供养血管或主要供养分支的近端进行灌注，最好使用专用的灌注导管或使导管嵌入血管腔内，暂时阻断或减少动脉血液供应。为了减少化疗药物与血浆蛋白过早过多结合而降低疗效，在灌注前用止血带轻轻束扎肢体近端和肿瘤远端以减缓肢体血流速度，还可采用球囊灌注导管暂时阻断血流，可有效延长药物在局部的作用时间，提高局部药物浓度。单纯动脉内用药可获得比静脉用药高 6 倍的浓度，若同时采取阻断肢体远端静脉回流的方法，则局部药物浓度可提高 30 倍以上。化疗方案：一般选择三种以上敏感药物联合应用，常用顺铂、甲氨蝶呤、阿霉素、异环磷酰胺、5-FU 等。每种药物的注射时间为 10～20 分钟，化疗总时间 40～60 分钟，在选用甲氨蝶呤或 5-FU 灌注前可先经导管注入亚叶酸钙 100 mg，可减轻药物毒性并可提高药物疗效。

4. 栓塞治疗：若肿瘤血管丰富、位置深在、体积较大，可考虑进行动脉栓塞治疗。常用栓塞材料有 PVA 颗粒、明胶海绵颗粒、含药微球、碘油、无水乙醇等，原则上只要能够超选择性插管肿瘤供血动脉，就可以使用液体或固体栓塞材料实施栓塞治疗。肿瘤组织栓塞使用无水酒精、碘化油和直径 1～2 mm 的明胶海绵颗粒、PVA 直径 350～750 μm 或含药微球，主干栓塞用 1 mm×10 mm 明胶海绵条；由于无水酒精易产生疼痛、皮肤或皮下组织坏死，使用时需要用肿瘤供血动脉精准插管，管端尽可能接近肿瘤区，注射速度缓慢不能有反流发生，速度一般为 1 mL/s，每次 4～6 mL，注射前先注射少量麻药以减轻疼痛；碘化油与化疗药混合成乳剂使用，尽量做到真正供养动脉插管后方可使用碘油栓塞，在透视监测下缓慢注射防止速度过快反流，了解碘油流动及沉积情况，当沉积达到肿瘤染色不足 75% 时就可以停止栓塞(图 11-4-2)；明胶海绵或 PVA 颗粒要与造影剂混合后使用，在透视监测下缓慢注射避免栓塞剂进入到正常的血管分支致使皮肤坏死溃疡发生。栓塞剂注射过程中要间断性地造影或注入造影剂后复查，观察到局部血流明显减慢或供血动脉的二级以下分支完全闭塞时停止栓塞。

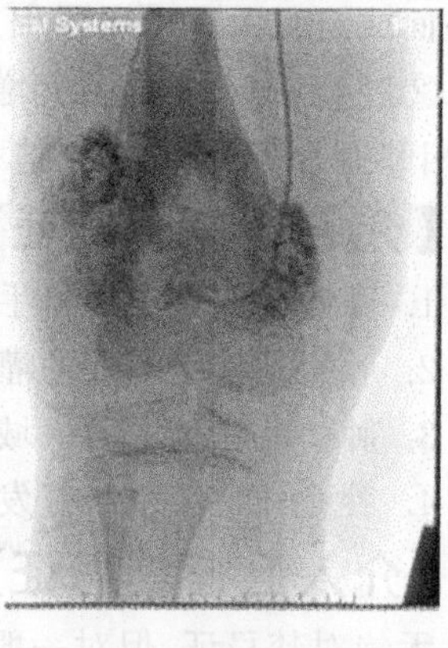

图 11-4-2 股骨下段骨肉瘤碘油加明胶海绵栓塞术后

5. 保留灌注：将导管固定到相应的血管分支近段，通过微量注射泵逐日或间断注射化疗药物，直至疗程结束。需要注意，保留导管持续灌注者一般不进行血管栓塞。

6. 化疗栓塞后切除：需要手术切除者，可直接采用 1 mm×10 mm 明胶海绵条或弹簧圈栓塞阻断肿瘤血管，一般在介入治疗后 2～5 天进行，最佳切除时间为术后 1～2 天，此时肿瘤缺血明显，周围反应轻微，肿瘤组织边界清楚，切面出血较少。时间间隔太长时，侧支循环迅速建立，切除的难度增大。

7. 综合治疗：若单纯进行灌注栓塞，则再次灌注化疗间隔时间一般为 4 周左右。同时采取放射等治疗可增强介入治疗的效果。

【术后处理】

1. 动脉灌注或栓塞治疗后若不再保留导管即可按常规拔管，压迫止血，加压包扎。若保留导管，要保持导管的通畅，并进行穿刺部位的护理，待疗程结束后应在透视监测下拔管。

2. 注意水化，保持尿量，定期检查肝肾功能及血象变化。

3. 严格观察肢体血液循环情况及肿瘤局部的皮肤变化。

4. 常规使用抗生素预防感染，适当使用镇痛剂减轻肢体缺血性疼痛。

5. 定期做影像学检查，了解肿瘤的变化和治疗效果。

【并发症与处理】

1. 胃肠道不良反应：化疗药物的常见并发症，一般对症处理即可。

2. 骨髓抑制：主要表现为白细胞和血小板减少。应常规给予利血生等药物。

3. 异位栓塞：异位栓塞是指栓塞剂错误地进入非肿瘤供养血管或相邻的正常动脉分支。预防的关键是在栓塞前仔细分析肿瘤的供血动脉、选择大小适当的栓塞剂、严格监测控制栓塞剂释放的速度和量，及时造影复查栓塞效果等。发生异位栓塞后主要采取促进侧支循环建立的措施。

4. 感染：除穿刺部位感染外，主要发生在较大的恶性肿瘤栓塞坏死区域，与组织缺氧坏死和局部抵抗力下降有密切关系。主要采用大剂量抗生素防治。

5. 局部化学性皮炎和溃疡：高浓度化疗药物刺激或栓塞后缺氧引起。单纯的化学性皮炎一般不影响疗效，但若合并皮肤坏死和溃疡则需要积极对症处理，预防措施主要是控制药物注射的时间和浓度，谨慎选择栓塞，特别是在肿瘤位置比较表浅时，能否施行栓塞要仔细分析决定。发生后，应注意护理，防治感染。

6. 骨折：主要是恶性肿瘤侵犯破坏骨质而导致局部骨结构强度降低，化疗栓塞后偶尔可造成局部骨骼滋养血管栓塞，局部缺血性坏死。

（李江山　徐　霖）

第十二章 血管疾病与外伤

第一节 主动脉夹层

主动脉夹层是指由于主动脉内膜局部撕裂，受到强有力的血液冲击，内膜逐渐剥离、扩展，在动脉内形成真、假两腔，从而导致一系列症状的严重疾病，临床治疗困难，死亡率高。介入治疗是主动脉夹层最有效的治疗方法之一，覆膜内支架腔内隔断治疗主动脉夹层的技术成功率为93%～100%。

【概述】

正常主动脉由内膜、中膜和外膜三层结构组成，各层结构紧密贴合，共同承载血流的通过。而动脉夹层是指由于内膜局部结构薄弱或破损，在主动脉血流的强力冲击下，内膜逐渐剥离、扩展，在动脉壁内形成假腔，血流继续灌注使假腔扩大、压迫血管真腔而导致的一系列临床症状。

主动脉夹层与各种主动脉结构异常的疾病密切相关，最常见的原因是高血压，其他常见的因素包括马方综合征、先天性心血管畸形、特发性主动脉中膜退行性变化、主动脉粥样硬化、主动脉炎性疾病等，妊娠是另外一个高发因素，与妊娠时血流动力学改变相关。

主动脉夹层的男女发病率之比为(2～5)∶1，常见的发病年龄为45～70岁。

主动脉夹层根据内膜裂口的位置和夹层累及的范围分类，1965年提出DeBakey分类法，1970年Daily提出主要依据近端内膜裂口位置的Stanford分类法，Stanford A型相当于DeBakeyⅠ型和Ⅱ型，Stanford B型相当于DeBakey Ⅲ型(图12-1-1)。

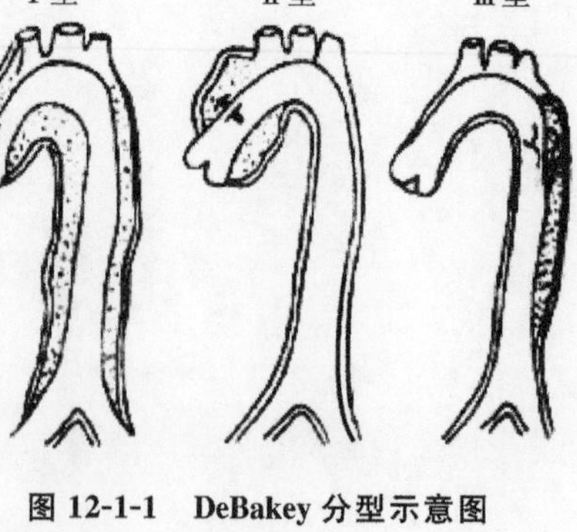

图12-1-1 DeBakey分型示意图

Ⅰ型：主动脉夹层累及范围自升主动脉到降主动脉，甚至到腹主动脉。

Ⅱ型：主动脉夹层累及范围仅限于升主动脉。

Ⅲ型：主动脉夹层累及降主动脉，如向下未累及腹主动脉者为ⅢA型；向下累及腹主动脉者为ⅢB型。

【临床表现】

1. 典型表现为突发、剧烈、胸背部、撕裂样疼痛。

2. 严重的可以出现心力衰竭、晕厥甚至突然死亡。

3. 多数患者同时伴有难以控制的高血压。

4. 主动脉分支动脉闭塞可导致相应的脑、肢体、腹腔脏器缺血症状，如脑梗死、少尿、腹部疼痛、双腿苍白、无力、花斑，甚至截瘫等。

5. 其他：周围动脉搏动消失、压迫和穿透相邻结构造成声带麻痹、咯血和呕血、上腔静脉综合征、呼吸困难、Horner综合征、与肺动脉压迫类似的肺栓塞、肠麻痹乃至坏死和肾梗死、胸腔积液等。

【影像学表现】

影像学检查方法包括超声（经胸超声和经食管超声）检查、螺旋CT增强扫描、MRI及数字减影血管造影，CT增强扫描并3D成像为术前首选诊断方法。检查范围应包括主动脉全貌及重要血管分支开口，要对主动脉瘤的病理类型、病变部位和累及的范围有全面的了解。准确测量动脉瘤近端正常主动脉最大口径、夹层内破口与左锁骨下动脉开口距离及夹层破口大小。

1. X线平片：主要表现为纵隔包块、主动脉增宽与外形改变、主动脉结消失伴气管移位、主动脉弓出现局部隆起、升主动脉与降主动脉粗细差异明显和主动脉钙化斑块内移。

2. 超声心动图：彩色多普勒超声检查可以清楚地区分液性暗区和管壁的强回声，显示剥脱内膜的回声及由撕裂内膜分隔形成的双腔样结构。实时动态观察，可见剥脱内膜在腔内漂浮运动及真、假血管腔内血，以及手术后内膜破裂口及假腔是否闭合等。

3. CT：螺旋CT增强扫描能够显示胸、腹主动脉及其主要分支的全貌和主动脉某段异常扩张、内膜剥离形成的真假两腔。增强时真腔CT值显著高于假腔，钙化内膜与主动脉外壁分离也有助于主动脉夹层瘤的诊断。

4. MRI：主动脉双腔、内膜片及内膜撕裂口是诊断主动脉夹层的主要依据。真腔内为正常血流，速度较快，呈流空低信号，假腔血流速度缓慢，为中等及较高信号。内膜片为真假腔之间线样或弧形等信号结构，还可显示内膜撕裂口及喷射征，部分病例真腔血流通过内膜撕裂口快速流入假腔，在局部假腔内产生无信号区域，与假腔的中、高信号形成鲜明对比，较为特异。

5. 主动脉DSA：主动脉DSA一般是主动脉瘤最可靠的诊断方法，其敏感性近80%，特异性可达95%左右。主动脉夹层造影时的表现如下。

（1）可显示双腔或双管道，即可见到在主动脉管腔内有一透明的线形带，把血管腔分为两部分，也可能见到两个管道显示的浓度与流速不同（图12-1-2）。

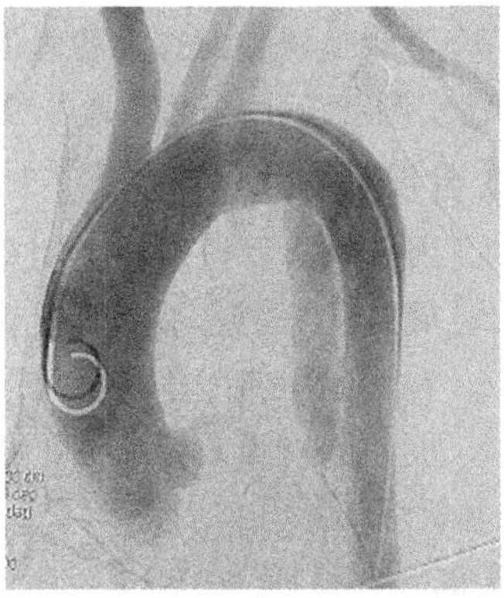

图12-1-2　主动脉夹层“双腔征”

（2）有时只显示主动脉真腔，而真腔外尚可见到增宽的主动脉影像。此时的主动脉壁由于剥离血肿压迫而呈扁平状。

(3) 可显示内膜撕裂的位置和大小。

(4) 若造影时出现盲端、升主动脉显影但看不到 Valsalva 窦、主动脉管腔内缘扁平和盲端造影剂消失延迟等，都提示导管进入假腔，需立即改变导管位置。

20%～50%的患者可观察到内膜撕裂的第二个裂口，发现主动脉下段裂口说明夹层血流可重新进入主动脉腔，可减轻假腔压力，有利于远端分支正常供血。

【临床治疗选择】

主动脉承受巨大的血流压力，内膜层撕裂后假腔将急剧扩展，如果治疗不及时或不恰当，破裂机会非常大，死亡率也非常高。1 周内的死亡率高达 50%，1 个月内的死亡率在 60%～70%之间。即使患者得以存活，因假腔的扩大和压力的增加，真腔血管的血流量降低，也会导致主动脉所供血区域的脏器缺血。治疗手段主要包括保守治疗、介入治疗和外科手术治疗，应根据患者的具体情况选择不同的治疗方案。

1. 一般性保守治疗：所有主动脉夹层必须控制血压，缓解疼痛。常用硝普钠降压、吗啡镇痛。

2. 危急的患者需要急诊气管插管、呼吸机辅助呼吸。

3. Stanford B 型主动脉夹层，以微创腔内治疗为主。

4. 传统的主动脉夹层微创腔内修复术在技术上要求主动脉上至少有 1.5 cm 的锚定区，复杂的杂交手术或烟囱、开窗、模块分支支架技术可用于治疗主裂口距左锁骨下动脉开口 1.5 cm 以内的 Stanford B 型主动脉夹层。

5. Stanford A 型：往往需要外科手术，急性期行升主动脉置换术仍是当前的主要治疗方法。亦可采取在升主动脉放置覆膜支架来隔绝近端夹层裂口。

【介入治疗适应证】

1. Stanford B 型主动脉夹层，内膜破口在左侧锁骨下动脉开口远侧 20 mm 以上。

2. 主动脉夹层的迅速增大(6 个月增大 5 mm 以上)，直径快速增大、范围迅速增加。

3. 内膜裂口持续开放，扩张性假腔伴胸腔出血、疼痛无法控制。

4. 主动脉最大直径大于 5 cm。

5. 因假腔压迫合并内脏、下肢动脉的严重缺血。

6. 腹部主要血管特别是至少一侧肾动脉开口于主动脉真腔。

7. 不能强调腔内技术的微创而忽视其潜在风险。若夹层无明显瘤样扩张、假腔已有血栓形成或假腔流出道很好时可考虑内科保守治疗。

【介入治疗禁忌证】

1. 因髂动脉严重迂曲或闭塞，且不能纠正而无介入操作入路者。

2. 碘对比剂禁忌不能行血管造影者。

3. 有凝血功能障碍及严重的心、肝、肾疾病。

4. 主动脉内膜破裂口位于左侧锁骨下动脉开口近端的升主动脉，单纯覆膜支架不能避免遮盖颈总动脉开口者。

【腔内覆膜支架】

主动脉覆膜支架尺寸较大，既需要良好的支撑性，又要有较好的集合顺应性，一般应满足以下基本要求。

1. 良好的支撑力：支架置入后会依靠自身弹性自动扩张，完全贴附于主动脉内腔。

2. 具备较好的柔顺性，主动脉夹层支架置入后位于主动脉弓至主动脉上段，整体呈弯曲的状态，对覆膜支架的纵向柔顺性要求较高。

3. 渐细的设计：主动脉从近端至远端有一个渐细的过程。覆膜支架释放完后支架头端位于较粗大的主动脉弓部，尾端则位于相对较细的降动脉腔内。不适当的渐细设计或选择不当会造成术中覆膜支架尾端因无法完全张开而管腔狭窄；或覆膜支架的尾端扩张造成降主动脉真腔的过度扩张，形成局部剪切或新的破口。

4. 良好的几何可塑性：可以将粗大的支架和覆膜压缩于较细小的支架输送期内，减少股动脉穿刺和切开的损伤程度。

5. 可以控制的释放结构：在支架近端设计牵引固定结构，在支架释放时稳定支架，防止覆膜支架后端未完全释放前被高压血流冲击向下运动，造成支架移位。

【腔内支架隔绝术治疗技术】

1. 术前常规准备。

2. 术前特殊准备：严格控制血压，绝对卧床休息，多排螺旋 CT 血管成像范围涵盖胸骨上窝-耻骨联合下缘，了解夹层的位置、形态、范围、股动脉情况。

3. 患者取仰卧位，于全麻或腰部硬膜外麻醉下行覆膜支架植入术。

4. 穿刺左侧桡动脉并置入 5 F 或 6 F 桡动脉鞘。以超滑导丝引导 5 F 头端带有刻度标记的猪尾巴导管（金标猪尾巴导管）自桡动脉鞘经左锁骨下动脉送至升主动脉，完成主动脉造影和测量。

5. 综合盆腔及双下肢 CTA 检查结果，选择未受夹层累及一侧的髂股动脉进行皮肤切开和血管游离，直视下穿刺游离的股动脉并置入 6 F 动脉鞘。

6. 全身肝素化。

7. 从鞘管送入 0.038 英寸超硬交换导丝，并将其头端置入升主动脉内，将猪尾巴导管在导丝引导下移至升主动脉造影。

8. 左前斜 45°～60°，造影视野中应包括升主动脉、主动脉弓、降主动脉、右无名动脉、左颈总动脉及左锁骨下动脉近端，造影剂流速为 20～25 mL/s，总量约 50 mL，采用 DSA 或电影采集。

9. 明确超硬导丝位于主动脉真腔内后，以金标猪尾巴导管不透 X 线的刻度为标准，测量破口与左锁骨下动脉开口的距离、主动脉弓部直径和长度，结合 CTA 测量结果选定支架型号（支架应大于锚定区主动脉弓部内径 10%～15%）。

10. 穿刺点股动脉切开，将覆膜支架传输系统沿超硬导丝送入真腔，并在透视下将其送到降主动脉近端。

11. 沿超硬加强导丝将支架输送器送至夹层破裂口近心端，定位内支架覆膜部分在夹层破裂口近心端 15 mm 以上。

12. 麻醉师用硝普钠或其他降压药控制患者血压（收缩压控制在 70～90 mmHg）。

13. 将覆膜支架送到主动脉弓降部，根据胸主动脉造影和金标猪尾巴导管与超硬导丝的交叉点确认支架释放的位置，支架覆膜近端标记释放时应在左锁骨下动脉开口以远的锚定区内，以保证覆膜支架不覆盖或仅部分覆盖左锁骨下动脉开口，绝对不能覆盖左颈总动脉开口（图 12-1-3）。

14. 支架释放过程中，应随时观察支架覆膜起始部与金标猪尾巴导管和超硬导丝的交叉点的相互位置关系，随时调整支架位置（图 12-1-4）。

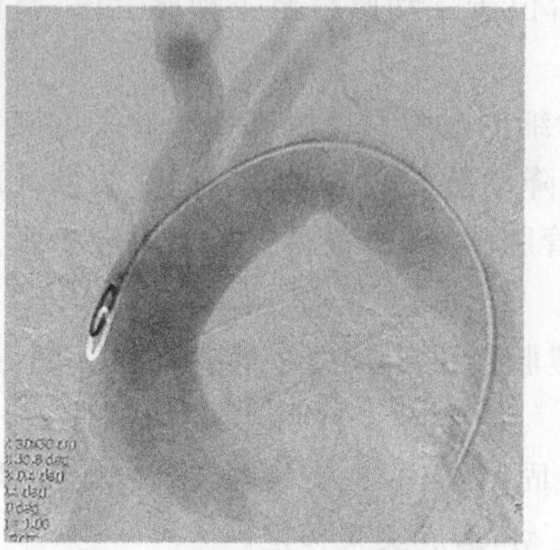

图 12-1-3　覆膜支架植入前造影定位

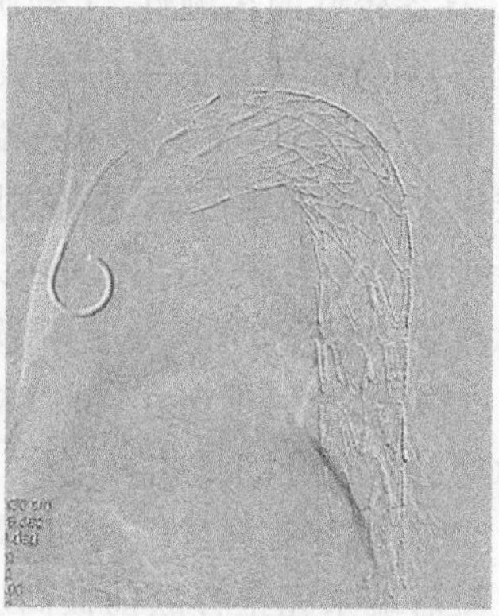

图 12-1-4　覆膜支架释放后扩张良好

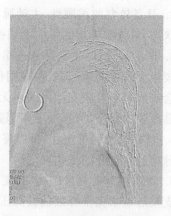

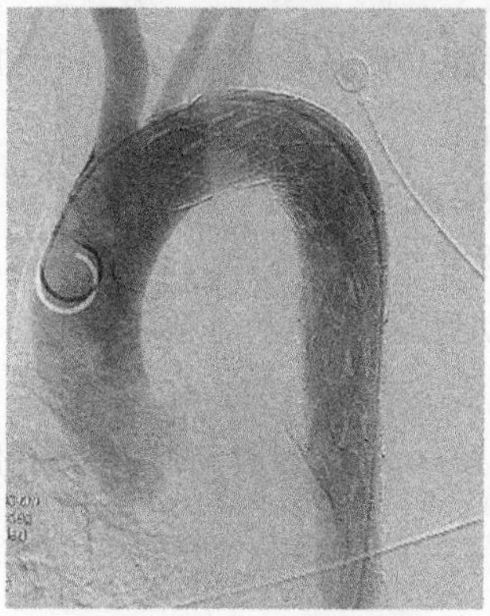

图 12-1-5　覆膜支架释放后复查夹层开口封闭

15. 透视监测下右手固定传输系统的支撑器导管尾端，左手撤传输系统的鞘管，当释放支架第一节后，确认支架释放的位置准确无误后快速后撤传输系统的鞘管以释放整个支架。

16. 支架释放完后行胸主动脉造影，观察支架位置、支架覆膜部分与左锁骨下动脉的关系、内膜破口封堵情况和明确是否存在内瘘等并发症(图 12-1-5)。

17. 若支架扩张不良、有明显内瘘，需引入球囊导管扩张，使支架与主动脉内壁贴合良好。

18. 确定准确无误后即可拔除猪尾巴导管、桡动脉鞘管和覆膜支架传输系统，并进行股动脉及皮肤缝合，结束手术。

19. 术后将患者送 ICU 病房 24 小时一级护理，观察指标包括患者一般情况、呼吸、心率、血压和尿量等。

【注意事项】

1. 主动脉夹层缺乏第二瘘口：主动脉夹层若破口较大而在主动脉远端缺乏第二瘘口，则大量的主动脉血液在高压下持续灌注进入夹层，将不断加重撕裂范围，同时造成真腔压迫加重，若症状不断加重，则需要主动脉内膜穿刺减压，即从股动脉穿刺后，利用房间隔穿刺针在主动脉远端适当部位穿刺主动脉内膜，使其形成主动脉夹层的第二瘘口，释放假腔的血液、减轻假腔的压力和破裂的风险。

2. 夹层破裂距左锁骨下动脉小于 1.5 cm 或位于升主动脉，患者症状相对稳定者，可在覆膜支架封闭术时附加左锁骨下动脉转移手术、颈动脉搭桥术、主动脉支架开窗后颈总动脉内支架置入术。

3. 术前认真核对 CTA 或 MRA 检查结果，周密制定手术计划(包括支架型号、股动脉入径及术中和术后可能出现的问题)。

4. 复杂的夹层由于假腔持续扩大导致腹主动脉真腔受压闭塞或双侧髂动脉受累或远端第二瘘口较大，常使超硬导丝经股动脉途径进入真腔和主动脉升弓部失败。可采用左桡动脉途径交换导丝逆向送到降主动脉真腔和髂股动脉，经交换导丝将猪尾巴导管送到升主动脉。

5. 支架的覆膜部分绝对不能覆盖或影响左颈总动脉开口。

【术后处理】

1. 静卧休息：术后在全身肝素化期间严格卧床休息，严密观察患者的血压、脉搏、呼吸、体温等生命体征。

2. 药物处理：手术后继续控制血压，预防感染。

3. 随访复查：术后 1 周、3 个月、6 个月和 12 个月内定期复查，如疑有并发症应及时行 CTA 检查。

4. 保持大便通畅，尽量避免一切使血压升高的因素。

5. 夹层内血栓机化的患者可恢复正常生活。

【并发症与处理】

1. 对比剂内瘘

(1) Ⅰ型内瘘，为血液经支架近心端与主动脉间的缝隙流入假腔，主要是因为过大的主动脉弓降部迂曲和扩张、锚定区不适当及支架直径选择不当造成近端内膜破口封堵不严。在支架放置后支架近端的高速血流将会使假腔变为只进不出的高压腔，大大增加了假腔或动脉瘤形成及破裂的概率，必须及时处理。第一种治疗方法是采用高压球囊扩张支架近端使支架贴紧主动脉壁封闭内瘘；如球囊扩张效果不佳，可在内瘘近端再加一个较短的覆膜支架以完全封闭内瘘口。

(2) Ⅱ型内瘘，是指多破口夹层，在近端夹层封闭后血流经夹层远端破口逆向灌注假腔或假腔与分支动脉相通，假腔不缩小或压力不降低。如瘘口或漏入量不大无须即刻处理。术后应随访观察，如假腔完全性或部分性血栓化，则不需要进一步治疗；但对于大量逆流造成假腔不变或增大者，则应再置入支架以封堵远端破口，应特别注意覆盖范围不能过大以避免脊髓动脉造成的脊髓缺血性损伤。

(3) Ⅲ型内瘘，是指支架覆膜撕裂或放置多个支架时支架之间对合不佳，真腔与假腔之间血流交通。一般无须即刻处理，随访观察。

(4) Ⅳ型内瘘，与覆膜材料的渗透特性有关，无须处理。

2. 血管分支覆盖：较长的主动脉支架置入腹主动脉下段时可能覆盖肾动脉、肠系膜上动脉、肾副动脉、腰动脉和肋间动脉脊髓支等，会立即发生严重后果，需要手术开通。

3. 脊髓损伤：脊髓前动脉是胸腰段脊髓的主要供血动脉，根大动脉为脊髓前动脉的主要滋养动脉，75%起自第 6～12 肋间动脉，约 15%起自上三个腰动脉之一。覆膜支架治疗主动脉夹层时需对截瘫的发生保持警惕，应尽量避免将支架放置于第 8 胸椎至第 2 腰椎水平。在不得不覆盖远端降主动脉时，先用 DSA 详细了解脊髓前动脉或根大动脉分布和供血情况，或在支架放置后即刻释放脑脊液，降低蛛网膜下腔压力，使其保持在 10～15 mmHg 之间，以防止截瘫的发生。

4. 股动脉切开处血肿：常规包扎无效者应行外科手术治疗。

5. 置入后综合征：发生率为 30%～100%，表现为支架置入术后出现一过性体温升高，达 38 ℃，C 反应蛋白和白细胞升高，而无任何菌血症及支架感染征象。

【疗效评价】

覆膜支架主动脉隔绝术成功率接近100%，破裂口完全封闭率为80%，假腔闭塞率为30%。

若没有主动脉夹层的相关合并症，则患者术后病情稳定，相关症状逐渐消除。

但多数主动脉夹层患者血压控制不良，主动脉基本病变严重，夹层影响到主要分支血管，长期疗效不明确。

合并搭桥术或转移术的复杂夹层和非 Stanford A 型夹层介入效果欠佳。

（徐　霖　陈海波）

第二节　主动脉瘤

【概述】

主动脉瘤是指各种原因引起主动脉壁的局部薄弱、扩张和膨出的瘤。常见病因为动脉粥样硬化、血管中层囊性坏死、梅毒、细菌感染、风湿性主动脉炎、创伤等。常见致病危险因素包括吸烟、高血压、高龄、男性等。

主动脉瘤根据扩张血管的形态可分为梭形、囊状和主动脉夹层，根据发生部位可分为升主动脉瘤（包括 Valsalva 窦瘤）、主动脉弓动脉瘤、降主动脉瘤和腹主动脉瘤，以腹主动脉瘤最常见。

主动脉瘤由于瘤壁薄弱和主动脉高压血流冲击，瘤体会逐渐增大，在瘤壁极度扩张和外伤或血压突然升高的作用下极易破裂出血，动脉瘤体压迫或壁的扩张会影响局部动脉分支的血液供应，造成局部器官缺血。动脉瘤破裂后死亡率极高，因此，发现主动脉瘤应及时治疗，避免动脉瘤继续扩张和突然破裂，覆膜内支架腔内隔绝术是目前治疗主动脉瘤最常用的方法之一。

【临床表现】

多数患者无症状，常因其他原因而在查体时偶然发现。少数患者有压迫症状，以上腹部饱胀不适为常见。典型的腹主动脉瘤是一个向侧面和前后搏动的膨胀性肿块。

1. 疼痛：动脉瘤逐渐增大时发生疼痛，多为破裂前常见症状。性质为深部钻孔样，部位与动脉瘤发生部位有关。胸主动脉瘤多在上胸部、背部肩胛下，向左肩、颈部、上肢放射；腹主动脉瘤多位于脐周及中上腹部、下背部。疼痛的强度增加可能预示着即将破裂。

2. 破裂：急性破裂的患者表现为突发腰背部剧烈疼痛和休克，破入后腹膜后出血局限形成血肿，腹痛及失血休克可持续数小时或数天，但血肿往往有再次破裂入腹膜腔致死的可能；瘤体破入下腔静脉可产生主动脉静脉瘘和心力衰竭，严重破裂常引起突然死亡。

3. 压迫症状：扩张瘤体压迫邻近的上腔静脉、肺动脉、气管、支气管、肺和左喉返神经、食管后可引起上腔静脉综合征、呼吸困难、咳嗽、喘鸣，降主动脉瘤可侵袭椎体，压迫脊髓引起截瘫。

4. 异常搏动与包块：主动脉弓动脉瘤可在胸骨上窝触及异常搏动，胸主动脉可在腹部正中偏左触及搏动明显韧性包块。

5. 杂音：在瘤体部可闻及收缩期杂音。弓部瘤影响主动脉根部时引起主动脉瓣关闭不全后可闻及舒张期杂音。

【影像学表现】

1. 腹部X线检查：肠道压迫移位，动脉壁钙化阴影呈卵形扩张。

2. 彩色多普勒超声检查：对腹主动脉瘤的准确性高，为目前优选的诊断方法。可发现腹主动脉的管腔增粗，清晰地显示其外形及附壁血栓等。

3. CTA：腹主动脉瘤最常用的检查手段，可以清晰地显示腹主动脉瘤的全貌及其与周围组织结构如肾动脉、腹膜后及脊柱的关系，以及并发的腹膜后血肿。

4. MRA和血管造影：可以作为腹主动脉瘤的诊断手段，但用得相对少，DSA主要作为腹主动脉瘤腔内修复术中的评估手段。

5. 根据病史及腹部脐周或中上腹扪及膨胀性搏动的肿块，听到腹部血管杂音及震颤等，即可怀疑腹主动脉瘤。进一步行影像学检查即可确立诊断，CTA可作为腹主动脉瘤初次明确诊断的手段。

【临床治疗选择】

1. 保守治疗：主要是用药物治疗控制高血压、心率、血脂；治疗伴随疾病如糖尿病、高脂血症、冠心病及心功能不全等，可在一定程度上控制动脉瘤直径的增加。控制剧烈活动等可能导致血压突然升高的因素，避免创伤刺激或直接挤压动脉瘤。

2. 无症状且瘤体直径较小的主动脉瘤，可以保守治疗和定期复查。

3. 主动脉瘤出现腹痛、腰背痛等症状，表明瘤体扩大、瘤壁结构不稳定或瘤体压迫相邻结构，具有包括介入治疗在内的手术干预的指征。

4. 无症状的动脉瘤直径增大至一定程度或增长速率较快，则破裂的风险增加，如腹主动脉瘤直径大于5 cm、半年内直径增长大于10 mm，应采取较为积极的手术干预。

5. 发生破裂的主动脉瘤，应尽快行外科治疗。外科经典治疗方法是开腹（胸）行动脉瘤切除、人工血管置换术，较小或不能切除者可采取瘤体外人工附着物加强固定，或经动脉切口在主动脉内植入覆膜支架，隔绝瘤腔并原位重建血流通路。

6. 多数需要手术治疗的主动脉瘤均可采取腹主动脉瘤腔内修复术（EVAR），其特点是创伤小，避免了传统手术所带来的巨大创伤和痛苦，降低了患者心、肺等重要脏器并发症的发生率和死亡率。特别适合于有严重合并症、预期不能耐受传统开腹手术或手术后可能出现严重并发症的高危病例。

【介入治疗适应证】

1. 除结缔组织病弥漫性扩张的主动脉瘤外，由其他原因引起的降主动脉瘤。

2. 扩张瘤腔近端距离肾动脉开口下方10 mm以上。

3. 瘤腔范围内无明显重要脏器供氧血管。

4. 瘤腔两端正常段主动脉无明显扭曲、扩张和广泛性钙化。

5. 外伤性主动脉瘤或假性动脉瘤。

6. 外科术后吻合口动脉瘤。

【介入治疗禁忌证】

1. 主动脉瘤破裂，临床症状不稳定者。

2. 直径在5 cm以上的腹主动脉瘤，近期进行性扩大的腹主动脉瘤。

3. 主动脉瘤累及头臂大血管，内支架置放将阻断其血流者。

4. 副肾动脉开口于腹主动脉瘤腔的主动脉段，内支架置放将阻断其血流者。

5. 肠系膜上、下动脉间无丰富吻合支，内支架置放将引起结肠缺血、坏死者。

6. 双侧髂动脉或股动脉狭窄、扭曲严重，推送装置无法通过者。

7. 碘过敏者、凝血功能障碍者、全身感染或双侧腹股沟感染者。

【介入术前准备】

1. 患者准备：常规检查肝肾功能、血尿常规、出凝血时间、心电图，术前1周内CTA或MRA检查，以显示病变细节和相邻动脉分支、髂股动脉情况，测量正常主动脉直径、瘤体长度和直径、腹主动脉和胸主动脉弯曲度、血管通畅度、有无血栓等，以决定手术方法。

2. 器械与药品准备：以术前螺旋CTA检查测量结果作为选择支架的标准，带膜血管内支架直径应大于动脉瘤近端正常主动脉直径的20%，但应以术中支架释放前升主动脉造影测量数据为准。

【介入治疗技术】

1. 手术由介入科医生和血管外科医生共同完成，同时做好外科手术准备。

2. 介入治疗操作在全麻状态下进行。

3. 行一侧腹股沟切开、分离股动脉，运用Seldinger技术置入导丝引导猪尾巴导管至主动脉适当水平行主动脉造影，明确动脉瘤的部位、性质。

4. 在造影后处理图像上测量主动脉直径，瘤体位置、直径与长度，瘤体近端与重要动脉分支的距离；观察双侧髂动脉及股动脉形态。

5. 股髂动脉极度迂曲或复杂动脉瘤可穿刺桡动脉，将造影导管置于升主动脉或动脉瘤上方主动脉造影检查。

6. 经导管注入肝素行全身肝素化。

7. 经股动脉送入超硬导丝交换导丝越过动脉瘤到达近端主动脉腔，沿导丝送入内支架输送器。

8. 麻醉医师药物控制血压在70～90 mmHg。

9. 根据支架输送器前端标记仔细定位(图12-2-1)，内支架覆膜部分需在动脉瘤近心端15 mm以上。按说明书快速释放支架。

10. 观察支架扩张和位置情况，必要时可用直径为30 mm的球囊扩张支架的两端，使支架固定更加牢固。

11. 造影观察支架与瘤体远近端主动脉腔的贴合情况，是否有造影剂漏出(图12-2-2)。

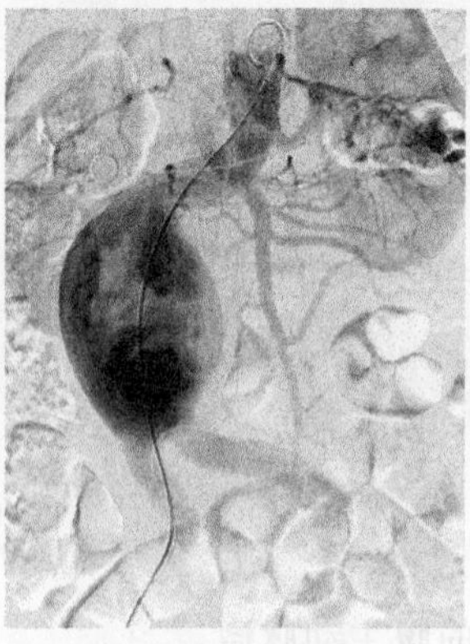

图12-2-1　腹主动脉下段动脉瘤术前定位

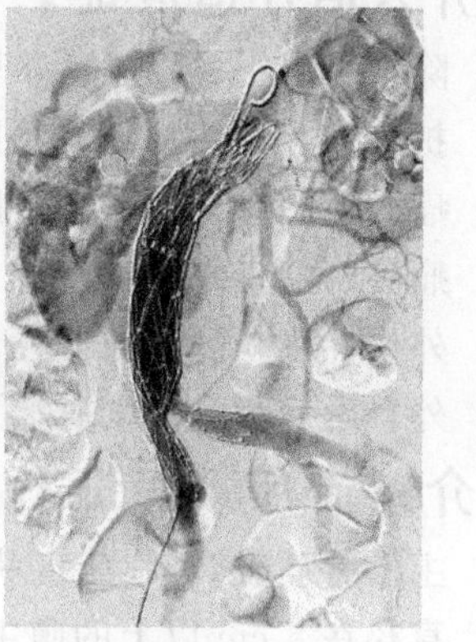

图12-2-2　腹主动脉瘤覆膜支架释放术后

12. 延伸至髂动脉的复杂动脉瘤按上述方法置入腹主动脉下段至一侧髂动脉的内支架，再经对侧股动脉穿刺，置入超硬导丝并使其穿过支架主体短臂开口进入主动脉支架腔内，再将支架短肢递送系统送入主体支架的适当水平释放并与主体残端结合。亦有整体设计的分支状支架，在主体支架释放前经对侧股动脉穿刺，使用特殊引线将短肢支架预先牵入对侧髂动脉后与主体支架同时释放。

13. 主动脉造影复查。

14. 结束手术，局部缝合止血。

【并发症与处理】

1. 支架与动脉瘤之间造影剂漏出：较常见，术后 1 周内出现为早发漏，术后 1 周之后出现为晚发漏。漏发生的原因有支架直径过小或扩张不良，动脉极度迂曲使支架变形，分叉形支架短肢体与主体之间结合不牢，支架被膜破裂。

2. 少许漏出会随着压力降低、灌注减少而逐渐血栓化而停止，较大漏出仍有动脉瘤破裂或术后瘤体直径增大的可能，在条件许可时可行栓塞治疗或增加置入较短的覆膜支架覆盖瘘口。

3. 支架移位：多由操作时定位困难、主动脉严重迂曲、瘤腔异常宽大所致。应根据具体情况考虑是否需要置入新的支架进行覆盖和支撑。

4. 血管分支覆盖：支架覆盖了肾动脉、肠系膜上动脉、肾副动脉、头臂血管、腰动脉和肋间动脉脊髓支等，会立即发生严重后果，需要手术开通。

【疗效评价】

主动脉瘤腔内修复的成功标准是动脉瘤被完全隔绝，支架移植物周围无漏出等。多中心研究表明，与传统外科手术相比，在治疗成功率、围术期死亡率和远期疗效等方面无统计学差异。

（徐 霖 陈海波）

第三节 大动脉分支狭窄或闭塞

大动脉分支狭窄或闭塞，指主动脉的主要分支血管发生狭窄或闭塞性病变，包括锁骨下动脉、腹腔干动脉、肠系膜上动脉、肾动脉及髂总动脉等的血管狭窄或闭塞。由于病变发生部位不同，狭窄程度不同，临床上可出现相应的体征或临床表现。

【病因及发病机制】

1. 动脉粥样硬化：主要见于中老年人，多存在高血压、糖尿病、高脂血症及吸烟等动脉粥样硬化危险因素，是一种全身性血管损害。

2. 特异性或非特异性动脉炎：动脉炎是指主动脉及其主要分支和肺动脉的慢性非特异性炎性疾病。其中以头臂血管、肾动脉、胸腹主动脉及肠系膜上动脉为好发部位，常呈多发性，因病变部位不同而临床表现各异。可引起不同部位动脉狭窄、闭塞，少数可导致动脉瘤。多发于年轻女性。

3. 先天性：胎儿期大动脉分支动脉发育不良所致，如动脉肌纤维结构发育不良。

4. 医源性：部分由于血管狭窄或其他原因行外科剥离手术后的再狭窄。

5. 外伤:外伤可以导致动脉发生挫伤性血栓形成,引起管腔狭窄或闭塞。

6. 其他:如血液高凝状态导致血栓形成、转移性癌栓等。

【临床表现】

一、锁骨下动脉狭窄或闭塞

1. 症状:一般男性较女性多见,年龄多在 50 岁以上,最常见的症状有眩晕、肢体轻瘫、感觉异常、双侧视力障碍、共济失调、复视、晕厥。部分患者可有上肢易疲劳、酸痛、发凉和感觉异常等,极少数引起手指发绀或坏死。

2. 体征:患侧桡动脉搏动大多减弱或消失,有的肱动脉或锁骨下动脉搏动也减弱或消失。患侧上肢血压降低,双侧上肢收缩压相差一般在 20 mmHg 以上。锁骨上窝可闻及收缩期杂音。

二、髂动脉狭窄或闭塞

1. 轻微症状期:发病早期,多数患者无症状或仅有轻微症状,如患肢怕冷,行走易疲劳等。体格检查可扪及下肢动脉搏动,此时让患者行走一段距离再检查,常能发现下肢动脉搏动减弱甚至消失。

2. 间歇性跛行期:随着病变的发展,下肢动脉狭窄的程度及阻塞的范围不断增大,病变动脉只能满足下肢肌肉组织静息状态下的供血。当下肢行走运动时,病变动脉无法满足肌肉组织更多的血液灌注要求,肌肉的酸性代谢产物使小腿产生酸痛的感觉,患者被迫停下休息一段时间后再继续行走。体检发现下肢动脉搏动减弱或消失,听诊可闻及动脉收缩期杂音。

三、肠系膜上动脉狭窄或闭塞

1. 急性肠系膜上动脉闭塞:突发剧烈腹部绞痛,不能用药物缓解,早期腹软不胀,肠鸣音活跃,症状与体征不符是早期病变特征;继续发展,出现绞窄性小肠梗阻表现及体征,呕吐及腹泻血样物;较早出现休克。

2. 慢性肠系膜血管狭窄或闭塞:进食后出现弥漫性腹部绞痛,可伴有恶心、呕吐,严重程度与进食量有关,症状进行性加重;慢性腹泻,泡沫样大便,吸收不良,体重下降。

【影像学表现】

CTA、MRA 及 DSA 均能清楚显示大动脉分支狭窄或闭塞性病变,CTA 和 MRA 为无创性检查,这些检查可以清晰地判断病变部位、狭窄程度以及闭塞远端血管的情况,CTA 对于钙化病变的诊断优于 DSA 动脉造影,其诊断的特异性达到 99%,在临床上主要应用于病变的筛查,DSA 虽然为有创性检查,但创伤较小,病变显示更加直观,在明确诊断的同时可以进行介入治疗,对可疑的病例及介入术前判断有重要价值(图 12-3-1、图 12-3-2),是诊断和治疗血管疾病的重要检查技术。

大动脉分支狭窄或闭塞性病变的主要影像学表现如下。

1. 狭窄或闭塞:动脉主干向心性或偏心性狭窄,狭窄的部位、程度、形态、范围与疾病的病理性质、病程等因素有关,严重者可致闭塞。

2. 狭窄后扩张:可能为动脉本身病变所致,或由于血液在狭窄后段管腔内发生涡流冲

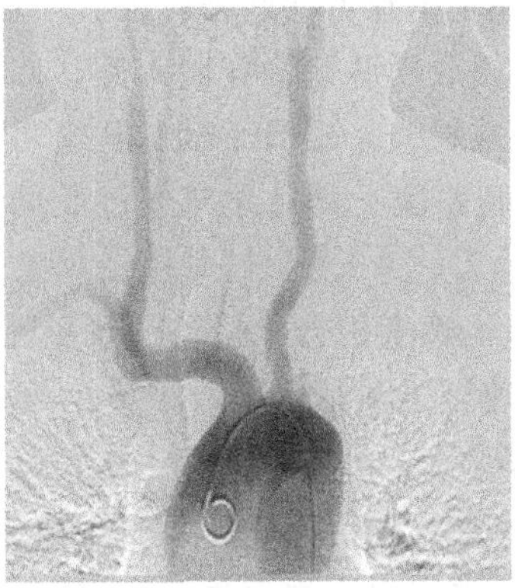

图 12-3-1 锁骨下动脉闭塞

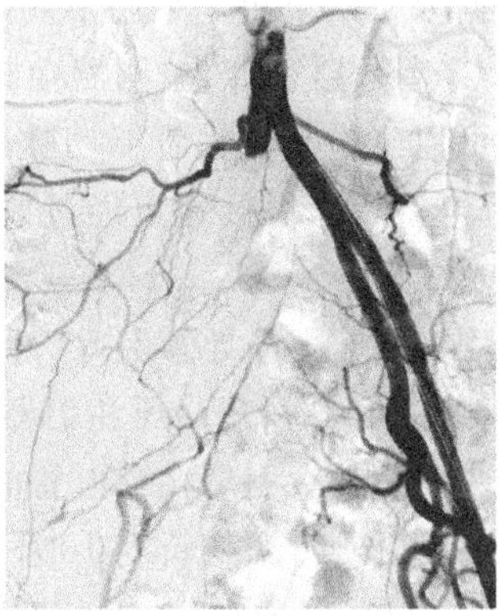

图 12-3-2 右侧髂外动脉闭塞

击所致。狭窄程度越重，狭窄后扩张发生率越高。

3. 锁骨下动脉盗血综合征：在锁骨下动脉或头臂干的椎动脉起始处的近心端有部分或完全的闭塞性损害，由于虹吸作用，引起患侧椎动脉中的血流逆行，进入患侧锁骨下动脉的远心端，导致椎-基动脉缺血性发作和患侧上肢缺血性的症候。可以有脑缺血或上肢缺血症状，DSA 为诊断的金标准，可见椎动脉起始处近心端锁骨下动脉狭窄或闭塞，患侧椎动脉显影对比度下降，甚至可见造影剂经对侧椎动脉逆流至患侧椎动脉，并达锁骨下动脉的远心端。

4. 侧支循环形成：较重狭窄甚至闭塞时，闭塞血管周围可以出现侧支循环。侧支血管主要来源于闭塞血管周围相邻的动脉。由于侧支血管常扩张迂曲、排列不规则和互相盘缠，其起源有时难以判断。

【介入治疗适应证】

1. 锁骨下动脉盗血综合征(图 12-3-3)。
2. 肢体缺血表现，严重的跛行，静息痛患者。
3. 肢体远端动脉搏动明显减弱或无脉者。
4. 外科手术前需了解狭窄范围及程度者。
5. 严重的动脉血管狭窄率达到 75%以上。
6. 腹部绞痛，使用药物难以缓解，怀疑肠系膜动脉狭窄或闭塞者。

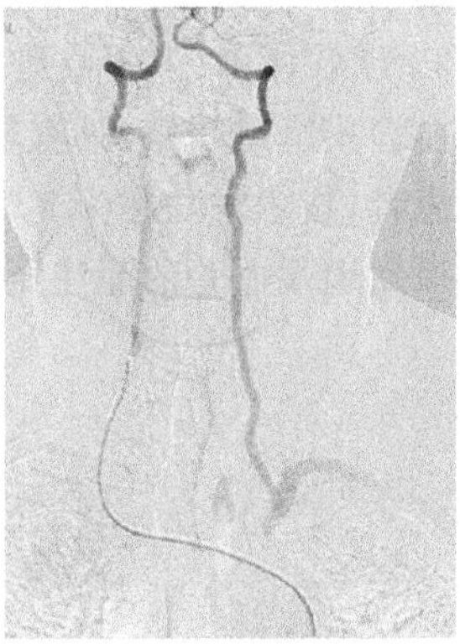

图 12-3-3 盗血综合征

【介入治疗禁忌证】

包括对造影剂过敏者、严重肝肾功能衰竭和凝血功能障碍者。

【术前准备】

1. 术前完成 CTA 或 MRA 检查，根据检查结果选择采用合适的术式，确定治疗方案。
2. 介入器材的准备：造影导管、导丝、球囊导管、超硬导丝及内支架等器械的准备。
3. 术前给予患者口服阿司匹林 2 天，术前 6 小时禁食，穿刺部位备皮。
4. 术前常规检查肝肾功能及出凝血时间、碘过敏试验。

【手术操作常规】

1. 大动脉分支狭窄或闭塞进行介入治疗时，一般需要先行相应主动脉平面及对应分支动脉造影检查，依据造影表现并结合临床其他资料，尽可能推断出其发病原因及程度、范围。

然后依据分析结果决定采用不同的介入治疗方法，或将几种治疗方法联合应用。

2. 穿刺入路途径：单侧髂动脉狭窄病变可以经过对侧股动脉途径穿刺入路。双侧髂动脉狭窄可以经过左侧锁骨下动脉途径穿刺肱动脉入路完成检查。锁骨下动脉狭窄可以经过同侧桡动脉或肱动脉，也可经过股动脉途径穿刺入路。肠系膜上动脉狭窄经过股动脉穿刺入路。

3. 穿刺造影：经导管引入 5 F 猪尾巴导管和泥鳅导丝，两者配合将猪尾巴导管置于目标血管近侧主动脉内，用高压注射器以 15～20 mL/s 的流速行主动脉造影。

4. 病变测量：测量狭窄血管的长度、直径以及狭窄率。

5. 引入支架：交换长度 100～120 cm 的造影导管，导管与导丝配合通过狭窄血管，再次交换引入 260 cm 的加强导丝至狭窄血管以远，沿着加强导丝引入导引导管至狭窄区，经导引导管引入内支架推送套装，准确定位。

6. 支架成形：将内支架释放于狭窄血管内，膨胀不满意时用球囊导管进行扩张成形。

7. 肝素化：术中通过导管给予肝素 5000 U 肝素化。

8. 术后处理：术后 1 小时开始每 6 小时皮下注射肝素 2500 U，同时给予口服华法林；在用华法林 1～2 日后，停用肝素，将凝血酶原时间维持在 20～25 秒。术后抗凝应维持 3～6 个月。术后每 3 个月随访一次。

【并发症处理及疗效评价】

1. 动脉夹层形成：球囊扩张时内膜撕裂形成动脉夹层，及时进行内支架植入可以避免动脉夹层的进一步发展，或先植入支架后行球囊扩张可以有效预防动脉夹层形成。

2. 斑块脱落导致远端血管闭塞：当球囊扩张时，狭窄处的斑块可能脱落，随血流栓塞远端末梢动脉，一般情况下不会引起严重并发症，严重时可能导致远端肢体缺血坏死。

3. 疗效评价：多中心研究表明，经皮血管球囊扩张成形术结合支架植入术治疗大动脉分支血管狭窄或闭塞，具有较高的成功率和较好的近远期疗效。Becker 分析 2676 例支架植入术患者，技术成功率为 92%。支架 2 年、5 年的开放率分别为 81% 和 72%。支架植入后可以提高远端血管的灌注压，从而达到改善供血、减轻患者症状的目的。

（赵　年）

第四节　肾血管性高血压

【概述】

肾血管性高血压(renal vascular hypertension)是一种常见的继发性高血压。各种病因引起的一侧或双侧肾动脉及其分支狭窄进展到一定的程度时，引起肾脏的血流减少，激活肾素-血管紧张素系统，导致血压升高。占高血压总数 1%～5%，可发生于任何年龄，以青壮年多见。

本病高血压多数甚为严重，常发生肾衰、心力衰竭、脑血管意外等并发症，但若能早期诊治，可使血压恢复正常。金属支架植入术和狭窄斑块削切术，使狭窄的肾动脉恢复通畅，其疗效令人鼓舞；经皮导管肾动脉扩张成形术(PTA)即使对发生氮质血症者，亦可获得治愈或改善；特殊情况下可考虑做经皮导管肾动脉栓塞术填堵肾内动静脉瘘，肾内型动脉瘤及各种疗法不能控制的由肾动脉狭窄引起的高血压。

【病因】

肾动脉性高血压在儿童多由先天性肾动脉异常所致；青年常为大动脉炎，其次为肾动脉纤维肌增生所引起；大于50岁者，肾动脉硬化粥样硬化斑块是最常见的病因。

1. 大动脉炎：我国青年最常见的病因，是一种原因不明的非特异性动脉炎、炎症改变累及动脉全层，以中膜最重。病变主要侵犯主动脉及大动脉分支，造成血管狭窄或闭塞。

2. 肾动脉内膜粥样硬化斑块：多见于50岁以上男性，往往累及肾动脉近端的一小段，一般小于1.0 cm，1/3患者为双侧肾动脉狭窄。

3. 先天性肾动脉发育异常：包括肾动脉狭小，迷走肾动脉狭窄、扭曲，肾动脉瘤等。

4. 肾动脉纤维肌增生：包括双侧中层纤维增生、中层肌纤维增生（多在中、远段，常呈"串珠状"病灶）、外膜下纤维增生和内膜纤维增生等。

5. 其他：包括获得性肾动脉瘤、夹层肾动脉瘤、结节性动脉周围炎、动脉栓塞、肾动脉或迷走肾动脉血栓形成、血栓性肾动脉炎、梅毒性主动脉炎、肾动脉损伤、肾蒂扭曲、肾下垂或游走肾、进行性系统性硬化症、肾动静脉瘘、腹主动脉狭窄等。

6. 肾动脉受压：腹主动脉瘤、各种肿瘤、Page肾病、肾囊肿和纤维化等。

【发病机制】

肾血管病变造成高血压的确切机制目前尚未完全清楚。经动物实验及大量临床病例观察表明，肾动脉狭窄造成肾血流量和肾灌注压降低是主要诱因，进而导致血管升压物质（肾素-血管紧张素-醛固酮体系）增多及正常肾脏的减压作用降低或丧失。肾脏缺血或缺氧时，肾小球旁器的球旁细胞分泌大量的肾素。肝脏分泌的α_2球蛋白（血管紧张素原）在肾素作用下转变成血管紧张素Ⅰ。后者经血液中的转化酶作用，转变成血管紧张素Ⅱ。血管紧张素Ⅱ是一种强有力的血管收缩素，直接作用于小动脉，其加压效能为去甲肾上腺素的15～25倍。同时，血管紧张素Ⅱ作用于肾上腺皮质，促进醛固酮分泌增加，增加水钠潴留，使细胞外液容量增加，也使血压升高。

肾动脉性高血压时，早期主要是肾血管病变，随后继发肾单位缺血性变化。

急性变化多发生于叶间动脉，内膜增厚管腔变狭窄、灶性坏死伴大量纤维蛋白沉着。早期肾小球的毛细血管壁增厚，继而肾单位萎缩。慢性血管损害使微动脉发生硬化，特别是入球微动脉硬化更显著。由于供血不足，故肾单位萎缩。最后因管腔狭窄或闭塞引起肾硬化，肾明显缩小。健侧肾脏早期呈代偿性肥大；后期由于长期持续受到高血压的影响而引起坏死性肾小动脉炎和肾硬化、肾萎缩。梗阻侧肾脏近球细胞增多，胞质内颗粒增加，肾小球旁器结构内的肾素前质亦增加。

【临床表现】

恶性高血压为本病典型的临床表现，占31%。多数为严重高血压，舒张压升高尤为显著，一般大于17.3 kPa，最高达26.7 kPa。发病数年后可出现夜尿、氮质血症、一侧或双侧视力在数周内发生严重减退甚至失明。多数患者的眼底有视网膜渗出、出血和（或）视盘水肿，具有重要的诊断意义。

动脉杂音对诊断本病有重要意义，50%～84.1%于上腹正中偏外侧或在肾区可听及Ⅰ～Ⅳ级收缩期杂音。

大动脉炎常因合并其他部位大动脉狭窄引起复杂的临床症状，大动脉炎易波及左锁骨下动脉，故当左上肢出现无脉症或血压不高时，应首先怀疑大动脉炎。

肾功能往往为一侧受损，或两侧受损时一侧更重。

外周静脉肾素活性测定已广泛应用于肾血管性高血压的诊断及疗效预测，它反映了肾素分泌率，是肾动脉狭窄性高血压的基本特征。多数临床及实验研究认为，肾动脉狭窄高血压80%患者外周静脉肾素活性升高；血管紧张素、醛固酮的测定也有助于诊断。

【影像学表现】

影像学检查中静脉尿路造影及肾核素扫描具有一定的作用，超声、CT、MR不易作出定性诊断，最后确诊还需血管造影，选择性肾动脉造影是目前确诊肾动脉性高血压的最有价值的检查，其DSA表现如下。

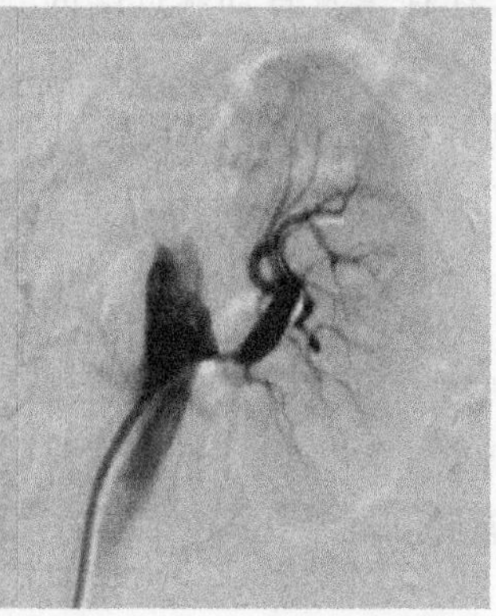

图 12-4-1　左肾动脉近端重度狭窄

1. 肾动脉主干及分支狭窄：本症的直接征象，狭窄的部位、程度、形态、范围与疾病的病理性质、病程等因素有关，狭窄可为向心性或偏心性，单发或多发，严重者可致闭塞（图12-4-1）。因血流量与血管管径并不呈简单的正比关系，故对于轻度肾动脉狭窄的患者也应引起足够的重视，应进一步确定有无病理生理学意义。

2. 狭窄后扩张：可能为动脉本身病变所致，或由于血液在狭窄后段管腔内发生涡流冲击所致。狭窄程度越重，狭窄后扩张发生率越高。

3. 合并动脉瘤形成或胸、腹主动脉病变。

4. 侧支循环形成：狭窄越重，侧支循环越丰富。侧支血管主要来源于肾包膜动脉、腰动脉、输尿管动脉、肋间动脉、膈下动脉及肠系膜上动脉。由于侧支血管常扩张迂曲、排列不规则和互相盘缠，其起源有时难以判断。

5. 对侧肾动脉改变：对侧肾内动脉分支部分或全部显示较细，为痉挛保护反应所致，血管痉挛阶段是可以手术的指征。若血管扭曲、狭窄、管腔边缘不整，则是肾细小动脉硬化的表现，治疗效果不佳。

6. 肾实质改变：患肾普遍性或局限性萎缩，肾皮质变薄，萎缩肾外形轮廓不整。严重者肾显影延迟甚至不显影。肾皮质变薄的诊断价值大于肾萎缩，肾皮质正常厚度为5～8 mm，若小于3 mm则为萎缩变薄。

虽然经DSA检查发现肾动脉狭窄后即可确诊，但该狭窄是否具有病理生理学意义尚需结合临床、实验室资料进行综合判断。对于年龄较大的患者，尚需从临床角度判断患者高血压的唯一病因或主要原因是否就是肾动脉狭窄。关于肾动脉狭窄的病例性质，应依据全面血管造影及临床资料综合考虑。另外应该注意的是，形成及维持高血压的原因是复杂的，故血压的改变与造影所见并不完全成正比。

【介入治疗适应证】

1. 原因不明的顽固性高血压，临床疑为肾血管性高血压者。
2. 经其他影像学检查疑有或发现肾动脉狭窄、肾动脉瘤及肾动静脉畸形者。
3. 外科手术前需了解狭窄范围及程度者。
4. 常规药物治疗难以控制血压者。
5. 狭窄病变局限，尚未发生微小动脉硬化者。

6. 禁忌证包括碘过敏、严重肝肾功能衰竭和凝血功能障碍者。

【术前准备】

1. 血压控制：治疗高血压危象。

2. 术前给予患者口服阿司匹林两天，术前 6 小时禁食，穿刺部位备皮。

3. 常规检查肝、肾功能及出凝血时间、碘过敏试验。

4. 球囊导管、超硬导丝及支架等特殊器械的准备。

【介入治疗技术】

1. 一般需要先行腹主动脉及双侧肾动脉造影检查，依据造影表现并结合临床其他资料，尽可能推断出其发病原因及程度、范围。然后依据分析结果决定采用不同的介入治疗方法，或将几种治疗方法联合应用。

2. 肾动脉导管扩张成形术(PTA)：术前 2 日开始口服双嘧达莫 25～50 mg，每日 3～4 次。经股动脉穿刺，选择性肾动脉造影，选择大小适当的气囊导管，通过导引导管插入肾动脉。当导管的气囊段跨于肾动脉狭窄段时，扩张气囊 2～3 次，压力为 5～6 个大气压，每次约持续 5 分钟(图 12-4-2)，然后拔出球囊导管造影复查。手术中通过肾动脉导管给予肝素 5000 单位进行肝素化。术后 1 小时开始每 6 小时皮下注射肝素 2500 单位，使试管法凝血时间延长至正常的一倍，同时给予口服华法林；在用华法林 1～2 日后，停用肝素，将凝血酶原时间维持在 20～25 秒。术后抗凝应维持 3～6 个月。术后每 3 个月随访一次，作卡托普利肾图或快速法 IVU、PRA 等检查，必要时作 DSA。

3. 金属网状支架置入术：肾动脉性高血压的病因和病理不同，故对 PTA 的疗效各异。据 Libert 统计 360 例肾动脉粥样硬化作 PTA，成功率为 67%～100%，痊愈率仅 19%，30%无效，再狭窄率高达 40%～70%，特别是肾动脉开口处的狭窄，PTA 疗效很差，再狭窄率更高。故先作 PTA 使肾动脉狭窄管腔扩大，再将内支架沿导丝送入镶嵌于肾动脉梗阻段，形成一永久通畅的管腔，可恢复肾脏正常供血状态(图 12-4-3)。肾动脉内支架置入术应注意意下几点：①内支架需覆盖肾动脉狭窄全段；②内支架应将肾动脉狭窄段的内径扩张至 6.0 mm 以上；③肾动脉开口部位的狭窄，应将内支架近端突入腹主动脉管壁内 1～2 mm，以防粥样硬斑块重新突入内支架管腔开口引起再狭窄；④术后应常规使用阿司匹林抗血小板 6 个月以上；⑤必要时要针对病因进行治疗，如动脉粥样硬化或活动性大动脉炎，要进行有效的控制。

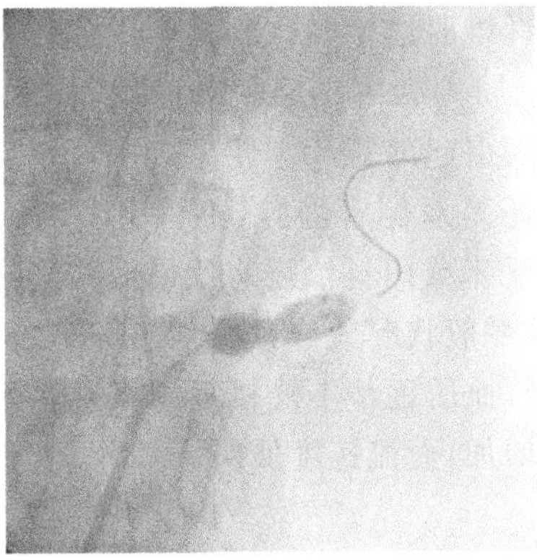

图 12-4-2　左肾动脉球囊扩张中

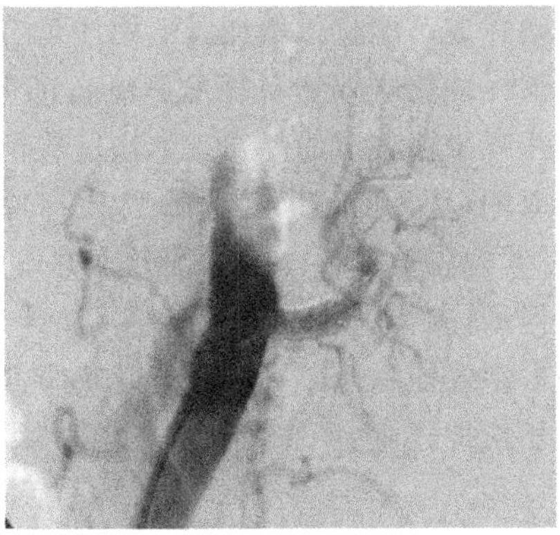

图 12-4-3　左肾动脉支架植入术后局部狭窄解除

4. 经皮导管粥样硬化斑块切削术：PTA无法使粥样硬化斑块引起狭窄的肾动脉开口扩张时，可先用切削术切下粥样硬化斑块，使肾动脉内径扩大，再用PTA扩张肾动脉狭窄段、置入金属网状内支架，建成肾动脉永久性畅通管道。肾动脉切削器材为末端带一侧开口的硬质切割鞘的导管，在鞘的背侧有一充气囊，当充盈膨胀气囊时，可将肾动脉粥样硬化斑块突入切割窗内，鞘的远端有一收集室和环形切刀，当切刀向前移动时，可将切下的粥样硬化斑块移入收集室内，然后把粥样硬化斑块移出体外。如此将狭窄的肾动脉管腔逐渐加以扩大。本法的确可将肾动脉粥样硬化斑块引起的狭窄腔明显扩大成为有效疗法，但6个月后又极易为新的粥样硬化斑块重新堵塞引起再狭窄，因此应用于临床治疗受到极大限制。

5. 经皮导管肾动脉栓塞术：肾内型动脉瘤、肾内动静脉瘘、单侧肾主动脉或肾内动脉分支狭窄等在采用以上几种治疗仍不能控制严重高血压时，可考虑使用经皮导管肾动脉栓塞术。常用的栓塞物为不锈弹簧钢圈，通过导管选择性或超选择性对肾动脉或肾内分支动脉进行栓塞，将栓塞物置入肾动脉管腔狭窄部位，使之形成完全闭塞，阻断供血，达到类似肾切除术的作用和目的。

6. 特殊情况的处理：①肾内动脉分支梗阻：大动脉炎患者常有肾内动脉分支严重梗阻，因此气囊导管难以通过病变部位，此种情况可用同轴扩张法。②肾动脉长段狭窄：用球囊导管分段扩张，可使之治愈。③肾动脉完全闭塞：先用导丝试行通过闭塞部位，继以同轴扩张及气囊导管扩张，此法可使肾动脉达到足够大的内径，患者血压可恢复正常。④双侧肾动脉狭窄：可同时或先后进行肾动脉成形术治疗，若同期使用可控制导管进行扩张，无需更换导管即可完成双侧治疗。⑤扩张肾动脉后再狭窄：注意对病因进行治疗，可再次行PTA，使病肾再度恢复正常血液灌注。

【并发症与处理】

肾动脉介入手术方法简单，并发症少，但少数患者可发生以下与肾动脉成形有关的并发症：肾动脉内膜下游离瓣、肾动脉破裂伴腹膜后出血、急性肾衰和肾动脉远端血栓形成及栓塞。

当气囊导管扩张而堵住肾血管时，须用肝素溶液冲洗远端肾动脉，以防血栓形成，避免肾动脉由狭窄转为闭塞或发生栓塞，内膜损伤置入支架一般可以封闭，出血严重需要外科手术处理。

【疗效评价】

肾动脉成形能直接增加肾的灌注量，对大动脉炎和纤维肌增生导致的高血压疗效较好，对动脉粥样硬化所致狭窄复发率很高，PTA与可张性金属网状内支架联合应用，可显著增加疗效并减少再狭窄的复发。本法适应证广，对任何原因引起的肾动脉性高血压，不论是单侧还是双侧，是肾型还是主动脉型，也不管是外周静脉还是双侧肾静脉，不管PRA比值如何，均可考虑先做PTA治疗，无效者并不影响再用外科手术或内科治疗的效果。因创伤小，手术过程短，故特别适用于有慢性肾功能不全、老年人及一般状况欠佳者。

手术疗效佳者造影复查肾血管狭窄消失或明显减轻，血压逐步下降接近于正常水平，肾功能恢复正常，彩色多普勒检查表现为肾动脉搏动指数增加，血流速度加快。

（党书毅）

第五节 闭合性血管损伤

肢体和腹盆腔的闭合性血管损伤是急性创伤的一种常见表现形式，闭合性损伤或开放性损伤均可引起血管损伤，其中以利器损伤、钝器伤和穿通伤最为常见。多半合并严重的骨折和软组织损伤，临床表现往往被掩盖或忽略，从而造成严重的后果，甚至死亡。早期诊断非常重要，而血管损伤诊断最为直接可靠的方法则是血管造影。急诊血管造影即可确诊血管损伤的存在和损伤的类型及与毗邻组织器官的关系，又可对损伤进行介入处理，是治疗闭合性血管损伤的首选方法。

【病因与病理】

闭合性血管损伤原因众多，常见原因是钝性暴力、锐器刺伤、外力骨折，其次是高压损伤、减速性损伤等。血管损伤的结果主要包括如下几种。①血管损伤破裂出血：多由锐器或骨折引起，出血量多少与损伤部位、血管破裂程度等因素有关。②外伤性动静脉瘘：破损的动静脉血管之间形成交通，动脉血液经瘘口直接进入静脉，造成动脉远端缺血和局部肿胀。③假性动脉瘤形成：动脉部分破裂后周围形成血肿，血肿机化后仍然与血管腔相同，瘤腔的外层为机化纤维组织，内层为机化血栓，强度不高，可逐渐增大或随时破裂。④血管压迫狭窄：血管受骨折错位或血肿的压迫，造成血管管腔狭窄和血液流动困难，远端肢体或器官发生缺血。⑤动脉挫伤：多由钝性暴力或减速性损伤所致。血管内、中膜过度伸展、牵拉、扭曲而造成血管壁内血肿和内膜撕裂剥脱。

【临床表现】

临床表现依血管损伤的部位、程度及其病程而异。早期表现为急性和亚急性血管损伤，为临床难以或无法控制的活动性大出血、局部血肿、血尿、失血性休克。晚期表现主要是外伤性动静脉瘘、假性动脉瘤和肢体缺血性功能障碍。

失血性休克主要临床表现为血压下降、脉搏加快或逐渐减弱。血肿或血液对周围组织器官的压迫或刺激，可形成腹膜刺激征、快速增大的疼痛性包块等。

陈旧性血管损伤表现为单纯性血管杂音、非搏动性肿块，搏动性肿块伴杂音及创伤后血管性阳痿。

【影像学表现】

1. X线普通检查：价值有限。主要观察暴力后的骨折，确定骨折的部位、类型等。

2. CT：平扫能显示X线平片未能发现的骨折、脱位等；增强CT可较准确地显示出血部位、血肿，以及出血是否为活动性。

3. 血管造影：诊断动脉血管损伤的金标准，同时也是经血管内介入处理的基础，对CT增强扫描显示出血，或临床怀疑出血可能者，应及时进行血管造影检查，以确认动脉损伤的存在。血管损伤造影征象：急性或亚急性血管损伤表现为活动性出血动脉痉挛变细；造影剂外溢。与之伴随的常见表现为动静脉狭窄、闭塞、中断和动脉边缘模糊以及血肿的占位效应、假性动脉瘤形成、血栓形成、组织器官缺血等。其中，造影剂溢出血管腔外是血管破裂的直接征象。陈旧性血管损伤则以动脉瘤改变为多见，多伴动静脉瘘。

【介入治疗适应证】

1. 腹部或盆腔外伤后不明原因的休克，血流动力学状态不稳定，静脉输液扩容2000 mL

以上仍无缓解，或 24 小时失血量超过 1000 mL，或发现有早期缺血或血管损伤的症状。

2. 肢体远端动脉搏动减弱或肢体温度下降。

3. 外伤后局部出现搏动性包块，并逐渐增大。

4. 损伤后局部出现血管性杂音。

5. 增强 CT 扫描显示有造影剂外溢等血管损伤表现。

6. 经腹盆腔穿刺、灌洗或剖腹探查、骨折固定后，患者仍有出血症状者。

【介入治疗禁忌证】

没有绝对禁忌证。经临床保守治疗无效后，均可在积极纠正休克的同时实施血管造影和介入治疗。对比剂过敏者，可采用等渗造影剂。

【介入术前准备】

1. 患者准备：患者病情紧急，但必要的准备还是需要的，包括血常规、血型、出凝血时间、心电图、肝肾功能检查，造影剂过敏试验，备皮等。还包括开通静脉通道、及时补充血容量等。

2. 器械准备：常规血管造影器械；封闭出血血管的栓塞材料，如明胶海绵颗粒和条块、弹簧钢圈等。

【介入治疗技术】

由于患者病情凶险，在必要的术前准备完成以后，应积极投入到治疗中去。

1. 穿刺插管：消毒铺巾后，局部麻醉下采用 Seldinger 穿刺技术，穿刺点一般选择比较健康的肢体一侧。导管进入血管后，根据损伤部位先做局部非选择性或选择性血管造影，然后依据造影表现再做损伤动脉或出血动脉的超选择性插管造影。如盆腔损伤，可先将导管头端放在腹主动脉末端造影，然后再做出血动脉的选择性插管。

2. 介入治疗：治疗方法选择要依据受损血管的部位、受损类型、血管的粗细、远端供应器官和是否合并其他损伤等情况综合判断。可以选用的介入方法包括局部灌注止血、动脉分支栓塞、局部溶栓治疗和动脉腔内成形等。

（1）局部灌注止血：主要适用于细小动脉分支的破裂、空腔脏器供养血管出血、不能立即确定堵塞部位或判断堵塞后果者。将导管头端放在损伤血管近段，经导管灌注一定剂量的血管收缩剂，通过收缩血管，降低局部血流速度，达到减少出血的目的，但一般难以控制动脉性大出血。

（2）动脉分支栓塞治疗：闭合性血管损伤最常采用的治疗方法，主要用于外伤性出血和部分外伤性动静脉瘘，根据出血的部位和血管的粗细选择不同的栓塞材料和栓塞方案。栓塞材料主要应用明胶海绵或其他颗粒栓塞、弹簧钢圈。栓塞较粗大的血管分支或主干时应用弹簧圈和明胶海绵条，细小的血管栓塞主要使用明胶海绵颗粒。患者病情紧急、失血性休克严重者，可直接栓塞出血动脉主干，以达到快速止血的目的。但在情况允许时，应尽量在超选择性插管后进行栓塞。对双侧供血同样丰富的病例，要采取双侧栓塞法，如盆腔出血。动静脉瘘栓塞时，供血动脉的分支要具有一定长度，以便于栓塞剂释放后停留于瘘口前的动脉端。

（3）局部溶栓治疗：主要适用于血管内膜受损后急性动脉血栓形成者。经健侧肢体穿刺后将导管放在血管开口处灌注大剂量的尿激酶，使血栓快速溶解开放，以恢复远端的血液供应，可引入直头多侧孔导管或溶栓导管进行血栓局部溶栓治疗；或进行特殊的血栓破碎术、血栓抽吸术。为进一步选择性插管及血管成形操作创造条件，溶栓后存在血管狭窄者植入血管内支架。在急性动脉闭塞开通后，一般需要保留导管继续抗凝溶栓数天，以保持疗效和防止血栓再形成。

(4) 血管内成形治疗：主要应用于陈旧性动脉血栓形成、陈旧性血管狭窄、假性动脉瘤和动静脉瘘。在血栓不能经单纯的溶栓予以疏通、存在局限性的血管狭窄时，可用球囊扩张改善血管局部狭窄情况。假性动脉瘤和动静脉瘘可经皮穿刺直接置入带膜内支架堵塞破裂的瘘口。

【术后处理】

1. 一般需留管观察数天，无出血后再拔管，期间要注意保护导管，防止滑脱。拔管时按常规加压包扎。

2. 检测生命体征，及时发现再出血的发生。

3. 积极抗感染治疗。

【并发症和术后处理】

1. 肌肉或内脏疼痛：因灌注血管收缩剂或栓塞后局部缺血而致，一般在术后数天内消失，主要采取对症治疗。

2. 肌肉皮肤坏死：因过度栓塞了软组织血管，特别是细小栓塞剂栓塞了血管末梢而发生。除栓塞时严格操作外，主要是采用对症、理疗等处理方法。

3. 器官缺血：因不适当地栓塞了脏器的独立供血血管分支而产生，发生率较低。

4. 腹盆腔脓肿：少见，以抗感染、引流处理为主。

5. 血管损伤加重：主要出现在血管腔内成形治疗后，必要时需要手术修补或更换人工血管。

(赵　年)

第六节　肢体动脉闭塞性疾病

动脉粥样硬化等疾病容易导致血管狭窄，动脉狭窄程度小于50%时可无肢体缺血症状，但狭窄段的管壁粗糙，容易诱发血栓形成或血栓脱落而造成动脉血流突然中断。单纯的抗凝和静脉溶栓治疗效果不理想，外科血栓取出术创伤较大、并发症较多。血管内介入溶栓结合成形及支架植入术治疗是一种有效的治疗方法。上肢动脉疾病比下肢动脉疾病少见，仅仅占所有肢体缺血性疾病的5%。

【病因与病理】

周围动脉闭塞性疾病主要分为动脉栓塞和血栓形成两大类。动脉栓塞的主要原因有脱落的动脉粥样硬化斑块、心源性血栓等，少数为医源性(如动脉血管内介入操作)。动脉血栓形成的主要原因是动脉粥样硬化、血液高凝状态、血管损伤和闭塞性脉管炎等，其发病与糖尿病、吸烟、高血脂、高血压(与脑血管的关系更密切)、寒冷刺激等有较密切的关系。急性动脉缺血的主要原因是继发于血管狭窄的急性动脉血栓形成，占80%以上。

栓塞发生后，血管远端及其分支发生痉挛，血管腔内继续形成血栓，长时间的栓塞和痉挛引起血管壁的退行性变化。血液供应中断后远端组织的代谢产物聚集引起组织坏死。心脏在动脉栓塞后负担会增大，而且与栓塞血管的粗细和数量密切相关。

【临床表现】

肢体动脉闭塞性疾病的主要临床表现有疼痛、皮肤苍白、感觉运动异常、间歇性跛行、静息痛。动脉管腔若完全闭塞则可产生坏疽。体检时可有肢体麻木、冰冷、色泽苍白或变色发黑、远端肢体动脉搏动明显减弱或消失。严重者可以出现全身症状，如水肿、心力衰竭、阻塞性肺病等。

【影像学表现】

1. 超声检查：多普勒超声通过回声强弱的变化可以确认血栓的部位和血流情况。

2. MRA：作为非侵入性的（相对）检查，可以得到三维、横截面的图像，是一项评估血管狭窄非常有效的检查。使用对比剂的增强 MRI 可以得到更好的 MRA 影像。

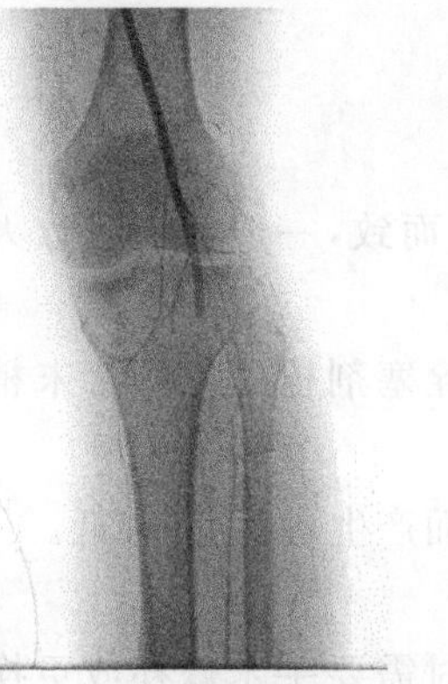

图 12-6-1　腘动脉急性血栓形成

3. CTA：可以评估外周血管解剖和明显狭窄，并遴选出需要进一步干预的血管。并可提供下肢血管相关的软组织诊断信息，如腘动脉陷迫和囊性外膜病变，以评估血管闭塞的程度。

4. DSA：诊断血栓的最准确方法，需要在病情稳定和充分抗凝治疗后进行，可以确认血栓、血管狭窄的存在，判断动脉粥样硬化的程度和范围。急性动脉血栓表现为血管腔的突然性中断（图 12-6-1），阻塞端呈杯口状或截断状，远端血管腔不能显示，相邻动脉分支血液供应正常，多发性栓塞可见多个血管分支中断。近端血管腔形态正常，无明显狭窄或变形。动脉栓塞表现为血管腔不规则狭窄、阻塞，阻塞端呈不规则的扭曲变形和中断，近端血管腔可见狭窄或局限性充盈缺损，病变远端血管可能通过狭细的血管供应或侧支循环供应而显影，但显影速度较慢，充盈不满意，肢体循环速度明显减慢，血管可出现广泛的痉挛狭窄。

【介入治疗适应证】

肢体动脉闭塞性疾病的血管内介入治疗无绝对禁忌证，主要适应证如下。

1. 动脉闭塞性病变，有明显的缺血症状和体征者。

2. 合并肢体末端缺血坏死，尚未发生感染或感染扩散者。

3. 反复发作的肢体缺血性疼痛，用扩张血管和静脉溶栓治疗有一定效果但难以根除症状者。

4. 局限性或节段性狭窄，狭窄率在 75%以上。

【介入术前准备】

1. 患者准备：影像学检查；血液常规和出凝血时间检查；肝肾功能检查；造影剂过敏试验；备皮；镇静止痛。

2. 器材准备：常规血管造影器械，扩张导管，微量注射泵，急救设备。

3. 药物准备：对比剂，肝素，溶栓、扩管药和抗凝药物。

【介入治疗技术】

治疗原则：溶解血栓、扩张血管、改善微循环、开通闭塞的大血管、防止再灌注损伤、活血化淤治疗。

1. 穿刺插管：常规采用 Seldinger 技术穿刺健侧股动脉，部分患者可采取同侧动脉顺向穿刺插管，便于逐段检查观察动脉近端有无狭窄和栓塞情况。

2. 造影检查：将导管头端放置于血管病变段近端 5～10 cm 处造影。动脉栓塞后局部血流减少，肢体对缺氧刺激敏感，造影时造影剂用量要适当减少、注射速度要减慢，以免加重血管内膜的损伤。若造影时疼痛明显，可预先向血管内注入 1%利多卡因 5～10 mL，或将利多卡因溶液与造影剂混合并加温到接近体温后再进行造影。

3. 介入治疗：肢体动脉闭塞性疾病的介入治疗方法主要包括溶栓术和成形术。单纯血栓栓塞者仅用溶栓术；合并血管狭窄者，一般先溶栓，再对狭窄进行成形。

(1) 溶栓治疗：将导管末端插到血栓附近或血栓内进行血管内接触式溶栓，一般采用专用的溶栓导管或直头多侧孔导管注入溶栓药物。先将微细的导丝设法插入并通过栓塞段，利用导丝的机械性作用在血栓内打开隧道，以扩大药物与血栓解除的表面积，若导丝不能进入血栓，则将导管放置于血栓近端 5～10 cm 处灌注溶栓。导管进入血栓区域后，首先进行反复的抽吸和肝素盐水冲洗，以尽量吸出比较新鲜的血凝块和变质坏死成分。

首先采用一次性大剂量冲击灌注，开始注射时采用渐进性脉冲-喷射法，用 1 mL 注射器抽取 1 万单位的尿激酶，快速用力注入，每分钟注射 1～3 次，共注射 20～30 次(30 万～40 万单位)，再将尿激酶 70 万～100 万单位用微量注射泵按每分钟 1 万～2 万单位的速度缓慢持续注入。同时使用复方丹参注射液、前列腺素 E、低分子右旋糖酐等加强扩管溶栓效果。首次灌注溶栓的药量要足够，用药时间足够长，直至血栓溶解。但药物溶栓时间超过 2 小时仍无变化者应暂停大剂量溶栓。

溶栓过程中，每间隔 30～60 分钟造影复查一次，观察血管是否再通和狭窄情况，以确定继续溶栓或采取血管内成形治疗(图 12-6-2)。若血管未能恢复通畅，则将导管末端放置在栓塞近端，通过留置导管每日用较小的剂量连续灌注溶栓。每日复查造影一次，了解溶栓效果。血管部分通畅时需要使用导丝通过狭窄段，将导管深入到狭窄段近端继续灌注溶栓药。完全再通而无坏死发生者继续抗凝治疗 1～2 周，有部分肢体坏死者，等待坏死界限明显时行局部清创切除。

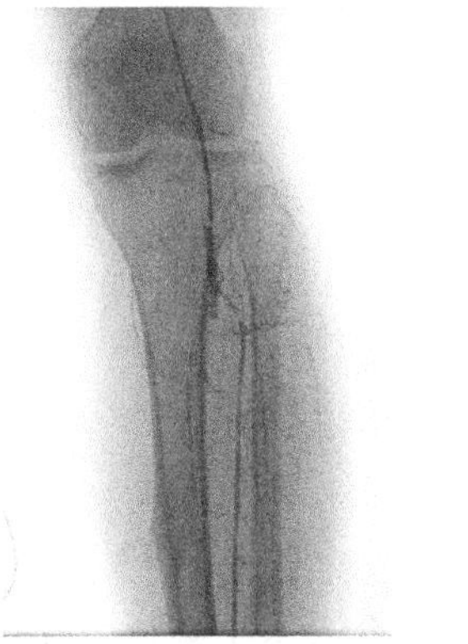

图 12-6-2　腘动脉血栓溶栓术后部分开通

条件成熟时可采用 OASIS 流变溶栓或 ATD 浸软溶栓。OASIS 流变溶栓装置主要是可以连接于高压注射器的内空流变导管，通过高压注射器将肝素盐水以 700～900 psi 的压力、2 mL/s 的流速快速注射入导管内纤细的注射腔，并经导管口部喷出，由于喷出的高压盐水正对着较粗的引流导管腔，水流腔径的突然变化引起注射点周围压力的改变，在注射腔和引流腔之间的区域形成负压环境(称为文氏作用)，造成附近的血栓被吸引而脱离，同时被高压水流粉碎成细小的碎片，血液碎块和盐水再混合后经过引流腔排除。操作时将 OASIS 导管在微导丝的引导下送至血栓近端，启动高压注射器并以每秒 1 cm 的速度来回移动导管并缓慢推进直至注射结束，反复 3～5 次直至血栓彻底清除。OASIS 流变溶栓的优点是不容易损伤和穿透血管、溶栓效果显著、不会导致其他器官的出血。特别适合于管径较小的动脉血栓、病程短于 1 周的急性血栓和人造血管内的血栓。

机械性去栓术作为一种替代治疗用于急性肢体缺血。凝块吸出(经皮动脉栓塞术吸出术)、流体导管和机械性凝块破坏装置均是急性肢体动脉缺血的机械性取栓方法。优点是它能直接移走凝块，快速恢复血流。

(2) PTA：对局部溶栓无效但可以用导丝通过的狭窄病变，可改用血管内球囊成形方法，压碎新鲜血栓、压扁陈旧性血栓，从而提高局部血流量。溶栓后 PTA 特别适合于年龄大、病程长、血管内附壁粥样硬化斑块多、对溶栓药物反应不敏感的动脉栓塞性病变。在狭窄段较长、多发狭窄存在时，扩张成形应从狭窄远端开始，逐渐向近端进行。以免狭窄近端扩张后血管变形压迫狭窄远端，或近端扩张后脱落的血栓完全堵塞狭细的血管腔。PTA 球囊应从小到大依次选用，防止血管内膜和管壁过度撕裂。

(3) 支架植入术：上肢动脉支架植入可经同侧桡动脉、肱动脉穿刺，也可经股动脉路径穿刺植入。单侧髂动脉或股动脉狭窄病变可经对侧(健侧)股动脉途径穿刺。若双侧髂动脉和(或)股动脉狭窄，或一侧闭塞性狭窄，另一侧也有程度不同的狭窄，则应该经左锁骨下动脉穿刺途径插入导管鞘进行各种操。术中如果器械不能跨过病变部位可以试着穿刺同侧腘动脉及足背动脉进行操作。经导管鞘送入导丝并引入导管，完成造影和狭窄闭塞段血管测量；导管与导丝配合通过狭窄及闭塞血管；沿长导丝引入导引导管至狭窄区域上方，经导引导管引入支架套装，准确定位后将支架释放入狭窄或闭塞的血管内(图 12-6-3)。支架膨胀不满意者进行内支架的球囊扩张成形术。

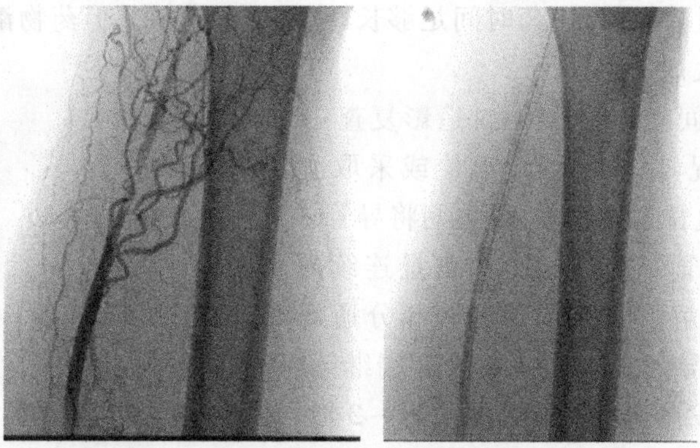

图 12-6-3　股动脉下段狭窄行支架植入术

介入术中必须全身肝素化。

4. 介入后处理：常规保留导管继续抗凝溶栓 1～3 天，以保持疗效和预防血栓再形成。可采用尿激酶 30 万～50 万单位溶解于 500 mL 生理盐水内，用微量注射泵持续注射 4～6 小时，间隔期内用肝素溶液维持输入。术后短期内可采用高压氧治疗，以促进患肢组织修复和功能恢复。口服抗凝药 3～6 个月，溶栓效果较差或无效者，应积极选择其他治疗方案。

【术后处理】

1. 一般需留管观察数天，期间要注意保护导管，防止滑脱。如无血栓再形成、血管保持通畅者即可在床边拔管，按常规可靠加压包扎止血，预防大出血及形成假性动脉瘤。

2. 检测生命体征，重点观察治疗肢体的皮肤色泽、皮温、肢体远端动脉搏动的变化。

3. 积极抗感染治疗。

4. 支架植入术后，继续肝素化 3 天以上，口服抗血小板聚集药物 3～6 个月。术后 1 个月、3 个月、6 个月定期影像学复查判断疗效。纠正高血糖、高血脂、控制高血压。

【并发症与处理】

1. 血管损伤:包括假道和夹层,由于导丝和导管进入硬化斑块缝隙、用力过度穿破血管内膜、球囊过度扩张等引起。一旦出现导丝或造影剂超越正常血管横径即应暂停操作,停用溶栓药物,观察1~2小时后造影复查,若渗漏和夹层消失,再继续进行溶栓治疗。

2. 再灌注损伤:术后突发灼热、疼痛、肿胀、皮肤温度明显增高等,一般持续24小时,部分患者可能发生筋膜室综合征。灌注溶栓前后可用具有抗渗出、消肿胀、清除组织自由基的糖皮质激素、β-七叶皂苷钠和肌苷等防治:β-七叶皂苷钠20 mg加入生理盐水500 mL静脉滴注、肌苷2~4 g静脉输注、地塞米松20 mg静脉或经导管注入。严重的骨筋膜隔室综合征需要急诊手术减压。

3. 出血:可发生在内脏器官和穿刺部位。应暂停溶栓治疗,严重时采用相应的止血措施。

4. 远段动脉栓塞:任何腔内介入操作(导丝导管的触碰、球囊扩张术、支架植入术、斑块切除术、药物溶栓术等)都有可能引起斑块或血栓掉落导致远段动脉栓塞,能通过血管造影发现及引起临床症状的栓塞。通常能够经腔内处理,不影响患者的临床预后。预防此类并发症,首先在术前对病变及入路应充分评估,术中操作轻柔,避免反复扩张病变部位。治疗方面可行药物溶栓或机械吸栓治疗等,如无效则可根据情况选择球囊扩张及支架植入,或动脉取栓等。

5. 血栓形成:除病变自身情况外,血栓形成主要与操作过程中导丝、导管及球囊扩张时对血管壁的损伤有关,严重者可导致血管急性闭塞。预防血栓形成应在操作时动作轻柔,忌粗暴,减少导丝等器械在血管内反复移动。适量的肝素抗凝等可预防和减少血栓形成。可适当应用血管解痉剂。发生血栓形成时应立即行导管溶栓术,对内膜活瓣部位应行支架植入进行纠正。

6. 全身毒性反应:由于闭塞远端肢体变性坏死的组织吸收引起。术后出现发热、酸碱平衡失调、肾功能损害等,需要对症处理。

(李春华)

第七节 上下腔静脉阻塞

上、下腔静脉是连接周围静脉与右心房的通道。腔静脉阻塞包括上腔静脉综合征(superior vena cava syndrome,SACS)和下腔静脉综合征,是不同原因引起的完全性或不完全性腔静脉及其主要分支的堵塞,后者若发生在下腔静脉上段肝脏区域则称为布-加氏综合征(budd chiari syndrome,B-C-S)。腔静脉阻塞将导致上腔静脉或下腔静脉的血液不能顺畅地回流到心房,形成局部性静脉淤滞和侧支循环为主要表现的一系列临床表现,治疗以清除血栓和分流减压为主,近年来以血管内球囊成形结合腔静脉支架置入为主要治疗手段。

【病因与病理】

腔静脉阻塞的病因复杂,往往是多种致病机制共同作用的结果,上腔静脉阻塞90%以上与恶性肿瘤有关,布-加氏综合征一般与良性狭窄因素有关。主要原因如下:①恶性肿瘤侵犯腔静脉,主要见于肺癌、肝癌和肾癌等;②肿瘤或转移淋巴结压迫;③血栓形成;④先天性发育异常;⑤炎性狭窄;⑥外伤或手术损伤后局部瘢痕组织收缩。

腔静脉发生阻塞后的病理改变主要是腔静脉壁的增厚、毛糙、炎性增生、条索状狭窄栓塞、血栓形成和机化、癌性结节和腔内隔膜等,相近属支静脉或肝静脉可出现类似变化。急性期可见脏器组织的充血、肿胀、静脉淤血和表面包膜光滑、部分中心组织肿胀性坏死;慢性期中央静脉出现淤血、扩张、出血,阻塞端前附近的脏器可发生细胞变性坏死、纤维化,肝脏可出现淤血性肝硬化。总而言之,腔静脉近端阻塞后可以引起阻塞段以前静脉血管和所引流的脏器的一系列变化,包括静脉血流淤滞、脏器功能受损和侧支循环形成等,根据阻塞的部位可以涉及不同的范围和器官。

【临床表现】

腔静脉阻塞综合征的临床症状主要包括阻塞前段腔静脉系统梗阻、引流区域的静脉性淤血和所引流器官的功能障碍等三大症状群,根据症状和体征可以大致判断阻塞的部位和程度。

上腔静脉阻塞有头痛、头颈部肿胀、上肢浮肿、呼吸困难等,局部静脉回流障碍致颜面部及上肢浮肿和颈静脉怒张,侧支循环形成的胸壁浅表静脉扩张迂曲。布-加氏综合征急性期主要表现为上腹剧痛、恶心呕吐、腹胀、肝脾增大,迅速出现腹水、急性肾功能衰竭;慢性期可持续多年,症状持续加重或间断发作,腹部脏器淤血致腹胀、顽固性腹水、肝脾增大、下肢及腹部浮肿,侧支循环形成腹壁浅静脉和食管静脉迂曲扩张等。

【影像学表现】

1. 超声检查:首选的检查方法,诊断符合率高。声像图可显示腔静脉梗阻的类型,频谱多普勒可显示狭窄段的高速射流,同时显示肝脏增大、门静脉增宽和血流缓慢、脾脏增大、腹水、侧支循环血管扩张迂曲等。

2. CT:平扫加增强扫描可显示腔静脉局限性缺如或狭窄、肝脾增大、腹水、侧支循环血管,肝脏尾叶代偿性增大,呈中心部"扇"样强化等。

3. MRI:平扫显示腔静脉变窄、管腔内可见充盈缺损、隔膜或闭塞等,属支静脉或肝静脉分支扩张,门静脉扩张和腹水。急性期 T_2WI 可显示脏器充血水肿的弥漫性高信号,慢性期信号不均,肝脏的尾叶变化较轻。增强扫描可更清晰、准确地显示腔静脉、属支静脉和肝静脉的形态、侧支循环的分布以及脏器实质情况。

4. 静脉造影:腔静脉和肝静脉造影是显示腔静脉阻塞综合征的直观而准确的方法。腔静脉造影可通过股静脉或颈静脉穿刺进行,可以显示狭窄或梗阻的部位、长度、程度和是否有充盈缺损。完全闭塞时通过双向造影可以了解闭塞段的准确长度。

【介入治疗适应证】

腔静脉狭窄或阻塞的治疗原则是解除局部血管狭窄、改善淤血脏器的功能。血管造影时所显示的血管狭窄或阻塞的程度和长短、是否合并相邻的血管畸形等,是介入放射治疗方案的主要参考依据。

1. 恶性肿瘤导致的腔静脉狭窄,常规的化疗或放射治疗完全无效或效果不明显,或治疗后很快复发者。可以考虑腔静脉支架置入。

2. 腔静脉良性狭窄,包括单纯的腔静脉狭窄、膜性狭窄和局限性闭塞患者。可采用球囊扩张成形治疗,若扩张后弹性回缩明显,可考虑内支架置入。

3. 多支属支合并狭窄者,可根据不同的情况进行球囊成形和支架置入,确保腔静脉主干和主要属支(特别是肝静脉主要分支)的通畅。

4. 血栓栓塞,急性血栓经导管注入尿激酶等溶栓药物可溶解血栓、开通腔静脉。

【介入治疗禁忌证】

腔静脉成形术无绝对禁忌证,但下列情况应慎重。

1. 血栓性静脉炎急性期,应先进行抗感染和抗凝处理,病情稳定后再进行腔内成形术。

2. 腔静脉内有血栓者,需先行溶栓治疗,以防止血栓脱落栓塞肺动脉。

3. 腔静脉及其属支多部位、大范围闭塞,特别是血管呈条索状闭塞者。

【术前准备】

1. 患者准备:完备的影像检查资料,检查心、肺、肝、肾功能,血尿常规,出凝血时间。禁食4～6小时、碘过敏试验等。将病情、手术方法、目的、疗效及可能的并发症告知患者及家属,并签署知情同意书。

2. 器械准备:腔静脉成形治疗除常规的穿刺针、导丝和造影导管外,针对不同的病情和治疗手段需要准备特殊器械,如腔静脉穿刺针、腔静脉长鞘、腔静脉支架、球囊导管等。

(1) 腔静脉支架及递送系统:可供腔静脉成形的支架种类繁多,主要有 Gianturco Z、Wallstent、Palmaz、Memotherm、Symphony 等。主要参考狭窄段的长度和相邻段正常血管的直径选择支架,支架置入扩张后的长度要超出病变部位1～2 cm;支架的直径一般要求比相邻血管直径大0.5 cm。支架递送系统和支架是配套的。

(2) 腔静脉扩张球囊:腔静脉管腔粗大,狭窄段管壁韧性较大,进行腔静脉球囊成形术需要直径大、耐压力和回缩性能良好的高质量球囊。球囊直径2.0～2.5 cm,可耐受12～18个大气压。

(3) 腔静脉穿刺针和长鞘:腔静脉阻塞成形时置入接近腔静脉病变部位的长鞘,以便于穿刺、球囊扩张和输送支架,鞘的直径一般是10～12 F;腔静脉穿刺针长度和直径均较大,以满足操作需要。

3. 药物准备:造影剂、局部麻醉药、肝素、溶栓药(尿激酶)及急救药物等。

【介入治疗技术】

1. 腔静脉成形的途径:一般选择经股静脉途径,其优点是股静脉粗大而表浅、容易穿刺、术后容易止血、操作医师接受的辐射损伤较少。若股静脉闭塞或发育变异,可选择经颈静脉、锁骨下静脉途径,甚至考虑经腋静脉或贵要静脉,但后三者因距离远、血管途径弯曲,只能进行狭窄段的成形而不能进行闭塞段的直接穿刺。若怀疑腔静脉完全闭塞,则需考虑经颈静脉和股静脉同时穿刺。

2. 腔静脉造影:常规进行腔静脉造影检查,根据情况选择下腔静脉、上腔静脉和上下腔静脉联合造影,了解病变的部位、狭窄程度、狭窄长度、狭窄形式,并需要显示属支血管有无畸形或狭窄、狭窄段上下有无血栓形成。在布-加氏综合征,由于肝静脉阻塞的情况对治疗方案的选择和预后十分重要,要进行直接肝静脉造影,详细了解肝静脉的引流方向和是否合并狭窄。肝静脉造影宜经颈静脉穿刺进行,便于导管直接进入肝静脉分支,若肝静脉近端严重狭窄或闭塞,则考虑经皮肝静脉穿刺。

3. 穿刺再通:对完全闭塞的腔静脉,在扩张前必须进行闭塞段的穿刺,以建立通过导丝和扩张导管的狭小通道。穿刺时要避免穿刺到腔静脉壁而发生出血,可以采取斜位透视的方法将穿刺针指向前上方心房方向,或在B超引导下在狭窄端的中央穿刺,穿刺过程中用导管配合穿刺导丝做钝性分离。

4. 球囊扩张：在导丝引导下将扩张球囊置于腔静脉狭窄或完全闭塞段腔静脉穿刺口处，用设定的压力扩张球囊，每次扩张 3～5 分钟，扩张数次，使球囊中部蜂腰消失，以充分扩张狭窄段。但腔静脉狭窄处韧性大，球囊扩张后容易回缩，使每次扩张的效果不明显，在此情况下，一方面可以采取由小到大的球囊多次反复扩张直至狭窄大部分消失，另一方面可以通过扩张时球囊的形态变化间接了解腔静脉管壁的坚韧性，以便于选择较大的球囊进一步扩张或选用合适的支架。上腔静脉狭窄需要 10～20 mm 的球囊，下腔静脉则需要直径 20～30 mm 的球囊，若球囊较小，可以使用多个球囊同时扩张。

5. 支架置入：球囊成形不满意或需要长期保持狭窄段通畅时需要通过股静脉途径置入支架。经股静脉穿刺点放置 10～12 F 导管鞘，引入较硬的导丝，再顺导丝推送装有支架的输送导管，直至支架前端通过狭窄段进入远端血管，调整好支架的位置后缓慢释放支架，使支架逐渐撑开，若支架扩张不满意，可以在支架内用球囊进行适当扩张，使支架与管壁完全吻合。支架置入后再次进行腔静脉造影，了解腔静脉流通情况。若支架扩展良好，腔静脉通畅而侧支循环明显减少，则证实腔静脉成形术成功。

6. 局部溶栓：部分腔静脉狭窄前的血管腔内有静脉血栓形成，在球囊扩张和支架置入前需要进行局部溶栓处理，以免血栓突然脱落造成肺动脉栓塞。下腔静脉内溶栓前需在狭窄段的近心端放置滤器。溶栓剂多选用尿激酶，经导管直接灌注溶栓，在溶栓过程中要反复造影了解溶栓效果，并检测凝血状态和有无出血发生。若溶栓效果差，可不进行球囊扩张而直接置入支架，使血栓被压迫于支架与腔静脉壁之间，避免扩张后血栓脱落。

【术后处理】

1. 穿刺部位充分压迫止血后送回病房，静卧休息。严格观察患者的血压、脉搏、呼吸、体温等生命体征。

2. 术后 3 日内肝素化，并使用抗生素预防感染。术后 3～6 个月口服小剂量抗凝药物，如华法令、潘生丁、阿司匹林等。

3. 术后 3～6 个月内定期随访，对患者症状和体征进行对照观察，同时用彩色多普勒超声观察腔静脉、肝静脉血流情况。

【并发症与处理】

一般无严重并发症发生，可能出现的并发症如下。

1. 肺动脉栓塞：多由治疗时血栓脱落引起。一旦发生，应及时吸氧，较大的肺动脉血栓要立即经导管溶栓和作血栓消融处理，较小而分散的血栓，则采取静脉抗凝溶栓治疗。肺动脉主干栓塞时要立即手术取出。

2. 腔静脉或心包撕裂：多因误穿和过度扩张所致，以急性心包填塞和大出血为主要表现。对撕裂者需要急诊手术修补。

3. 再狭窄：因血管内膜增生，扩张程度不足、管壁结构弹性回缩、血栓形成和支架内血栓附着等引起，可在检查确认后再次球囊扩张成形及置入内支架。

4. 支架移位或断裂：多因支架较小或过短而致，可进入心脏或引起肺动脉栓塞，需要急诊外科手术取出，并再次置入适宜的支架。

（王　军）

第八节 布加氏综合征

【概述】

布加氏综合征(budd-chiari syndrome)是由于肝段下腔静脉和(或)肝静脉狭窄或阻塞所致的肝静脉和(或)下腔静脉血流受阻,进而继发门静脉高压和下肢静脉淤血等一系列临床症候群。

病因分先天性和后天性两种,前者为上段下腔静脉出生后未退化的蹼膜引起;后者与外伤、炎症肿瘤压迫和血管内血栓形成有关。任何下腔静脉阻塞而不引起门静脉高压者均不属本病范畴,而由肿瘤压迫和肝静脉血栓形成,造成肝静脉回流不畅而导致的相关症候群应属继发性 BCS。病理表现均为肝大、淤血、肝窦扩张肝静脉淤血,最后出现淤血性肝硬化。常采用以肝静脉为核心的分型,具体如下。

1. Ⅰ型:肝静脉阻塞型,占 10%~20%,南方较北方多见。肝段下腔静脉常有长条状狭窄。本型可分出两种亚型。a 型:肝静脉近心端膜性阻塞,远心端扩张者。b 型:肝静脉广泛狭窄闭塞者。

2. Ⅱ型:下腔静脉阻塞型,占 50%~70%。主要为肝段下腔静脉狭窄,而主肝静脉开口在狭窄段的远心端,肝静脉血回流困难,甚至出现逆流。

3. Ⅲ型:肝、腔静脉阻塞型,又称混合型,占 20%~30%,是上述Ⅰ、Ⅱ型的综合体。

4. Ⅳ型:肝小静脉闭塞型。为肝小静脉广泛阻塞,主肝静脉和下腔静脉通畅,而肝静脉楔压降低,极少见。

发病年龄以 20~40 岁为多见,男性略高于女性,造成肝后性门脉高压和下腔静脉回流障碍,而致肝脏损害,如诊断不及时可以导致肝实质纤维化、肝硬化甚至肝功能衰竭而死亡。

【临床表现】

1. 门静脉高压,肝脾肿大。

2. 下腔静脉高压:下肢浮肿、静脉曲张、色素沉着、慢性溃疡,侧胸壁和腰部上行性浅静脉曲张。

3. 伴随症状:性功能减退,女性月经紊乱、不孕等。

【影像学表现】

(一) X 线表现

下腔静脉、肝静脉造影表现下腔静脉和(或)肝静脉阻塞或狭窄,腰升静脉、脊柱旁静脉、奇静脉、半奇静脉等侧支显影和扩张,脾静脉扩张和门静脉高压。本病诊断金标准:血管造影。

(二) CT 及 MR 表现

1. 肝静脉和(或)下腔静脉明显狭窄或闭塞。病变段下腔静脉变细、截断,有时可见管腔内充盈缺损;第二肝门肝静脉会合处截断或肝静脉全程不显影。

2. 病变早期平扫肝脏体积增大,尤以尾状叶增大具有特征性。肝脏实质呈略低密度且不均匀,尾叶密度基本正常。增强扫描多显示中央部分出现斑片样高密度强化,周边密度较低,延迟后呈等密度改变。

3. 肝静脉不强化。

4. 肝内外侧支循环：表现为脊椎旁、主动脉两侧出现扩张的奇静脉和半奇静脉，腹壁两侧及前方可见多个增粗的血管断面。肝内侧支循环多见于肝静脉阻塞；肝外侧支循环则多见于下腔静脉阻塞。

5. 病程后期肝硬化改变，可有肝脏再生结节。

6. 伴或不伴轻度脾脏肿大、腹水、门静脉高压征象。

【临床治疗选择】

1. 临床症状不明显，侧支循环代偿良好者可保守治疗。

2. 具有临床症状且保守治疗无效或反复发作者需要行针对静脉狭窄梗阻的分流手术或局部狭窄解除性手术或介入治疗。

3. 多数患者优先考虑以经皮穿刺下腔静脉球囊扩张术为主的介入治疗。

【介入治疗适应证】

1. 肝静脉开口处膜性或节段性阻塞。
2. 下腔静脉膜性或节段性阻塞。
3. 肝静脉和下腔静脉成形术后再狭窄。
4. 下腔静脉和门静脉肝外分流术后分流道阻塞。
5. 下腔静脉和肝静脉阻塞远端合并陈旧性附壁血栓。

【介入治疗禁忌证】

1. 绝对禁忌证：严重心、肝、肾功能不全；明显的凝血功能障碍；大量腹水为经皮经肝穿刺禁忌证。

2. 相对禁忌证：肝静脉和下腔静脉阻塞远端存在新鲜、无附壁血栓为相对禁忌证，待血栓清除后仍然可以行介入治疗。

【介入治疗技术】

(一) 治疗方法的选择

所有患者均需行下腔静脉造影或肝静脉穿刺造影确定病理类型，以便选择最佳治疗方法。

1. 经皮穿刺下腔静脉球囊扩张术：适用于下腔静脉膜性或节段性阻塞、下腔静脉球囊扩张或血管内支架植入后出现再狭窄、外科分流术后分流道阻塞、下腔静脉膜性或节段性阻塞合并血栓形成，并排除血栓发生脱落的可能性者。

2. 下腔静脉 PTA 加支架置放术：适用于下腔静脉节段性闭塞、球囊扩张后弹性回缩50%以上、下腔静脉闭塞合并血栓形成而难以明确血栓是否脱落、下腔静脉膜性闭塞球囊多次扩张后仍出现急性或慢性再狭窄者。

3. 经皮经肝静脉再通术：适用肝静脉开口处膜性和节段性阻塞、副肝静脉开口处膜性阻塞、肝静脉开口处膜性或节段性闭塞球囊扩张和血管内支架植入后出现再狭窄、下腔静脉支架植入后引起的肝静脉开口处阻塞和肝静脉阻塞合并血栓形成者。

4. 经股静脉行下腔静脉置管溶栓术：适用于下腔静脉膜性或节段性阻塞合并血栓形成。

5. 经颈静脉肝内门体分流术(TIPS)：适用于静脉广泛性狭窄或闭塞、肝静脉阻塞开通后门静脉高压不能缓解且仍有消化道出血、肝移植前过渡性等待供体者。

（二）术前准备

1. 实验室检查（血液生化，甲胎蛋白，血、尿、便三大常规和凝血功能），超声、CT 或 MRI 检查。

2. 器材准备：包括各种不同直径和型号的经皮血管穿刺针、导管鞘、导丝、造影导管、球囊导管、血管内支架及其输送器、异物抓捕器、压力测量装置等。

3. 穿刺部位：推荐首选右侧股静脉，如果右侧穿刺点存在曲张静脉团、右侧髂股静脉血栓形成、右髂静脉阻塞，可选择左侧股静脉。术前影像资料显示下腔静脉完全闭塞时，推荐右侧颈静脉为穿刺部位。

（三）经皮穿刺下腔静脉球囊扩张术

1. 病变确定与压力测量：下腔静脉造影后确定狭窄或闭塞部、狭窄程度、侧支循环代偿情况，测量右心房压力和下腔静脉阻塞远端压力。

2. 开通穿刺：完全闭塞的 BCS 介入治疗中的关键性操作步骤之一。穿刺的方向应根据下腔静脉闭塞两端的形态来决定，一般首选由上向下穿刺，次选由下向上穿刺，若造影显示闭塞端呈笔尖状时，开通穿刺方向应顺从笔尖方向；在下腔静脉开通穿刺时的对侧端放置标志物（如放置猪尾巴导管）；穿刺在正侧位透视或超声引导下进行，穿刺点和通道应位于阻塞段的中心；由于下腔静脉近右心房段存在生理性弯曲，穿刺针前端应顺应此生理弯曲，以提高穿刺的安全性。

3. 造影：穿刺针和导管通过闭塞部位后造影复查，观察导管前端位置是否位于下腔静脉或右心房内（见图 12-8-1）。

4. 导丝引导：下腔静脉开通穿刺成功后，使用加强导丝通过闭塞段，以利于球囊导管通过闭塞段。下腔静脉隔膜有孔或由下向上开通穿刺者，导丝远端应置于上腔静脉内；下腔静脉闭塞由上向下开通穿刺者，导丝远端应置于下腔静脉下段，必要时将导丝经股静脉引出形成导丝贯穿。在隔膜较厚或节段性闭塞患者，合并下腔静脉血栓需要放置血管内支架时强烈推荐使用导丝贯穿技术（图 12-8-2）。

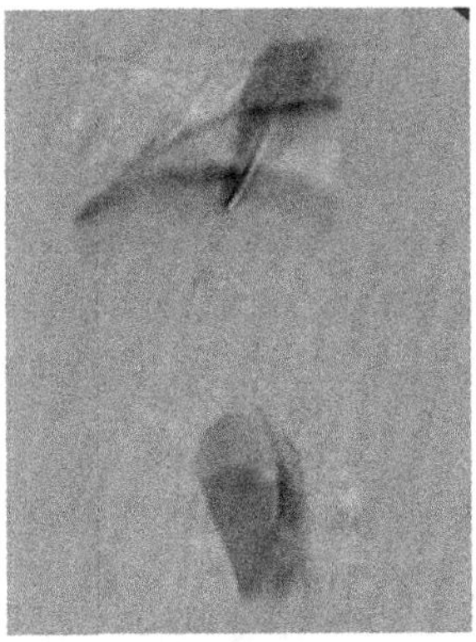

图 12-8-1 上腔、下腔静脉联合造影显示下腔静脉节段性闭塞

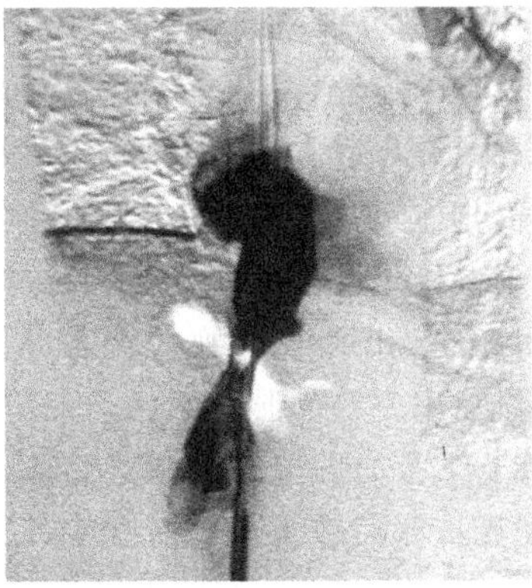

图 12-8-2 下腔静脉闭塞导丝贯穿术后

5. 球囊扩张：球囊大小的选择根据闭塞远端肝静脉和下腔静脉管腔直径而定。常用球囊直径应在 20～30 mm 之间。球囊扩张时使用低浓度对比剂，球囊扩张程度应至切迹完全消失为止（图 12-8-3），一般需扩张 2～3 次，每次持续扩张时间 1～3 分钟，在患者能够耐受疼痛的情况下可以适当延长扩张时间。

6. 压力监测：球囊扩张后应进行对照性下腔静脉造影和阻塞两端的下腔静脉内压力测量。

（四）下腔静脉血管内支架

1. 支架的选择：支架长度应大于闭塞段长度。选用Z形支架的直径应大于下腔静脉狭窄部位血管直径的40%；下腔静脉支架跨肝静脉或副肝静脉开口时，推荐使用Z形支架。

2. 释放支架：应在X线透视下严密观察支架弹开的过程，并嘱患者保持屏气状态下释放。从股静脉途径进行释放时应特别注意支架近心端定位低于右心房下缘1 cm以上。下腔静脉闭塞的部位与肝静脉或副肝静脉开口位置相邻近时，下腔静脉支架植入后跨越肝静脉或副肝静脉开口，支架释放后的近心端定位于右心房下缘（图12-8-4）。支架释放后若出现部分节段弹开不良，应及时使用球囊进行扩张使其张开。

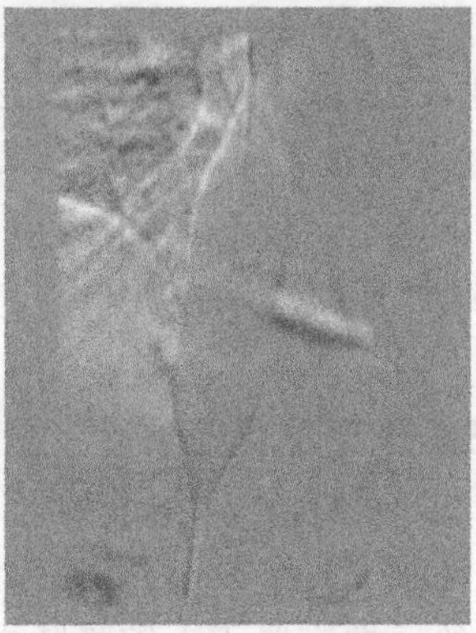

图12-8-3　下腔静脉球囊扩张中

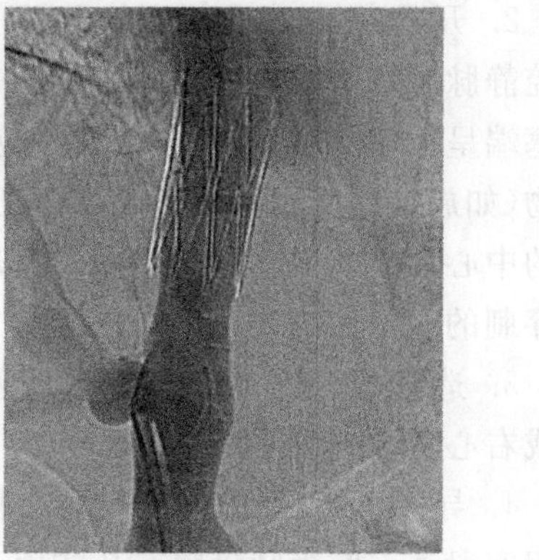

图12-8-4　下腔静脉支架植入术后

3. 复查：支架植入后应血管造影检查和下腔静脉远心段的压力测量。

（五）下腔静脉阻塞合并血栓形成的介入治疗

1. 临床处理原则：下腔静脉阻塞合并血栓形成时，推荐先处理血栓，再处理阻塞。治疗前首先判断血栓性质，是新鲜游离血栓、陈旧性附壁血栓还是混合型血栓，无钙化的血栓可以通过大腔导管在下腔静脉阻塞下端行抽吸试验判断是否为新鲜血栓。

2. 血栓处理：新鲜血栓以溶栓为主，支架压迫固定为辅。数量较少的新鲜血栓可以经导管于血栓局部注射溶栓药物，数量较多的新鲜可脱落血栓可以保留溶栓导管（3～5天）溶栓；明确的陈旧性附壁血栓无需进行溶栓治疗；混合性血栓先使用溶栓药物溶解，残余的陈旧性血栓用下腔静脉支架压迫固定。

3. 球囊扩张与血管内支架植入：难以完全溶解的血栓和血栓导致下腔静脉管腔狭窄者，球囊扩张后植入血管内支架，以压迫或固定血栓和支撑血管。

4. 肺动脉造影：在球囊扩张或植入支架后，在行下腔静脉复查造影后行肺动脉造影，了解有无肺栓塞。

（六）肝静脉阻塞介入治疗

1. 肝静脉开口处阻塞可以通过球囊扩张与血管内支架植入而实现再通；肝静脉阻塞合并副肝静脉阻塞者，需要开通副肝静脉。

2. 首选经颈静脉途径穿刺肝静脉，采用经皮经肝穿刺行肝静脉造影时，需行顺行性开通穿刺和经颈静脉途径插入抓捕器将导丝经颈静脉途径引出，供经颈静脉途径插入球囊使用。

3. 球囊的大小应较阻塞远心端血管管腔直径大 20%～40%，肝静脉扩张使用的球囊直径应大于 12 mm(小儿选用直径大于 10 mm)，多支肝静脉闭塞时，推荐尽可能对多处进行扩张。

4. 肝静脉阻塞合并血栓形成的处理原则和方法同下腔静脉阻塞合并血栓形成。

5. 球囊扩张后肝静脉压力下降不理想，或扩张通道弹性回缩 50%以上者，需要在肝静脉内植入支架，植入位置以近心端伸入下腔静脉内 1 cm 左右为宜，一般使用网织型支架。

(七) 经颈静脉肝内门体静脉支架分流术(TIPS)

1. 颈内静脉穿刺术：患者仰卧，头偏向左侧或右侧。行常规皮肤的消毒和局部麻醉，以右或左侧胸锁乳突肌中点的外缘即胸锁乳突肌三角区的头侧角为中心，采用静脉穿刺针呈负压状态进针穿刺，呈 45°角进针，针尖指向同侧乳头方向，进针深度 3～5 cm。

2. 引入静脉长鞘：穿刺成功后，将导丝送入下腔静脉，并用 10～12 F 扩张鞘扩张局部穿刺通道，通过导丝将静脉鞘选择性插入肝静脉，一般选择右肝静脉。

3. 选择肝静脉穿刺点：根据肝静脉造影确定门脉穿刺点，一般选择距肝静脉开口 2 cm 左右的静脉点，此点向前距门脉右干约 15 cm，向下距门脉右干 2～3 cm。

4. 门静脉穿刺：操作穿刺针柄部方向调节器，按设定的方向和深浅进行门脉穿刺。

5. 门静脉造影：当穿入肝内门脉 1 级或 2 级分支后，将导丝引入门脉主干，将 5 F 穿刺针外套管沿导丝送入门脉，置换超硬导丝，沿导丝将肝穿刺装置插入门脉主干后，保留带标记长鞘导管，经此导管插入带侧孔造影导管行门脉造影及压力测定(图 12-8-5)。

6. 分流道开通：沿插入肠系膜上静脉的超硬导丝置换球囊导管，在肝静脉和门静脉穿刺道行分流道开通术，分别充分扩张门静脉入口、肝实质段、肝静脉出口。

7. 分流支架置入：沿导丝将装有管腔内支架的输送器送入分流道，精确定位后释放，一般推荐选用直径 8～10 mm，长度 60～80 mm 的自扩式金属内支架(图 12-8-6)。

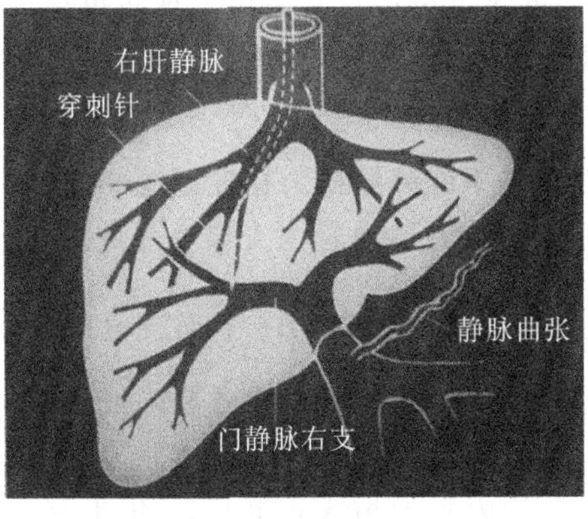

图 12-8-5　TIPS 门静脉穿刺示意图

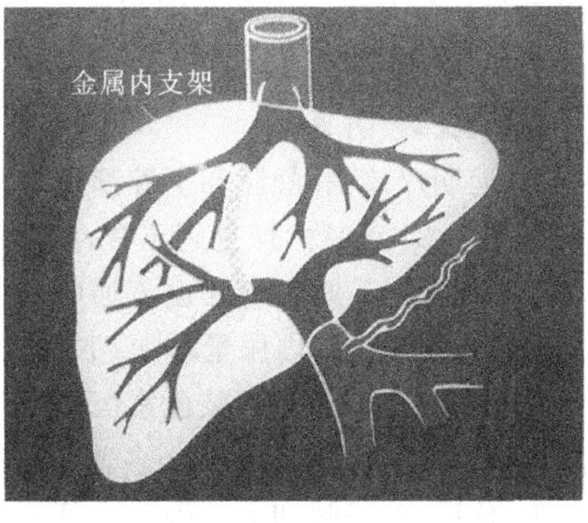

图 12-8-6　TIPS 支架植入术后示意图

8. 食管下段胃底静脉硬化栓塞：肝内分流道建立后，对胃冠状静脉、胃短静脉及所属食管、胃底静脉血流仍然较明显或有活动性出血者，将导管插入胃冠状静脉等侧支血管，经导管注入硬化和(或)栓塞剂。

9. 术后处理：穿刺点压迫止血后给以加压包扎 4～6 小时，术后卧床 20 小时，全身使用抗生素预防感染。术后常规抗凝治疗。

【并发症与处理】

介入治疗的并发症主要是与穿刺、球囊扩张和支架植入相关的局部损伤，与介入治疗相关的病死率约0.2%，显著低于外科手术治疗。主要有以下几方面。

1. 心包填塞：介入治疗术中较为严重的并发症，也是导致患者术中、后死亡的主要原因之一。在下腔静脉闭塞开通穿刺后，应在X线透视下观察心影大小和心尖波动。采用经颈静脉途径由上向下开通穿刺可预防误穿心包腔。一旦发生，推荐即刻行心包穿刺引流。

2. 血管破裂：造成患者术中死亡的主要原因之一，多见于穿刺通道经过细小的交通支而使用较大球囊进行扩张；也可见于开通穿刺通过下腔静脉管壁使用球囊扩张导致下腔静脉破裂。一旦发现血管破裂，推荐首选球囊封堵破裂口，再行覆膜支架植入或外科手术处理。

3. 肺动脉栓塞：见于下腔静脉或肝静脉阻塞合并血栓形成的患者。溶栓可降低肺栓塞的发生率；一旦肺动脉栓塞发生，推荐溶栓治疗。

4. 支架移位和脱入右心房：常见于下腔静脉阻塞使用Z形支架时，发生原因与支架释放前支架近心端定位误差、下腔静脉闭塞端近心段膨大、下腔静脉膜性闭塞使用内支架有关。预防措施为支架释放前行下腔静脉造影或经颈静脉途径释放。一旦发生支架移位和脱入右心房，推荐开胸取出。

5. 支架弹开不良与断裂：支架弹开不良多与狭窄部位占位（如陈旧性血栓）和周围组织压迫（肝肿大）有关，少数为支架支杆相互嵌顿。需使用球囊扩张支架。

6. 肝包膜破裂出血：用力推进开通穿刺针及将导丝插入肝静脉远端并用力推送球囊时突破肝包膜、未采用有效措施封堵穿刺通道、抗凝溶栓药物使用不当等是常见原因。表现为腹腔出血和血压下降。一旦发生应立即停止使用抗凝、溶栓药物，及时行下腔静脉和肝静脉造影，寻找出血源，并对出血部位给予栓塞治疗。

7. 再狭窄：可能与病因未能去除、致病因素持续存在有关。下腔静脉和肝静脉内支架植入后再狭窄发生的主要原因是血栓形成，少数患者再狭窄可以反复发生。预防再狭窄的有效方法是规范的抗凝治疗，再狭窄的处理包括抗凝、溶栓、球囊扩张与内支架植入。

【疗效评价】

1. 近期疗效：肝静脉和下腔静脉压力下降，右心房与下腔静脉压力梯度差缩小，通常在血管开通后24小时内恢复到正常；肝静脉和下腔静脉血流通畅，血管内支架弹开满意，术后1周影像学检查见原阻塞处血流通畅；临床症状和体征消失，下肢水肿消退，下肢与腹壁曲张静脉萎陷，24小时内尿量增加；下肢溃疡渗出减少。肝脏缩小，腹水吸收。

2. 远期疗效：临床下肢色素沉着变淡、溃疡愈合，下肢与腹壁曲张静脉萎陷或消失，腹水与黄疸消失；无再狭窄发生，多普勒超声复查肝静脉和下腔静脉血流通畅。

3. 预后：肝静脉和下腔静脉阻塞经球囊扩张和血管内支架植入再通后，5年生存率在90%以上。10%左右的患者可以发生再狭窄，经过再次介入治疗后其5年生存率在85%以上。1%～2%的BCS患者可发生肝静脉广泛性闭塞，预后较差，5年生存率不足50%。

（杜恩辅）

第九节 下肢深静脉血栓

【概述】

深静脉血栓形成(deep venous thrombosis,DVT)是血液在深静脉内不正常凝结引起的静脉回流障碍性疾病,多发生于下肢;血栓脱落可引起肺动脉栓塞(pulmonary embolism,PE),两者合称为静脉血栓栓塞症(venous thromboembolism,VTE)。下肢深静脉血栓形成是临床常见疾病之一,可造成严重的循环障碍和肺动脉栓塞等严重后果。常规的静脉药物治疗血管开通率不足一半,手术摘除血栓一般仅对数天内的血栓有效,对陈旧性血栓疗效有限,经导管内直接溶栓虽然在减少用药量的同时缩短了治疗时间,但对慢性血栓或长段广泛血栓疗效较差。

【病因与病理】

静脉壁损伤、静脉血流缓慢和血液高凝状态是静脉血栓形成的主要因素。手术刺激使血小板在凝血酶和二磷酸腺苷等的作用下变形和聚集性增强、血管损伤时限制血小板凝集使完整的血管内膜生理屏障遭到破坏、受损的壁内皮细胞释放出使血管显著扩张和血小板凝集的前列腺素等,都是深静脉血栓形成的诱发因素。

原发性髂股静脉血栓的起因主要是左侧髂总动脉跨越髂总静脉处对静脉血管的压迫或其他原因造成的髂静脉受压和血流减慢,如肿瘤、粘连索带、血管畸形等。继发性髂股静脉血栓多发生在手术后患者,小腿肌肉内的小静脉丛在上述诱发因素下,处于松弛状态而形成血栓。静脉血栓开始形成部位多合并有静脉壁局部的损伤和毛糙,血栓形成后不久开始明显收缩,使血栓的起始部分附着于静脉管壁,后续形成的血栓大部分游离于血管腔内,其浮游部分极容易脱落,经腔静脉进入右心而形成肺动脉栓塞。

深静脉血栓形成的自然病程长达半年以上,可出现血栓完全溶解、血栓机化伴静脉管腔闭塞、管腔再通伴静脉狭窄、静脉壁增厚和静脉瓣膜损害等几种后果。所出现的慢性静脉病变、静脉瓣膜功能障碍和静脉压力增高称为血栓形成后综合征。

【临床表现】

静脉血栓形成的主要症状是疼痛和压痛、患侧肢体肿胀发紫、静脉性淤血、浅静脉曲张和体温增高。疼痛多为坠痛或钝痛,浅静脉曲张主要为慢性病变侧支循环建立的后果。患侧下肢肿胀和充血以静脉血栓形成的附近和远端肢体明显。

体检可见肢体肿胀增粗、深静脉走行区域压痛、弥漫性凹陷性水肿、皮肤色素沉着等。深静脉血栓的并发症可出现肢体坏疽、肺栓塞等。

【影像学表现】

1. 多普勒超声检查:可显示深静脉内血栓的异常回声,血管腔的狭窄、闭塞,血流中断甚至反流。

2. 静脉造影:表现为深静脉不显影、腔内充盈缺损、静脉反流和侧支循环形成等几种表现。血栓完全堵塞静脉血管腔时,造影仅显示纤细的侧支循环血管,深静脉主干不显影;若静脉血管局限性闭塞,则显示为深静脉管腔部分显影,但管壁毛糙不整,管腔粗细不一致,造影剂充盈密度不均匀,深静脉瓣膜部分消失或残缺不全;浅静脉和交通支静脉扩张迂曲,分支增多、分布紊乱。或者表现为静脉管腔不连续,管腔轮廓不规则,呈虫蚀样充盈缺损,部分显影的静脉管腔突然中断，瓣膜残缺不全甚至消失，周围出现较广泛的侧支循环血管，显影的静脉血流仅能通过表浅静脉回流。若系髂静脉受压，则可表现为受压部位的局部静脉血管变扁呈喇叭状，局部显影密度较低、管腔边缘充盈缺损或僵直，周围侧支循环形成和远端血管造影剂排空缓慢。

3. 螺旋 CT 静脉成像：准确性较高，可同时坚持腹部、盆腔和下肢深静脉情况。

4. MR 静脉成像：无需使用对比剂，能准确显示髂、股、腘静脉血栓，但不能满意地显示小腿静脉血栓。

【临床治疗选择】

抗凝治疗可以有效降低血栓发生的危险以及血栓复发的概率，是急性期 DVT 治疗的基础。抗凝治疗应该从诊断确立或高度可疑时进行。但是，抗凝治疗却不能直接溶解血栓，对于严重的大面积 DVT，单纯的抗凝治疗是不够的。

与传统的抗凝治疗相比，溶栓治疗虽然可以快速溶解血栓，但与此同时也带来了较大的出血风险。系统性溶栓的出血风险更高于导管溶栓(catheter-directed thrombolysis，CDT)。因此应该严格把握溶栓的适应证和禁忌证，选择合适的患者进行治疗。

最近几年，腔内技术的发展为 DVT 及其并发症的治疗提供了新的方法。比如经皮血栓切除术、静脉成形术、下腔静脉滤器植入等。美国静脉疾病治疗指南和中华医学会外科分会血管外科学组最近制定的 DVT 治疗指南对急性期中央型或混合型 DVT，在全身情况好、预期生存期在 1 年以上、出血风险较小的前提下，推荐首选 CDT 治疗。

【介入治疗适应证】

若患者没有以下情况，即可考虑进行血管内介入治疗：近期活动性胃肠道出血、有脑出血史、孕妇和近期产妇、手术后或外伤后伤口尚未完全愈合修复、恶性肿瘤合并脑转移和脊髓压迫、严重高血压病和冠心病、有出血性休克病史、严重的凝血机能障碍等。

【介入术前准备】

1. 患者准备：患侧肢体静脉超声检查和静脉造影检查，了解血栓形成的部位、长短、侵犯范围，以便确定治疗方案。血小板计数、凝血酶原时间、部分凝血酶原时间、血清纤维蛋白原、血红蛋白和红细胞压积等检查；了解患者有无溶栓治疗的禁忌证，检查心肺功能，建立静脉输液通道，必要时留置导尿管。

2. 器械准备：根据病史长短、血栓部位、病变范围及患者自身状况选择适宜的介入治疗方法，并准备相应的介入治疗器械。如采用导管溶栓术，则应准备血管穿刺针、溶栓导管或导丝等。

3. 药物准备：除局麻药、造影剂、肝素之外，还应准备溶栓药，如尿激酶。

【介入治疗技术】

鉴于深静脉血栓涉及范围广泛、静脉血流动力学变化明显而复杂，需要采取多种技术方法综合处理。介入治疗措施主要包括间接静脉溶栓、经导管内直接溶栓、经导管血栓抽吸、血栓机械消融、经动脉灌注溶栓和腔静脉滤器置入等。

1. 腔静脉滤器置入：为预防血栓溶解或清除过程中较大血栓突然脱落栓塞肺动脉，介入治疗时最好预先置入腔静脉滤器。下腔静脉和双侧肾静脉造影了解肾静脉开口位置后，采用健侧股静脉途径或右侧颈内静脉途径穿刺，将临时性滤器或永久性滤器的上端放置在肾静脉开口下方 1.0～1.5 cm 处(图 12-9-1)。

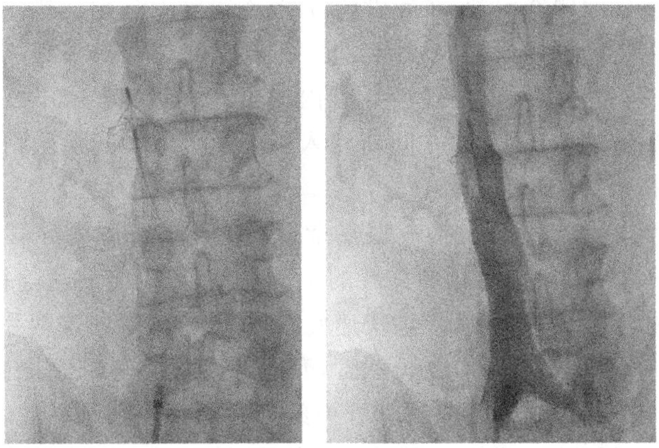

图 12-9-1 下腔静脉滤器置入

2. 间接静脉溶栓：常规经肢体浅静脉滴注一定量的溶栓、抗凝药物，以保持血液处于相对低凝状态，虽然一般不能溶解血栓，但可以使血栓形成速度减慢，延缓病情的发展，以利于局部针对性的血管内治疗处理。

3. 经导管内直接溶栓：深静脉血栓形成后静脉血流主要通过表浅的侧支循环，一般经静脉输注的药物难以到达深静脉内血栓表面，必须设法使药物直接进入深静脉血管内。经导管血管内溶栓一定要将导管插入血栓内或血栓附近，直接将药物送入血栓表面和内部进行溶栓，主要适用于病程 10～14 天之内的患者。一般采用患侧腘静脉穿刺(在 B 超引导下可提高穿刺成功率)。穿刺成功后引入导管鞘，行深静脉造影，了解血栓栓塞的长度，再在导丝引导下将 5 F 的溶栓导管插入深静脉血栓周围或血栓内，按 1 万～2 万单位/分钟的速度缓慢注射尿激酶 50 万～75 万单位，分别在尿激酶注射 1/2 和结束后进行造影检查，了解血栓溶解的情况。

4. 经动脉灌注溶栓：部分深静脉血栓形成可能完全堵塞静脉管腔，在尚未发生机化收缩时导管难以插入静脉血管内进行接触式溶栓，可以考虑经动脉灌注溶栓治疗，采用 Seldinger 技术穿刺动脉，将导管插入患侧肢体动脉进行造影，若延迟摄影发现血栓形成部位的静脉显影，则提示动脉血流仍可经过微循环进入静脉腔内，通过动脉灌注可起到一定的直接溶栓效果。

5. 经导管血栓抽吸：若直接溶栓不能将血栓完全溶解，对比较新鲜的血栓可以采用粗导管抽吸的办法予以处理。将 8 F 的粗腔导引管在导丝引导下插入深静脉，导管头端抵近血栓，用注射器保持负压抽吸，再拔除导管冲洗干净，反复多次抽吸，直至不能抽出血栓为止。抽吸既可将血栓部分抽出，同时形成的毛糙血栓表面，增加了与流动血液的接触面积，溶栓药物更容易发挥作用。

6. 经导管球囊压迫血栓成形：若导管抽吸不能抽出血栓，说明血栓比较陈旧，可以采用球囊扩张压迫的方法使血栓粉碎便于溶解，或直接压扁血栓，使血管腔恢复通畅。将 5 F Cobra 导管在导丝引导下缓慢通过血栓部位进入腔静脉，置入交换导丝，再经导丝引入直径 8 mm 左右的球囊导管，从髂静脉开始，逐步向下分段扩张球囊压碎血栓，直至髂静脉-股静脉-腘静脉通畅。

7. 血栓机械消融：对比较陈旧的深静脉血栓，在器材条件允许时，也可在导管抽吸治疗后采用血栓消融器进行血栓粉碎处理。使用氮气驱动的消融器时，穿刺静脉置入导管鞘，经导管鞘送入 7 F 血栓消融器导管，在导管的 Y 形连接管上分别连接氮气压力泵和药物输液装置。将导管头抵近或插入血栓内后启动消融器，依靠导管头内高速旋转的机械刀片将血栓粉碎成细微的颗粒，并从侧方的药液导管内抽出。消融过程中不断地从药液连接管注入生理盐水为高速旋转的刀片降温，并间断注入造影及了解血栓消融情况，反复进行多次，直至血栓基本清除和血管恢复通畅。

另一种血栓消融器(ATD)包括一根复杂传动结构的聚脲酯导管和一个氮气驱动的马达，导管粗 6～8 F，内为纤细、可弯曲旋转的金属主轴，尾端与马达连接，通过氮气驱动的马达产生气流驱动涡轮旋转，使金属主轴快速旋转；主轴的头端固定两片稍微倾斜的微小金属刀片，外套 10 mm 长、开有侧孔的金属套管，套管在刀片旋转时保护血管内壁不被损伤，同时形成循环负压将血栓经端孔吸引到套管内经刀片粉碎成细小颗粒，再经侧孔排除。刀片的旋转速度可以经过气动马达的气压阀进行调控，转速最高可达 15000 转/分，粉碎后的血栓碎片直径小于 15 μm，可以浸泡在血液内快速溶解。

8. 血管内支架置入：主要适用于血管疏通治疗或球囊导管压迫成形治疗后仍然不能恢复静脉血管通畅，以及明确的静脉瓣膜损伤而不可恢复其功能者。经同侧腘静脉或对侧股静脉穿刺，引入导管鞘和支架输送器，造影确认静脉管腔狭窄的部位、狭窄程度和长度后选择适当的自膨式支架，支架的直径要稍大于邻近正常血管直径 2～3 mm，可以保证支架具备足够的张力维持血管腔通畅，同时防止支架脱落移位；髂股静脉交界处狭窄选择支架时，要考虑髋关节活动影响，使用柔顺性能良好、相对较长的支架；使用网眼较大的编织支架，可以防止支架直入后对静脉属支血流的影响。透视下准确定位，将支架放置在可以覆盖静脉狭窄全段的部位，但需注意尽量避免将内支架放置在股静脉-大隐静脉连接区域，以免造成瓣膜功能障碍。

9. 保留导管持续溶栓治疗：经过上述处理后，静脉血栓虽然大部分消除，血管部分恢复通畅，但粉碎的血栓仍有继续造成栓塞的可能，血管内壁仍附有未溶解的血栓，需要进一步溶栓处理。可以将溶栓导管留置在血栓形成段的远心侧，进行 3～7 天的连续溶栓：尿激酶 50 万单位、肝素 5000 单位/天。并根据需要造影复查，直至血管腔形态和流速恢复满意。治疗过程中每日检查凝血酶原时间及纤维蛋白原定量，防止出血发生，并随时调整尿激酶和肝素的用量。

【术后处理和疗效评价】

1. 穿刺点常规压迫、包扎止血。

2. 应用抗生素预防感染。

3. 口服降低血液黏滞度和血小板凝集的药物 3～6 个月，一般使用阿司匹林 25～50 mg、潘生丁 25 mg，每日 3 次。

4. 术后 1～2 个月复查一次彩色多普勒超声，观察疗效。

【并发症及处理】

1. 出血：最常出现的并发症，主要与溶栓抗凝药物过量使用、患者有潜在出血危险、静脉管壁的直接机械性损伤和灌注性损伤等有关，可为穿刺部位或其他内脏器官的出血。防治措施主要是严格掌握适应证和禁忌证，治疗过程中密切监测凝血功能情况反复检查凝血功能，避免直接损伤血管壁和静脉瓣膜，掌握合理的药品用量和灌注速度，及时采用局部压迫和药物止血治疗等。

2. 肺栓塞：单纯溶栓者虽然有肺动脉栓塞的可能，但发生率较低；球囊成形和内支架置入时发生肺动脉栓塞的可能性较大，预防措施主要是放置腔静脉滤器，发生肺动脉栓塞后及时进行溶栓和清除血栓的处理。

（江广斌）

第十节　门静脉高压症

【概述】

门静脉高压症是一组由门静脉压力持久增高引起的症候群。大多数由肝硬化引起，少数继发于门静脉主干或肝静脉梗阻以及原因不明的其他因素。当门静脉血不能顺利通过肝脏回流入下腔静脉时就会引起门静脉压力增高，导致门-体静脉间交通支开放，大量门静脉血在未进入肝脏前就直接经交通支进入体循环，出现腹壁和食管静脉扩张、脾脏肿大和脾功能亢进、肝功能失代偿和腹水等一系列症状。

门静脉高压症的发病原因未完全阐明，各种原因导致门静脉血流受阻是其发病的基本因素。

原发性血流量增加型：包括动脉-门静脉瘘、脾毛细血管瘤、门静脉海绵状血管瘤、非肝病性脾脏增大。

原发性血流阻力增加型：肝前型与血栓形成、门静脉压迫有关；肝内型的发病率占 90%，可区分为窦前型、窦型、混合型和窦后型，与各种疾病导致的肝硬化有关，如特发性门静脉高压、早期原发性胆汁性肝硬化、肝炎性肝硬化、酒精性肝硬化、严重脂肪肝、晚期血吸虫病、布-加氏综合征等；肝后型与下腔静脉闭塞性疾病、缩窄性心包炎、慢性右心衰竭等有关。

肝硬化患者食管胃静脉曲张的发生率分别为 30%～70%，在发现有明确的食管胃静脉曲张后 1 年内，约 30%的患者存在 EGVB 的风险。

【临床表现】

1. 脾脏肿大，脾功能亢进。
2. 腹水。
3. 门体侧支循环的形成及门脉高压性胃肠病。
4. 原发性腹膜炎。
5. 食管胃底静脉曲张破裂所致的上消化道出血。
6. 肝性脑病。
7. 低蛋白血症。
8. 腹壁和脐周静脉曲张。

【临床治疗选择】

1. 一般治疗：病情稳定而无明显其他并发症时，以针对病因或相关因素治疗为主。适当休息、进食易消化饮食、病因治疗、支持治疗、护肝、降酶、退黄治疗等。

2. 降低门静脉压的药物治疗：根据不同情况使用血管收缩、血管扩张等药物，降低门静脉及其曲张静脉压力。一般需要早期、持续和终生治疗以减少其并发症，降低病死率。

3. 内镜治疗：内镜下套扎加小剂量硬化剂注射、胃底的曲张静脉延伸部分注射组织黏合剂等治疗食管胃底静脉曲张优于单纯使用硬化剂。

4. 三腔二囊管压迫止血：传统的治疗食管胃底静脉曲张破裂出血的压迫止血法，紧急应用S-B管局部压迫止血，可起到快速止血效果，可为内镜、介入或外科手术治疗创造条件。

5. 外科治疗：包括以转流术、脾脏切除术和贲门-胃底截断为主的各种手术方法，对门静脉高压症的外科治疗选择必须考虑到本病的发病原因、病理生理、血流动力、肝脏功能等诸多因素的影响，以选择合适的外科治疗方式。

6. 介入治疗：经颈静脉肝内门体静脉支架分流术（TIPS）、经皮肝穿刺门静脉分支栓塞术（PIE）、经皮经肝门静脉栓塞术（PTO）、经回结肠静脉栓塞术（TIO）、脾动脉栓塞术、经气囊导管闭塞法逆行性静脉栓塞术（B-RTO）、双重气囊闭塞下栓塞治疗术（DBOE）、经肠系膜上动脉灌注垂体后叶素治疗术等，以TIPSS和PIE为主。

7. 保守治疗失败者根据病情选用介入或手术急诊减压治疗；预防再出血治疗仍以内镜治疗和药物治疗为主；严重或反复发作上消化道出血、顽固性腹水者考虑介入和手术治疗；对于终末期肝硬化门静脉高压如有条件可行肝移植治疗。

【介入治疗适应证】

1. 门静脉高压，近期发生过食管胃底静脉曲张破裂大出血者。

2. 虽经内科治疗效果欠佳，一般情况及CHILD分级又难以接受外科治疗者。

3. 多次接受经内窥镜硬化治疗无效或外科治疗后再出血者。

4. 重度食管胃底静脉曲张，一旦破裂将致患者死亡者。

5. 肝硬化顽固性腹水者。

6. 肝移植术前对消化道做预防性治疗。

【介入治疗禁忌证】

1. 碘对比剂过敏者。

2. 有凝血功能障碍及严重的心、肝、肾疾病。

3. 未被证实的肝硬化门静脉高压。

4. 相对禁忌证：Child-Pugh评分在13分以上、未控制的肝内或全身感染、胆道梗阻、多囊肝、广泛的原发或转移性肝脏恶性肿瘤、门静脉海绵样变性。

【术前准备】

1. 一般性准备：传染病四项、血常规、尿常规、粪常规、血糖、电解质、正位胸片、肝功能、肾功能、凝血全套和心电图。

2. 影像学准备：影像学检查了解肝脏大小形态、肝静脉与门静脉的空间关系、门静脉的血流方向和速度。

3. 纠正严重的贫血、血小板和白细胞低下、血容量不足，并备用一定量的红细胞和血浆以防介入术中肝脏穿刺引发的大出血。

【TIPS治疗技术】

1. 患者仰卧，头偏向对侧，颈部消毒铺巾。

2. 经皮经右颈内静脉穿刺，置入导管鞘。

3. 引入亲水膜导丝和猎人头导管，在透视引导下进入肝静脉。

4. 肝静脉造影，根据肝静脉造影结果选择较粗大的肝静脉分支作为穿刺通道（图12-10-1）。

5. 交换引入加强导丝至欲穿刺的肝静脉分支深部。

6. 沿加强导丝引入 RUPS100 穿刺针双鞘至肝静脉分支内，经鞘引入特殊的穿刺针和外套管，向预设的门静脉分支处穿刺。

7. 门静脉穿刺成功后将导丝和造影导管引入门静脉进行门静脉造影，了解门静脉属支及侧支循环、确认门静脉-肝静脉穿刺通道长度和通畅情况。

8. 将导管插入扩张的胃左静脉或其他导致食管胃底静脉曲张的静脉分支，使用弹簧圈等栓塞剂栓塞(亦可在分流支架置入后再栓塞)。

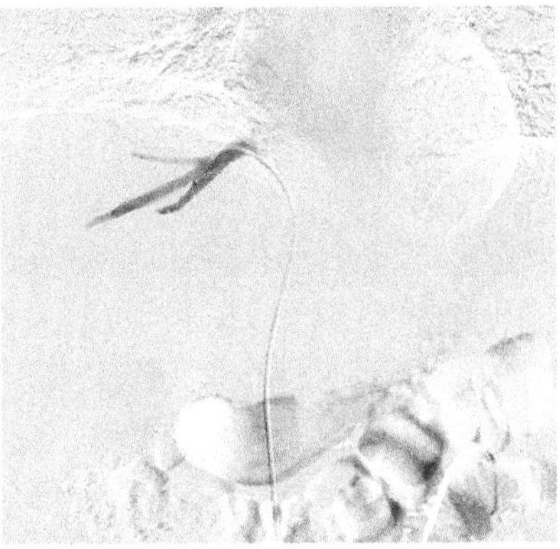

图 12-10-1　肝静脉造影

9. 沿导丝引入直径 10 mm 球囊导管扩张穿刺通道，造影沿导丝引入内支架输送器，按造影结果在门静脉-肝实质穿刺通道-肝静脉内定位后释放支架(直径 8～9 mm)。

10. 导管插入门静脉分支造影，了解分流情况，必要时对支架进行扩张定位。

11. 结束手术，穿刺部位加压止血。

【PIE 治疗技术】

1. 根据影像学检查结果选择门静脉穿刺途径(腋中线穿刺门静脉右支或剑突下穿刺门静脉左支)。

2. 患者仰卧，消毒铺巾，局部浸润麻醉。

3. 在超声或 DSA 引导下以 21 G 的无创伤穿刺针经皮经肝穿刺。

4. 确认进入门静脉分支后向门静脉引入 0.18 英寸微导丝。

5. 经微导丝引入 6 F 三件套扩张器扩张穿刺通道并置入导管鞘。

6. 导管鞘引入 0.35 英寸亲水膜导丝，交换引入 5 F 猎人头导管至门静脉进行造影和测量压力，了解曲张静脉部位与程度(图 12-10-2)。

7. 在导丝引导下将导管插入供应曲张静脉的门静脉分支(多为胃左静脉)。

8. 使用弹簧圈为主的栓塞剂联合栓塞曲张分支(图 12-10-3)。

9. 造影复查无曲张静脉分支后结束手术，穿刺部位加压包扎。

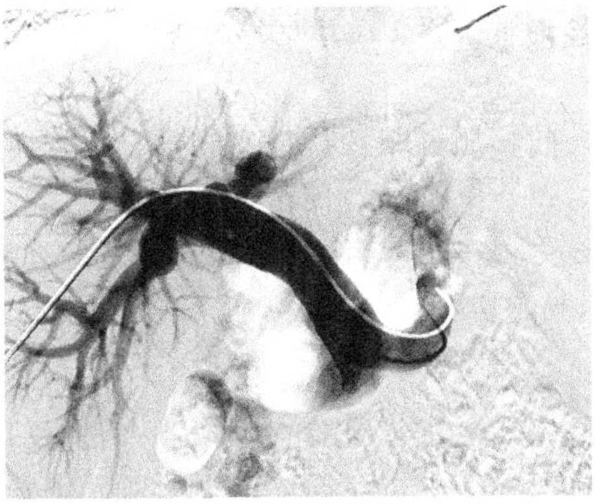

图 12-10-2　经皮肝穿门静脉造影

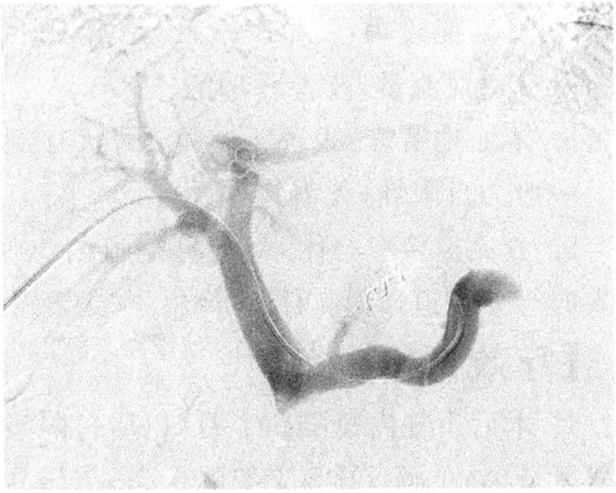

图 12-10-3　胃冠状静脉弹簧圈栓塞术后

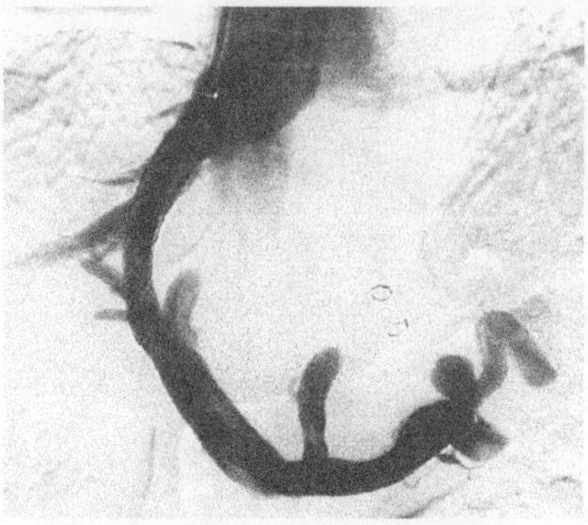

图 12-10-4　TIPPS 支架植入术后

10. 若大量腹水不适合经皮经肝穿刺，可经颈内静脉按 TIPS 穿刺途径完成食管胃底静脉的曲张栓塞（图 12-10-4）。

【术后处理】

1. 适度卧床休息，严密观察。

2. 术后 12 小时内禁食，1 周内禁食高蛋白质饮食，以防诱发肝性脑病。

3. 抗生素预防感染 3～5 天。

4. 保肝治疗。

5. 分流内支架置入后抗凝治疗，服用华法林 3～6个月。

【并发症与处理】

TIPS 主要并发症有肝性脑病、分流道狭窄和闭塞，另外还有肝动脉及门静脉损伤、胆道出血、腹腔内出血、肝功能损害甚至急性肝功能衰竭、右心衰竭、心包填塞、一过性肾功能衰竭、菌血症、败血症、心绞痛、溶血反应、支架游走等。

1. 腹腔内出血：最严重和最危险的并发症，主要与穿刺肝外门静脉主干或门静脉分叉部、球囊扩张时撕裂静脉壁、肝包膜损伤、凝血功能障碍等有关。少量的腹腔出血可自然经药物止血可缓解，严重的出血需要栓塞止血、覆膜支架置入或手术修补处理。

2. 肝动脉损伤：少见，多因反复穿刺和重度肝硬化肝动脉增粗所致。应立即进行超选择性肝动脉栓塞治疗。

3. 胆道损伤：发生率为 1%～4%，多为细小的胆道损伤，可有一过性轻度黄疸，一般无需特殊处理；胆道出血严重时需要肝动脉分支栓塞治疗。

4. 心包填塞：罕见，多因 Rupss-100 穿刺套装进入下腔静脉时损伤右心房所致，正确使用 Rupss-100 穿刺套装与在 X 线透视下操作是预防的关键。

5. 支架移位与成角：多需要分流道再扩张和重新支架置入。

6. 肝性脑病：术后最多见的并发症，发生率为 13%～25%。发生机制主要与年龄、肝功能分级、分流道直径和门体压力梯度密切相关。经内科治疗一般可于短期内消失。但少数患者可出现严重的肝性脑病，甚至肝功能衰竭。

7. 肝功能衰竭：发生率较低，是由于肝脏缺血性损害所致。应尽早行限流性支架置入，减少分流道血流量，改善肝功能。

8. 溶血性黄疸：表现为贫血、网状红细胞增多、间接胆红素浓度增高和结合珠蛋白降低。一般为自限性，无需特殊治疗。

9. 分流道狭窄与闭塞：与分流道内急性血栓形成、支架展开不全、内膜过度增生有关。必要时行分流道球囊扩张成形术、内支架置入术、内膜旋切术。

【疗效评价】

1. 术后 1 年内每隔 3 个月，以后每隔半年进行一次超声多普勒检查，术后 1 年进行门静脉直接造影，了解 TIPS 支架的形态、与门静脉肝静脉下腔静脉的空间位置关系、血流通畅情况、有无狭窄以及狭窄的位置，有无血栓形成。

2. 术后 1～3 个月内复查上消化道内镜或钡餐，重点观察食管胃底静脉曲张改善情况。

对出血复发者，进一步明确出血的部位和原因，排除门静脉高压性胃黏膜病变或消化性溃疡。

3. 实验室检查：定期进行血常规、肝功能、肾功能、血氨、甲胎蛋白检查，监测病情变化。

4. 疗效评价：TIPS 术后急性上消化道出血的控制率为 90%时，60%～85%的 TIPS 术后患者腹腔积液明显减少，内镜随访发现静脉曲张缓解或消失率为 80%～100%。TIPS 术后支架可出现狭窄，甚至闭塞。

（徐　霖　杜恩辅　施灵波）

第十一节　盆腔淤血综合征

【概述】

盆腔淤血综合征(pelvic congestion syndrome，PCS)又称卵巢静脉综合征(ovarian vein syndrome)，是由于慢性盆腔静脉血液流出不畅、盆腔静脉充盈、淤血所引起的一种独特疾病，是妇科及计划生育科盆腔慢性疼痛的重要原因之一，因其症状广泛，而患者自觉症状重与客观检查轻常不相符合，给诊断带来困难，严重影响妇女的身心健康。多数患者已婚，症状多半在某次分娩或流产后短时间内开始，最常见于 25～40 岁妇女。

【临床表现】

1. 腹部会发生慢性、持续性坠痛，一般是右下腹的疼痛较重，同时可伴有同侧或双侧下肢及髋部的酸痛无力。

2. 该病患者在性交时阴道深部可出现不同程度的疼痛，有些患者在性交后疼痛的症状可持续达半天以上。

3. 多数该病患者的下腹坠胀、疼痛与腰骶部酸痛等症状往往在劳累、排便、性交后及月经来潮前加重，有些盆腔淤血综合征患者还可出现精神不振、食欲减退、周身不适、失眠多梦、心烦易怒等自主神经紊乱的症状。

4. 甚至可出现月经量、白带量增多，月经失调及性冷淡等情况，易误诊为慢性盆腔疾病。

【影像学表现】

1. CT 及 MRI 检查：增强显示子宫旁静脉扩张、迂曲，重者呈瘤样曲张；正常卵巢静脉直径在 5 mm 以下，大于 7 mm 提示诊断；MRI 表现为子宫旁团状迂曲流空血管信号，盆腔周围脏器可见扩张的静脉丛。

2. DSA 检查：逆行卵巢造影是本病诊断的金标准；卵巢淤血，子宫充盈扩张；卵巢主干直径达到 10 mm；对比剂在卵巢的廓清时间大于 20 秒。

【临床治疗选择】

1. 一般治疗：通过休息和体位调节，改善盆腔血流状态，避免长期站立和睡眠仰卧位，作适当的体育锻炼以增强盆腔肌张力及改善盆腔血液循环。

2. 药物治疗：仅为对症治疗，不能根治，几乎所有患者在停药以后均复发。常用药物：抑制卵巢功能的药物；促性腺激素释放激素激动剂；依托孕烯；改善血管张力的药物；自主神经调节药。

3. 手术治疗，主要治疗方法如下。圆韧带悬吊术及骶韧带缩短术：适用于肥大"后位子宫"要求保留生育功能的年轻患者，通过改变子宫位置达到缓解症状的目的。经腹全子宫及附件切除术：适用于50岁以上近绝经期的女性，应将曲张的子宫静脉及卵巢静脉尽量切除。阔韧带筋膜横行修补术：适用于年轻、尚需生育而因阔韧带裂伤所致的严重盆腔淤血征患者。卵巢静脉结扎或切除：通过腹膜外切除左侧卵巢静脉。

4. 介入治疗血管，栓塞治疗：有明显下腹疼痛症状，经系统检查排除其他盆腔疾病所致，同时影像学有明显静脉曲张的卵巢静脉患者并可保留与卵巢血管相伴的神经。

【介入治疗适应证】

育龄期妇女，有慢性盆腔疼痛病史，反复诊断"盆腔炎"、内科治疗无改善，经腹腔镜或卵巢静脉造影证实盆腔静脉淤血综合征。

【介入治疗禁忌证】

月经期或未能排除其他盆腔疾病所致疼痛者，妊娠或可疑妊娠者，急性炎症期。

【介入治疗技术】

对于实体肿瘤，除常规的血管内介入治疗等专业方法外，还必须加入相应的物理消融、化学消融等治疗方法。

1. 术前准备：月经第3天检查卵泡刺激素(FSH)、黄体生成素(LH)、雌二醇(E_2)、孕激素(P)；术前测定肝肾功能、出凝血时间及血常规，均处于正常水平方可手术；手术最佳时间为月经前1～2周。

2. 患者取仰卧位，局麻强化，用 Seldinger 技术常规行右股静脉穿刺，置入导管鞘，将4～5 F Cobra 导管插入股静脉。

3. 导丝经股静脉、右髂外静脉、髂总静脉到达下腔静脉，先入左肾静脉造影，对比剂15～20 mL，显示左卵巢静脉，将导管进一步插入卵巢静脉，加压推注对比剂10～15 mL，显示卵巢广泛侧支静脉丛，嘱患者屏气增加腹压，此时更易观察曲张的静脉(图12-11-1)。

4. 如有卵巢静脉管径扭曲、扩张，直径大于5 mm，且血液反流、滞留；盆腔静脉丛严重充血；造影剂显著滞留，外阴、阴道或大腿部静脉曲张等影像学表现，可诊断为 PCS 并同时行卵巢静脉栓塞术。

5. 选择合适的栓塞材料，如医用胶类、血管硬化剂、明胶海绵颗粒和金属微弹簧圈等卵巢静脉主干远侧栓塞(图12-11-2)，5分钟后再行卵巢静脉造影，静脉不显影表示栓塞成功，同时观察其他伴行静脉状况；右卵巢静脉直接汇入下腔静脉，因而右卵巢静脉开口较小，有时很难找到，导丝经下腔静脉到达右卵巢静脉后同法行造影、栓塞术。

【并发症与处理】

1. 复发：栓塞不彻底，侧支未完全堵塞；栓塞节段不够长(卵巢静脉起始部到左肾静脉开口水平以下)；伴有髂内静脉或下腔静脉阻塞；病变为双侧性，仅栓塞治疗一侧。

2. 出血及血管破裂，导丝、导管穿破曲张的静脉壁，需要立即进行栓塞治疗。

3. 左肾功能异常，左肾静脉血栓，或异位栓塞，溶栓治疗。

4. 钢圈游走移位于肾静脉及肺内，外科取出。

【疗效评价】

1. 腹部疼痛缓解率90%。

2. 卵巢功能：卵巢静脉与子宫静脉之间存在交通支，故栓塞卵巢静脉主干后不会影响卵巢静脉的回流，一般不会影响其功能。

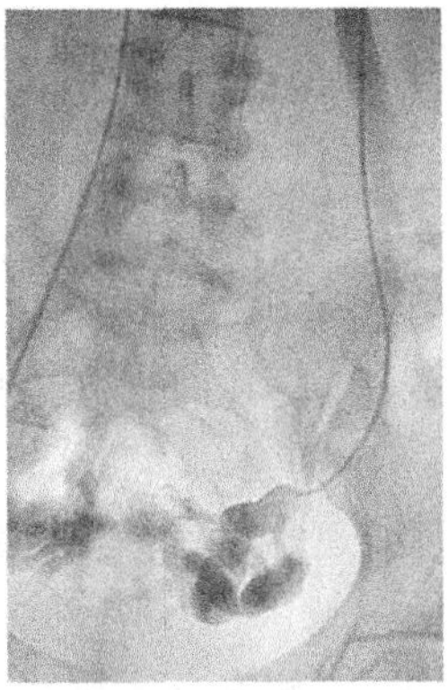

图 12-11-1　卵巢静脉曲张

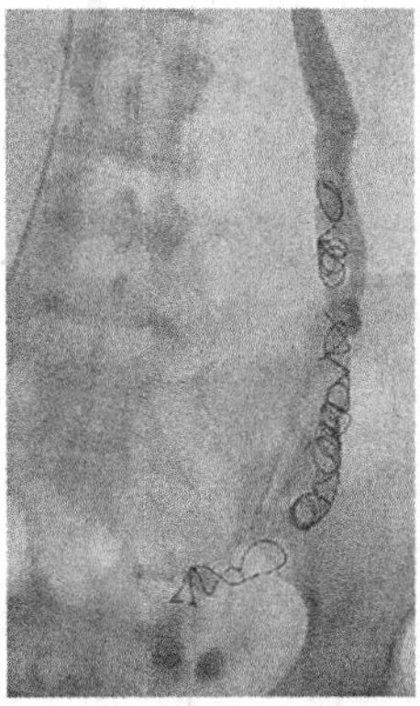

图 12-11-2　左侧卵巢静脉弹簧圈栓塞术后

（杜恩辅　徐　霖）

第十二节　精索静脉曲张

【概述】

精索静脉曲张是指精索的静脉回流受阻，瓣膜失效、血液反流而引起血液淤滞，导致蔓状静脉丛扩张、迂曲，95%发生于左侧，两侧较少。该病在普通男性中发病率约为 20%，在不育男性中约为 40%。本病多见于青壮年男性，青少年中相对较少，6～19 岁青少年精索静脉曲张总发病率为 10.76%，但是程度较重，多为Ⅲ度。

【临床表现】

患者可以完全无症状。如有症状，一般均在久立后阴囊有坠痛，重时可牵涉同侧下腹部或大腿内侧。平卧后此症状消失。近年来有精索静脉曲张患者精子数量减少而影响生育的报告。此外有些患者出现精神不安、焦虑、失眠、全身乏力、阳痿等症状。严重的精索静脉曲张可引起该侧睾丸萎缩。原发性精索静脉曲张可有男性不育史，患者站立时阴囊胀大，有沉重及坠胀感，可向下腹部、腹股沟或腰部放射，行走及劳动时加重，平卧休息后减轻，静脉曲张程度与症状可不一致，有时有神经衰弱症状或性功能紊乱的症状，引起症状性精索静脉曲张的原发病症状如腹痛、贫血、血尿、盆腔肿块等。

【影像学表现】

1. 多普勒超声检查：可确定睾丸的血流以及测定睾丸的体积。

2. 精索内静脉造影：用 Seldinger 法经股静脉插管至精索内静脉，注入造影剂，观察造影剂逆流的程度：造影剂在精索静脉内逆流长度达 5 cm 时为轻度；逆流到第 1 腰椎至第 5 腰椎水平者为中度；逆流至阴囊内者为重度。

【介入治疗适应证】

临床症状较重或精索静脉曲张伴精子异常的男性不育患者，均为栓塞适应证。近年来多主张在儿童及青少年期治疗精索静脉曲张，以期能提高生育能力。

【介入治疗禁忌证】

由左髂总静脉梗阻或腹腔脏器压迫及肿瘤导致并发病，则不宜行栓塞治疗。栓塞后将加重血液回流障碍，使睾丸损伤加重。

【介入治疗技术】

1. 患者平卧，采用 Seldinger 技术经皮穿刺右侧股静脉。

2. 5 F Cobra 导管沿下腔静脉到达左侧肾静脉，旋转导管头，使其向下并来回移动寻找，必要时试注少量造影剂观察精索静脉开口。

3. 借助导丝将导管送入精索静脉内，注射造影剂造影，仔细观察精索静脉的解剖结构以及曲张程度和分支情况(图 12-12-1)。

4. 选择恰当栓塞部位，如无分支则将导管送到骶髂关节缘，近侧有分支则将导管送至分支起始部下方，远侧有分支则将导管送至汇合部上方，先用明胶海绵碎粒浸泡在造影剂中，搅拌后在透视下缓缓注入，并嘱患者做 Valsava 动作，以便栓塞剂充分进入精索静脉下段，此处也可以用一些血管硬化剂(鱼肝油酸钠、聚桂醇)或者内皮破坏剂(无水酒精)等。

5. 然后根据精索静脉粗细选择相应大小弹簧圈及部位，经同一导管用导丝将弹簧圈推置于精索内静脉内，栓塞后将导管退至精索静脉上端，再造影观察栓塞情况(图 12-12-2)，栓塞效果满意，退出导管。

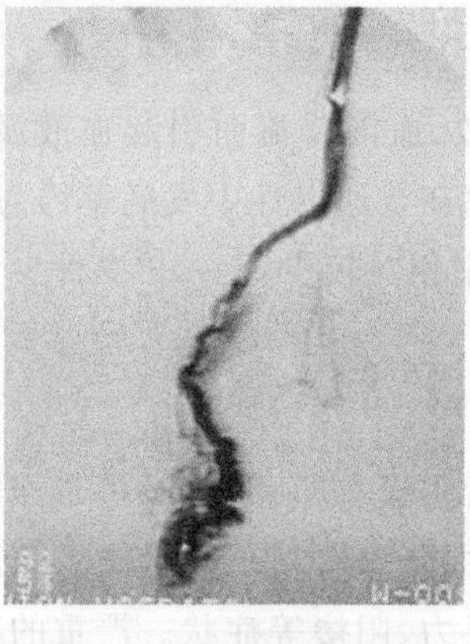

图 12-12-1　左侧精索静脉曲张

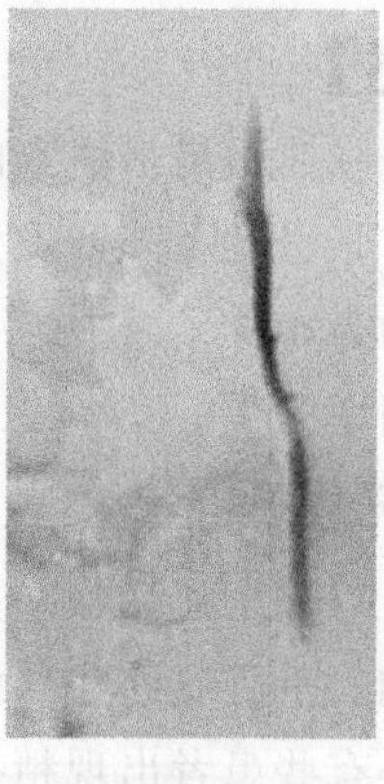

图 12-12-2　精索静脉栓塞术后

【并发症与处理】

精索静脉栓塞虽有许多优点，但其操作是在血管腔内进行的，应引起足够重视。

1. 根据解剖特点，右股静脉是髂总静脉的延续，较短，左侧稍长，导管进入后不易控制，影响成功率，加之穿刺右股静脉较左股静脉操作更为方便快捷灵活，故穿刺点应选择右侧。

2. 操作时避免导丝过早进入精索静脉，防止血管痉挛引起导丝再入困难。

3. 运用弹簧圈栓塞时应当注意：若精索内静脉近端呈“Y”形改变，栓塞的部位应在“Y”形交叉点下方，若精索内静脉远端有多条分支应在所有分支汇合点以上栓塞，并将所有分支都完全栓塞。

4. 运用鱼肝油酸钠栓塞时，严格掌握用药剂量及栓塞血管长度，下端不应超过内环平面，上端不应反流至肾静脉，防止硬化剂作用引起精索炎及肾静脉损伤。

5. 因精索静脉血管壁薄，插管操作动作应轻柔，少用或不用直头导丝及硬导丝，防止损伤静脉内膜或造成穿孔。

6. 术中注意防护患者睾丸，避免接受过量X线照射。

7. 精索静脉与肾静脉交汇处变异甚多，术前应备有多种形状导管或备电水壶以便进行导管塑形。

【疗效评价】

术后24小时，阴囊不适坠胀感消失，曲张的静脉较前空虚。

术后3个月，临床症状均消失，阴囊迂曲扩张的静脉丛视诊消失，触诊不明显。

多普勒超声检查，原有血管音均消失。

（杜恩辅　夏正超）

第十三章　介入放射学相关技术规范

第一节　综合介入诊疗技术管理规范

为规范综合介入诊疗技术临床应用，保障医疗质量和安全，制定本规范。本规范为医疗机构及其医师开展综合介入诊疗技术的最低要求。

本规范所称的综合介入诊疗技术是除神经血管介入、心血管介入和外周血管介入以外其他介入诊疗技术的总称，主要包括对非血管疾病和肿瘤进行诊断和治疗的介入技术。其中：非血管疾病介入诊疗技术是在医学影像设备引导下，经皮穿刺或经体表孔道途径对非血管疾病进行诊断和治疗的技术；肿瘤介入诊疗技术是指在医学影像设备引导下，经血管或非血管途径对肿瘤进行诊断和治疗的技术。综合介入诊疗手术分为四级（见附件）。

一、医疗机构基本要求

（一）医疗机构开展综合介入诊疗技术应当与其功能、任务相适应。

（二）具有卫生行政部门核准登记的医学影像科和与开展的综合介入诊疗相适应的诊疗科目，有与开展综合介入诊疗技术相关的辅助科室和设备。

（三）介入手术室（造影室）。

1. 符合放射防护及无菌操作条件，有菌区、缓冲区及无菌区，分界清晰，有单独的更衣洗手区域。

2. 配备有数字减影功能的血管造影机，配备心电监护。

3. 具备存放导管、导丝、造影剂、栓塞剂以及其他物品、药品的存放柜，有专人负责登记保管。

（四）有经过正规培训、具备综合介入诊疗技术临床应用能力的本院在职医师，有经过综合介入诊疗相关知识和技能培训的并与所开展的综合介入诊疗相适应的其他专业技术人员。

（五）开展三级以上综合介入诊疗手术的医疗机构，在满足以上基本条件的情况下，还应当符合以下要求。

1. 医疗机构基本条件（具备下列条件之一）：

（1）三级医院，有独立的医学影像科（介入放射）或者与开展综合介入诊疗工作相适应的临床科室，开展综合介入诊疗工作 5 年以上，5 年内累计完成综合介入诊疗手术病例不少于 2000 例，其中开展三级以上综合介入诊疗手术不少于 1000 例，综合介入技术水平在本地区处于领先地位。

(2) 二级医院,有相对固定的医学影像科或者与开展综合介入诊疗工作相适应的临床科室,开展综合介入诊疗工作 5 年以上,5 年内累计完成综合介入诊疗手术病例不少于 1500 例,其中开展三级以上综合介入诊疗手术不少于 800 例,综合介入技术水平在本地区处于领先地位。

有综合介入诊疗需求。设区的市以区为单位,区域范围内无获得三级以上综合介入诊疗手术资质的医疗机构;县域内需要开展急诊三级以上综合介入诊疗手术时无法及时到达有三级以上综合介入诊疗手术资质的医疗机构。由取得三级以上综合介入诊疗手术资质的三级甲等医院派驻取得资质人员进行长期技术帮扶和指导,时间至少 1 年,1 年后通过省级卫生行政部门组织的临床应用能力评估。

(3) 拟开展三级以上综合介入诊疗手术的新建或新设相关专业的医疗机构,应当符合本规范的人员、科室、设备、设施条件,并向省级卫生行政部门提出申请,通过省级卫生行政部门组织的临床应用能力评估后方可开展。

2. 有至少 2 名经过正规培训、具备三级以上综合介入诊疗手术临床应用能力的本院在职医师,其中至少 1 名具有副主任医师以上技术职务任职资格。

3. 具备满足开展三级以上综合介入诊疗手术的介入手术室(造影室)、重症监护室、麻醉科和其他相关科室、设备和技术能力。

(1) 介入手术室(造影室):数字减影血管造影机具有“路图”功能,影像质量和放射防护条件良好;具备医学影像图像管理系统。具备气管插管和全身麻醉条件,能够进行心、肺、脑抢救复苏,具备供氧系统、麻醉机、除颤器、吸引器、血氧监测仪等必要的急救设备和药品。

(2) 重症监护室:设置符合相关规范要求,达到Ⅲ级洁净辅助用房标准,病床不少于 6 张,每张病床净使用面积不少于 15 m^2;配备多功能监护仪和呼吸机,多功能监护仪能够进行心电图、血压和血氧等项目监测;能够开展有创颅压监测项目和有创呼吸机治疗;有院内安全转运重症患者的措施和设备;具备经过专业培训、有 5 年以上重症监护工作经验的专职医师和护士,能够满足三级以上综合血管介入诊疗专业需要。

(3) 医学影像科:能够利用多普勒超声诊断设备进行常规和床旁血管检查,具备计算机 X 线断层摄影(CT)或磁共振(MRI),以及医学影像图像传输、存储与管理系统。

二、人员基本要求

(一) 综合介入诊疗医师的要求如下。

1. 取得“医师执业证书”,执业范围为医学影像和放射治疗专业或与开展的综合介入诊疗相适应的临床专业。

2. 有 3 年以上综合介入临床诊疗工作经验。

3. 经过省级卫生行政部门认定的综合介入诊疗培训基地进行了系统培训并考核合格。

4. 开展三级以上综合介入诊疗手术的医师还应当符合以下要求。

(1) 有 5 年以上综合介入临床诊疗工作经验,具有主治医师以上专业技术职务任职资格。

(2) 经卫生部综合介入诊疗培训基地系统培训并考核合格。

(二) 专业护士及其他技术人员经过相关综合介入诊疗技术相关专业系统培训并考核合格。

三、技术管理基本要求

（一）严格遵守综合介入诊疗技术操作规范和诊疗指南，根据患者病情、可选择的治疗方案、患者经济承受能力等因素综合判断治疗措施，因病施治，合理治疗，严格掌握综合介入诊疗技术的适应证。

（二）综合介入诊疗由本院综合介入医师决定，术者由本院综合介入诊疗医师担任；三级以上综合介入诊疗手术由具有副主任医师以上专业技术职务任职资格的本院综合介入医师决定，术者由具有副主任医师以上专业技术职务任职资格的本院综合介入医师担任。开展综合介入诊疗技术前应当制定合理的治疗方案与术前、术后管理方案。

（三）实施综合介入诊疗前，应当向患者和其家属告知手术目的、手术风险、术后注意事项、可能发生的并发症及预防措施等，并签署知情同意书。

（四）建立健全的综合介入诊疗后的随访制度，并按规定进行随访和记录。

（五）在完成每例次三级以上综合介入诊疗手术后 10 个工作日内，使用卫生部规定的软件，按照要求将有关信息报送至卫生部及省级卫生行政部门（通知另行下发）。

（六）开展综合介入诊疗的医疗机构每年与介入诊疗操作相关严重并发症发生率应当低于 5%，死亡率应当低于 1%，无与介入诊疗技术相关的医疗事故。开展三级以上综合介入诊疗手术的医疗机构每年完成的三级以上综合介入诊疗病例原则上不少于 300 例。

（七）具有三级以上综合介入诊疗手术资质的医师作为术者每年完成三级以上综合介入治疗病例不少于 30 例。

（八）各省级卫生行政部门应当将准予开展三级以上综合介入诊疗的医疗机构和医师名单进行公示。

各省级卫生行政部门应当定期组织对已经获得三级以上综合介入手术资质的医疗机构和医师技术临床应用情况进行评估，包括病例选择、手术成功率、严重并发症、死亡病例、医疗事故发生情况、术后患者管理、平均住院日、患者生存质量、患者满意度、随访情况和病历质量等。评估不合格的医疗机构或医师，暂停相关技术临床应用资质并责令整改，整改期不少于 3 个月。整改后评估符合条件者方可继续开展相关手术；整改不合格或者连续 2 次评估不合格的医疗机构和医师，取消三级以上综合介入诊疗手术资质，并向社会公示。

（九）其他管理要求如下。

1. 使用经药品监督管理部门审批的综合介入诊疗器材。

2. 建立综合介入诊疗器材登记制度，保证器材来源可追溯。在综合介入诊疗患者住院病历中手术记录部分留存介入诊疗器材条形码或者其他合格证明文件。

3. 不得违规重复使用一次性综合介入诊疗器材。

4. 严格执行国家物价、财务政策，按照规定收费。

四、培训

拟从事综合介入诊疗的医师应当接受不少于 6 个月的系统培训。

（一）培训基地。

各省级卫生行政部门指定本辖区一、二级综合介入诊疗手术培训基地，并组织开展一、二级相关综合介入诊疗医师的培训工作。

卫生部综合介入诊疗技术培训基地负责三级以上综合介入诊疗手术培训，且具备下列条件。

1. 三级甲等医院，并经省级卫生行政部门准予开展三级以上综合介入诊疗手术。

2. 有至少5名具备三级以上综合介入诊疗手术资质的指导医师，其中至少2名为主任医师。

3. 有与开展三级以上综合介入诊疗手术培训工作相适应的人员、技术、设备和设施等条件。

4. 每年完成各类综合介入诊疗手术不少于1000例，其中三级以上综合介入诊疗手术不少于500例。能够独立开展的综合介入诊疗手术的类型应当覆盖常见三级以上综合介入诊疗手术全部类型的60%以上。

5. 相关专业学术水平居国内前列，且在当地有较强的影响力。

（二）培训工作的基本要求。

1. 三级以上综合介入诊疗手术培训应当使用卫生部统一编写的培训大纲和培训教材。

2. 制定培训计划，保证接受培训的医师在规定时间内完成规定的培训。

3. 按照要求在培训期间对接受培训医师的理论知识掌握水平、实践能力操作水平进行定期测试、评估；在培训结束后，对接受培训医师进行评定，并及时报送相关信息。

4. 为每位接受培训的医师建立培训及考试、考核档案，并做好考勤记录。

5. 根据实际情况和培训能力决定培训医师数量。

（三）综合介入诊疗医师培训要求。

1. 在上级医师指导下，作为术者完成不少于100例综合介入诊疗手术。参加三级以上综合介入诊疗手术培训的医师应当作为术者完成三级以上综合介入诊疗手术不少于50例，并经考核合格。

2. 在上级医师指导下，参加对综合介入诊疗患者的全过程管理，包括术前评价、诊断性检查结果解释、与其他学科共同会诊、外周血管介入诊疗操作、介入诊疗操作过程记录、围手术期处理、重症监护治疗和手术后随访等。

3. 在境外接受综合介入诊疗系统培训6个月以上、完成规定病例数的医师，有培训机构的培训证明，并经考试、考核合格的，可以认定为达到规定的培训要求。

五、其他管理要求

（一）本规范实施前已经同时具备下列条件的医师，可以不经过培训和考核，开展三级以上综合介入诊疗手术。

1. 取得“医师执业证书”，执业范围为医学影像和放射治疗专业或与开展的综合介入诊疗相适应的临床专业。

2. 有良好的职业道德，同行专家评议专业技术水平较高，并获得3名以上本专业主任医师的推荐，其中至少1名为外院医师。

3. 在医疗机构连续从事三级以上综合介入诊疗临床工作10年以上，已取得副主任医师以上专业技术职务任职资格。

4. 近5年累计独立完成综合介入诊疗病例不少于500例，其中三级以上综合介入诊疗手术不少于200例，与介入诊疗操作相关严重并发症发生率低于5%，死亡率低于1%。未发生二级以上与介入诊疗相关的医疗事故。

（二）本规范实施前已经同时具备下列条件的医师，可以不经过培训直接参加考核，经考核合格后开展三级以上综合介入诊疗工作。

1. 取得《医师执业证书》，执业范围为医学影像和放射治疗专业或与开展的综合介入诊疗相适应的临床专业。

2. 有良好的职业道德，同行专家评议专业技术水平较高，并获得 3 名以上本专业主任医师的推荐，其中至少 1 名为外院医师。

3. 连续从事综合介入诊疗临床工作 8 年以上，具有主治医师以上专业技术职务任职资格。

4. 近 5 年累计独立完成综合介入治疗病例不少于 500 例。其中三级以上综合介入诊疗手术不少于 200 例，与介入诊疗操作相关严重并发症发生率低于 5%，死亡率低于 1%。未发生二级以上与介入诊疗相关的医疗事故。

附：综合介入诊疗手术分级目录

（一）一级手术

1. 一般动静脉造影术和其他部位插管造影术
2. 一般部位的经皮穿刺活检术
3. 经皮肝穿胆道造影术
4. 腹腔置管引流术
5. 中心静脉置管术
6. 胃十二指肠营养管置入术
7. 各个部位脓肿、囊肿穿刺引流术
8. 经皮瘤内注药术
9. 经皮一般畸形血管硬化术
10. 经 T 形管取石术

（二）二级手术

1. 各部位肿瘤化疗灌注术
2. 输卵管再通术
3. 肺大疱及胸膜腔固化术
4. 经导管选择性动静脉血样采集术
5. 经皮注射无水酒精治疗肿瘤术
6. 鼻泪管成形术
7. 经皮腰椎间盘切吸、激光气化、臭氧注射术
8. 肝、肾囊肿硬化术
9. 透视下金属异物取出术

（三）三级手术

1. 经皮经肝食管胃底静脉栓塞术
2. 经皮穿刺胆汁引流术
3. 脾动脉栓塞术
4. 宫外孕介入治疗术
5. 经皮胃造瘘术

6. 精索静脉、卵巢静脉曲张硬化栓塞术
7. 外周动脉、静脉栓塞术
8. 颈外动脉分支栓塞、化疗术
9. 经皮椎体成形、椎体后凸成形术(排除上段胸椎和颈椎)
10. 心血管内异物取出术
11. 特殊部位经皮穿刺活检术(纵隔、胰腺等)
12. 经皮穿刺肿瘤物理消融术(射频、微波、激光、冷冻)
13. 肿瘤栓塞术
14. 经皮肾造瘘术

(四) 四级手术

1. 颅面部血管疾病的无水酒精、硬化剂治疗术
2. 经皮颈椎间盘切吸、激光气化、臭氧注射术
3. 气管、支气管支架植入术
4. 上段胸椎和颈椎经皮椎体成形、椎体后凸成形术
5. 经颈静脉肝内门体静脉支架分流术(TIPS)
6. 头颈部放射性粒子植入术
7. 颅面部高血循病变的辅助性介入栓塞术
8. 胆管支架植入术
9. 消化道支架植入术
10. 经皮血管药盒置入术
11. 泌尿系支架置入术
12. 各部位肿瘤的放射性粒子植入术(头颈部除外)
13. 肿瘤相关的血管支架植入术
14. 其他准予临床应用的新技术

第二节　心血管疾病介入诊疗技术管理规范(2011年版)

为规范心血管疾病介入诊疗技术临床应用,保证医疗质量和医疗安全,根据《医疗技术临床应用管理办法》(卫医政发〔2009〕18号),制定本规范。本规范为医疗机构及其医师开展心血管疾病介入诊疗技术的最低要求。

本规范所称心血管疾病介入诊疗技术是指经血管穿刺径路进入心腔内或血管内实施诊断或者治疗的技术,主要包括冠心病介入诊疗技术、先天性心脏病介入诊疗技术和心律失常介入诊疗技术,不包括以抢救为目的的临时起搏术、床旁血流动力学监测、主动脉内球囊反搏术。

一、医疗机构基本要求

(一) 医疗机构开展心血管疾病介入诊疗技术应当与其功能、任务相适应。

(二) 有卫生行政部门核准登记的心血管内科、心脏大血管外科或者胸外科的诊疗科目,有血管造影室和重症监护室。

1. 心血管内科：开展心血管内科临床诊疗工作5年以上，床位不少于40张。

2. 心脏大血管外科或者胸外科：开展心脏大血管外科或者胸外科临床诊疗工作5年以上，床位不少于30张。

3. 血管造影室。

(1) 符合放射防护及无菌操作条件。

(2) 配备800 mA、120 kV以上的心血管造影机，具有电动操作功能、数字减影功能和"路图"功能，影像质量和放射防护条件良好；具备医学影像图像管理系统。

(3) 能够进行心、肺、脑抢救复苏，有氧气通道、麻醉机、除颤器、吸引器、血氧检测仪等必要的急救设备和药品。

(4) 有存放导管、导丝、造影剂、栓塞剂以及其他物品、药品的存放柜，有专人负责登记保管。

(5) 开展冠心病介入治疗还必须配备主动脉内球囊反搏仪，以及心血管有创压力监测仪；开展先天性心脏病介入治疗还必须配备血氧饱和度监测仪；开展心内电生理检查和心律失常介入治疗还必须配备八导联以上(含八导联)的多导电生理仪。

4. 重症监护室。

(1) 设置符合规范要求，达到Ⅲ级洁净辅助用房标准，病床不少于6张，每病床净使用面积不少于15 m^2，能够满足心血管疾病介入诊疗专业需要。

(2) 符合心血管内科、心脏大血管外科或者胸外科专业危重患者救治要求。

(3) 有多功能监护仪和呼吸机，多功能监护仪能够进行心电图、血压和血氧等项目监测。

(4) 能够开展有创监测项目和有创呼吸机治疗。

(5) 有经过专业培训、具有5年以上重症监护工作经验的专职医师和护士。

5. 其他辅助科室和设备。

(1) 医学影像科能够利用多普勒超声心动诊断设备进行常规及床旁超声心动图检查。

(2) 有计算机X线断层摄影(CT)和医学影像图像管理系统。

(三) 有至少2名具有心血管疾病介入诊疗技术资质的本院在职医师，有经过心血管疾病介入诊疗相关知识和技能培训并与所开展的心血管疾病介入诊疗相适应的其他专业技术人员。

二、医务人员基本要求

(一) 心血管疾病介入诊疗医师的要求如下。

1. 取得了"医师资格证书"、"医师执业证书"，执业范围为内科专业或者外科专业。

2. 有5年以上心血管疾病临床诊疗工作经验，具有主治医师以上专业技术职务任职资格。

3. 经过卫生部认定的心血管疾病介入诊疗技术培训基地系统培训并考核合格。

4. 经2名以上具有心血管疾病介入诊疗技术资质且具有主任医师专业技术职务任职资格的医师推荐，其中至少1名为外院医师。

(二) 专业护士及其他技术人员：经过心血管疾病介入诊疗技术相关专业系统培训并考核合格。

三、技术管理基本要求

（一）心血管疾病介入诊疗技术原则上只能在符合条件的三级医院中开展，县级以下二级医院暂不允许开展。拟开展心血管疾病介入诊疗技术的县级以上二级医院除满足上述要求外，还应当符合下列条件。

1. 符合设区的市级以上卫生行政部门对心血管疾病介入诊疗技术的规划。

2. 有心血管疾病介入诊疗需求。城市以区为单位，区域范围内没有获得心血管疾病介入诊疗技术资质的医疗机构；农村地区在心血管疾病介入诊疗急救时间内无法到达取得心血管疾病介入诊疗资质的医疗机构。

3. 通过省级卫生行政部门组织的临床应用能力评估后，由取得心血管疾病介入诊疗技术资质的三级甲等医院派驻取得资质人员进行长期技术帮扶和指导，时间至少 1 年。

（二）严格遵守心血管疾病介入诊疗技术操作规范和诊疗指南，根据患者病情、可选择的治疗方案、患者经济承受能力等因素综合判断治疗措施，因病施治，合理治疗，严格掌握心血管疾病介入诊疗技术的适应证。

（三）心血管疾病介入诊疗由 2 名以上具有心血管疾病介入诊疗技术准入资格、具有副主任医师以上专业技术职务任职资格的医师决定，术者由具有心血管疾病介入诊疗技术准入资格的医师担任，制定合理的治疗方案与术前和术后管理方案。

（四）实施心血管疾病介入诊疗前，应当向患者和其家属告知手术目的、手术风险、术后注意事项、可能发生的并发症及预防措施等，并签署知情同意书。

（五）建立健全心血管疾病介入诊疗后随访制度，并按规定进行随访、记录。

（六）在完成每例次心血管疾病介入治疗病例诊疗后 10 个工作日内，使用卫生部规定的软件，按照要求将有关信息报送卫生部及省级卫生行政部门。

（七）医疗机构每年完成的心血管疾病介入诊疗病例不少于 200 例，其中治疗性病例不少于 100 例；无与心血管疾病介入诊疗手术相关的医疗事故，择期血管造影并发症发生率低于 0.5%，择期心血管疾病介入诊疗技术相关死亡率低于 0.5%。

（八）具有心血管疾病介入诊疗技术资质的医师作为术者每年完成心血管疾病介入诊疗病例不少于 50 例。其中，从事冠心病介入治疗的医师作为术者每年完成冠心病介入治疗不少于 50 例；从事导管消融治疗的医师作为术者每年完成导管消融治疗不少于 20 例；从事起搏器治疗的医师作为术者每年完成起搏器治疗不少于 10 例；从事先天性心脏病介入治疗的医师作为术者每年完成先天性心脏病介入治疗不少于 20 例。

（九）各省级卫生行政部门应当将准予开展相关心血管疾病介入诊疗的医疗机构和医师名单进行公示。各省级卫生行政部门应当定期组织对已经获得资质的医疗机构和医师心血管疾病介入诊疗技术临床应用情况进行评估，包括病例选择、手术成功率、严重并发症、死亡病例、医疗事故发生情况、术后患者管理、平均住院日、患者生存质量、患者满意度、随访情况和病历质量等。评估不合格的医疗机构或医师，暂停相关技术临床应用资质并责令整改，整改期不少于 3 个月。整改后评估符合条件者方可继续开展相关技术临床应用；整改不合格或连续 2 次评估不合格的医疗机构和医师，取消心血管介入诊疗技术临床应用资质，并向社会公示。

（十）其他管理要求如下。

1. 使用经药品监督管理部门审批的心血管疾病介入诊疗器材，不得通过器材谋取不正当利益。

2. 建立心血管疾病介入诊疗器材登记制度，保证器材来源可追溯。在心血管疾病介入诊疗患者住院病历中手术记录部分留存介入诊疗器材条形码或者其他合格证明文件。

3. 不得违规重复使用一次性心血管疾病介入诊疗器材。

4. 严格执行国家物价、财务政策，按照规定收费。

四、培训

拟从事心血管疾病介入诊疗的医师应当接受至少1年的系统培训。

（一）培训基地由卫生部认定，且具备下列条件。

1. 三级甲等医院，并经省级卫生行政部门准予开展相关心血管疾病介入诊疗技术。

2. 每年完成各类心血管疾病介入诊疗病例不少于1000例，其中治疗性病例不少于500例。

(1) 冠心病介入诊疗技术培训基地每年完成各类心血管疾病介入诊疗病例不少于1000例，其中冠心病介入治疗病例不少于400例。

(2) 心律失常介入诊疗技术培训基地每年完成各类心血管疾病介入诊疗病例不少于1000例，其中导管消融治疗病例不少于150例，永久起搏器植入治疗病例不少于100例。

(3) 先天性心脏病介入诊疗技术培训基地每年完成各类心血管疾病介入诊疗病例不少于1000例，其中先天性心脏病介入治疗病例不少于100例。

3. 心血管内科和心脏大血管外科床位总数不少于100张。

4. 有至少4名具有心血管疾病介入诊疗技术资质的指导医师，其中至少2名为主任医师。

5. 有与开展心血管疾病介入诊疗技术培训工作相适应的人员、技术、设备和设施等条件。

6. 相关专业学术水平居国内前列，且在当地有较强的影响力。

（二）培训工作基本要求。

1. 使用卫生部统一编写的培训教材和培训大纲。

2. 拟定培训计划，保证接受培训的医师在规定时间内完成规定的培训。

3. 按照要求在培训期间对接受培训医师的理论知识掌握水平、实践能力操作水平进行定期测试、评估；在培训结束后，对接受培训医师进行评定，并及时报送相关信息。

4. 为每位接受培训的医师建立培训及考试、考核档案，并做好考勤记录。

5. 根据实际情况和培训能力决定培训医师数量。

（三）心血管疾病介入诊疗医师培训要求。

1. 在上级医师指导下，独立完成规定数量的诊断性心导管检查、心血管造影病例和心血管疾病介入治疗病例，并经考核合格。

(1) 拟从事冠心病介入治疗的医师，在上级医师指导下，独立完成不少于50例冠状动脉造影病例和不少于25例冠心病介入治疗病例，并经考核合格。

(2) 拟从事导管消融治疗的医师，在上级医师指导下，独立完成不少于20例导管消融治疗病例，并经考核合格。

(3) 拟从事起搏器治疗的医师，在上级医师指导下，独立完成不少于10例起搏器治疗病例，并经考核合格。

(4) 拟从事先天性心脏病介入治疗的医师，在上级医师指导下，独立完成不少于 25 例诊断性心导管检查、心血管造影病例和 15 例先天性心脏病介入治疗病例，并经考核合格。

2. 在上级医师指导下，参加对心血管疾病介入诊疗患者的全过程管理，包括术前评价、诊断性检查结果解释、与其他学科共同会诊、心血管疾病介入诊疗操作、介入诊疗操作过程记录、围手术期处理、重症监护治疗和手术后随访等。

3. 在境外接受心血管疾病介入诊疗系统培训 1 年以上、完成规定病例数的医师，有培训机构的培训证明，并经考试、考核合格的，可以认定为达到规定的培训要求。

第三节　脑血管疾病介入诊疗技术管理规范

为规范脑血管疾病介入诊疗技术临床应用，保证医疗质量和医疗安全，制定本规范。本规范为医疗机构及其医师开展脑血管疾病介入诊疗技术的基本要求。

本规范所称脑血管疾病介入诊疗技术是指经血管穿刺径路进入颈动脉或椎动脉及以上的颅内外血管内实施诊断或者治疗的技术(主要为治疗技术)，包括以抢救为目的的脑血栓的急诊溶栓和颅底血管大出血的急诊血管闭塞术。

一、医疗机构基本要求

(一) 医疗机构开展脑血管疾病介入诊疗技术应当与其功能、任务相适应。

(二) 此技术限定在三级医院进行，并有卫生行政部门核准登记的神经外科、神经内科和放射科的诊疗科目，有血管造影导管室和重症监护室。

(三) 神经外科：开展脑血管疾病临床诊疗工作 5 年以上，床位不少于 40 张，其技术水平达到三级医院神经外科专业重点科室技术标准。

(四) 神经内科：开展脑血管疾病临床诊疗工作 5 年以上，床位不少于 40 张，其技术水平达到三级医院神经内科脑血管病专业重点科室技术标准。

(五) 放射科：具有较高的神经放射学诊断水平，配备磁共振成像(MRI)、计算机 X 线断层摄影(CT)，并能进行清楚的无创脑血管成像检查。

血管造影导管室是进行脑血管疾病介入诊疗的必需条件，具体要求如下。

1. 符合放射防护及无菌操作条件。

2. 配备 800 mA、120 kV 以上的血管造影机，具有电动操作功能、数字减影功能和“路途”功能和测量功能，具有术中手推造影功能。影像质量和放射防护条件良好；具备医学影像图像管理系统。配备能够熟练操作血管造影机的放射技师和熟悉导管室工作及抢救程序的导管室护士。

3. 具有高压注射器。

4. 能够进行心、肺、脑抢救复苏，有氧气通道、除颤器、吸引器等必要的急救设备和药品。

5. 有存放导管、导丝、造影剂、微导管、微导丝、弹簧圈、胶等栓塞剂以及其他物品、药品的存放柜，有专人负责登记保管。

6. 具有进行全身麻醉的麻醉机、吸引器、氧气通道和能够进行心电图、血压和血氧等项目监测的多功能监护仪。

（六）重症监护室要求如下。

1. 设置符合规范要求，达到Ⅲ级洁净辅助用房标准，病床不少于6张，每张病床净使用面积不少于15 m^2，能够满足脑血管疾病介入诊疗专业需要。

2. 符合神经内外科脑血管病专业危重患者救治要求。

3. 有空气层流设施、多功能监护仪和呼吸机，多功能监护仪能够进行心电图、血压和血氧等项目监测。

4. 能够开展有创监测项目和有创呼吸机治疗。

5. 有经过专业培训、具备5年以上重症监护工作经验的专职医师和护士。

二、人员基本要求

（一）脑血管疾病介入诊疗医师要求如下。

1. 取得“医师执业证书”，执业范围为外科专业或内科专业或放射专业。

2. 有5年以上神经外科、神经内科或放射科临床诊疗工作经验，具有主治医师以上专业技术职务任职资格。

3. 经过省级卫计委认定的脑血管疾病介入诊疗培训基地系统培训并考核合格。

4. 经2名以上具有脑血管疾病介入诊疗技术临床应用能力、具有主任医师专业技术职务任职资格的医师推荐，其中至少1名为外院医师。

（二）其他相关卫生专业技术人员要求如下。

经过脑血管疾病介入诊疗相关专业系统培训并考核合格。

三、技术管理基本要求

（一）严格遵守脑血管疾病介入诊疗技术操作规范和诊疗指南，根据患者病情、可选择的治疗方案、患者经济承受能力等因素综合判断治疗措施，因病施治，合理治疗，严格掌握脑血管疾病介入诊疗技术的适应证。

（二）脑血管疾病介入诊疗由2名以上具有脑血管疾病介入诊疗技术临床应用能力、具有副主任医师以上专业技术职务任职资格的本院在职医师决定，术者由具有脑血管疾病介入诊疗技术临床应用能力的本院医师担任，术后制定合理的治疗与管理方案。

（三）实施脑血管疾病介入诊疗前，应当向患者和其家属告知手术目的、手术风险、术后注意事项、可能发生的并发症及预防措施等，并签署知情同意书。

（四）建立健全脑血管疾病介入诊疗后随访制度，并按规定进行随访、记录。

（五）医疗机构每年完成的脑血管疾病介入诊疗病例不少于100例，其中治疗性病例不少于30例；无与脑血管疾病介入诊疗手术相关的医疗事故，血管造影并发症发生率低于5%，脑血管疾病介入治疗技术相关死亡率低于2%。

（六）具有脑血管疾病介入诊疗技术临床应用能力的医师作为术者每年完成脑血管疾病介入诊疗病例不少于30例。

（七）医疗机构和医师按照规定定期接受脑血管疾病介入诊疗技术临床应用能力评价，包括病例选择、手术成功率、严重并发症、死亡病例、医疗事故发生情况、术后患者管理、患者生存质量、随访情况和病历质量等。

（八）其他管理要求如下。

1. 使用经药品监督管理部门审批的脑血管疾病介入诊疗器材，不得通过器材谋取不正当利益。

2. 建立脑血管疾病介入诊疗器材登记制度，保证器材来源可追溯。在脑血管疾病介入诊疗患者住院病历中手术记录部分留存介入诊疗器材条形码或者其他合格证明文件。

3. 不得违规重复使用一次性脑血管疾病介入诊疗器材。

四、培训

拟从事脑血管疾病介入诊疗的医师应当接受至少 1 年的系统培训。

（一）培训基地：由省级卫计委指定，且具备下列条件。

1. 三级甲等医院。

2. 具备脑血管疾病介入诊疗技术临床应用能力，每年完成各类脑血管疾病介入诊疗病例不少于 100 例，其中治疗性病例不少于 30 例。

3. 脑血管相关的神经外科和神经内科床位总数不少于 100 张。

4. 有至少 4 名具有脑血管疾病介入诊疗技术临床应用能力的指导医师，其中至少 1 名为主任医师。

5. 有与开展脑血管疾病介入诊疗培训工作相适应的人员、技术、设备和设施等条件。

（二）培训基地基本要求如下。

1. 培训教材和培训大纲经卫生厅认可。

2. 保证接受培训的医师在规定时间内完成规定的培训。

3. 培训结束后，对接受培训的医师进行考试、考核，并出具是否合格的结论。

4. 为每位接受培训的医师建立培训及考试、考核档案。

5. 根据实际情况和培训能力决定培训医师数量。

（三）脑血管疾病介入诊疗医师培训要求如下。

1. 在上级医师指导下，一年内参与完成不少于 50 例诊断性全脑血管造影病例和不少于 15 例脑血管疾病介入治疗病例，并经考核合格。

2. 在上级医师指导下，参加对脑血管疾病介入诊疗患者的全过程管理，包括术前评价、诊断性检查结果解释、与其他学科共同会诊、脑血管疾病介入诊疗操作、介入诊疗操作过程记录、围手术期处理、重症监护治疗和手术后随访等。

3. 在境外接受脑血管疾病介入诊疗系统培训 6 个月以上、完成规定病例数的医师，有培训机构的培训证明，并经培训基地考试、考核合格，可以认定为达到规定的培训要求。

五、其他管理要求

（一）本规范实施前具备下列条件的医师，可以不经过培训和脑血管疾病介入诊疗技术临床应用能力评价开展脑血管疾病介入诊疗。

1. 职业道德高尚，同行专家评议专业技术水平较高，并获得 2 名以上本专业主任医师的推荐，其中至少 1 名为外院医师。

2. 在三级医院连续从事脑血管疾病介入诊疗临床工作5年以上，具有副主任医师以上专业技术职务任职资格。

3. 近5年累计独立完成脑血管疾病介入诊疗病例200例以上，且未发生二级以上与脑血管疾病介入诊疗相关的医疗事故，血管造影并发症发生率低于5%，脑血管疾病介入诊疗相关死亡率低于2%。

（二）严格执行国家物价、财务政策，按照规定收费。

参 考 文 献

[1] 白人驹. 医学影像诊断学[M]. 3 版. 北京:人民卫生出版社,2010.

[2] 王任直. 尤曼斯神经外科学[M]. 北京:人民卫生出版社,2009.

[3] 徐霖. 现代介入放射学基础与临床应用[M]. 武汉:湖北科学技术出版社,2005.

[4] 郑加生,李宁,袁春旺. 影像引导肿瘤消融治疗学[M]. 北京:人民卫生出版社,2013.

[5] 韩新巍. 介入治疗——临床应用与研究进展[M]. 郑州:郑州大学出版社,2013.

[6] 贺能树,吴恩慧. 中华影像医学——介入放射学卷[M]. 北京:人民卫生出版社,2005.

[7] 祖茂衡. 布加综合征影像诊断与介入治疗[M]. 北京:科学出版社,2004.

[8] Melia L,McGarry G W. Epistaxis:update on management[J]. Curt Opin Otolaryngol Head Neck Surg,2011,19:30-35.

[9] Konez O, Burrows P E, Mulliken J B. Cervieofacial venousmalformations, MBI features and interventional strategies[J]. Intervent Neuroradiol,2002,8:227-234.

[10] Fan X, Zhu L, Zhang C. Treatment of mandibular artenovenousmalformation by transvenous embolization through the mentalforamen[J]. J Oral Maxillofac Surg, 2008,66:139-143.

[11] Braak S J,van Strijen M J,van Es H W,Nievelstein R A,et al. Effective dose during needle interventions: cone-beam CT guidance compared with conventional CT guidance[J]. J Vasc Interv Radiol,2011,22:455-461.

[12] Maleux G,Stockx L,Wilms G,et al. Ovarian vein embolization for the treatment of pelvic congestion syndrome:long-term technical and clinical results[J]. Vasc Interv-Radio,2000,11:859-864.

[13] Park S J,Lim J W,Ko Y T,et al. Diagnosis of pelvic congestion syndrome using transabdominal and transvaginal sonography[J]. AJR Am J Roentgeno,2004,182:683-688.

[14] Tropeano G,Di StasiC, Amoroso S, et al. Ovarian vein incompetence: a potential cause of chronic pelvic pain in women[J]. EurJ Obstet Gynecol Reprod Bio,2008, 139:215-221.

[15] Kwon S H,Oh J H,Ko K R,et al. Transcatheterovarian vein embolization using coils for the treatmentofpelvic congestion syndrome[J]. Cardiovasc InterventRadio, 2007,30:655-661.

[16] Ganeshan A,Upponi S,Hon L Q,et al. Chronic pelvic pain due to pelvic congestion

syndrome: the role of diagnostic and interventional radiology [J]. Cardiovasc InterventRadio, 2007, 30: 1105-1111.

[17] Kim H S, Malhotra A D, Rowe P C, et al. Embolotherapy for pelvic congestion syndrome: long-term results[J]. Vasc Interv Radio, 2006, 17: 289-297.

[18] Marsh P, Holdstock J M, Bacon JL, et al. Bacon coil protruding into the common femoralvein following pelvic venous embolization [J]. Cardiovasc Intervent Radio, 2008, 31: 435-438.

[19] Jin B F. The clinical research of interventional therapy combination with traditional Chinese medicine on infertility induced by varicocele[J]. Chinese Imaging Journal of Integrated Traditional and Western Medicine, 2003, 1: 107-109.

[20] Chen D R, Cao G C, Fu F J, et al. The treatment of transcatheter dehydrated alcohol embolization on varicocele[J]. Chinaese Journal of Modern Operative Surgery, 2002, 6: 58-59.

[21] Yang S Q, Wang Y J, Wang Y C, et al. Sclerotherapy of varicocele: a retrospective analysis of 72 cases[J]. Journal of Clinical Radiology, 2002, 21: 381-385.

[22] Dai P. Trentment of varicocele. Modern Medicine & Health, 2000, 16: 548-548.

[23] Wu C H, Wu H F, Liang D Y, et al. The diagnose and therapy of 128 cases with varicocele[J]. Journal of Ningxia Medical College, 2005, 27: 204-206.

[24] Menon K V. Shay V, Kamath P. Current concept: the Budd-Chiarisyndrome[J]. N V, ngl J l-led, 2004, 350: 578-585.

[25] 程永德，王咏梅. 介入放射学发展的关键是加强临床处理能力[J]. 介入放射学杂志，2004，13(5)：478.

[26] 赵卫平，武文元. 颅内动脉瘤病因学研究进展[J]. 内蒙古医学杂志，2006，38(9)：825-829.

[27] 黄永火，严敏，欧阳祖彬，等. 颅内动脉瘤与临床相关性的研究[J]. 中国医学影像技术，2003，9(1)：13-14.

[28] 左晓玲，左玉强，孟庆春. 不同影像学方法对颅内动脉瘤的诊断评价[J]. 齐鲁医学杂志，2015，30(5)：577-579.

[29] 李天晓. 大力推动介入放射学学科化发展[J]. 介入放射学杂志，2008，17(4)：269-271.

[30] 陈金华，唐泽琴，唐晨曦. 腰椎间盘突出症介入术后并发症的原因及对策[J]. 西部医学，2009，21(4)：684-685.

[31] 钱国军，邢茂迎，程传苗，等. 微创介入科室的规范化管理[J]. 解放军医院管理杂志，2009，16(3)：224.

[32] 袁牧，谭玉林，张阳，等. 细化介入病房管理，促进介入学科发展[J]. 中国全科医学，2010，8(2)：243-244.

[33] 张庆荣，范杰梅. 经动脉入路球囊栓塞治疗 48 例创伤性颈内动脉海绵窦瘘[J]. 中国微侵袭神经外科杂志，2015，20(5)：217-218.

[34] 赵岩，赵继宗，杨俊. 脊髓血管畸形(附 70 例分析)[J]. 中国微侵袭神经外科杂志，2004，9(11)：484-486.

[35] 张伟杰,汪涌,陈敏洁. CT 定位用于确定射频温控热凝术治疗三叉神经痛的穿刺深度[J]. 上海口腔医学,2003,12(2):94-95.

[36] 曹放云,唐西清,范小升,等. 改良式射频温控热凝术治疗三叉神经痛 985 例报道[J]. 临床口腔医学杂志,2008,24(4):217-219.

[37] 刘生刚. 射频热凝术治疗原发性三叉神经痛的临床疗效观察[J]. 当代医学,2010,16(22):213-214.

[38] 张志愿,周国瑜. 颌面部血管瘤及血管畸形分类选择综合治疗研究进展[J]. 北京大学学报:医学版,2002,34(2):99-102.

[39] 张志愿. 口腔颌面部脉管性疾病:过去、现在和将来[J]. 中华口腔医学杂志,2005,40(3):177-178.

[40] 赵福运. 先天性血管瘤及血管畸形的诊断和治疗[J]. 中华口腔医学杂志,2005,40(3):203-204.

[41] 郑家伟,王延安,周围瑜,等. 头领部血管瘤治疗适应证的探讨[J]. 上海口腔医学,2007,16(4):337-342.

[42] 郑家伟,陈传俊,张志愿. 平阳霉素瘤内注射治疗口腔颌面部血管瘤、血管畸形的系统评价[J]. 中国口腔颌面外科杂志,2003,1(2):102-105.

[43] 范新东,邱蔚六,张志愿,等."双介入法"栓塞治疗颌骨动静脉畸形的初步报告[J]. 中华口腔医学杂志,2002,37(5):336-339.

[44] 赖清,伍筱梅,陈永富. 体动脉侧支血管参与咯血供血的影像学研究[J]. 介入放射学杂志,2009,18(6):429-432.

[45] 于世平,徐克,张曦彤. 肺外体循环动脉栓塞在治疗重症大咯血中的作用[J]. 中华放射学杂志,2008,42(1):89-92.

[46] 支孔杰,俊丁建,春孙梅,等. 气管动脉 CTA 在肺结核大咯血介入栓塞治疗中的临床价值[J]. 中国医药导刊,2014,(10):1273-1275.

[47] 李继军,尚建强,唐军,等. 支气管动脉 CTA 检查在咯血介入治疗中的临床价值[J]. 医学影像学杂志,2015,25(2):230-233.

[48] 孙葳,周知,孙丽丽,等. 反常栓塞导致以隐源性卒中为首发表现的肺动静脉畸形的诊治[J]. 中华神经科志,2012,45(6):409-413.

[49] 江森,孙希文,史景云,等. Amplatzer 血管塞在肺动静脉畸形栓塞中的应用初探[J]. 中华放射学杂志,2013,47(7):659-661.

[50] 徐亮,徐仲英,蒋世良,等. 应用动脉导管未闭及房间隔缺损封堵器治疗肺动静脉瘘[J]. 介入放射学杂志,2009,18(1):14-18.

[51] 徐克,邵海波. 肺动静脉瘘的影像综合诊断与介入治疗[J]. 中国医学计算机成像杂志,2008,14:500-506.

[52] 闫保君,吴刚,韩新巍,等. DSA 导向气道内支架置入治疗气道狭窄的手术配合与护理[J]. 介入放射学杂志,2011,20(1):57-59.

[53] 王勇,朱海东,郭金和. 支架植入治疗恶性气道狭窄的研究进展[J]. 介入放射学杂志,2015,24(2):172-176.

[54] 周耕,严烁,茅爱武,等. 气管良性狭窄支架植入治疗的临床研究进展[J]. 中华放射学杂志,2014,6:526-529.

[55] 秦建领.经皮穿刺介入治疗肺脓肿的临床研究[J].中国实用医药,2014,9(34):136-137.

[56] 王敏君,张伟,许飞,等.CT引导下经皮肺穿刺活检在不明诊断肺结节中的临床应用:附70例报告[J].南方医科大学学报,2010,30(7):1747-1751.

[57] 肖运平,肖恩华.C臂CT在介入诊疗中的应用[J].介入放射学杂志,2011,20(3):249-252.

[58] 李记华,李晓群.C臂CT在胸部介入诊疗中的应用现状[J].中国介入影像与治疗学,2012,9(4):307-310.

[59] 刘玉金,张孝军,宋鹏,等.纵隔肿瘤血管造影及栓塞的临床应用[J].介入放射学杂志,2012,21(11):916-920.

[60] 周亮,曾健滢,张志凯,等.冷冻消融联合^{125}I碘粒子治疗恶性胸腺瘤疗效观察[J].中华临床医师杂志(电子版),2014,8(12):2366-2369.

[61] 李卫,但刚,姜建青,等.^{125}I粒子植入治疗复发、转移性纵隔恶性肿瘤51例[J].中国胸心血管外科临床杂志,2010,17(1):78-80.

[62] 罗凌飞,王洪武,马洪明,等.放射性^{125}I粒子植入治疗纵隔内恶性肿瘤及淋巴结转移癌43例分析[J].中国肺癌杂志,2011,14(12):933-937.

[63] 彭浩.化疗和放疗联合微创治疗膀胱癌的疗效分析[J].中国医学工程,2014,22(1):64-65.

[64] 颜海标,黄伟华.膀胱癌灌注化疗临床疗效现状及进展[J],医学综述,2014,2:638-640.

[65] 马德青.术前新辅助化疗治疗浸润性膀胱癌的临床疗效[J].临床合理用药,2014,7(2):78.

[66] 蔡龙俊,张古田.前列腺癌冷冻治疗的研究进展[J].东南大学学报(医学版),2014,33(2):243-245.

[67] 程云,徐文峰,张海滨.直肠超声介导氩氦刀靶向冷冻消融治疗局限性前列腺癌的护理[J].广东医学,2014,35(2):326-327.

[68] 杨虎,薛蔚.前列腺癌微创治疗进展[J].临床泌尿外科杂志,2014,29(7):639-640.

[69] 林新,陈建莲,陈少明.CT引导下多极射频消融治疗前列腺癌的临床研究.现代诊断与治疗,2013,24(1):193.

[70] 李巍,温锋,卢再鸣,等.出血性肾疾病的诊断策略与介入治疗价值[J].现代医学.2014,42(1):59-63.

[71] 黄明坦,叶泽兵,梁国挺,等.急诊动脉栓塞对创伤性泌尿系统出血的疗效分析[J].河北医学.2012,18(5):602-604.

[72] 张学刚,黄晓云,刘志明.肾动脉栓塞治疗经皮肾镜取石术后肾出血的疗效研究[J].临床医学.2013,33(4):13-14.

[73] 赵保成,冯耀良,施海彬,等.30例难治性肾出血微导管超选择性肾动脉栓塞的疗效观察.江苏医药.2013,39(1):94-95.

[74] 易小宇,刘智勇,余雷,等.超选择性肾动脉栓塞术治疗经皮肾镜取石术后肾出血的临床分析[J].广西医学.2014,36(9):1301-1303.

[75] 李麟荪.评布加综合征定义与分型[J].介入放射学杂志,2007,16(2):75-78.

[76] 魏宁，祖茂衡，徐浩，等. 下腔静脉阻塞端形态和破膜方法选择的临床研究[J]. 介入放射学杂志，2008，17(4)：247-250.

[77] 祖茂衡，徐浩，顾玉明，等. 布加综合征介入治疗导丝贯穿法行下腔静脉和肝静脉成形术[J]. 介入放射学杂志，2006，15(9)：521-523.

[78] 祖茂衡，张庆桥，顾玉明，等. 血管内支架在布加综合征远期疗效再评价[J]. 中国介入放射学，2008，2(增刊)：206-208.

[79] 徐克，祖茂衡，苏洪英，等. 布加综合征介入治疗技术操作规范初步方案[J]. 介入放射学杂志，2002，11(4)：314-316.

[80] 韩国宏，何创业，殷占新，等. 经颈内静脉肝内门腔静脉分流术治疗 Budd-Chiari 综合征[J]. 介入放射学杂志，2008，17(4)：239-242.

[81] 褚建国，孙晓丽，吕春燕，等. 经皮经肝门腔静脉分流术[J]. 介入放射学杂志，2005，20(4)：63-66.

[82] 马波民，孟庆义. 介入治疗布-加综合征的并发症及防治[J]. 中国现代医学杂志，2006，16(12)：1869-1870.

[83] 苏洪英，徐克，祖茂衡. 国产 ZQ 型腔静脉支架治疗布-加综合征下腔静脉病变的疗效观察[J]. 中国医学影像技术，2003，19(10)：1341-1343.

[84] 苏静君，黄宗海，苏国强，等. 布加综合征介入治疗术后血流动力学变化的评估[J]. 第一军医大学学报，2005，25(7)：823-826.